U0267184

实用
药材学

黄璐琦◎主编

中国健康传媒集团

中国医药科技出版社

图书在版编目（CIP）数据

实用药材学 / 黄璐琦主编 . — 北京：中国医药科技出版社，2023.11

ISBN 978-7-5214-4286-1

Ⅰ . ①实… Ⅱ . ①黄… Ⅲ . ①生药学 Ⅳ . ① R93

中国国家版本馆 CIP 数据核字（2023）第 220318 号

责任编辑　　王　梓
美术编辑　　陈君杞
版式设计　　锋尚设计

出版　**中国健康传媒集团** │ **中国医药科技出版社**
地址　北京市海淀区文慧园北路甲 22 号
邮编　100082
电话　发行：010-62227427　邮购：010-62236938
网址　www.cmstp.com
规格　710 × 1000mm　$\frac{1}{16}$
印张　$45\frac{1}{2}$
字数　840 千字
版次　2024 年 4 月第 1 版
印次　2024 年 4 月第 1 次印刷
印刷　北京盛通印刷股份有限公司
经销　全国各地新华书店
书号　ISBN 978-7-5214-4286-1
定价　198.00 元

获取新书信息、投稿、
为图书纠错，请扫码
联系我们。

编 委 会

前　言

中医药学是中华民族的伟大创造，是中国古代科学的瑰宝，也是打开中华文明宝库的钥匙，为中华民族繁衍生息作出了巨大贡献。党和政府高度重视中医药工作，特别是党的十八大以来，以习近平同志为核心的党中央把中医药工作摆在更加突出的位置。中药材是中医药事业传承和发展的物质基础，是我国独特且具有战略意义的宝贵资源。《中共中央　国务院关于促进中医药传承创新发展的意见》指出中药材质量良莠不齐，要加强中药材质量控制，探索提高中药材质量的激励措施，更好发挥中医药在健康中国建设中的独特优势。

第四次全国中药资源普查明确我国有中药资源18817种，其中药用植物15227种、药用动物2611种、药用矿物153种、药用菌物826种。常用中药材中的200余种大宗中药材实现了规模化种养，第四次全国中药资源普查已汇总到730余种种植中药材的信息。客观地认识中药材，提高公众对中药材的认识水平，有助于促进中药材产业发展和中医药文化的传播。

基于此，我们在第四次全国中药资源普查工作的基础上，结合《中药饮片用量标准研究》所列临床处方中使用频率最高的300种中药材，《中国药典》（2020年版）一部收录的品种，以及国家林业和草原局办公室关于印发《林草中药材产业发展指南》的通知中所列年需求量最高的157个中药材品种，遵循重要性、代表性原则，选择需求量大且对国民健康有重要影响的318个品种编撰《实用药材学》。

编者们以药材原植物、性状特征为内容重点，从药材来源、原植物、主产地、性状特征、性味归经、功能主治6个方面介绍药材知识。全书以中医功效分类，分为解表药、清热药、泻下药、祛风湿药、化湿药、利湿药、温里药、行气药、消食药、驱虫药等，以便读者能准确找到所需内容。

本书历时两年编撰，几经会议讨论，数易其稿。在编写过程中，编者们结合自身经验，查阅文献资料，对编写品种、体例及内容反复推敲，书中涉及的原植物彩色图片照片、药材图片照片均为编者科研一手资料实际拍摄。书稿编写完成后，我们又另组织审稿专家对书稿文字内容和图片进行全面审定，并提出修改意见以供编者修改完善，力求使本书兼具实用性和科学性。

在此，感谢编者们和审稿专家认真、严谨的工作精神，使得本书最终付梓。希望本书的出版，能对中药行业从业人员有一些切实的参考价值，对中医药文化的传播有一点实际的推动。

主编

李培琴

2024年1月29月

目　录

第十八章　收涩药

第一节　止汗药

第二节　止泻药

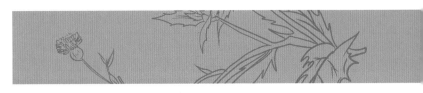

第一章
解表药

第一节　发散风寒药

白芷

Baizhi

ANGELICAE DAHURICAE RADIX

【来源】为伞形科植物白芷*Angelica dahurica*（Fisch. ex Hoffm.）Benth. et Hook. f. 或杭白芷*Angelica dahurica*（Fisch. ex Hoffm.）Benth. et Hook. f. var. *formosana*（Boiss.）Shan et Yuan的干燥根。

【原植物】

1. 白芷　多年生高大草本。根圆柱形，有分枝，直径3～5cm，外表皮黄褐色至褐色，有浓烈气味。基生叶一回羽状分裂，有长柄，叶鞘管状抱茎，边缘膜质；茎上部叶二至三回羽状分裂，叶片轮廓为卵形至三角形，长15～30cm；末回裂片长圆形，卵形或线状披针形，基部沿叶轴下延成翅状；花序下方的叶简化成膨大的囊状叶鞘。复伞形花序顶生，直径10～30cm，有短糙毛；伞辐18～40（70）；小总苞片5～10余，线状披针形，膜质；花白色，无萼齿；花瓣倒卵形。果实长圆形至卵圆形，黄棕色，无毛，背棱扁，厚而钝圆，近海绵质，远较棱槽为宽，侧棱翅状，较果体狭；棱槽中有油管1个，合生面有油管2个。花期7～8月，果期8～9月。（图1-1）

2. 杭白芷　与白芷的植物形态基本一致。茎及叶鞘多为黄绿色。根长圆锥形，上部近方形，表面灰棕色，有多数较大的皮孔样横向突起，略排列成数纵行，质硬较重，断面白色，粉性大。

【主产地】主产于江苏、安徽、浙江、江西、湖北、湖南、四川等地。

【性状特征】呈长圆锥形，长10～25cm，直径1.5～2.5cm。表面灰棕色或黄棕色，根头部钝四棱形或近圆形，具纵皱纹、支根痕及皮孔样的横向突起，有的排列成四纵行。顶端有凹陷的茎痕。质坚实，断面白色或灰白色，粉性，形

成层环棕色，近方形或近圆形，皮部散有多数棕色油点。气芳香，味辛、微苦。（图1-2）

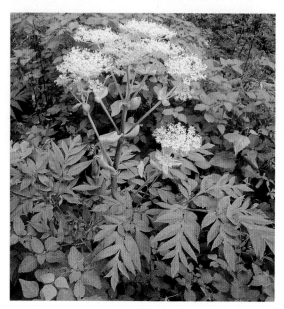

图1-1　白芷（于俊林　摄）

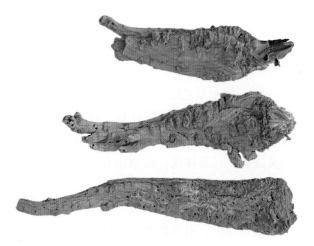

图1-2　白芷药材图

【性味归经】辛、温。归胃、大肠、肺经。

【功能主治】解表散寒，祛风止痛，宣通鼻窍，燥湿止带，消肿排脓。用于感冒头痛，眉棱骨痛，鼻塞流涕，鼻衄，鼻渊，牙痛，带下，疮疡肿痛。

防风

Fangfeng

SAPOSHNIKOVIAE RADIX

【来源】为伞形科植物防风*Saposhnikovia divaricata*（Turcz.）Schischk.的干燥根。

【原植物】多年生草本，株高30～80cm。根淡黄棕色，细长圆柱形，有分歧。根存在明显的环纹头并有纤维状叶残基。茎单生，分枝与主茎近于等长，基生叶丛生，宽叶鞘。叶片卵形或长圆形，二回羽状分裂或近于三回羽状分裂。多为复伞形花序，生于茎和分枝，顶端花序梗长2～5cm；无毛；小伞形花序有花4～10；无总苞片。双悬果狭圆形或椭圆形，幼时有疣状突起，成熟时渐平滑。（图1-3）

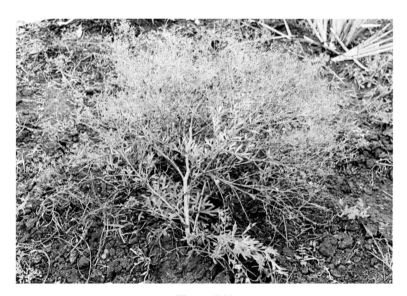

图1-3 防风

【主产地】主产于黑龙江、吉林、内蒙古、辽宁。道地产区为黑龙江省松嫩平原。

【性状特征】根呈长圆锥形或长圆柱形，下部渐细，有的略弯曲，长15～30cm，直径0.5～2cm。表面灰棕色或棕褐色，粗糙，有纵皱纹、多数横长皮孔及点状突起的细根痕。根头部有明显密集的环纹，有的环纹上残存棕褐色毛状叶基。体轻、质松，易折断，断面不平坦，皮部棕黄色至棕色，有裂隙，散生黄棕色油点，木部黄色。气特异，味微甘。（图1-4）

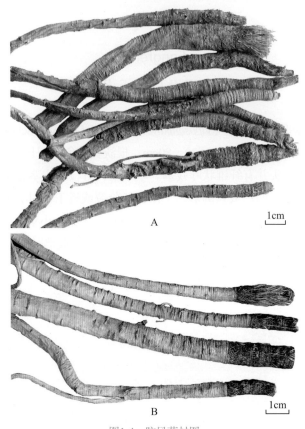

图1-4 防风药材图
A. 野生防风 B. 栽培防风

【性味归经】辛、甘，微温。归膀胱、肝、脾经。

【功能主治】解表祛风，胜湿，止痉。用于感冒头痛，风湿痹痛，风疹瘙痒，破伤风。

苍耳子

Cang'erzi

XANTHII FRUCTUS

【来源】为菊科植物苍耳*Xanthium sibiricum* Patr.的干燥成熟带总苞的果实。

【原植物】一年生草本，高30～80cm，全株生白色短毛，根纺锤形，分枝或不分枝。茎直立，粗壮，茎下部圆柱形，上部有纵沟，被伏毛；叶互生，叶片三角状卵形或心形，基出三脉，两边有糙毛，先端尖，基部心形或广楔形，叶缘有不整齐的牙齿，常呈不明显的三浅裂。头状花序，花单性，同株，雄花花序球形，密生柔毛，花药长圆状条形；雌花花序椭圆形，外层总苞片披针形，内层总苞片结成囊状。瘦果包于囊状总苞内，熟时绿色或淡黄色，总苞片变坚硬，倒卵形，外面散生钩状总苞刺，顶端有2枚直立或弯曲的喙。（图1-5）

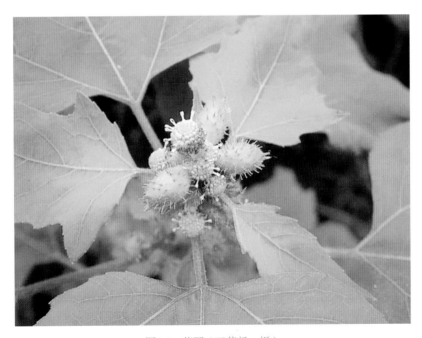

图1-5 苍耳（王英哲 摄）

【主产地】全国各地均产。道地产区古代记载有安陆（今湖北云梦县）、六安（今安徽六安市）、安徽滁州等地，自清代以后不再详细记载其产地。

【**性状特征**】果实纺锤形或卵圆形，长1～1.5cm，直径0.4～0.7cm。表面黄棕色或黄绿色，全体有钩刺，顶端有2枚较粗的刺，分离或相连，基部有果梗痕。质硬而韧，横切面中央有纵隔膜，2室，各有1枚瘦果。瘦果略呈纺锤形，一面较平坦，顶端具1突起的花柱基，果皮薄，灰黑色，具纵纹。种皮膜质，浅灰色，子叶2，有油性。气微，味微苦。（图1-6）

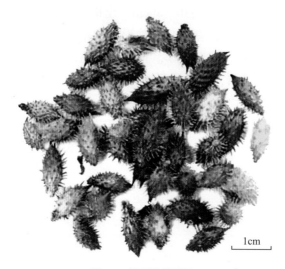

1cm

图1-6　苍耳子药材图

【**性味归经**】辛、苦，温；有毒；归肺经。

【**功能主治**】散风寒，通鼻窍，祛风湿。用于风寒头痛，鼻塞流涕，鼻衄，鼻渊，风疹瘙痒，湿痹拘挛。

辛夷

Xinyi

MAGNOLIAE FLOS

【来源】为木兰科植物望春花*Magnolia biondii* Pamp.、玉兰*Magnolia denudata* Desr.或武当玉兰*Magnolia sprengeri* Pamp.的干燥花蕾。

【原植物】

1. 望春花 落叶乔木，高可达12m，胸径达1m；树皮淡灰色，光滑；小枝细长，直径3～4mm，无毛；顶芽密被淡黄色展开长柔毛。叶椭圆状披针形、卵状披针形，狭倒卵或卵形，长10～18cm，先端急尖，或短渐尖，基部阔楔形，或圆钝，边缘干膜质，下面初被平伏棉毛，后无毛；侧脉每边10～15条；托叶痕为叶柄长的1/5～1/3。花先叶开放，直径6～8cm，芳香；花梗顶端膨大，具3苞片脱落痕；花被片9，外轮3片紫红色，近狭倒卵状条形，长约1cm，中内两轮近匙形，白色，外面基部常紫红色，长4～5cm，内轮的较狭小；雄蕊长8～10mm，花丝紫色；雌蕊群长1.5～2cm。聚合果圆柱形，长8～14cm，常因部分不育而扭曲；蓇葖浅褐色，近圆形，侧扁，具凸起瘤点；种子心形。花期3月，果熟期9月。（图1-7）

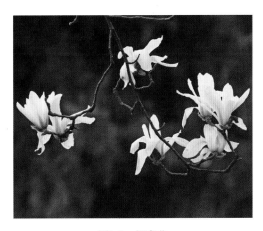

图1-7 望春花

2. 玉兰 落叶乔木，高达25m；冬芽及花梗密被淡灰黄色长绢毛。叶纸质，倒卵形、宽倒卵形或倒卵状椭圆形，长10～18cm，先端宽圆、平截或稍凹，具短突尖，中部以下渐狭成楔形；托叶痕为叶柄长的1/4～1/3。花蕾卵圆形，花先叶开放，直立，芳香，直径10～16cm；花梗显著膨大，密被淡黄色长绢毛；花被片9，白色，基部常带粉红色，近相似，长圆状倒卵形，长6～10cm，宽2.5～6.5cm；雄蕊长7～12mm，花药长6～7mm，侧向开裂；药隔顶端伸出成短尖头；雌蕊群圆柱形，长2～2.5cm；雌蕊狭卵形，长3～4mm，具长4mm的锥尖花柱。聚合果圆柱形，长12～15cm，直径3.5～5cm；蓇葖厚木质，褐色，具白色皮孔；种子心形，侧扁，宽约10mm。花期2～3月（亦常于7～9月再开一次花），果期8～9月。（图1-8）

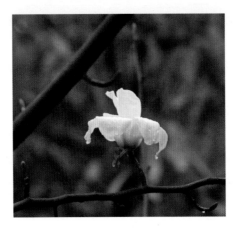

图1-8　玉兰

3. **武当玉兰**　落叶乔木，高可达21m，树皮淡灰褐色或黑褐色，老干皮具纵裂沟成小块片状脱落。小枝淡黄褐色，后变灰色，无毛。叶倒卵形，长10～18cm，先端急尖或急短渐尖，基部楔形。花蕾直立，被淡灰黄色绢毛，花先叶开放，杯状，有芳香，花被片12（14），近相似，外面玫瑰红色，有深紫色纵纹，倒卵状匙形或匙形，长5～13cm，宽2.5～3.5cm，雄蕊长10～15mm，稍分离，药隔伸出成尖头，花丝紫红色，宽扁；雌蕊群圆柱形，长2～3cm，淡绿色，花柱玫瑰红色。聚果圆柱形，长6～18cm；蓇葖扁圆，成熟时褐色。花期3～4月，果期8～9月。（图1-9）

【**主产地**】主产于湖北、安徽、河南、四川等地。道地产区古代记载有汉中（今陕西西南部）、魏兴（今陕西东南部）、梁州（今陕西西南部）等地的山川河谷地带，近代以湖北五峰、湖南南召、四川江油为道地产区。

【**性状特征**】

1. **望春花**　花蕾长卵形，似毛笔头，长1.2～2.5cm，直径0.8～1.5cm，基部常具木质短梗，长约5mm，梗上有类白色点状皮孔。苞片2～3层，每层2片，两

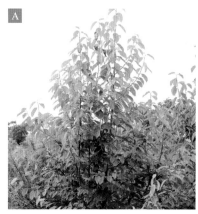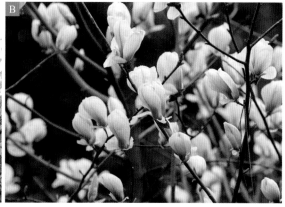

图1-9　武当玉兰
A. 植株　B. 花

层苞片间有小鳞芽，苞片外表面密被灰白色或灰绿色长茸毛，内表面棕褐色，无毛。花被片9，3轮，棕褐色，外轮花被片条形，约为内两轮长的1/4，呈萼片状；雄蕊多数，螺旋状着生于花托下部，花丝扁平，花药线形；雌蕊多数，螺旋状着生于花托上部。体轻，质脆。气芳香，味辛凉而稍苦。（图1-10）

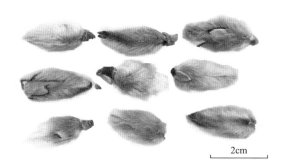

2cm

图1-10　辛夷（望春花）药材图

　　2. 玉兰　花蕾长1.5～3cm，直径1～1.5cm，基部枝梗较粗壮，皮孔浅棕色。苞片外表面密被灰白色或灰绿色茸毛。花被片9，内外轮无显著差异。
　　3. 武当玉兰　花蕾长3～4cm，直径1～2cm，枝梗粗壮，皮孔红棕色。苞片外表面密被淡黄色或淡黄绿色茸毛，有的外层苞片茸毛已脱落，呈黑褐色。花被片10～15，内外轮无显著差异。
　　【性味归经】辛，温。归肺、胃经。
　　【功能主治】散风寒，通鼻窍。用于风寒头痛，鼻塞流涕，鼻衄，鼻渊。

羌活

Qianghuo

NOTOPTERYGII RHIZOMA ET RADIX

【来源】为伞形科植物羌活*Notopterygium incisum* Ting ex H. T. Chang或宽叶羌活*Notopterygium franchetii* H. de Boiss.的干燥根茎和根。

【原植物】

1. 羌活　多年生草本，高60～120cm。根茎粗壮，呈竹节状。茎直立，圆柱形，中空，有纵直细条纹，带紫色。基生叶及茎下部叶有柄，下部有膜质叶鞘；叶为三出式三回羽状复叶，末回裂片长圆状卵形至披针形，长2～5cm，边缘缺刻状浅裂至羽状深裂；茎上部叶无柄，叶鞘抱茎。复伞形花序直径3～13cm；总苞片3～6，线形，长4～7mm，早落；伞辐7～18（39），长2～10cm；小总苞片6～10，线形，长3～5mm；花多数；萼齿卵状三角形；花瓣白色，卵形至长圆状卵形，顶端钝，内折；花柱2，很短，花柱基平压稍隆起。分生果长圆状，背腹稍压扁，主棱扩展成宽约1mm的翅，但发展不均匀；油管明显，每棱槽3，合生面6。花期7月，果期8～9月。（图1-11）

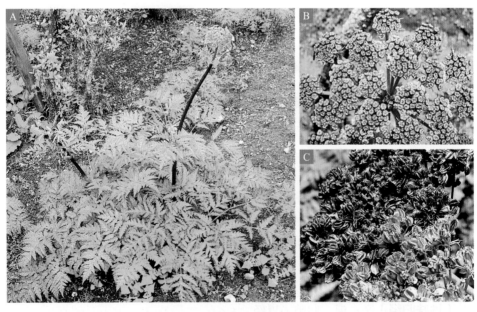

图1-11　羌活（蒋舜媛　摄）
A. 全株　B. 花序　C. 果序

2. 宽叶羌活　多年生草本，高80～180cm。有发达的根茎，基部多残留叶鞘。茎直立，少分枝，圆柱形，中空，有纵直细条纹，带紫色。基生叶及茎下部叶有柄，下部有抱茎的叶鞘；叶大，三出式2～3回羽状复叶，一回羽片2～3对，有短柄或近无柄，末回裂片无柄或有短柄，长圆状卵形至卵状披针形，长3～8cm，基部略带楔形，边缘有粗锯齿，脉上及叶缘有微毛；茎上部叶少数，叶鞘发达，膜质。复伞形花序直径5～14cm；总苞片1～3，早落；伞辐10～17（23），长3～12cm；小总苞片4～5，线形，长3～4mm；萼齿卵状三角形；花瓣淡黄色，倒卵形，顶端渐尖或钝，内折；花柱2，短，花柱基隆起，略呈平压状。分生果近圆形，长5mm，背棱、中棱及侧棱均扩展成翅，但发展不均匀；油管明显，每棱槽3～4，合生面4。花期7月，果期8～9月。（图1-12）

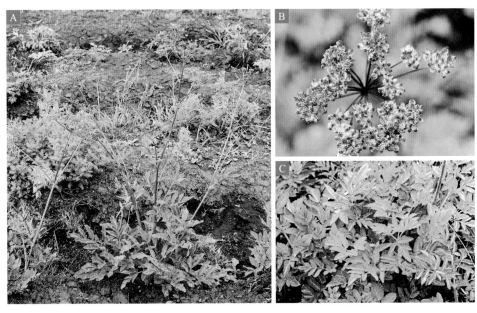

图1-12　宽叶羌活
A.全株　B.花序　C.叶

【主产地】主产于四川、甘肃和青海等高海拔地区；道地产区为四川的阿坝州和甘孜州、甘肃的甘南和岷县、青海的互助和门源等地。

【性状特征】

1. 羌活　为圆柱状略弯曲的根茎，长4～13cm，直径0.6～2.5cm，顶端具茎痕。表面棕褐色至黑褐色，外皮脱落处呈黄色。节间缩短，呈紧密隆起的环状，形似蚕，习称"蚕羌"；节间延长，形如竹节状，习称"竹节羌"。节上有多数点状或瘤状突起的根痕及棕色破碎鳞片。体轻，质脆，易折断，断面不平整，有多数裂隙，皮部黄棕色至暗棕色，油润，有棕色油点，木部黄白色，射线明显，髓部黄色至黄棕色。气香，味微苦而辛。（图1-13）

2. 宽叶羌活　为根茎和根。根茎类圆柱形，顶端具茎和叶鞘残基，根类圆锥形，有纵皱纹和皮孔；表面棕褐色，近根茎处有较密的环纹，长8～15cm，直径1～3cm，习称"条羌"。有的根茎粗大，不规则结节状，顶部具数个茎基，根较细，习称"大头羌"。质松脆，易折断，断面略平坦，皮部浅棕色，木部黄白色。气味较淡。（图1-14）

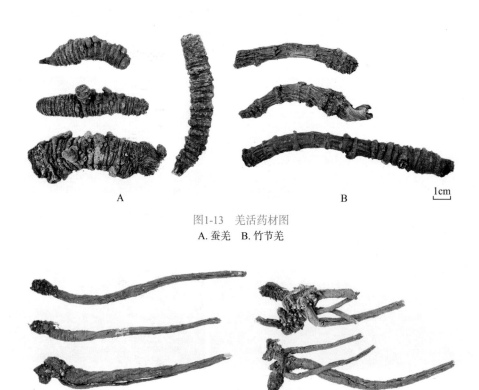

图1-13　羌活药材图
A.蚕羌　B.竹节羌

图1-14　宽叶羌活药材图
A.条羌　B.大头羌

【性味归经】辛、苦，温。归膀胱、肾经。

【功能主治】解表散寒，祛风除湿，止痛。用于风寒感冒，头痛项强，风湿麻痹，肩背酸痛。

细辛

Xixin

ASARI RADIX ET RHIZOMA

【来源】为马兜铃科植物北细辛 *Asarum heterotropoides* Fr. Schmidt var. *mandshuricum*（Maxim.）Kitag.、汉城细辛 *Asarum sieboldii* Miq. var. *seoulense* Nakai 或华细辛 *Asarum sieboldii* Miq.的干燥根和根茎。

【原植物】

1. 北细辛　多年生草本，高12～24cm。根茎横走，密生须根。茎短，基部有2～3枚鳞片，茎端生2～3叶；叶柄长5～18cm，通常无毛或稀有短毛，具浅沟槽。叶片心形或近于肾形，长5～11cm，宽6～15cm，先端钝尖，偶或渐尖，基部深心形，两侧成耳状，全缘，上面绿色，脉上被短毛，其他部分亦疏被极短的伏毛，下面淡绿色，密被短伏毛。花梗长3～5cm，直立。花被筒壶形，紫褐色，内有隆起的棱条；裂片3，三角状阔椭圆形，稍尖，长7～9mm，宽10mm，向外反卷，呈污褐红色；喉部有环状缢缩；雄蕊12，长3mm，花丝及花药等长；子房半下位，6室，花柱6出，上部分歧。假浆果半球形，长10mm，宽约12mm。种子卵状圆锥形，有硬壳，表面具有黑色肉质的假种皮。花期5月。（图1-15）

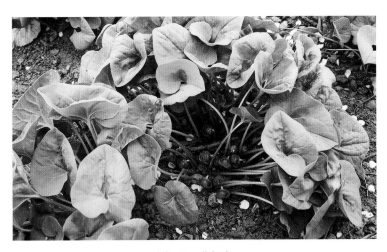

图1-15　北细辛

2. 汉城细辛　与北细辛相似，但叶片背面密生短毛，叶柄被疏毛。生于林下及山沟阴湿地。分布于辽宁。（图1-16）

3. 华细辛　叶背密生较长的茸毛，节间较稀，根茎较长，气味较北细辛弱。生长于山谷溪边、林下、岩石旁等阴湿处。（图1-17）

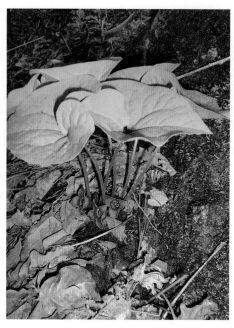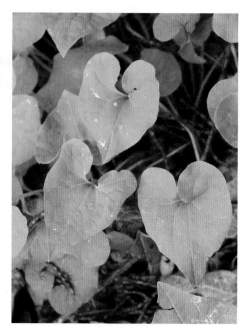

图1-16　汉城细辛　　　　　　　　　　　　　图1-17　华细辛

【主产地】北细辛和汉城细辛习称"辽细辛"，为商品主流。

北细辛主产于辽宁、吉林、黑龙江，产量大；汉城细辛亦产于辽宁、吉林、黑龙江，产量小；华细辛主产于陕西、湖北等，道地产区为陕西华阴市。

【性状特征】

1. 北细辛　常卷缩成团。根茎横生呈不规则圆柱形，长1～10cm，具短分枝，直径0.2～0.4cm；表面灰棕色，粗糙，有环形的节，节间长0.2～0.3cm，分枝顶端有碗状的茎痕。根细长，密生节上，直径0.1cm；表面灰黄色，平滑或具纵皱纹，有须根及须根痕。辣味较强，但麻舌感较弱。（图1-18）

2. 汉城细辛　根茎直径0.1～0.5cm，节间长0.1～1cm。（图1-19）

3. 华细辛　根茎长5～20cm，直径0.1～0.2cm，节间长0.2～1cm。辣味较弱，但其麻舌较强，有灼烧感。（图1-20）

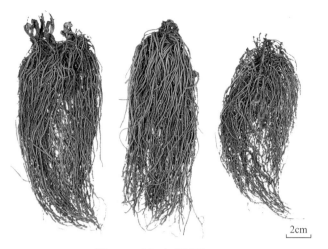

图1-18　北细辛药材图

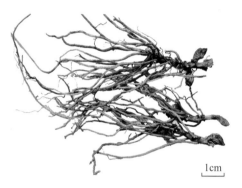

图1-19　汉城细辛药材图

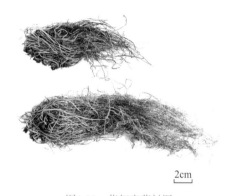

图1-20　华细辛药材图

【**性味归经**】辛，温。归心、肺、肾经。

【**功能主治**】解表散寒，祛风止痛，通窍，温肺化饮。用于风寒感冒，头痛，牙痛，鼻塞流涕，鼻衄，鼻渊，风湿痹痛，痰饮咳喘。

香薷

Xiangru

MOSLAE HERBA

【来源】 为唇形科植物石香薷*Mosla chinensis* Maxim.或江香薷*Mosla chinensis* 'Jiangxiangru'的干燥地上部分。前者习称"青香薷"，后者习称"江香薷"。

【原植物】

1. 石香薷　为一年生草本，高9～50cm，茎基部多分枝或不分枝，被白色疏柔毛。叶线状长圆形至线状披针形，长1.3～2.8cm，先端渐尖或急尖，基部渐狭或楔形，边缘具疏而不明显的浅锯齿，上面榄绿色，下面较淡；叶柄长3～5mm，被疏短柔毛。总状花序头状，长1～3mm；苞片覆瓦状排列，偶见稀疏排列，圆倒卵形，长4～7mm。花萼钟形，长约3mm，外面被白色绵毛及腺体，内面在喉部以上被白色绵毛，下部无毛。小坚果球形，直径约1.2mm，具深雕纹，无毛。花期6～9月，果期7～11月。（图1-21）

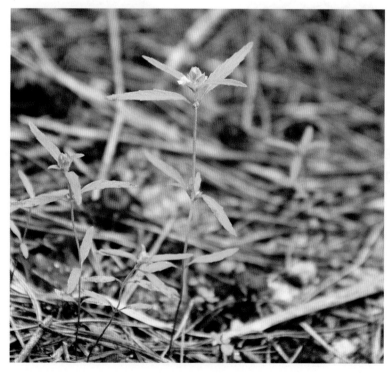

图1-21　石香薷

2. 江香薷　高40～65cm，茎方形，直径2～4mm，基部茎类圆形，中上部茎具细浅纵槽数条，黄绿色或淡黄色，四棱上疏生长柔毛，槽内为卷曲柔毛。节明显，节间长4～7cm；质脆，易折断，茎髓部白色。叶对生，多皱缩或脱落，叶片展开后呈长卵形或披针形，暗绿色或黄绿色，长3～6cm，边缘具5～9个疏浅锯齿，两面被疏柔毛及凹陷腺点。总状花序顶生或腋生，密集成穗状，长2～3.5cm，苞片宽卵形或圆倒卵形，长5～6mm，宽4～4.5mm，脱落或残存，先端短尾尖，全缘，两面被白色长柔毛，下面密被凹陷腺点，边缘具长睫毛，6～9条脉自基部掌状分出；花萼宿存，钟状，淡红、紫红色或绿色，先端5裂，长约4mm，密被柔毛及凹陷腺点。小坚果4枚，近圆形，直径0.9～1.4mm，表面具疏网纹，网纹内平坦，网间隙下凹呈浅凹状。花期6月，果期7月。（图1-22）

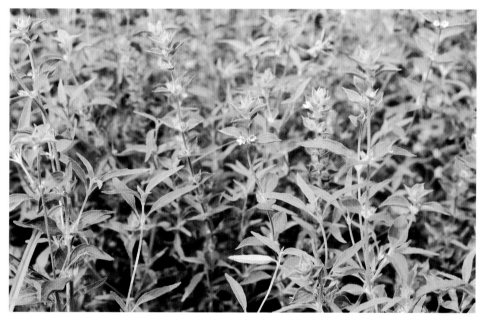

图1-22　江香薷

【主产地】石香薷主产于广西、广东。江香薷主产于江西分宜、宜春等地。分宜县的昌田镇栽培香薷的历史悠久，为江香薷的道地产区。

【性状特征】

1. 青香薷　长30～50cm，基部紫红色，上部黄绿色或淡黄色，全体密被白色茸毛。茎方柱形，基部类圆形，直径1～2mm，节明显，节间长4～7cm；质脆，易折断。叶对生，多皱缩或脱落，叶片展平后呈长卵形或披针形，暗绿色或黄绿色，边缘有3～5疏浅锯齿。穗状花序顶生及腋生，苞片圆卵形或圆倒卵形，脱落或残存；花萼宿存，钟状，淡紫红色或灰绿色，先端5裂，密被茸毛。小坚果4，直径0.7～1.1mm，近圆球形，具网纹，气清香而浓，味微辛而凉。（图1-23）

2. 江香薷　长55～66cm。表面黄绿色。叶片展开后呈披针形，长3～6cm，宽0.6～1cm，边缘具5～9个疏浅锯齿。果实直径0.9～1.4mm，表面具疏网纹。（图1-24）

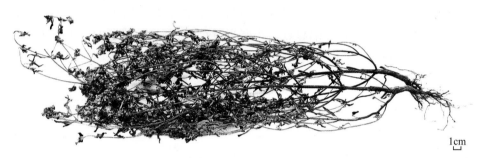

图1-23　青香薷药材图

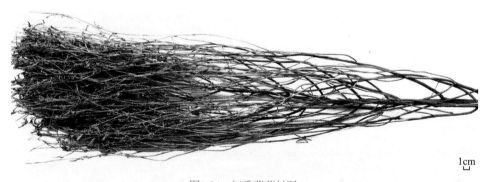

图1-24　江香薷药材图

【**性味归经**】辛，微温。归肺、胃经。

【**功能主治**】发汗解表，和中利湿。用于暑湿感冒，恶寒发热，头痛无汗，腹痛吐泻，小便不利。

桂枝

Guizhi

CINNAMOMI RAMULUS

【来源】为樟科植物肉桂*Cinnamomum cassia* Presl的干燥嫩枝。

【原植物】中等大乔木。树皮灰褐色，老树皮厚达13mm。一年生枝条圆柱形，黑褐色，有纵向细条纹，略被短柔毛，当年生枝条多少四棱形，黄褐色，具纵向细条纹，密被灰黄色短绒毛。顶芽小，长约3mm，芽鳞宽卵形，先端渐尖，密被灰黄色短绒毛。叶互生或近对生，长椭圆形至近披针形，长8～34cm，宽4～9.5cm，先端稍急尖，基部急尖，疏被黄色短绒毛，离基三出脉，侧脉与中脉在上面明显凹陷。圆锥花序与各级序轴被黄色绒毛；花白色；能育雄蕊9，第一、二轮雄蕊长约2.3mm，上方1/3处变宽大，第三轮雄蕊上方1/3处有一对圆状肾形腺体；退化雄蕊3，位于最内轮，被柔毛，先端箭头状正三角形；子房无毛。果椭圆形，成熟时黑紫色，无毛。花期6～8月，果期10～12月。（图1-25）

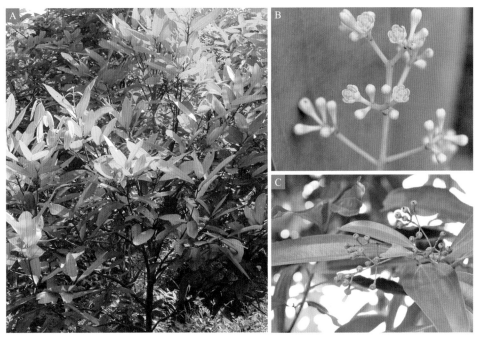

图1-25　肉桂
A.植株　B.花　C.果实

【**主产地**】主产于广西、广东、福建、云南的湿热地区。道地产区为广西的防城、平南、容县、桂平、藤县、岑溪、钦州、博白、陆川、北流、苍梧和广东的高要、郁南、罗定。

【**性状特征**】本品呈长圆柱形，多分枝，长30～75cm，粗端直径0.3～1cm。表面红棕色至棕色，有纵棱线、细皱纹及小疙瘩状的叶痕、枝痕和芽痕，皮孔点状。质硬而脆，易折断。切片厚2～4mm，切面皮部红棕色，木部黄白色至浅黄棕色，髓部略呈方形。有特异香气，味甜、微辛，皮部味较浓。（图1-26）

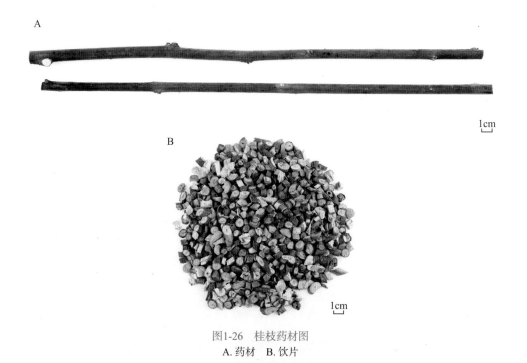

图1-26 桂枝药材图
A. 药材 B. 饮片

【**性味归经**】辛、甘，温。归心、肺、膀胱经。

【**功能主治**】发汗解肌，温通经脉，助阳化气，平冲降气。用于风寒感冒，脘腹冷痛，血寒经闭，关节痹痛，痰饮，水肿，心悸，奔豚。

麻黄

Mahuang

EPHEDRAE HERBA

【来源】为麻黄科植物草麻黄*Ephedra sinica* Stapf、中麻黄*Ephedra intermedia* Schrenk et C. A. Mey.或木贼麻黄*Ephedra equisetina* Bge.的干燥草质茎。

【原植物】

1. 草麻黄　草本状灌木，高20～40cm。常无直立的木质茎，有木质茎时则横卧于地上似根状茎；小枝圆，对生或轮生，直或微曲，节间长2.5～5.5cm，直径约2mm，无明显纵槽。叶膜质鞘状，生于节上，下部1/3～2/3合生，上部2裂，裂片锐三角形。雄球花有多数密集的雄花，或成复穗状，苞片通常4对；雄花有7～8雄蕊，花丝合生或先端微分离；雌球花单生枝顶有苞片4对，最上1对合生部分占1/2以上；雌花2，珠被管长1mm或稍长，直或先端微弯。雌球花成熟时苞片肉质，红色，长方状卵形或近圆形；种子通常2粒，包藏于红色肉质苞片中，不外露或与苞片等长。（图1-27A）

2. 中麻黄　灌木，高达1m以上。茎直立，粗壮；小枝对生或轮生，圆筒形，灰绿色，有节，节间通常长3～6cm，直径2～3mm。叶退化成膜质鞘状，上部约1/3分裂，裂片通常3（稀2），钝三角形或三角形。雄球花常数个（稀2～3）密集与节上呈团状，苞片5～7对交互对生或5～7轮（每轮3）；雄花有雄蕊5～8；雌球花2～3生于节上，由3～5轮生或交互对生的苞片所组成，仅先端1轮或1对苞片生有2～3雌花；珠被管长达3mm，常螺旋状弯曲，稀较短而不明显弯曲。雌球花熟时苞片肉质，红色；种子通常3（稀2），包藏于肉质苞片内，不外露，长5～6mm，直径约3mm。（图1-27B）

3. 木贼麻黄　直立小灌木，高达1m。木质茎明显、直立或部分成匍匐状；小细枝，对生或轮生，直径约1mm，节间短，通常长1.5～2.5cm，纵槽纹不明显，多被白粉，呈蓝绿色或灰绿色。叶膜质鞘状，大部合生，仅上部约1/4分离，裂片2，钝三角形，长1.5～2mm。雄球花单生或3～4集生于节上，苞片3～4对，基部约1/3合生；雄花有6～8雄蕊，花丝全部合生，微外露，花药2（稀3）；雌球花常两个对生于节上，苞片3对，最上1对约2/3合生，雌花1～2朵，珠被管长达2mm，弯曲。雌球花成熟时苞片肉质，红色，长卵形或卵圆形，长8～10mm，直径4～5mm；种子通常1粒，窄长卵形。（图1-27C）

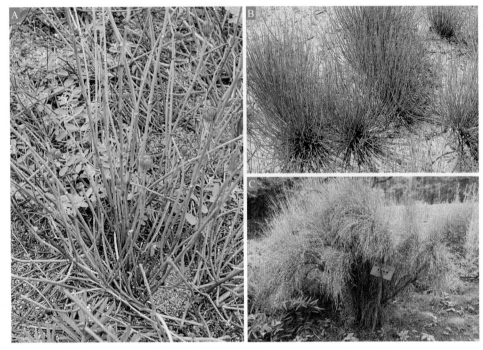

图1-27　草麻黄（A）、中麻黄（B）和木贼麻黄（C）

（A.洪浩　摄　B.陈虎彪　摄　C.姚霞　摄）

【主产地】

1. 草麻黄　主产于河北、山西、新疆、内蒙古。

2. 中麻黄　主产于甘肃、青海、内蒙古及新疆。

3. 木贼麻黄　主产于新疆。

【性状特征】

1. 草麻黄　呈细长圆柱形，少分枝，直径1～2mm。表面淡绿色至黄绿色，有细纵棱18～20条，触之微有粗糙感。节明显，节间长2～6cm，节上有膜质鳞叶，长3～4mm，叶2裂（稀3），锐三角形，先端灰白色，反曲，基部1/4～1/2合生成筒状，红棕色。体轻、质脆，易折断，断面略呈纤维性，周边绿黄色，髓部红棕色，近圆形。气微香，味涩，微苦。（图1-28）

2. 中麻黄　略呈三棱形，多分枝，直径1.5～3mm。表面灰绿色，有粗糙感。节间长3～6cm，有细纵棱18～28条。节上膜质鳞叶长2～3mm，裂片3（稀2），先端锐尖，基部约1/3～1/2合生。断面髓部呈三角状圆形。

3. 木贼麻黄　细圆柱形，较多分枝，直径约1～1.5mm，无粗糙感。节间长1.5～3cm，有细纵棱13～14条，膜质鳞叶长1～2mm，叶2裂（稀3），上部为短

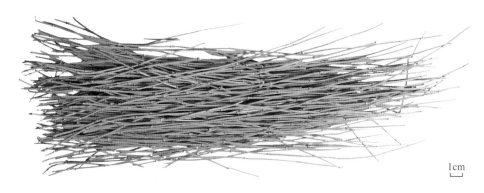

1cm

图1-28　麻黄药材图

三角形，灰白色，先端多不反曲，基部大部合生，棕红色至棕黑色。

　　【性味归经】辛、微苦，温。归肺、膀胱经。

　　【功能主治】发汗散寒，宣肺平喘，利水消肿。用于风寒感冒，发热无汗，咳喘，水肿；支气管哮喘，肺炎，急性肾炎等。

紫苏叶

Zisuye

PERILLAE FOLIUM

【来源】为唇形科植物紫苏*Perilla frutescens*（L.）Britt.的干燥叶（或带嫩枝）。

【原植物】一年生直立草本，全株被毛。茎高0.3～2m，绿色或紫色，钝四棱形。叶阔卵形或圆形，长7～13cm，先端短尖或突尖，基部圆形或阔楔形，边缘在基部以上有粗锯齿，叶柄长3～5cm。顶生及腋生总状花序，轮伞花序2花，组成长1.5～15cm；苞片宽卵圆形或近圆形，长宽约4mm，先端具短尖，外被红褐色腺点，无毛，边缘膜质；花梗长1.5mm。花萼钟形，10脉，长约3mm，夹有黄色腺点。花冠白色至紫红色，长3～4mm，冠筒短，长2～2.5mm，喉部斜钟形。花柱先端相等2浅裂。花盘前方呈指状膨大。小坚果近球形，灰褐色，直径约1.5mm，具网纹。（图1-29）

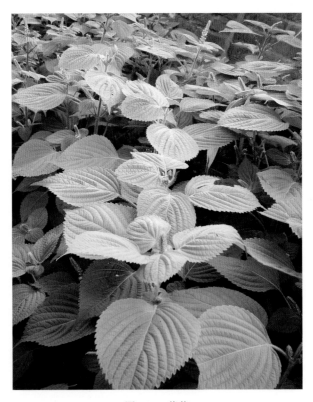

图1-29　紫苏

【**主产地**】我国大部分地区有产。主产于湖北、河南、山东、江西、浙江、重庆、河北、黑龙江等地。以湖北产量最大，销往全国。

【**性状特征**】叶片多褶皱卷曲，破碎，完整者展平后呈卵圆形，长4～11cm，宽2.5～9cm。先端长尖或急尖，基部圆形或宽楔形，边缘具圆锯齿。两面紫色或上表面绿色，下表面紫色，疏生灰白色毛，下表面有多数凹点状的腺鳞。叶柄长2～7cm，紫色或紫绿色。质脆。带嫩枝者，枝的直径2～5mm，紫绿色，断面中部有髓。气清香，味微辛。（图1-30）

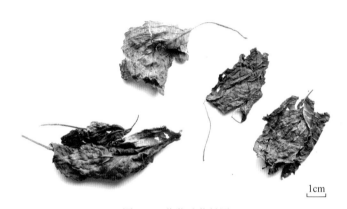

1cm

图1-30　紫苏叶药材图

【**性味归经**】辛，温。归肺、脾经。

【**功能主治**】解表散寒，行气和胃。用于风寒感冒，咳嗽呕恶，妊娠呕吐，鱼蟹中毒。

藁本

Gaoben

LIGUSTICI RHIZOMA ET RADIX

【来源】 为伞形科植物藁本*Ligusticum sinense* Oliv.或辽藁本*Ligusticum jeholense* Nakai et Kitag.的干燥根茎和根。

【原植物】

1. 藁本 多年生草本，高达1m。根茎发达，具膨大的结节。茎直立，圆柱形，中空，具条纹，基生叶具长柄；叶片轮廓宽三角形，长10～15cm，宽15～18cm，2回3出式羽状全裂；第一回羽片轮廓长圆状卵形，下部羽片具柄，柄长3～5cm，基部略扩大，小羽片卵形，边缘齿状浅裂；茎中部叶较大，上部叶简化。复伞形花序顶生或侧生，果时直径6～8cm；伞梗16～20个或更多；总苞片6～10，线形，长约6mm；伞辐14～30，长达5cm，四棱形，粗糙；小总苞片10，线形；花白色，花柄粗糙；萼齿不明显。分生果幼嫩时宽卵形，稍两侧扁压，成熟时长圆状卵形，背腹扁压，长4mm，宽2～2.5mm，背棱突起，侧棱略扩大呈翅状；背棱槽内油管1～3，侧棱槽内油管3，合生面油管4～6；胚乳腹面平直。花期8～9月，果期10月。（图1-31）

2. 辽藁本 叶片通常为3回3出羽状全裂，最终裂片卵形或广卵形，边缘有少数缺刻状牙齿。伞梗6～19个。花期8月，果期9～10月。（图1-32）

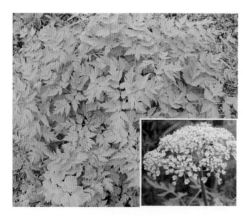

图1-31 藁本

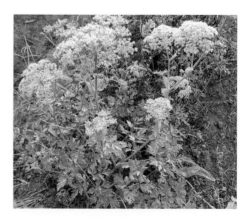

图1-32 辽藁本

【**主产地**】藁本主产于四川、湖北、湖南、陕西。其中，藁本野生品主产于陕西安康、汉中，甘肃天水、武都，湖北巴东、建始；栽培品主产于湖南炎陵县，江西遂川。

辽藁本主产于河北平泉、宽城、赤城，辽宁凤城。此外，山西、山东等地亦产。

【**性状特征**】

1.**藁本**　根茎呈不规则结节状圆柱形，稍扭曲，有分枝，长3～10cm，直径1～2cm。表面棕褐色或暗棕色，粗糙，有纵皱纹，上侧残留数个凹陷的圆形茎基，下侧有多数点状突起的根痕和残根。体轻，质较硬，易折断，断面黄色或黄白色，纤维状。气浓香，味辛、苦、微麻。（图1-33）

2.**辽藁本**　较小，根茎呈不规则的团块状或柱状，长1～3cm，直径0.6～2cm。有多数细长弯曲的根。（图1-34）

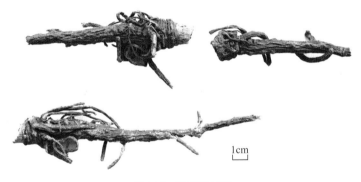

图1-33　藁本药材图

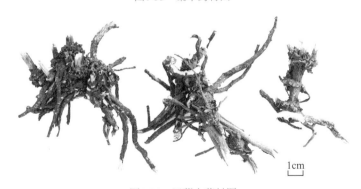

图1-34　辽藁本药材图

【**性味归经**】辛，温。归膀胱经。

【**功能主治**】祛风，散寒，除湿，止痛。用于风寒感冒，巅顶疼痛，风湿痹痛。

第二节　发散风热药

牛蒡子

Niubangzi

ARCTII FRUCTUS

【来源】为菊科植物牛蒡*Arctium lappa* L.的干燥成熟果实。

【原植物】二年生草本，高达2m。粗壮，通常带紫红或淡紫红色，有多数高起的条棱，多数分枝斜生，被稀疏的短毛并混杂以棕黄色的小腺点。直根肉质粗大，长达15cm，基生叶宽卵形，长达30cm，宽达21cm，基部心形，有稀疏毛及腺点，下面灰白色或淡绿色，叶柄灰白色。茎生叶与基生叶同形或近同形。头状花序排成疏松的伞房花序或圆锥状伞房花序，花序梗粗壮。总苞卵形或卵球形，直径1.5～2cm。总苞片多层，多数，外层三角状或披针状钻形，中内层披针状或线状钻形；全部苞近等长，顶端有软骨质钩刺。小花紫红色。瘦果倒长卵形或偏斜倒长卵形，浅褐色，有多数细脉纹、色斑或无色斑。冠毛多层，浅褐色，刚毛糙毛状。花果期6～9月。（图1-35）

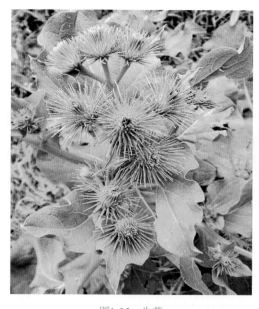

图1-35　牛蒡

【主产地】主产于东北、浙江等地。以东北产量大，称作"关大力"，现时关大力主产于吉林桦甸、蛟河、敦化、延吉；辽宁本溪、清源、凤城、恒仁；黑龙江五常、尚志、富绵、阿城。以浙江桐乡产者质佳，称作"杜大力"，主销江苏、浙江。此外，四川绵阳、南充、达州、成都以及山东亦产。

【性状特征】果实长倒卵形，略扁，微弯曲，长5～7mm，宽2～3mm。表面灰褐色，带紫黑色斑点，有数条纵棱，通常中间1～2条较明显。顶端钝圆，稍宽，顶面有圆环，中间具点状花柱残迹；基部略窄，着生面色较淡。果皮较硬，子叶2，淡黄白色，富油性。气微，味苦后微辛而稍麻舌。（图1-36）

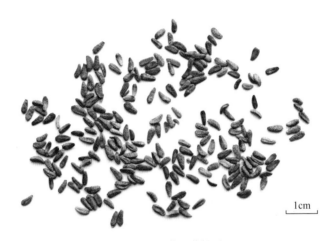

图1-36　牛蒡子药材图

【性味归经】辛、苦，寒。归肺、胃经。

【功能主治】疏散风热，宣肺透疹，解毒利咽。用于风热感冒，咳嗽痰多，麻疹，风疹，咽喉肿痛，痄腮，丹毒，痈肿疮毒。

升麻

Shengma

CIMICIFUGAE RHIZOMA

【来源】为毛茛科植物兴安升麻*Cimicifuga dahurica*（Turcz.）Maxim.、大三叶升麻*Cimicifuga heracleifolia* Kom.或升麻*Cimicifuga foetida* L.的干燥根茎。

【原植物】

1. 升麻　根状茎粗壮，坚实，表面黑色，有许多内陷的圆洞状老茎残迹。茎高1～2m，被短柔毛。叶为二至三回三出羽状复叶；花序具分枝3～20条；轴密被灰色或锈色的腺毛及短毛；苞片钻形；花两性；萼片倒卵状圆形，白色或绿白色；退化雄蕊宽椭圆形，顶端微凹或二浅裂；花药黄色或黄白色；心皮2～5，密被灰色毛。蓇葖果长圆形，长8～14mm，宽2.5～5mm，有伏毛；种子椭圆形，褐色，有横向的膜质鳞翅，四周有鳞翅。（图1-37）

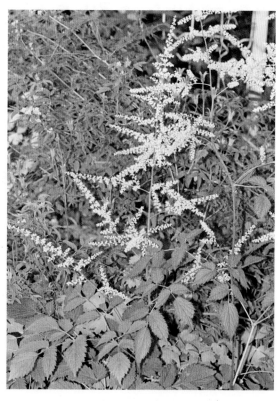

图1-37　升麻

2. **大三叶升麻**　与前一种不同：茎无毛。下部的茎生叶为二回三出复叶，无毛，三角状卵形，宽达20cm。花序具2～9条分枝，分枝和花序轴所成的角度通常小于45度；萼片黄白色；退化雄蕊椭圆形，顶部白色；花丝丝形，长3～6mm；心皮3～5枚，有短柄，无毛。蓇葖果长5～6mm，宽3～4mm；种子通常2粒，四周生膜质的鳞翅。（图1-38）

3. **兴安升麻**　与前两种的主要不同：雌雄异株。根状茎多弯曲。茎无毛或微被毛。下部茎生叶为二回或三回三出复叶；叶片三角形，宽达22cm。花序复总状，雄株花序大，长达30cm以上，具分枝7～20余条，雌株花序稍小，分枝也少；退化雄蕊叉状二深裂，先端有二个乳白色的空花药；心皮4～7，疏被灰色柔毛或近无毛；蓇葖果长7～8mm，宽4mm，顶端近截形被贴伏的白色柔毛；种子3～4粒，四周生膜质鳞翅，中央生横鳞翅。（图1-39）

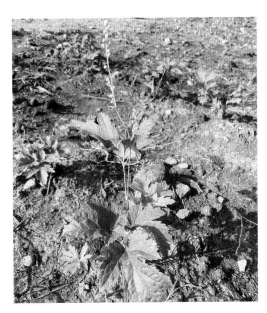
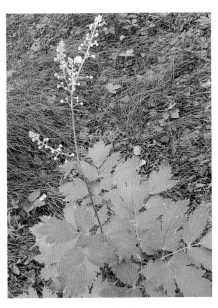

图1-38　大三叶升麻（张欣欣　摄）　　　　　图1-39　兴安升麻

【主产地】

1. **升麻**　根茎称川升麻、西升麻，主产于陕西、四川、青海；云南、甘肃、河南、湖北亦产，以四川和云南产量较大。

2. **大三叶升麻**　根茎称关升麻，主产于辽宁、吉林、黑龙江、内蒙古和河北。

3. **兴安升麻**　根茎称北升麻，主产于黑龙江、辽宁、吉林和内蒙古。

【**性状特征**】根茎呈不规则的长形块状，多分枝，呈结节状，长10～20cm，直径2～4cm。表面黑褐色或棕褐色，粗糙不平，有坚硬的细须根残留，上面有数个圆形空洞的茎基痕，洞内壁显网状沟纹；下面凹凸不平，具须根痕。体轻，质坚硬，不易折断，断面不平坦，有裂隙，纤维性，黄绿色或淡黄白色。气微，味微苦而涩。（图1-40）

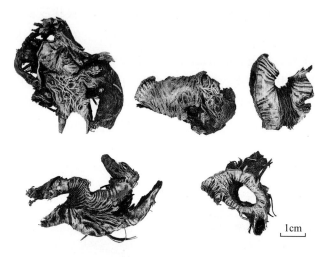

图1-40　升麻药材

【**性味归经**】辛、微甘，微寒。归肺、脾、胃、大肠经。

【**功能主治**】发表透疹，清热解毒，升举阳气。用于风热头痛，齿痛，口疮，咽喉肿痛，麻疹不透，阳毒发斑，脱肛，子宫脱垂。

荆芥

Jingjie

SCHIZONEPETAE HERBA

【来源】为唇形科植物荆芥*Schizonepeta tenuifolia* Briq.的干燥地上部分。

【原植物】一年生草本。茎高0.3～1m，四棱形，多分枝，被灰白色疏短柔毛，茎下部的节及小枝基部通常微红色。叶通常为指状三裂，长1～3.5cm，先端锐尖，基部楔状下延至叶柄，裂片披针形，宽1.5～4mm，中间较大，两侧较小，全缘，上面被微柔毛，下面被短柔毛，脉上及边缘较密，有腺点；叶柄长2～10mm。花序为多数轮伞花序组成的顶生穗状花序；苞片叶状，下部较大，与叶同形，上部渐变小，乃至与花等长，小苞片线形。花萼管状钟形，长约3mm，被灰色疏柔毛，具15脉，齿5，三角状披针形或披针形，长约0.7mm。花冠青紫色，长约4.5mm，外被疏柔毛，内面无毛，冠筒向上扩展，冠檐二唇形，上唇先端2浅裂，下唇3裂，中裂片最大。小坚果长圆状三棱形，长约1.5mm，褐色，有小点。花期7～9月，果期9～10月。（图1-41）

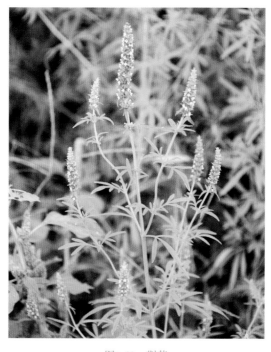

图1-41　荆芥

【**主产区**】主产于河北、江苏、浙江、安徽、江西、湖北等地。江西省吉水、新余为道地产区。《本草蒙荃》记载"近道多生，真定独胜"。真定即今天河北正定，和现在的荆芥主产区河北安国接近。

【**性状特征**】茎呈方柱形，上部有分枝，长50～80cm，直径0.2～0.4cm；表面淡黄绿色或淡紫红色，被短柔毛；体轻，质脆，断面类白色。叶对生，多已脱落，叶片3～5羽状分裂，裂片细长。穗状轮伞花序顶生，长3～15cm，直径7mm。花冠多脱落，宿萼黄绿色，钟形，质脆易碎，内有棕黑色小坚果。气芳香，味微涩而辛凉。（图1-42）

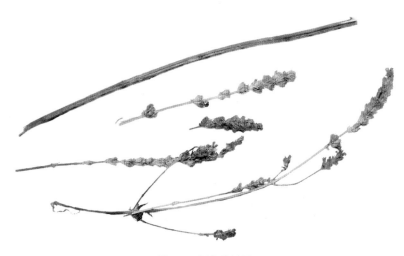

图1-42　荆芥药材图

【**性味归经**】辛，微温。归肺、肝经。

【**功能主治**】解表散风，透疹，消疮。用于感冒，头痛，麻疹，风疹，疮疡初起。

柴胡

Chaihu

BUPLEURI RADIX

【来源】 为伞形科植物柴胡*Bupleurum chinense* DC.或狭叶柴胡*Bupleurum scorzonerifolium* Willd.的干燥根。按性状不同，分别习称"北柴胡"和"南柴胡"。

【原植物】

1. 柴胡　为多年生草本，高50～85cm。主根较粗大，棕褐色，质坚硬。茎上部多回分枝，微作之字形曲折。基生叶倒披针形或狭椭圆形，长4～7cm，宽6～8mm，顶端渐尖，基部收缩成柄，早枯落；茎中部叶倒披针形或广线状披针形，长4～12cm，宽6～18mm，有时达3cm，顶端渐尖或急尖，有短芒尖头，基部收缩成叶鞘抱茎，脉7～9，叶表面鲜绿色，背面淡绿色，常有白霜。复伞形花序很多，形成疏松的圆锥状；总苞片2～3，或无，狭披针形，长1～5mm；伞辐3～8，纤细，长1～3cm；小总苞片5，披针形，长3～3.5mm，宽0.6～1mm；小伞直径4～6mm，花5～10；花瓣鲜黄色，小舌片矩圆形，顶端2浅裂；花柱基深黄色，宽于子房。果广椭圆形，棕色，两侧略扁，长约3mm，棱狭翼状，淡棕色，每棱槽油管3，很少4，合生面4条。花期9月，果期10月。（图1-43）

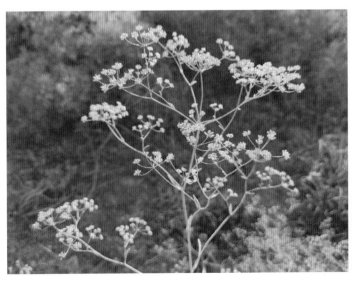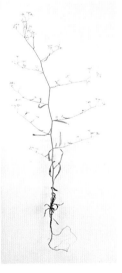

图1-43　柴胡

2. 狭叶柴胡　狭叶柴胡形态与北柴胡相似，也为多年生草本，高50～85cm。复伞形花序多，形成疏松的圆锥状；总苞片2～3。狭披针形，长1～5mm；伞辐3～8，纤细；花瓣鲜黄色，小舌片矩圆形，顶端2浅裂；花柱基深黄色，宽于子房，双悬果广椭圆形，棕色，两侧略扁，长约3mm，棱狭翼状，淡棕色。花期9月，果期10月。（图1-44）

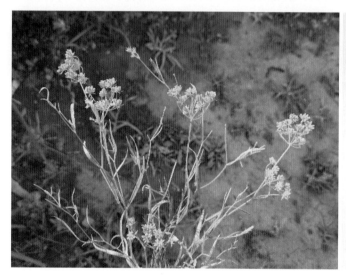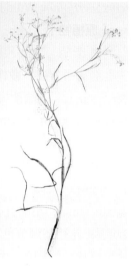

图1-44　狭叶柴胡

【主产地】野生柴胡主产于黑龙江、甘肃、河北、河南、安徽、山西、陕西、山东、江苏、四川、湖北、内蒙古等地。栽培柴胡主产于甘肃、山西和陕西，其次是黑龙江、内蒙古、河南、河北。陕西安定，甘肃陇西、漳县为道地产区。

【性状特征】

1. 北柴胡　外观呈圆柱形，部分有分支，直径0.3～0.8cm。根头部的膨大不明显，顶端留有茎基和叶基。饮片外表面为浅棕色或黑褐色，外表皮可见纵皱纹和支根痕。质地较硬，有韧性，因此不易折断，断面可见片状纤维性。气微香，味微苦。（图1-45）

2. 南柴胡　主根发达，圆锥形，直径0.4～0.8cm，红棕色或深红棕色，上端有横环纹，下部有纵纹，茎基部密覆残余的毛刷状叶柄纤维叶鞘，质疏松而脆，易折断，断面平坦，黄白色，具败油气。（图1-46）

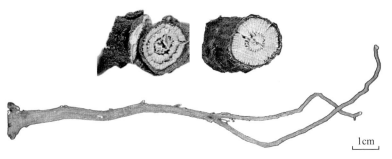

图1-45　北柴胡药材图

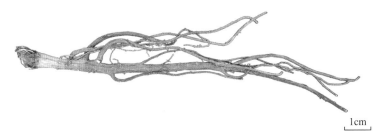

图1-46　南柴胡药材图

【性味归经】辛、苦、微寒。归肝、胆、肺经。

【功能主治】疏散退热，疏肝解郁，升举阳气。用于感冒发热，寒热经外，胸胁胀痛，月经不调，子宫脱垂，脱肛。

粉葛

Fenge

PUERARIAE THOMSONII RADIX

【来源】为豆科植物甘葛藤 *Pueraria thomsonii* Benth.的干燥根。

【原植物】粗壮藤本，长可达8m，全体被黄色长硬毛，茎基部木质，有粗厚的块状根。羽状复叶具3小叶；托叶背着，卵状长圆形，具线条；小托叶线状披针形，与小叶柄等长或较长；小叶三裂，偶尔全缘，顶生小叶菱状卵形或宽卵形，侧生小叶斜卵形，先端急尖或具长小尖头，基部截平或急尖，全缘或具2～3裂片，两面均被黄色粗伏毛。总状花序；苞片线状披针形至线形；小苞片卵形；花2～3朵聚生于花序轴的节上；花萼钟形，被黄褐色柔毛，裂片披针形，渐尖；花冠紫色，旗瓣近圆形，龙骨瓣镰状长圆形，基部有极小、急尖的耳；子房线形，被毛。荚果长椭圆形，扁平，被褐色长硬毛。花期9月，果期11月。（图1-47）

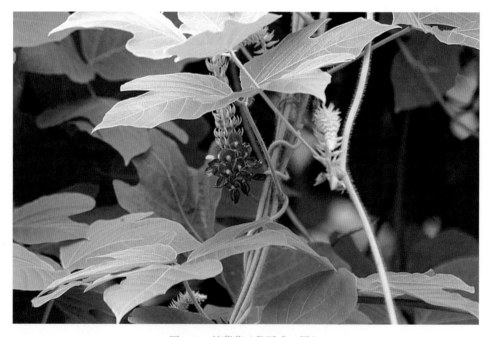

图1-47 甘葛藤（黎跃成 摄）

【主产地】主产于广西平南县、藤县、灌阳县，广东高明区、南沙区、高要区、新会县，江西宁都县、临川区，四川彭州市、都江堰市，重庆西阳，湖南中方县，湖北利川市等地。

【性状特征】根圆柱形、类纺锤形或半圆柱形，长12～15cm，直径4～8cm；有的为纵切或斜切的厚片，大小不一。表面黄白色或淡棕色，未去外皮的呈灰棕色。体重，质硬，富粉性，横切面可见由纤维形成的浅棕色同心性环纹，纵切面可见由纤维形成的数条纵纹。气微，味微甜。（图1-48）

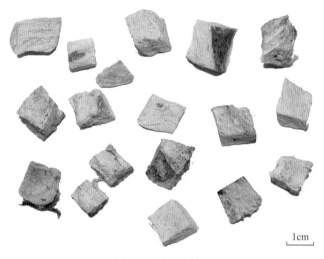

1cm

图1-48　粉葛药材图

【性味归经】甘、辛，凉。归脾、胃经。

【功能主治】解肌退热，生津止渴，透疹，升阳止泻，通经活络，解酒毒。用于外感发热头痛，项背强痛，口渴，消渴，麻疹不透，热痢，泄泻，眩晕头痛，中风偏瘫，胸痹心痛，酒毒伤中。

桑叶

Sangye

MORI FOLIUM

【来源】为桑科植物桑*Morus alba* L.的干燥叶。

【原植物】乔木或为灌木，高3～10m或更高，胸径可达50cm。叶卵形或广卵形，长5～15cm，先端急尖、渐尖或圆钝，基部圆形至浅心形，边缘锯齿粗钝，有时叶为各种分裂，无毛，背面沿脉有疏毛，脉腋有簇毛；叶柄长1.5～5.5cm，具柔毛；托叶披针形，早落，外面密被细硬毛。花单性，雌雄异株；雄花序下垂，长2～3.5cm，密被白色柔毛。雄花花被片宽椭圆形，淡绿色。雌花序长1～2cm，被柔毛，雌花无梗，花被片倒卵形，外面和边缘被毛，两侧紧抱子房，无花柱，柱头2裂，内面有乳头状突起。聚花果卵状椭圆形，长1～2.5cm，成熟时红色或暗紫色。花期4～5月，果期5～8月。（图1-49）

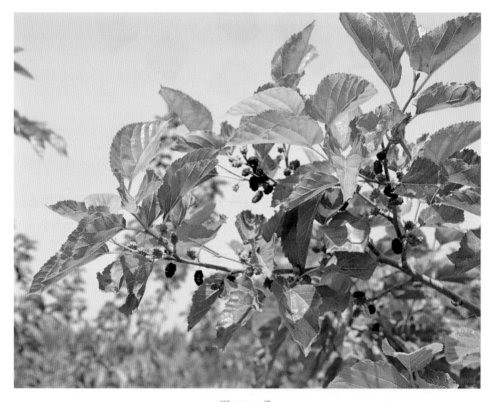

图1-49 桑

【主产地】主产于浙江湖州、嘉兴，江苏苏州、无锡、丹阳、镇江等地。

【性状特征】叶多皱缩、破碎。完整者有柄，叶片展平后呈卵形或宽卵形，长8～15cm，宽7～13cm；先端渐尖，基部截形、圆形或心形，边缘有锯齿或钝锯齿，有的不规则分裂。上表面黄绿色或浅黄棕色，有的有小疣状突起；下表面颜色稍浅，叶脉突出，小脉网状，脉上被疏毛，脉基具簇毛。质脆。气微，味淡、微苦涩。（图1-50）

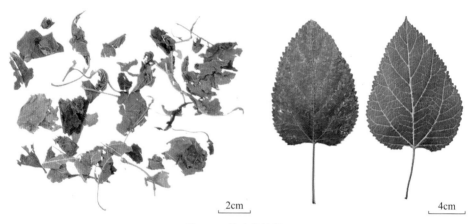

图1-50 桑叶药材图

【性味归经】甘、苦，寒。归肺、肝经。

【功能主治】疏散风热，清肺润燥，清肝明目。用于风热感冒，肺热燥咳，头晕头痛，目赤昏花。

菊花

Juhua

CHRYSANTHEMI FLOS

【来源】为菊科植物菊*Chrysanthemum morifolium* Ramat.的干燥头状花序。

【原植物】多年生草本，高50～140cm，全体密被白色茸毛。茎基部稍木质化，略带紫红色，幼枝略具棱。叶互生，卵形或卵状披针形，长3.5～5cm，宽3～4cm，先端钝，基部近心形或阔楔形，边缘通常羽状深裂，裂片具粗锯齿或重锯齿，两面密被白茸毛；叶柄有浅槽。头状花序顶生或腋生，直径2.5～5cm；总苞半球形，苞片3～4层，绿色，被毛，边缘膜质透明，淡棕色，外层苞片较小，卵形或卵状披针形，第2苞片阔卵形，内层苞片长椭圆形；花托小，凸出，半球形；舌状花雌性，位于边缘，舌片线状长圆形，长可至3cm，先端钝圆，白色、黄色、淡红色或淡紫色，无雄蕊，雌蕊1，花柱短，柱头2裂；管状花两性，位于中央，黄色，每花外具1卵状膜质鳞片，花冠管长约4mm，先端5裂，裂片三角状卵形，雄蕊5，聚药，花丝极短，分离，雌蕊1，子房下位，矩圆形，花柱线性，柱头2裂。瘦果矩圆形，具4棱，顶端平截，光滑无毛，花期9～11月，果期10～11月。（图1-51）

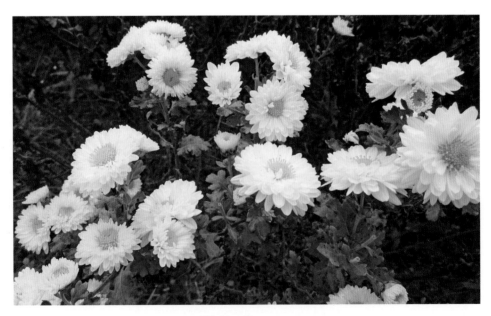

图1-51　菊

【**主产地**】主产于安徽、浙江、河南、四川等省。以2020年版《中国药典》收录的五大品种为例，亳菊的道地产区为安徽亳县、涡阳；滁菊的道地产区为安徽全椒、滁县；贡菊的道地产区为安徽歙县；杭菊的道地产区为浙江桐乡、海宁、嘉兴及湖州；怀菊的道地产区以河南焦作沁阳、孟州、温县、博爱、武陟、修武为中心，包括周边地区。现今江苏射阳和湖北麻城亦有大量栽培。

【**性状特征**】

1. 亳菊　头状花序倒圆锥形或圆筒形，有时稍压扁呈扇形，直径1.5～3cm，离散。总苞碟状，总苞片3～4层，卵形或椭圆形，草质，黄绿色或褐绿色，外被柔毛，边缘膜质，花托半球形，无托片或托毛。舌状花数层，雌性，位于外围，类白色，劲直，上举，纵向折缩，散生金黄色腺点；管状花多数，两性，位于中央，为舌状花所隐藏，黄色，顶端5齿裂。瘦果不发育，无冠毛。体轻，质柔润，干时松脆。气清香，味甘，微苦。（图1-52）

2. 滁菊　头状花序不规则球形或扁球形，直径1.5～2.5cm。舌状花类白色，不规则扭曲，内卷，边缘皱缩，有时可见淡黄色腺点；管状花大多隐藏。（图1-53）

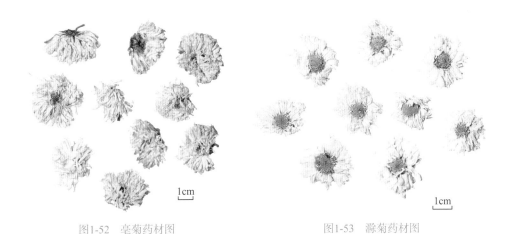

图1-52　亳菊药材图　　　　　　　　　图1-53　滁菊药材图

3. 贡菊　头状花序扁球形或不规则球形，直径1.5～2.5cm。舌状花白色或类白色，斜升，上部反折，边缘稍内卷而皱缩，通常无腺点；管状花少，外露。（图1-54）

4. 杭菊　头状花序碟形或扁球形，直径2.5～4cm，常数个相连成片。舌状花类白色或黄色，平展或微折叠，彼此粘连，通常无腺点；管状花多数，外露。（图1-55）

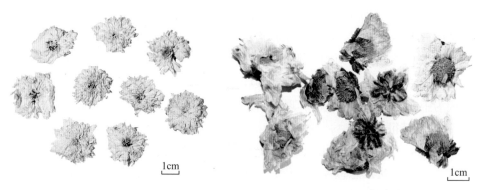

图1-54　贡菊药材图　　　　　　　　　　图1-55　杭菊药材图

5. **怀菊**　头状花序不规则球形或扁球形，直径1.5～2.5cm。多数舌状花，类白色或黄色，不规则扭曲、内卷，边缘皱缩，可见腺点；管状花大多隐藏。

【**性味归经**】甘、苦，微寒。归肺、肝经。

【**功能主治**】散风清热，平肝明目，清热解毒。用于风热感冒，头痛眩晕，目赤肿痛，眼目昏花，疮痈肿毒。

淡豆豉

Dandouchi

SOJAE SEMEN PRAEPARATUM

【来源】为豆科植物大豆 *Glycine max*（L.）Merr.的干燥成熟种子的发酵加工品。

【原植物】一年生草本，高30～90cm。茎直立，或上部近缠绕状，上部多少具棱，密被褐色长硬毛。叶通常具3小叶；托叶宽卵形，渐尖，长3～7mm，具脉纹，被黄色柔毛；叶柄长2～20cm，幼嫩时散生疏柔毛或具棱并被长硬毛；小叶纸质，宽卵形，近圆形或椭圆状披针形，顶生一枚较大，长5～12cm，宽2.5～8cm，先端渐尖或近圆形，稀有钝形，具小尖凸，基部宽楔形或圆形，侧生小叶较小，斜卵形，通常两面散生糙毛或下面无毛；侧脉每边5条；小托叶披针形，长1～2mm；小叶柄长1.5～4mm，被黄褐色长硬毛。总状花序短的少花，长的多花；苞片披针形，长2～3mm，被糙伏毛；花萼长4～6mm，密被长硬毛或糙伏毛，常深裂成二唇形，裂片5，披针形，上部2裂片常合生至中部以上，下部3裂片分离，均密被白色长柔毛，花紫色、淡紫色或白色。（图1-56）

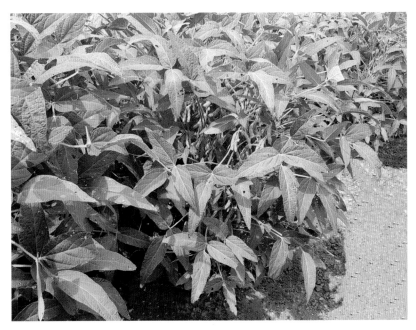

图1-56 大豆

【**主产地**】主产于我国东北地区。

【**性状特征**】种子呈椭圆形，略扁，长0.6～1cm，直径0.5～0.7cm。表面黑色，皱缩不平，上有黄灰色膜状物。质柔软，断面棕黑色。气香，味微甘。（图1-57）

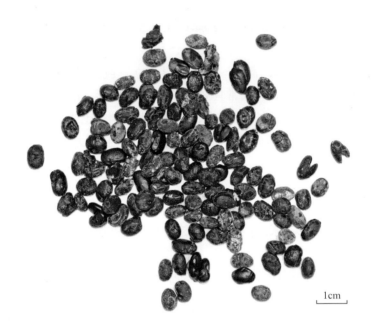

图1-57　淡豆豉药材图

【**性味归经**】苦、辛，凉。归肺、胃经。

【**功能主治**】解表，除烦，宣发郁热。用于感冒，寒热头痛，烦躁胸闷，虚烦不眠。

葛根

Gegen

PUERARIAE LOBATAE RADIX

【来源】为豆科植物野葛*Pueraria lobata*（Willd.）Ohwi的干燥根。

【原植物】多年生落叶藤本，长达10m，全株被黄褐色粗毛。块根圆柱状、肥厚，表面褐色，内部粉质、白色。茎基部粗壮，上部多分枝。三出复叶互生，中央小叶菱形，长8～19cm，宽6.5～18cm；侧生小叶斜椭圆形，长6.5～17cm，宽4.5～14cm，先端渐尖，全缘或波状浅裂，两面均被毛；托叶盾形，小托叶针状。总状花序腋生或顶生，花密集；苞片狭线形，早落，小苞片卵形或披针形；花萼钟状，长0.8～1cm，萼齿5，约与萼筒等长，内外均被黄白色绒毛；花冠蓝紫色或紫色，蝶形，长1～1.5cm；旗瓣圆形，基部有2短耳，翼瓣基部的耳长大于宽；雄蕊10，二体；子房线形，花柱弯曲。荚果带形，长5～10cm，密生黄褐色长硬毛。种子卵圆形，赤褐色，有光泽。花期4～8月，果期8～10月。（图1-58）

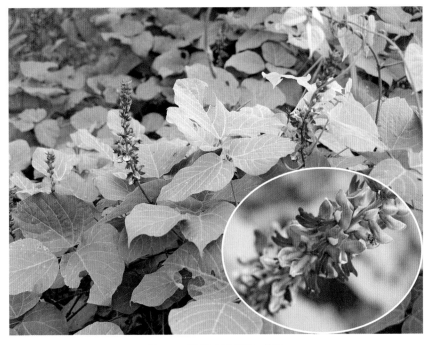

图1-58 野葛（潘超美 摄）

【**主产地**】全国均产，主产于湖南、河南、广东、浙江、四川等地。道地产区为湖南安化、衡阳，河南信阳、洛阳，浙江安吉。

【**性状特征**】本品呈纵切的长方形厚片或小方块，长5～35cm，厚0.5～1cm；外皮淡棕色至棕色，有纵皱纹，粗糙。切面黄白色至淡黄棕色，有的纹理明显。质韧，纤维性强。气微，味微甜。（图1-59）

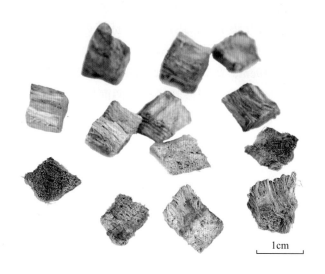

1cm

图1-59　葛根药材图

【**性味归经**】甘、辛，凉。归脾、胃、肺经。

【**功能主治**】解肌退热，生津止渴，透疹，升阳止泻，通经活络，解酒毒。用于外感发热头痛，项背强痛，口渴，消渴，麻疹不透，热痢，泄泻，眩晕头痛，中风偏瘫，胸痹心痛，酒毒伤中。

蔓荆子

Manjingzi

VITICIS FRUCTUS

【来源】为马鞭草科植物单叶蔓荆*Vitex trifolia* L. var. *simplicifolia* Cham.或蔓荆*Vitex trifolia* L.的干燥成熟果实。

【原植物】

1. 蔓荆　落叶灌木，罕为小乔木，高1.5～5m，有香味；小枝四棱形，密生细柔毛。通常三出复叶，有时在侧枝上可有单叶，叶柄长1～3cm；小叶片卵形、倒卵形或倒卵状长圆形，长2.5～9cm，顶端钝或短尖，基部楔形，全缘，表面绿色，无毛或被微柔毛，背面密被灰白色绒毛。圆锥花序顶生，长3～15cm，花序梗密被灰白色绒毛；花萼钟形，顶端5浅裂，外面有绒毛；花冠淡紫色或蓝紫色，顶端5裂，二唇形；雄蕊4，伸出花冠外；子房无毛，密生腺点。核果近圆形，径约5mm，成熟时黑色。花期7月，果期9～11月。

2. 单叶蔓荆　茎匍匐，节处常生不定根。单叶对生，叶片倒卵形或近圆形，顶端通常钝圆或有短尖头，基部楔形，全缘，长2.5～5cm，宽1.5～3cm。花和果实的形态特征同原变种。花期7～8月，果期8～10月。（图1-60）

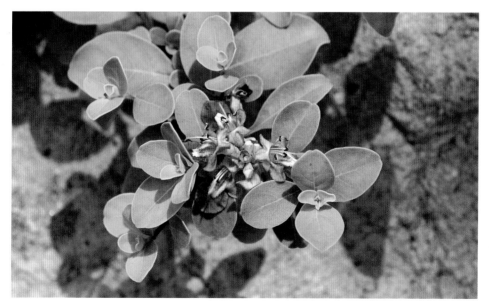

图1-60　单叶蔓荆（李华东　摄）

【**主产地**】单叶蔓荆主产于辽宁、河北、山东、江苏、安徽、浙江、江西、福建、台湾、广东等地区，道地产区为山东烟台，江西都昌、新建、星子，福建莆田等地。蔓荆主产于福建、台湾、广东、广西、云南等地区。

【**性状特征**】果实球形，直径4～6mm。表面灰黑色或黑褐色，被灰白色粉霜状茸毛，有纵向浅沟4条，顶端微凹，基部有灰白色宿萼及短果梗。萼长为果实的1/3～2/3，5齿裂，其中2裂较深，密被茸毛。体轻，质坚韧，不易破碎，横切面可见4室，每室有种子1枚。气特异而芳香，味淡、微辛。（图1-61）

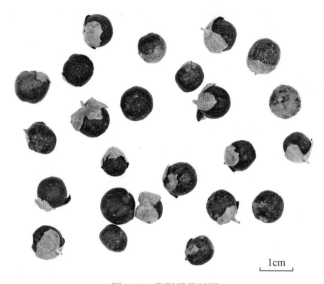

1cm

图1-61　蔓荆子药材图

【**性味归经**】辛、苦，微寒。归膀胱、肝、胃经。

【**功能主治**】疏散风热，清利头目。用于风热感冒，头痛，齿龈肿痛，目赤多泪，目暗不明，头晕目眩。

蝉蜕

Chantui

CICADAE PERIOSTRACUM

【来源】为蝉科昆虫黑蚱*Cryptotympana pustulata* Fabricius的若虫羽化时脱落的皮壳。

【原动物】成体长4.0~4.8cm，黑色而有光泽，复眼一对，淡黄褐色；头部具触角一对，短小且细，刚毛状；刺吸式口器发达，唇基梳状，下唇延长成管状，长可达到第3对足的基部。前胸较小，中胸背板发达，中央具"W"字形的浅色斑；后胸狭小。翅2对，膜质而透明，黑褐色，前翅基部1/2处具烟褐色斑，后翅基部1/3处为烟黑色，翅脉明显。足3对，开掘式；蝉的腹部共有11节，前8腹节为正常腹节，后3节形成雄性或雌性外生殖器及其附属器，雌虫体形与雄虫相似，但稍短，无鸣器，腹盖不发达，产卵器显著。（图1-62）

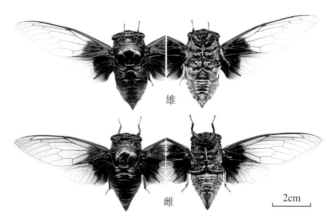

雄

雌

2cm

图1-62　黑蚱成虫

【主产地】主产于山东、河北、河南、江苏、浙江、安徽等。

【性状特征】形似蝉而中空，略呈椭圆形而稍弯曲，长约3.5cm，宽约2cm。表面黄棕色，半透明，有光泽。头部有丝状触角1对，多已断落；复眼突出；额部先端突出，口吻发达，上唇宽短，下唇延长成管状。胸部背面呈十字形纵横裂开，裂口向内卷曲，中胸背板中后部有一对称圆形凹陷，脊背两侧具小翅2对，前翅较长，后翅较短。腹面有足3对，被黄棕色细毛；前足股节膨大，其下侧具黑色刺突，形成开掘式足；腹面中、后足之间有1突起。腹部钝圆，共9节，环节双线、黑色与棕褐色相间。尾部呈三角状钝尖。体轻、膜质、中空易碎。无臭，味淡。（图1-63）

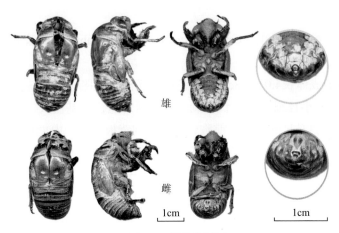

图1-63　蝉蜕药材图

【性味归经】甘，寒。归肺、肝经。

【功能主治】疏散风热，利咽，透疹，明目退翳，解痉。用于风热感冒，咽痛音哑，麻疹不透，风疹瘙痒，目赤翳障，惊风抽搐，破伤风。

薄荷

Bohe

MENTHAE HAPLOCALYCIS HERBA

【来源】为唇形科植物薄荷*Mentha haplocalyx* Briq.的干燥地上部分。

【原植物】多年生草本，高达80cm，有清凉浓香。根状茎细长，白色或白绿色。地上茎基部四棱形，被逆生的长柔毛，并散生腺鳞。叶对生，长圆形或长圆状披针形，长3～7cm，宽1～2.5cm，先端尖锐，基部楔形，边缘具尖锯齿，两面有疏短毛，下面并有腺鳞。夏季开花，花小，成腋生轮伞花序；苞片较花梗及叶片稍长，条状披针形；花萼钟状，外被短疏毛，先端5裂，裂片锐尖；花冠二唇形，淡紫红色，长4～5mm，上唇2浅裂，下唇3裂，长圆形；雄蕊4，近等长，与雌蕊的花柱均伸出花冠之外；子房上位，4裂。小坚果长圆形，长1mm，褐色，藏于宿萼内。花期7～9月，果期10月。（图1-64）

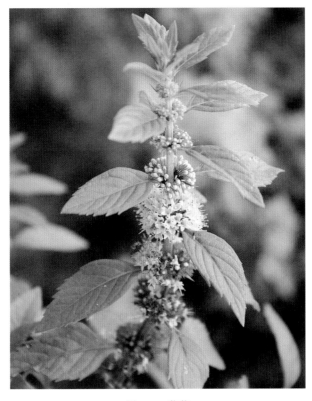

图1-64　薄荷

【**主产地**】主产于江苏、浙江、安徽、江西等地。道地产区古代记载有江苏苏州、南京和岳州（今湖南岳阳）等地。现以江苏太仓为道地产区。

【**性状特征**】茎呈方柱形，有对生分枝，长15～40cm，直径0.2～0.4cm；表面紫棕色或淡绿色，棱角处具茸毛，节间长2～5cm；质脆，断面白色，髓部中空。叶对生，有短柄；叶片皱缩卷曲，完整者展平后呈宽披针形、长椭圆形或卵形，长2～7cm，宽1～3cm；上表面深绿色，下表面灰绿色，稀被茸毛，有凹点状腺鳞。轮伞花序腋生，花萼钟状，先端5齿裂，花冠淡紫色。揉搓后有特殊清凉香气，味辛凉。（图1-65）

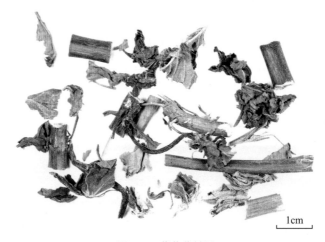

1cm

图1-65　薄荷药材图

【**性味归经**】辛，凉。归肺、肝经。

【**功能主治**】疏散风热，清利头目，利咽，透疹，疏肝行气。用于风热感冒，风温初起，头痛，目赤，喉痹，口疮，风疹，麻疹，胸胁胀闷。

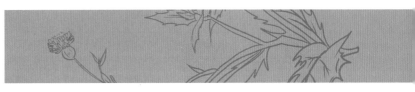

第一节　清热泻火药

天花粉

Tianhuafen

TRICHOSANTHIS RADIX

【来源】为葫芦科植物栝楼*Trichosanthes kirilowii* Maxim.或双边栝楼*Trichosanthes rosthornii* Harms的干燥根。

【原植物】

1. 栝楼　攀援藤本；块根圆柱状，肥厚，富含淀粉，淡黄褐色。茎较粗，具纵棱，被白色柔毛。叶片纸质，长宽均为5～20cm，常3～5裂，或不分裂而仅有不等大的粗齿，裂片菱状倒卵形或长圆形，边缘常再浅裂，掌状脉5条，沿脉被硬毛；叶柄长3～10cm。卷须3～7歧。雌雄异株。雄花总状花序单生，长10～20cm，小苞片倒卵形或阔卵形，长1.5～2.5（～3）cm，宽1～2cm；花萼筒长2～4cm，被短柔毛，裂片披针形；花冠白色，裂片倒卵形，顶端中央具1绿色尖头，两侧具丝状流苏；花药靠合，花丝分离。雌花单生，被短柔毛；花萼筒长2.5cm；子房椭圆形，花柱长2cm，柱头3。果梗粗壮；果实椭圆形或圆形，长7～10cm，成熟时黄色；种子卵状椭圆形，压扁，近边缘处具棱线。花期5～8月，果期8～10月。（图2-1）

2. 双边栝楼　双边栝楼的叶、雄花苞片及花的结构均与栝楼（*Trichosanthes kirilowii*）相似。但双边栝楼的植株较小，叶片常3～7深裂，几达基部，裂片线状披针形至倒披针形，稀菱形，极稀再分裂。雄花的小苞片较小，通常长5～16mm，宽5～11mm；花萼裂片线形；种子棱线距边缘较远。（图2-2）

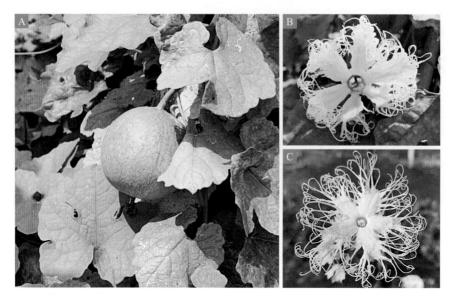

图2-1　栝楼（彭星星　摄）
A.植株与果实　B.雌花　C.雄花

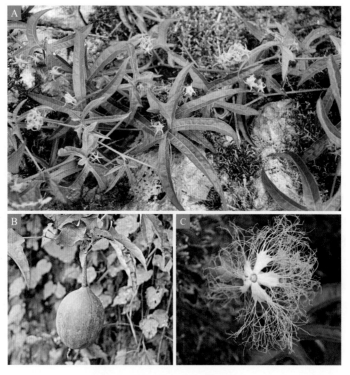

图2-2　双边栝楼（王昌华　摄）
A.植株　B.果实　C.雄花

【**主产地**】主产于河南、河北、山东等地，以河南三门峡、安阳至河北邯郸、武安一带为道地产区，所产天花粉质量最佳。

【**性状特征**】呈不规则圆柱形、纺锤形或瓣块状，长8～16cm，直径1.5～5.5cm。表面黄白色或淡棕黄色，有纵皱纹、细根痕及略凹陷的横长皮孔，有的有黄棕色外皮残留。质坚实，断面白色或淡黄色，富粉性，横切面可见黄色木质部，略呈放射状排列，纵切面可见黄色条纹状木质部。气微，味微苦。（图2-3）

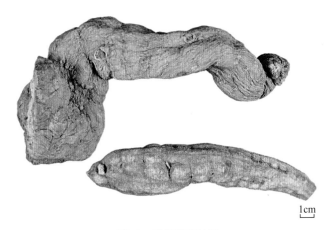

图2-3　天花粉药材图

【**性味归经**】甘、微苦，微寒。归肺、胃经。

【**功能主治**】清热泻火，生津止渴，消肿排脓。用于热病烦渴，肺热燥咳，内热消渴，疮疡肿毒。

石膏

Shigao

GYPSUM FIBROSUM

【来源】为硫酸盐类矿物石膏族石膏。

【原矿物】单斜晶系。晶体常呈板状、纤维状、叶片状和粒状；白色、灰白色或淡黄色。透明至半透明。条痕白色。片状解理，呈玻璃光泽或珍珠光泽，纤维状者呈丝绢光泽。硬度1.5～2.0，相对密度2.3。（图2-4）

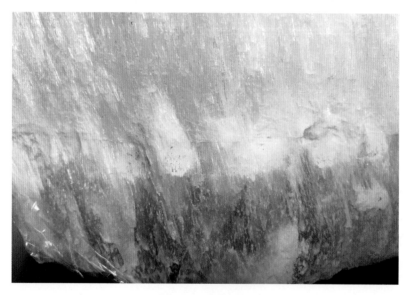

图2-4 石膏矿物图

【主产地】主产于湖北、河南、山东、四川、甘肃、安徽、山西、内蒙古、陕西、湖南等地。

【性状特征】本品为纤维状的集合体，呈长块状、板块状或不规则块状。白色、灰白色或淡黄色，有的半透明。体重，质软，纵断面具绢丝样光泽。气微，味淡。（图2-5）

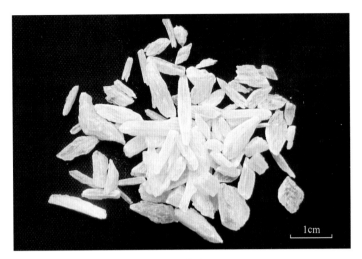

图2-5　石膏药材图

【性味归经】甘、辛，大寒。归肺、胃经。

【功能主治】清热泻火，除烦止渴。用于外感热病，高热烦渴，肺热喘咳，胃火亢盛，头痛，牙痛。

西瓜霜

Xiguashuang

MIRABILITUM PRAEPARATUM

【来源】 为葫芦科植物西瓜*Citrullus lanatus*（Thunb.）Matsumu. et Nakai的成熟新鲜果实与皮硝经加工制成。

【原植物】 一年生蔓生藤本。茎被长而密的白色或淡黄褐色长柔毛，卷须2歧。叶柄粗，密被柔毛；叶片纸质，两面被毛，轮廓三角状卵形，长8～20cm，宽5～15cm，两面具短硬毛，3深裂，裂片羽状或二重羽状浅裂或深裂。雌雄同株，雌、雄花均单生于叶腋；花托宽钟状，花萼裂片狭披针形；花冠淡黄色，辐状，裂片卵状矩圆形；雄花：雄蕊3，近离生，1枚1室，2枚2室，花丝短，药室S形折曲。雌花：子房卵形，长0.5～0.8cm，宽0.4cm，密被长柔毛，花柱长4～5mm，柱头3，肾形。果实大型，近于球形或椭圆形，肉质，多汁，果皮光滑，色泽及纹饰因品种而异。种子多数，卵形，两面平滑，色泽因品种而异。花、果期夏季。（图2-6）

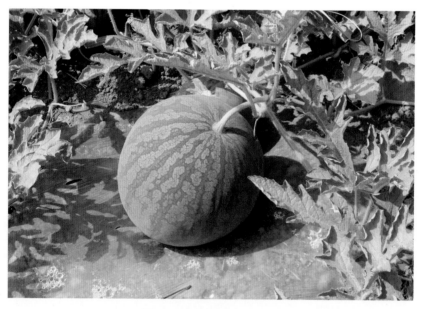

图2-6 西瓜（农东新 摄）

【**主产地**】主产于广西。

【**性状特征**】类白色至黄白色的结晶性粉末。气微、味咸。（图2-7）

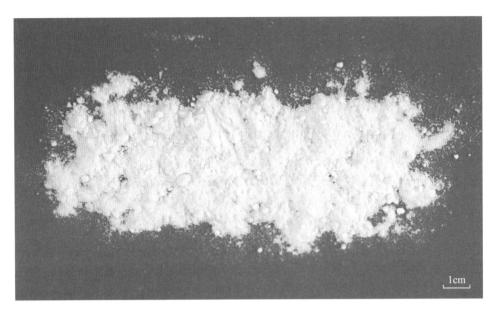

图2-7 西瓜霜药材图（钟小清 摄）

【**性味归经**】咸，寒。归肺、胃、大肠经。

【**功能主治**】清热泻火，消肿止痛。用于咽喉肿痛，喉痹，口疮。

决明子

JueMingzi

CASSIAE SEMEN

【来源】 为豆科植物钝叶决明*Cassia obtusifolia* L.或决明（小决明）*Cassia tora* L.的干燥成熟种子。

【原植物】

1. 钝叶决明　一年生半灌木状草本，高0.5～2m。上部分枝多。叶互生，羽状复叶；叶柄长2～5cm；小叶3对，叶片倒卵形或倒卵状长圆形，长2～6cm，宽1.5～3.5cm，先端圆形，基部楔形，稍偏斜，下面及边缘有柔毛，最下1对小叶间有1条形腺体，或下面2对小叶间各有一腺体。花成对腋生，最上部的聚生；总花梗极短；小花梗长约1～2cm；萼片5，倒卵形；花冠黄色，花瓣5，倒卵形，长12～15mm，基部有爪；雄蕊10，发有雄蕊7，3个较大的花药先端急狭成瓶颈状；子房细长，花柱弯曲。荚果细长，近四棱形，长15～20cm，宽3～4mm，果柄长2～4cm。种子多数，棱柱形或菱形略扁，淡褐色，光亮，两侧各有1条线形斜凹纹。花期6～8月，果期8～10月。（图2-8）

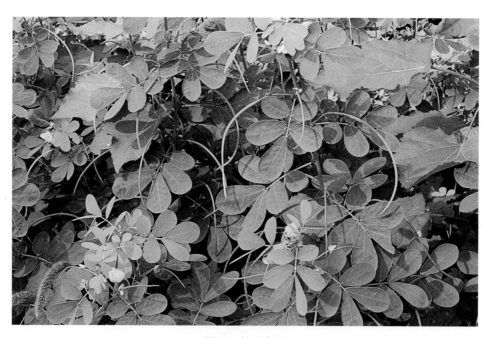

图2-8　钝叶决明

2. 小决明　与决明形态相似，不同点为：植株较小，臭味较浓。下面两对小叶间各有一个腺体；小花梗，果实均较短；种子较小，两侧各有一条宽广的浅黄绿色带。（图2-9）

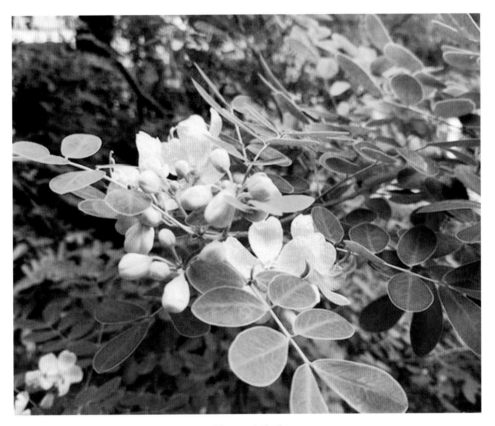

图2-9　小决明

【主产地】主产于安徽、广西、四川、浙江、广东等地。南北各地均有栽培，道地产区为河南新野。

【性状特征】

1. 钝叶决明　种子略呈菱方形或短圆柱形，两端平行倾斜，长3～7mm，宽2～4mm。表面绿棕色或暗棕色，平滑有光泽。一端较平坦，另端斜尖，背腹面各有1条突起的棱线，棱线两侧各有1条斜向对称而色较浅的线形凹纹。质坚硬，不易破碎。种皮薄，子叶2，黄色，呈“S”形折曲并重叠。气微，味微苦。

2. 小决明　种子呈短圆柱形，较小，长3～5mm，宽2～3mm。表面棱线两侧各有1片宽广的浅黄棕色带。（图2-10）

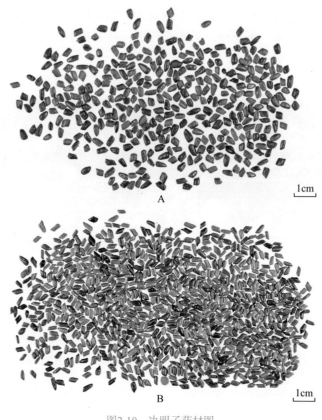

图2-10 决明子药材图
A. 钝叶决明 B. 小决明

【性味归经】甘、苦、咸，微寒。归肝、大肠经。

【功能主治】清热明目，润肠通便。用于目赤涩痛，羞明多泪，头痛眩晕，目暗不明，大便秘结。

芦根

Lugen

PHRAGMITIS RHIZOMA

【来源】为禾本科植物芦苇*Phragmites communis* Trin.的新鲜或干燥根茎。

【原植物】多年生高大草本，具有匍匐状地下茎，粗壮，横走，节间中空，每节上具芽。茎高2～5m，节下通常具白粉。叶2列式排列，具叶鞘；叶鞘抱茎，无毛或具细毛；叶灰绿色或蓝绿色，较宽，线状披针形，长30～60cm，宽2～5cm，粗糙，先端渐尖；叶舌长1～2mm，成一轮毛状。圆锥花序大形，顶生，直立，有时稍弯曲，长15～25cm，有时或更长；小穗长9～12mm，暗紫色或褐紫色，稀淡黄色；颖披针形，内颖比外颖长约1倍；第1花通常为雄性，其外稃长8～15mm，内稃长3～4mm，脊上粗糙；第2外稃长9～16mm，先端长渐尖，基盘具长6～12mm之柔毛；两性花具雄蕊3，雌蕊1，花柱2，柱头羽状。颖果，椭圆形至长圆形，与内外稃分离。花期9～10月。（图2-11）

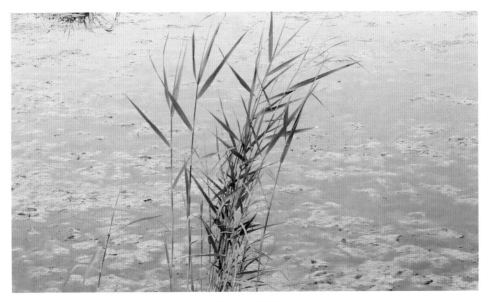

图2-11　芦苇

【**主产地**】主产于安徽、江苏、浙江、湖北。

【**性状特征**】

1. 鲜芦根　茎长圆柱形，有的略扁，长短不一，直径1～2cm。表面黄白色，有光泽，外皮疏松可剥离。节呈环状，有残根及芽痕。体轻，质韧，不易折断。折断面黄白色，中空，壁厚1～2mm，有小孔排列成环。无臭，味甘。

2. 干芦根　呈压扁的长圆柱形。表面有光泽，黄白色。节处较硬，红黄色，节间有纵皱纹。质轻而柔韧。无臭，味微甘。（图2-12）

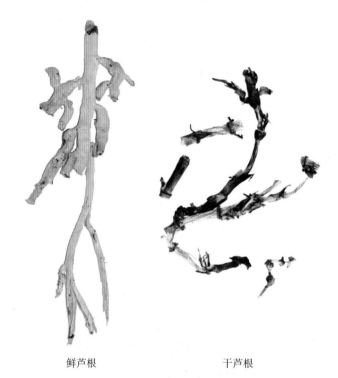

鲜芦根　　　　　　　　　　　干芦根

图2-12　芦根药材图

【**性味归经**】甘，寒。归肺、肾经。

【**功能主治**】清热泻火，生津止渴，除烦，止呕，利尿。用于热病烦渴，肺热咳嗽，肺痈吐脓，胃热呕哕，热淋涩痛。

谷精草

Gujingcao

ERIOCAULI FLOS

【来源】为谷精草科植物谷精草*Eriocaulon buergerianum* Koern.的干燥带花茎的头状花序。

【原植物】一年生草本。须根多数。叶基生，长披针状条形，长6～20cm，基部宽4～6mm。花茎多数，长短不一，高者达30cm。头状花序近球形，直径4～6mm；总苞片倒卵形至近圆形，禾秆色；苞片倒卵形，背面上部及顶端有白短毛；总（花）托常有密柔毛。雄花：外轮花被片合生成倒卵形苞状，外侧3浅裂，背面及顶端多少有毛，内轮花被片合生成倒圆锥状筒形，雄蕊6枚，花药黑色；雌花：外轮花被片合生成椭圆形苞状，内轮花被片3，离生，匙形，顶端有1黑色腺体，有细长毛。蒴果长约1mm。种子长椭圆形，有毛茸。花期、果期7～12月。（图2-13）

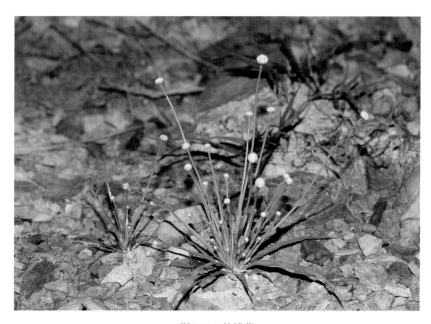

图2-13　谷精草

【**主产地**】主产于江苏、浙江、江西、湖北等地。

【**性状特征**】不规则长段。头状花序半球形，直径4～5mm。底部苞片层层紧密排列，苞片淡黄绿色，有光泽，上部边缘密生白色短毛；花序顶部灰白色。揉碎花序，可见多数黑色花药及细小黄绿色未成熟果实。花茎纤细，淡黄绿色，有数条扭曲的棱线。质柔软。气微，味淡。（图2-14）

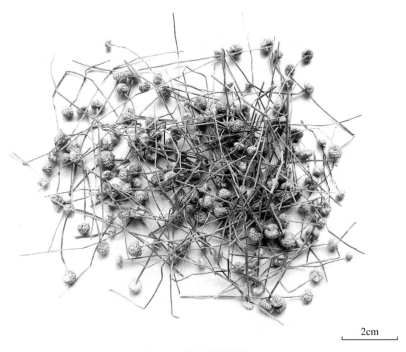

2cm

图2-14　谷精草药材图

【**性味归经**】辛、甘，平。归肝、肺经。

【**功能主治**】疏散风热，明目退翳。用于风热目赤，肿痛畏光，眼生翳膜，风热头痛。

青葙子

Qingxiangzi

CELOSIAE SEMEN

【来源】为苋科植物青葙*Celosia argentea* L.的干燥成熟种子。

【原植物】一年生草本，高可达1m。茎直立，绿色或带红紫色，有纵条纹。叶互生，披针形或椭圆状披针形，长5～9cm，宽1～3cm。穗状花序顶生或腋生。苞片、小苞片和花被片干膜质，淡红色，后变白色；苞片3，花被片5，雄蕊5，花丝下部合生成杯状；子房上位，柱头2裂，胞果卵形，盖裂。种子扁圆形，黑色，有光泽。花期5～7月，果期8～9月。（图2-15）

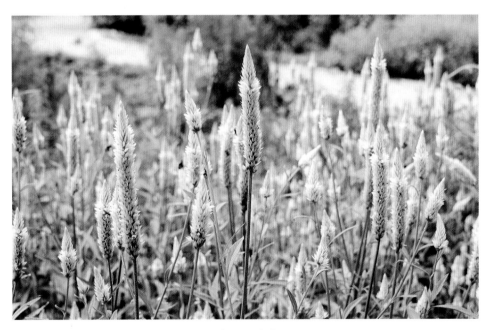

图2-15 青葙

【主产地】全国各地均产。

【性状特征】种子扁圆形，少数圆肾形，直径1～1.5mm。表面黑色或红黑色，光亮，中间微隆起，侧边微凹处有种脐。种皮薄而脆。气微，味淡。（图2-16）

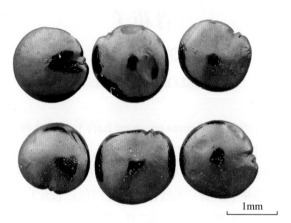

1mm

图2-16　青葙子药材图（周良云　摄）

【性味归经】苦，微寒。归肝经。

【功能主治】清肝泻火，明目退翳。用于肝热目赤，目生翳膜，视物昏花，肝火眩晕。

知母

Zhimu

ANEMARRHENAE RHIZOMA

【来源】为百合科植物知母*Anemarrhena asphodeloides* Bge.的干燥根茎。

【原植物】多年生草本，根状茎粗0.5～1.5cm，为残存的叶鞘所覆盖。叶长15～60cm，宽1.5～11mm，向先端渐尖而成近丝状，基部渐宽而成鞘状，具多条平行脉，没有明显的中脉。花葶比叶长得多；总状花序通常较长，可达20～50cm；苞片小，卵形或卵圆形，先端长渐尖；花粉红色、淡紫色至白色；花被片条形，长5～10mm，中央具3脉，宿存。蒴果狭椭圆形，长8～13mm，宽5～6mm，顶端有短喙。种子长7～10mm。花果期6～9月。（图2-17）

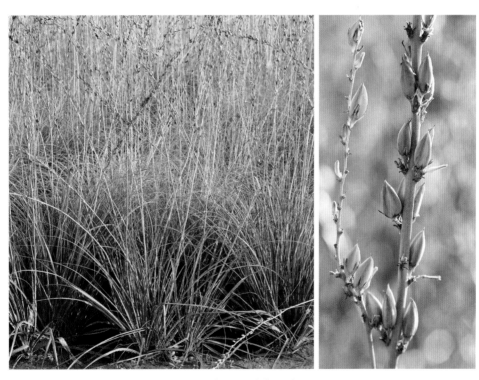

图2-17　知母（屠鹏飞　摄）

【主产地】主产于河北、山西、陕西、内蒙古、河南等地。道地产区为河北易县、涞源一带，习称"西陵知母"。以河北易县产者质量最好。

【**性状特征**】本品呈长条形，微弯曲，略扁，偶有分枝，长3~15cm，直径0.8~1.5cm，一端有浅黄色的茎叶残痕，表面黄棕色至棕色，上面有一凹沟，具紧密排列的环状节，节上密生黄棕色的残存叶基，由两侧向根茎上方生长；下面隆起而略皱缩，并有凹陷或凸起的点状根痕，质硬，易折断，断面黄白色。气微，味微甜、略苦，嚼之带黏性。（图2-18）

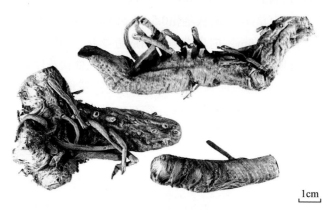

图2-18　知母药材图

【**性味归经**】苦、甘，寒。归肺、胃、肾经。

【**功能主治**】清热泻火，滋阴润燥。用于外感热病，高热烦渴，肺热燥咳，骨蒸潮热，内热消渴，肠燥便秘。

茺蔚子

Chongweizi

LEONURI FRUCTUS

【来源】为唇形科植物益母草*Leonurus japonicus* Houtt.的干燥成熟果实。

【原植物】为一年生或二年生草本，株高30～120cm。主根密生须根。茎有倒生的糙伏毛。茎下部叶片纸质，卵形，掌状3全裂，中裂片有3小裂，两侧裂片有1或2小裂；花序上的叶片线形或线状披针形，全缘或有少数牙齿，最小裂片宽3mm以上。轮伞花序腋生；苞片阵形，等于或短于花萼，有细毛。花萼钟状，长7～10mm，外有毛，齿5，前2齿靠合；花冠淡红色或紫红色，长12～13mm，筒内有毛环，上唇外面有毛、全缘，下唇3裂，中裂片倒心形。小坚果长圆形三棱状，长2.5mm，顶端截平而略宽大，基部楔形，淡褐色，光滑。花期通常在6～9月，果期9～10月。（图2-19）

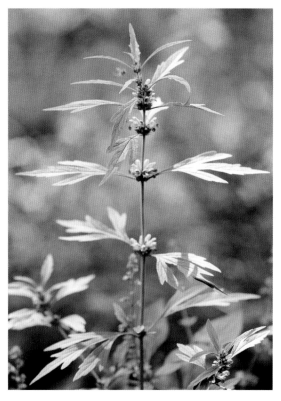

图2-19　益母草

【**主产地**】主产于河南、四川、江苏、安徽、湖北、浙江、山东、河北等地。

【**性状特征**】果实三棱形，长2～3mm，宽约1.5mm。表面灰棕色至灰褐色，有深色斑点，一端稍宽，平截状，另一端渐窄而钝尖。果皮薄，子叶类白色，富油性。气微，味苦。（图2-20）

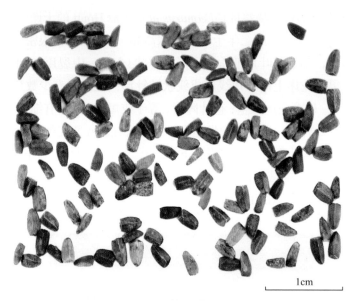

1cm

图2-20　茺蔚子药材图

【**性味归经**】辛、苦，微寒。归心包、肝经。

【**功能主治**】活血调经，清肝明目。用于月经不调，经闭痛经，目赤翳障，头晕胀痛。

莲子心

Lianzixin

NELUMBINIS PLUMULA

【来源】为睡莲科植物莲*Nelumbo nucifera* Gaertn.的成熟种子中的干燥幼叶及胚根。

【原植物】多年生水生草本。根状茎横生，肥厚，节间膨大，内有多数纵行通气孔道，节部缢缩，下生须状不定根。叶圆形，盾状，直径25～90cm，全缘稍呈波状，上面光滑，具白粉；叶柄粗壮，圆柱形，长1～2m，中空，外面散生小刺。花梗和叶柄等长或稍长，散生小刺；花直径10～20cm，芳香；花瓣红色、粉红色或白色，矩圆状椭圆形至倒卵形，长5～10cm，宽3～5cm，由外向内渐小，先端圆钝或微尖；花药条形，花丝细长，着生在花托之下；花柱极短，柱头顶生；花托（莲房）直径5～10cm。坚果椭圆形或卵形，长1.8～2.5cm，果皮革质，坚硬，熟时黑褐色；种子（莲子）卵形或椭圆形，长1.2～1.7cm，种皮红色或白色。花期6～8月，果期8～10月。（图2-21）

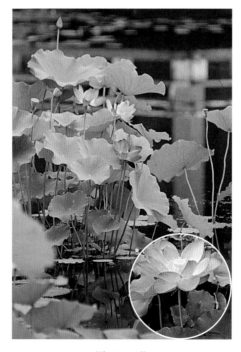

图2-21　莲

【**主产地**】主产于长江中下游流域和闽江上游地区。根据历代本草和史料记载，明代以前的成书均记载为产汝南郡，明代以后的本草开始记载豫章、荆、扬、益诸处湖泽陂池皆有。随着社会的发展和时间的推移而形成了新的道地及生产区域，现我国已有四大莲子品系：湘莲、建莲、白莲、宣莲，在国际市场享有盛誉。湘莲道地产区为湖南湘潭县，建莲道地产区为福建建宁县，白莲道地产区为江西广昌县，宣莲道地产区为浙江武义县。

【**性状特征**】略呈细圆柱形，长1～1.4cm，直径约0.2cm。幼叶绿色，一长一短，卷成箭形，先端向下反折，两幼叶间可见细小胚芽。胚根圆柱形，长约3mm，黄白色。质脆，易折断，断面有数个小孔。（图2-22）

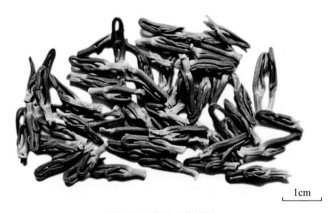

1cm

图2-22　莲子心药材图

【**性味归经**】苦，寒。归心、肾经。

【**功能主治**】清心安神，交通心肾，涩精止血。用于热入心包，神昏谵语，心肾不交，失眠遗精，血热吐血。

夏枯草

Xiakucao

PRUNELLAE SPICA

【来源】为唇形科植物夏枯草*Prunella vulgaris* L.的干燥果穗。

【原植物】多年生草本。茎高10～30cm，四棱形，紫红色，被稀疏糙毛或近于无毛。单叶，对生；叶片卵状长圆形或卵圆形，长1.5～6cm，宽0.7～2.5cm，边缘具波状齿或近全缘；叶柄长0.7～2.5cm；花序下方的一对苞叶似茎叶。轮伞花序密集，长2～4cm；苞片宽心形，先端具骤尖头；花萼钟形，长10mm，二唇形，上唇扁平，先端具3个不明显的短齿，中齿宽大，下唇2深裂，裂片披针形；花冠紫、蓝紫或红紫色，长约13mm，冠檐二唇形，上唇近圆形，先端微缺，下唇3裂，中裂片先端边缘具流苏状小裂片；雄蕊4，二强。小坚果黄褐色，长圆状卵珠形，微具沟纹。花期4～6月，果期7～10月。（图2-23）

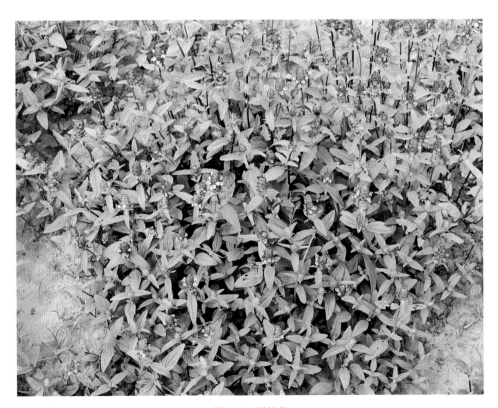

图2-23　夏枯草

【**主产地**】主产于江苏南京、溧水、镇江、江浦、高淳，安徽滁县、安庆、嘉山，浙江兰溪、义乌、嵊州，湖北孝感，河南驻马店、南阳、信阳等地。以江苏、安徽、湖北、河南产量大。

【**性状特征**】干燥果穗呈圆柱形，略扁，长1.5～8cm，直径0.8～1.5cm；淡棕色至棕红色。全穗由数轮至10数轮宿萼与苞片组成，每轮有对生苞片2片，呈扇形，先端尖尾状，深褐色脉纹明显，外表面有白毛。每一苞片内有花3朵，花冠多已脱落，宿萼二唇形，内有小坚果4枚，卵圆形，棕色，尖端有白色突起。体轻。气微，味淡。（图2-24）

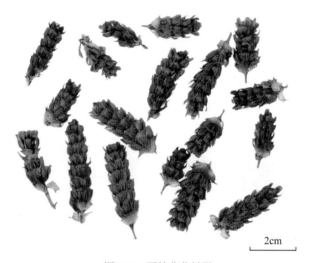

2cm

图2-24　夏枯草药材图

【**性味归经**】辛、苦，寒。归肝、胆经。

【**功能主治**】清肝泻火，明目，散结消肿。用于目赤肿痛，目珠夜痛，头疼眩晕，瘰疬，瘿瘤，乳痈，乳癖，乳房胀痛。

淡竹叶

Danzhuye

LOPHATHERI HERBA

【来源】为禾本科植物淡竹叶*Lophatherum gracile* Brongn.的干燥茎叶。

【原植物】多年生，具木质根头。须根中部膨大呈纺锤形小块根。秆直立，疏丛生，高40～80cm，具5～6节。叶鞘平滑或外侧边缘具纤毛；叶舌质硬，长0.5～1mm，褐色，背有糙毛；叶片披针形，长6～20cm，宽1.5～2.5cm，具横脉，有时被柔毛或疣基小刺毛，基部收窄成柄状。圆锥花序长12～25cm；小穗线状披针形，长7～12mm，宽1.5～2mm，具极短柄；颖顶端钝，具5脉，边缘膜质，第一颖长3～4.5mm，第二颖长4.5～5mm；第一外稃长5～6.5mm，宽约3mm，具7脉，顶端具尖头，内稃较短，其后具长约3mm的小穗轴；不育外稃向上渐狭小，互相密集包卷，顶端具长约1.5mm的短芒；雄蕊2枚。颖果长椭圆形。花期、果期6～10月。（图2-25）

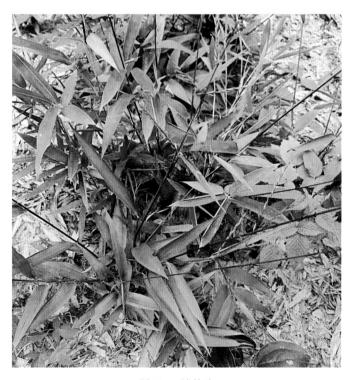

图2-25　淡竹叶

【**主产地**】主产于浙江、安徽、湖南、四川、湖北、广东、江西、广西、贵州、福建、江苏、河南、云南等地，以浙江产量大，质量优，习称"杭竹叶"。

【**性状特征**】茎圆柱形而稍压扁，长25～30cm，直径1.5～2mm。表面枯黄色，有节，断面中空；节上抱有叶鞘。叶多数皱缩卷曲，叶片扁平，广披针形，长5～20cm，宽1～2.5cm；浅绿色或黄绿色，叶脉平行，脉间有横脉，形成长方形的网格状，下表面尤为明显。叶鞘长约5cm，外具纵条纹，沿叶鞘边缘有白色长柔毛。体细，质柔韧。气无，味淡。（图2-26）

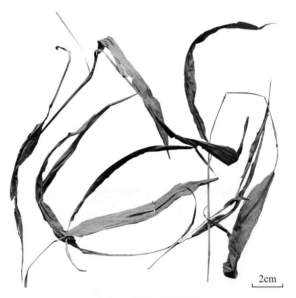

2cm

图2-26 淡竹叶药材图

【**性味归经**】甘、淡，寒。归心、胃、小肠经。

【**功能主治**】清热泻火，除烦止渴，利尿通淋。用于热病烦渴，小便短赤涩痛，口舌生疮。

第二节　清热燥湿药

龙胆

Longdan

GENTIANAE RADIX ET RHIZOMA

【来源】为龙胆科植物条叶龙胆*Gentiana manshurica* Kitag.、龙胆*Gentiana scabra* Bge.、三花龙胆*Gentiana triflora* Pall.或坚龙胆*Gentiana rigescens* Franch.的干燥根和根茎。前三种习称"龙胆"，后一种习称"坚龙胆"。

【原植物】

1. 条叶龙胆　为多年生草本，株高30～50cm，全株光滑无毛，地上茎带紫红色。根茎较粗短，节间甚短，每节通常生1～3条绳索状根，黄褐色，具明显皱纹。茎直立，单一不分支。叶对生，茎中部叶线形或线状披针形，革质，长5～10cm，宽0.3～1cm，先端渐尖，边缘反卷。花于茎顶或上部叶腋。苞片2枚，线形。花萼和花冠钟形或筒状钟形，花冠蓝紫色，先端5裂，裂片三角形至卵状三角形，先端尖，裂片间褶卵状三角形，先端锐尖；雄蕊5，着生于花冠筒部稍向下；雌蕊1根，子房上位，花柱短，柱头2裂，反卷。蒴果长圆状披针形或长圆形；种子细小，椭圆形，边缘有翅，红褐色。（图2-27）

2. 龙胆　茎粗壮，常带紫褐色，粗糙。叶较宽，卵形或卵状披针形，长3～7cm，宽1～2cm，有3～5条脉，急尖或渐尖，无柄，边缘及下面主脉粗糙。（图2-28）

3. 三花龙胆　主要区别在于本种全株高40～80cm；叶边缘及叶脉光滑，先端钝，边缘不反卷；花簇生于茎顶或叶腋，通常3～5朵，长3.5～4cm，基部被3～5片叶状苞所包围，比花长；花冠裂片先端钝或圆，叶片间褶甚短，三角形，先端有细齿。（图2-29）

4. 坚龙胆　主茎粗壮，有分枝。高30～50cm。花枝多数，丛生，直立，坚硬，紫色或黄绿色，中空，近圆形。种子黄褐色，有光泽，矩圆形，表面有蜂窝状网隙。生于山坡草地、灌丛中、林下及山谷中。（图2-30）

【主产地】坚龙胆主产于云南临沧等地，为现在商品的主流品种；龙胆主产于辽宁新宾、清原县；条叶龙胆的道地产区为黑龙江省松嫩平原的林甸、安达、明水等县；三花龙胆主产于内蒙古、黑龙江、辽宁、吉林、河北。

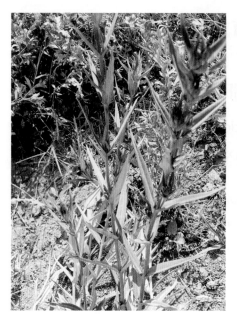

图2-27 条叶龙胆

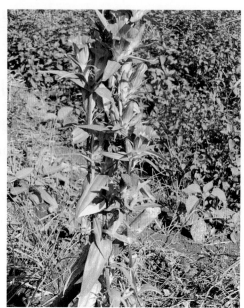

图2-28 龙胆

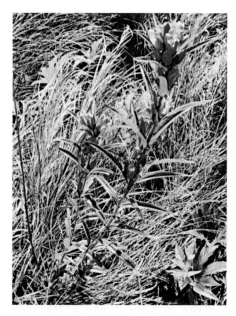

图2-29 三花龙胆

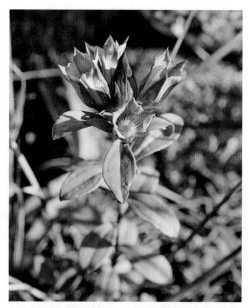

图2-30 坚龙胆（林青青 摄）

【性状特征】

1. 条叶龙胆　根茎多直生，块状或长块状。根头处具越冬芽1～3个，长不超过1cm，中有小芽2～3个。根细长圆柱形，长可达15cm，直径1.5～4mm。上下粗细几乎相等，外表黄褐色至暗棕色，具细密的横环纹，以上部较为明显，并有不规则的皱纹。质脆易折断，断面略平坦，皮部黄白色或淡黄棕色，木部色较浅，外侧有多数裂隙，中央有一淡黄色点状髓部。气微，味极苦。（图2-31）

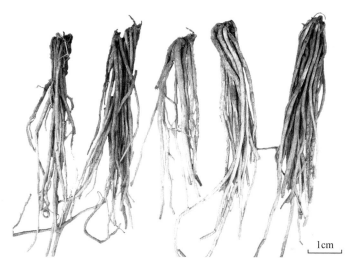

图2-31　龙胆药材图

2. 龙胆　与条叶龙胆的区别为根多斜生。根呈细长圆柱形，根4～30余条，通常在20条以上，长可达20cm，直径1～4mm，上下粗细相差较大，表面灰白色、淡黄褐色或橘黄色。

3. 坚龙胆　根茎呈不规则结节状，根丛生于根茎上，细长稍弯曲，长8～20cm，直径1～3mm。表面黄棕色，具纵皱纹，略呈角质样半透明。体轻质脆，断面木部黄白色。

【性味归经】苦，寒。归肝、胆经。

【功能主治】清热燥湿，泻肝胆火。用于湿热黄疸，阴肿阴痒，带下，湿疹瘙痒，肝火目赤，耳鸣耳聋，胁痛口苦，强中，惊风抽搐。

龙胆草

Longdancao

GENTIANAE CEPHALANTHAE HERBA

【来源】为龙胆科植物头花龙胆*Gentiana cephalantha* Franch.的干燥全草。

【原植物】多年生草本，高15～50cm。根黄白色，绳索状，长20cm以上。茎直立，粗壮，常带紫褐色，粗糙。叶对生，宽披针形或卵状披针形，顶端尾尖，边缘微外卷；茎部渐狭联合抱茎，中脉明显。营养枝的叶莲座状。花簇生茎端，头状，其基部被茎上部的数片叶包围；花萼漏斗状，5裂，3大2小；花冠漏斗状，蓝色或蓝紫色，上具蓝紫色斑点，先端尾尖，全缘，褶不对称三角形，雄蕊5；子房椭圆形，具柄，花柱短，柱头2裂。蒴果。种子黄褐色，近圆形，表面蜂窝状。花、果期8～11月。（图2-32）

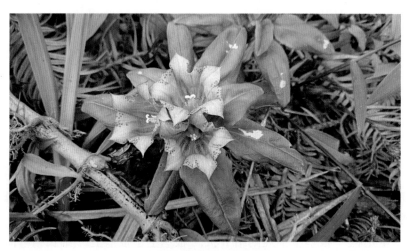

图2-32 头花龙胆（张华安 摄）

【主产地】主产于四川、云南、贵州等地。

【性状特征】本品长15～30cm。根茎较粗，微弯曲，长0.5～7cm，直径0.5～1cm，表面灰褐色，粗糙，有疣状突起的茎痕和须根茎。下面具多条须根，长5～20cm，直径1～3mm，外表灰棕色或黄棕色，断面有淡黄色的木心。茎近丛生，直径1～3mm，紫色或黄绿色带紫晕，质脆，断面中空。叶对生，皱缩，稍厚，边缘微向背面反卷，上面绿色或黄绿色，下面色稍淡。完整的叶为宽披针形或倒披针形，长2～17cm，宽0.5～2.5cm。花簇生枝端，绿黄色或淡蓝紫色。气微清香，茎叶味微苦，根味极苦。（图2-33、图2-34）

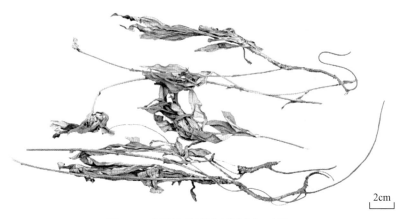

2cm

图2-33　龙胆草药材图（黎跃成　摄）

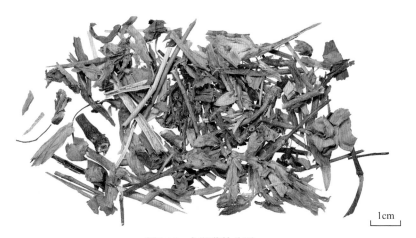

1cm

图2-34　龙胆草饮片图

【性味归经】苦，寒。归肝、胆经。

【功能主治】清热燥湿，泻肝胆火。用于湿热黄疸，阴肿阴痒，带下，湿疹瘙痒，目赤，耳聋，胁痛，口苦，惊风抽搐。

苦参

Kushen

SOPHORAE FLAVESCENTIS RADIX

【来源】为豆科植物苦参*Sophora flavescens* Ait.的干燥根。

【原植物】草本或亚灌木，高约1m。羽状复叶长达25cm；托叶披针状线形；小叶6～12对，互生或近对生，纸质，上面无毛，下面疏被灰白色短柔毛或近无毛。总状花序顶生，长15～25cm；花多数，疏或稍密；苞片线形，长约2.5mm；花萼钟状，明显歪斜，具不明显波状齿，完全发育后近截平，疏被短柔毛；花冠白色或淡黄白色，旗瓣倒卵状匙形，长14～15mm，翼瓣单侧生，强烈皱褶几达瓣片的顶部，长约13mm，龙骨瓣与翼瓣相似，稍宽；雄蕊10，分离或近基部稍连合；子房被淡黄白色柔毛，花柱稍弯曲。荚果长5～10cm，种子间稍缢缩，呈不明显串珠状，成熟后开裂成4瓣，有种子1～5粒；种子长卵形，深红褐色或紫褐色。花期6～8月，果期7～10月。（图2-35）

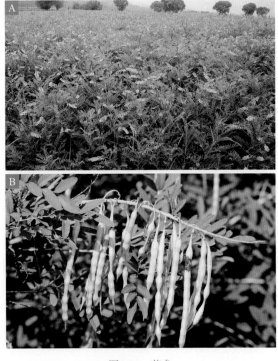

图2-35 苦参
A.植株（王玉龙 摄） B.果实（屠鹏飞 摄）

【主产地】主产于河北北部、河南西部、山东西南部以及安徽、湖北、贵州等地。苦参道地产区古代记载有成德军（今河北正定县）、秦州（今甘肃天水市）、邵州（湖南邵阳市）。

【性状特征】本品呈长圆柱形，下部常有分枝，长10～30cm，直径1～6.5cm。表面灰棕色或棕黄色，具纵皱纹和横长皮孔样突起，外皮薄，多破裂反卷，易剥落，剥落处显黄色，光滑。质硬，不易折断，断面纤维性；切片厚3～6mm；切面黄白色，具放射状纹理和裂隙，有的具异型维管束呈同心性环列或不规则散在。气微，味极苦。（图2-36）

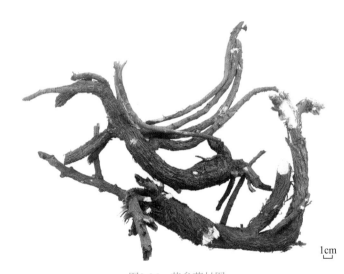

图2-36　苦参药材图

【性味归经】苦，寒。归心、肝、胃、大肠、膀胱经。

【功能主治】清热燥湿，杀虫，利尿。用于热痢，便血，黄疸尿闭，赤白带下，阴肿阴痒，湿疹，湿疮，皮肤瘙痒，疥癣麻风；外治滴虫性阴道炎。

栀子

Zhizi

GARDENIAE FRUCTUS

【来源】为茜草科植物栀子*Gardenia jasminoides* Ellis的干燥成熟果实。

【原植物】常绿灌木，通常高1m余。叶对生或3轮生，有短柄；叶片革质，通常椭圆状倒卵形或矩圆状倒卵形，长5～14cm，宽2～7cm，顶端渐尖，稍钝头，上面光亮，仅下面脉腋内簇生短毛；托叶鞘状。花大，白色，芳香，有短梗，单生枝顶；萼全长2～3cm，裂片5～7，条状披针形，通常比筒稍长；花冠白色或乳黄色，高脚碟状；筒长通常3～4cm，裂片倒卵形至倒披针形，伸展，花药露出。蒴果卵形、近球形、椭圆形，具翅状纵棱；种子多数，近圆形而稍有棱角。（图2-37）

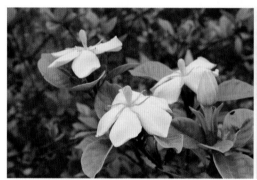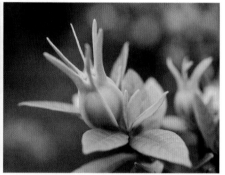

图2-37　栀子（戴仕林　摄）

【主产地】主产于江西、四川、重庆、湖北、浙江、贵州、福建、湖南等地。

【性状特征】果实长卵圆形或椭圆形，长1.5～3.5cm，直径1～1.5cm。表面红黄色或棕红色，具6条翅状纵棱，棱间常有1条明显的纵脉纹，并有分枝。顶端残存萼片，基部稍尖，有残留果梗。果皮薄而脆，略有光泽；内表面色较浅，有光泽，具2～3条隆起的假隔膜。种子多数，扁卵圆形，集结成团，深红色或红黄色，表面密具细小疣状突起。气微，味微酸而苦。（图2-38）

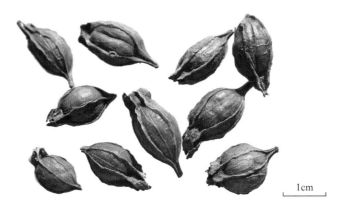

图2-38　栀子药材图

【**性味归经**】苦，寒。归心、肺、三焦经。

【**功能主治**】泻火除烦，清热利湿，凉血解毒；外用消肿止痛。用于热病心烦，湿热黄疸，淋证涩痛，血热吐衄，目赤肿痛，火毒疮疡；外治扭挫伤痛。

穿心莲

Chuanxinlian

ANDROGRAPHIS HERBA

【来源】为爵床科植物穿心莲*Andrographis paniculata*（Burm. f.）Nees的干燥地上部分。

【原植物】一年生或多年生草本，高40～100cm，茎叶味极苦。茎直立，四棱形，多分枝，节膨大。叶对生，长卵形至披针形，上表面深绿色，下表面浅绿色，叶柄短或近无柄。顶生或腋生圆锥花序，花萼5深裂，绿色，密被腺毛；二唇形花冠，白色，常有浅紫色线纹，上唇外弯，两裂，下唇直立，3浅裂；雄蕊2枚；子房上位，2室；蒴果扁橄榄核状，中央有一纵沟，被毛，长约1.5cm，宽约0.5cm；种子多数，棕黄色。（图2-39）

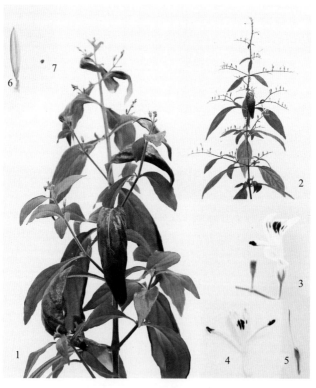

图2-39　穿心莲
1.植株　2.花枝　3.花的侧面观　4.花冠　5.花萼　6.果实　7.种子

【主产地】主产于广东、广西、海南、福建等地，为华南地区民间常用中草药。此外，江西、湖南、广西、四川、安徽等地亦有栽培。

【性状特征】茎方形，多分枝，长50～70cm，节稍膨大；质脆，易折断。单叶对生，叶柄短或近无柄；叶片皱缩、易碎，完整者展开后呈披针形，长3～12cm，宽2～5cm，先端渐尖，基部楔形下延，全缘或波状；上表面绿色，下表面灰绿色，两面光滑。气微，味极苦。（图2-40）

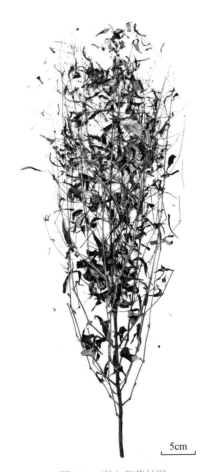

5cm

图2-40　穿心莲药材图

【性味归经】苦，寒。归心、肺、大肠、膀胱经。

【功能主治】清热解毒，凉血，消肿。用于感冒发热，咽喉肿痛，口舌生疮，顿咳劳嗽，泄泻痢疾，热淋涩痛，痈肿疮疡，蛇虫咬伤。

黄芩

Huangqin

SCUTELLARIAE RADIX

【来源】为唇形科植物黄芩*Scutellaria baicalensis* Georgi的干燥根。

【原植物】多年生草本。根茎肥厚，肉质，直径达2cm，伸长而分枝。茎基部伏地，钝四棱形，具细条纹，近无毛或被上曲至开展的微柔毛，绿色或带紫色，自基部多分枝。叶坚纸质，披针形至线状披针形，长1.5～4.5cm，顶端钝，基部圆形，全缘，上面暗绿色，无毛或疏被贴生至开展的微柔毛，下面色较淡，密被下陷的腺点；叶柄短，长2mm，被微柔毛。花序在茎及枝上顶生，总状，长7～15cm，常再于茎顶聚成圆锥花序；花梗长3mm，与序轴均被微柔毛；苞片下部者似叶，上部者较小，卵圆状披针形至披针形，长4～11mm，近于无毛。花萼开花时长4mm，盾片高1.5mm，外面密被微柔毛。花冠紫色、紫红色至蓝色，密被具腺短柔毛；冠筒近基部明显膝曲，喉部宽达6mm；下唇中裂片三角状卵圆形。小坚果卵球形，高1.5mm，黑褐色，具瘤，腹面近基部具果脐。花期7～8月，果期8～9月。（图2-41）

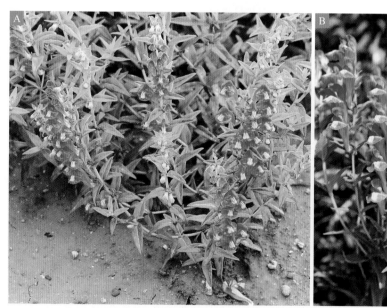
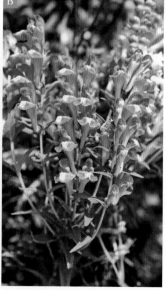

图2-41 黄芩（屠鹏飞 摄）
A. 植株 B. 花序

【**主产地**】主产于河北、山西、陕西、河南、内蒙古和东北等地。传统认为，黄芩的道地产区在河北承德，因此承德所产黄芩也被称为"热河黄芩"。人工栽培黄芩产地主要有山东、陕西、山西、甘肃。

【**性状特征**】根圆锥形，扭曲，长8～25cm，直径1～3cm。表面棕黄色或深黄色，有稀疏的疣状细根痕，上部较粗糙，有扭曲的纵皱纹或不规则的网纹，下部有顺纹和细皱纹。质硬而脆，易折断，断面黄色，中心红棕色；老根中心呈枯朽状或中空，暗棕色或棕黑色。气微，味苦。（图2-42）

栽培品较细长，多有分枝。表面浅黄棕色，外皮紧贴，纵皱纹较细腻。断面黄色或浅黄色，略呈角质样。味微苦。（图2-43）

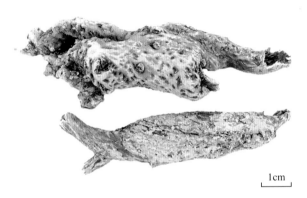

1cm

图2-42 承德野生黄芩药材图

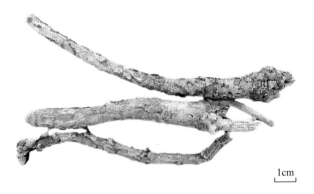

1cm

图2-43 内蒙古栽培黄芩药材图

【**性味归经**】苦，寒。归肺、胆、脾、大肠、小肠经。

【**功能主治**】清热燥湿，泻火解毒，止血，安胎。用于湿温、暑湿，胸闷呕恶，湿热痞满，泻痢，黄疸，肺热咳嗽，高热烦渴，血热吐衄，痈肿疮毒，胎动不安。

黄连

Huanglian

COPTIDIS RHIZOMA

【来源】 为毛茛科植物黄连*Coptis chinensis* Franch.、 三角叶黄连*Coptis deltoidea* C. Y. Cheng et Hsiao 或云南黄连*Coptis teeta* Wall.的干燥根茎。分别称为"味连""雅连""云连"。

【原植物】

1. 黄连 多年生草本。根茎黄色，常分枝，密生多数须根。叶有长柄；叶片稍带革质，卵状三角形，宽达10cm，三全裂，中央全裂片卵状菱形，羽状深裂，在下面分裂最深，边缘生具细刺尖的锐锯齿，不等二深裂，两面的叶脉隆起，除表面沿脉被短柔毛外，其余无毛。花葶1～2条，高12～25cm；二歧或多歧聚伞花序具有3～8朵花；苞片披针形，三或五羽状深裂；萼片黄绿色，长椭圆状卵形，长9～12.5mm；花瓣线形或线状披针形，长5～6.5mm，雄蕊约20，花药长约1mm，花丝长2～5mm；心皮8～12，花柱微外弯。蓇葖果长6～8mm，柄约与之等长；种子7～8粒，长椭圆形，长约2mm，褐色。花期2～3月，果期4～6月。（图2-44）

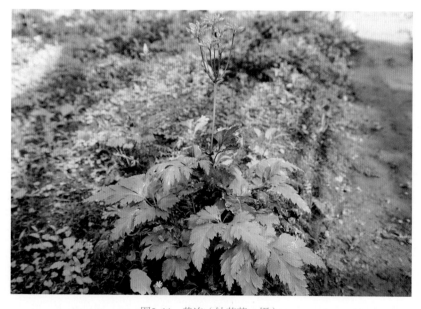

图2-44 黄连（钟芙蓉 摄）

2. 三角叶黄连　根茎不分枝或少分枝，节间明显，密生多数细根，具横走的匍匐茎。叶3～11枚；叶片轮廓卵形，稍带革质，质地较硬，触之有刺手感；叶三全裂，裂片均具明显的柄；中央全裂片三角状卵形，顶端急尖或渐尖，4～6对羽状深裂，深裂片彼此多少邻接，边缘具极尖的锯齿；侧全裂片斜卵状三角形，长3～8cm，不等二裂，表面沿脉被短柔毛或近无毛，背面无毛，两面的叶脉均隆起。多歧聚伞花序，有花4～8朵；苞片线状披针形，三深裂或栉状羽状深裂；萼片黄绿色，狭卵形顶端渐尖；花瓣约10枚，近披针形，长3～6mm，宽0.7～1mm，顶端渐尖，中部微变宽，具蜜槽；雄蕊约20，长仅为花瓣长的1/2左右；花药黄色，花丝狭线形；心皮9～12，花柱微弯。蓇葖果长圆状卵形，长6～7mm，心皮柄长7～8mm，被微柔毛。花期3～4月，果期4～6月。（图2-45）

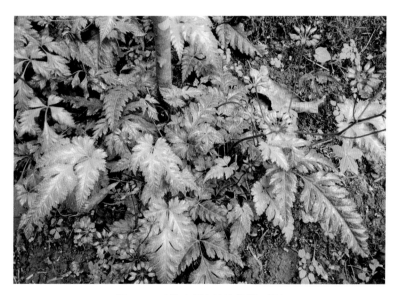

图2-45　三角叶黄连（钟芙蓉　摄）

3. 云南黄连　根茎较细小，节间密，生多数须根。叶有长柄；叶片卵状三角形，三全裂，中央全裂片卵状菱形，基部有长达1.4cm的细柄，3～6对羽状深裂，深裂片斜长椭圆状卵形，顶端急尖，彼此的距离稀疏，边缘具带细刺尖的锐锯齿，两面的叶脉隆起，除表面沿脉被短柔毛外，其余均无毛；叶柄长8～19cm，无毛。花葶1～2条，在果期时高15～25cm；多歧聚伞花序具3～4（～5）朵花；苞片椭圆形，三深裂或羽状深裂；萼片黄绿色，椭圆形，顶端圆或钝，中部以下变狭成为细长的爪，中央有蜜槽；花药长约0.8mm，花丝长

2～2.5mm；心皮11～14，花柱外弯。蓇葖果长7～9mm，宽3～4mm。花期1～2月，果期4～6月。（图2-46）

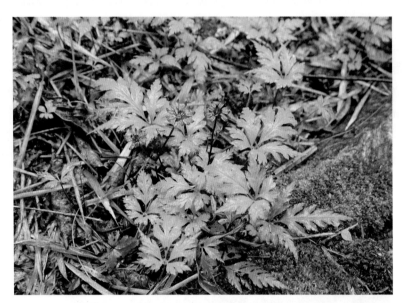

图2-46　云南黄连（钟芙蓉　摄）

【主产地】味连主产于四川、湖北、陕西、甘肃等地；道地产区为重庆石柱、南川，湖北来凤、恩施等地。雅连主产于四川，以洪雅、峨眉等地为道地产区。云连主产于云南德钦、腾冲等地，以云南德钦为道地产区。

【性状特征】

1. 味连　多集聚成簇，常弯曲，形如鸡爪，习称"鸡爪黄连"；单枝根茎长3～6cm，直径0.3～0.8cm。表面灰黄色或黄褐色，粗糙，有不规则结节状隆起、须根及须根残基，有的节间表面平滑如茎秆，习称"过桥"。上部多残留褐色鳞叶，顶端常留有残余的茎或叶柄。质硬，断面不整齐，皮部橙红色或暗棕色，木部鲜黄色或橙黄色，呈放射状排列，髓部有的中空。气微，味极苦。（图2-47A）

2. 雅连　多为单枝，略呈圆柱形，微弯曲，长4～8cm，直径0.5～1cm。"过桥"较长。顶端有少许残茎。（图2-47B）

3. 云连　弯曲呈钩状，多为单枝，较细小，长2～5cm，直径2～4mm。（图2-47C）

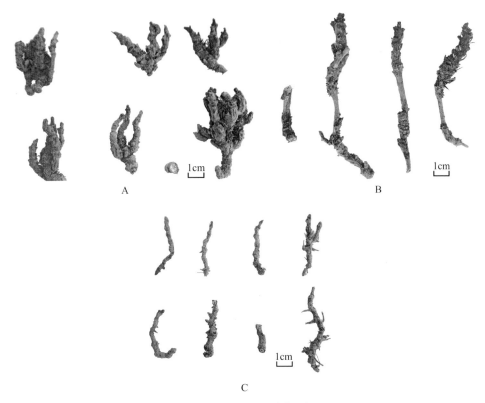

图2-47　黄连药材图（陈佳　摄）

A.味连　B.雅连　C.云连

【性味归经】苦，寒。归心、脾、胃、肝、胆、大肠经。

【功能主治】清热燥湿，泻火解毒。用于湿热痞满，呕吐吞酸，泻痢，黄疸，高热神昏，心火亢盛，心烦不寐，心悸不宁，血热吐衄，目赤，牙痛，消渴，痈肿疔疮；外治湿疹，湿疮，耳道流脓。

黄柏

Huangbo

PHELLODENDRI CHINENSIS CORTEX

【来源】为芸香科植物黄皮树*Phellodendron chinense* Schneid.的干燥树皮。

【原植物】乔木，高达15m。成年树木栓层厚、纵裂，内皮黄色。小枝粗壮，暗紫红色，无毛。叶轴及叶柄粗壮，常密被褐锈色或棕色柔毛。小叶7～15片，纸质，长圆状披针形或卵状椭圆形；叶面中脉有短毛或嫩叶被疏短毛，小叶柄被毛。花序顶生，花序轴粗壮，密被短柔毛，花密集。球形的浆果状核果，多密集成团，蓝黑色，有5～8个分核；种子5～8，稀10粒，一端微尖，有细网纹。花期5～6月，果期9～11月。（图2-48）

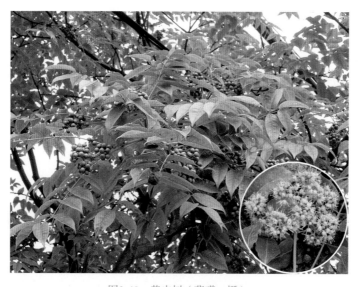

图2-48　黄皮树（裴瑾　摄）

【主产地】主产于四川、贵州、湖北、云南、陕西、江西、浙江等地。黄柏道地产区自五代时期即明确"以蜀中者为佳"，蜀中即今之四川荥经、洪雅等地。

【性状特征】树皮板片状或浅槽状，长宽不一，厚1～6mm。外表面黄褐色或黄棕色，平坦或具纵沟纹，有的可见皮孔痕及残存灰褐色粗皮；内表面暗黄色或淡棕色，具细密纵棱纹。体轻，质硬，断面纤维性，呈裂片状分层，深黄色。气微，味极苦，嚼之有黏性。（图2-49）

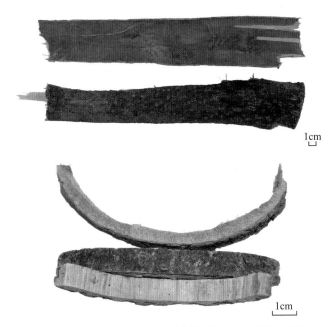

图2-49　黄柏药材及饮片图（上：刘晓芳　摄　下：何芳　摄）

【**性味归经**】苦，寒。归肾、膀胱经。

【**功能主治**】清热燥湿，泻火除蒸，解毒疗疮。用于湿热泻痢，黄疸尿赤，带下阴痒，热淋涩痛，脚气痿躄，骨蒸劳热，盗汗，遗精，疮疡肿毒，湿疹湿疮。

第三节　清热凉血药

玄参

Xuanshen

SCROPHULARIAE RADIX

【来源】为玄参科植物玄参*Scrophularia ningpoensis* Hemsl.的干燥根。

【原植物】多年生高大草本，高度可达1m以上。支根数条，呈纺锤形或胡萝卜状，膨大处直径可达3cm以上。茎方形，有浅槽，无翅或具极狭的翅，无毛或被白色卷毛。叶多对生，茎上部有时可见互生叶；叶柄长可达4cm，向上渐短；叶片卵形至披针形，长可达30cm，宽可达19cm，基部楔形、圆形或近心形，边缘有细锯齿。顶生和腋生的聚伞圆锥花序合成大而疏松的圆锥花序；花梗长3～30mm，有腺毛；花萼5裂，裂片圆形，长2～3mm，边缘膜质，宿存；花冠褐紫色，长8～9mm，呈二唇形，裂片圆形，上唇具2裂片，下唇具3裂片，上唇明显长于下唇；雄蕊4枚，2强，花丝肥厚，着生于花冠，还有1枚已退化雄蕊呈鳞片状，贴生于花冠管上；子房上位，花柱细长，长约3mm。蒴果卵圆形，先端有短喙，长8～9mm。花期6～10月，果期9～11月。（图2-50）

【主产地】主产于浙江、重庆、湖北、贵州，均为栽培品。玄参道地产区古代记载有江州（今江西九江）、衡州（今湖南衡阳）、邢州（今河北邢台）。今多认为玄参的道地产区是浙江，为"浙八味"之一。

【性状特征】本品呈类圆柱形，长6～20cm，直径1～3cm，中间略粗或上粗下细，微弯曲。表面灰黄色或棕褐色，有明显纵沟、横向皮孔样突起及稀疏的横裂纹和须根痕。质坚实，不易折断，断面乌黑色，微有光泽。气特异似焦糖，味甘、微苦。以水浸泡，水呈墨黑色。（图2-51）

【性味归经】味甘、苦、咸，微寒。归肺、胃、肾经。

【功能主治】清热凉血，滋阴降火，解毒散结。用于热入营血，温毒发斑，热病伤阴，舌绛烦渴，津伤便秘，骨蒸劳嗽，目赤，咽痛，白喉，瘰疬，痈肿疮毒。

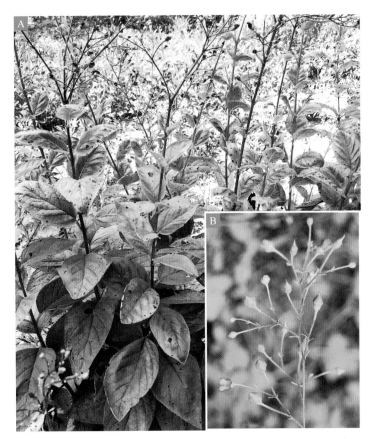

图2-50 玄参（尚明英 摄）
A.植株 B.花枝

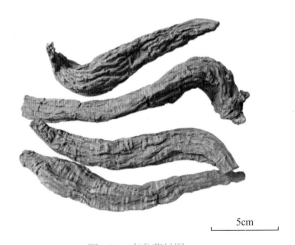

5cm

图2-51 玄参药材图

地黄

Dihuang

REHMANNIAE RADIX

【来源】为玄参科植物地黄*Rehmannia glutinosa* Libosch.的新鲜或干燥块根。

【原植物】多年生直立草本，高10～30cm，全株密被白色长腺毛。根肉质。基生叶丛生，倒卵形或长椭圆形，长3～10cm，宽1.5～4cm，先端钝圆，基部渐狭，下延成柄，叶面多皱缩；茎生叶较小。总状花序顶生，有时自茎基部生花；花多少下垂。花萼钟状，5裂；花冠宽筒状、稍弯曲，先端5裂，略呈二唇形，紫红色，长3～4cm，内面常有黄色带紫的条纹；雄蕊4，二强；子房上位，卵形，幼时2室，老时因隔膜撕裂而成一室，花柱单一，柱头膨大。蒴果卵形或卵圆形，具宿存花柱及宿萼；种子多数。花期4～6月，果期7～8月。（图2-52）

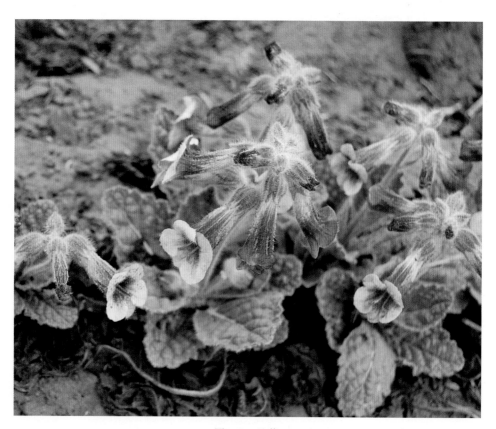

图2-52　地黄

【主产地】主产于河南、山西、山东、河北等黄河中下游沿岸地带。地黄道地产区古代记载有咸阳、彭城（今江苏徐州）、冀州（今河北翼县）、沂州（今山东临沂县）、同州（今山西大荔县）等地，自明朝以后，以怀庆（今河南焦作）为道地产区。

【性状特征】

1. 鲜地黄　呈纺锤形或条状，因栽培品种的不同，块根形状有差别。长9～20cm，直径2～6cm。表面黄色、浅红色或黄褐色，具弯曲皱纹，有芽痕及横长皮孔。肉质，断面皮部淡黄白色，可见橘红色油点，木部有放射状纹理，皮部木部交界处显灰棕色圈环。气微，味微甜而略苦，以粗长直、色红黄者为佳。（图2-53）

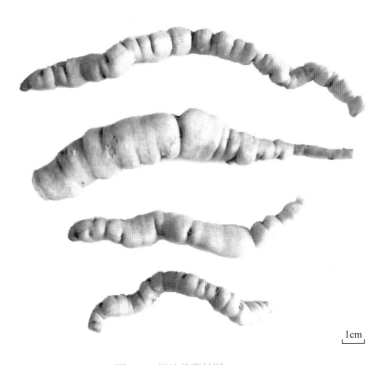

1cm

图2-53　鲜地黄药材图

2. 生地黄　亦名"干地黄"或"生地"。多呈不规则的团块或长圆形，中间膨大，两端稍细，长6～12cm，直径2～6cm。有的细长条状，稍扁而扭曲。表面灰黑色或棕色，极皱缩，具不规则的横曲纹，体重，质较软而韧，干后坚实。断面灰黑色、棕黑色或乌黑色，微有光泽、具黏性。味微甜。（图2-54）

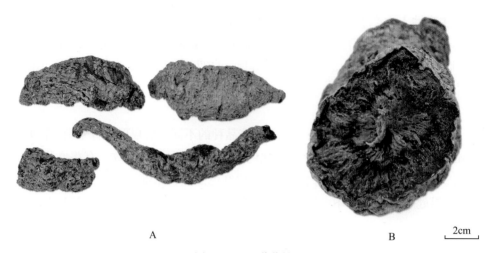

图2-54　生地黄药材图
A.干燥药材　B.药材断面

【性味归经】

鲜地黄　性寒，味甘、苦。归心、肝、肾经。

生地黄　性寒，味甘。归心、肝、肾经。

【功能主治】

鲜地黄　清热生津，凉血，止血。用于热病生阴，舌绛烦渴，湿毒发斑，吐血，衄血，咽喉肿痛。

生地黄　清热凉血，养阴生津。用于热入营血，湿毒发斑，吐血衄血，热病生阴，舌绛烦渴，津伤便秘，阴虚发热，骨蒸劳热，内热消渴。

赤芍

Chishao

PAEONIAE RADIX RUBRA

【来源】　为毛茛科植物芍药*Paeonia lactiflora* Pall.或川赤芍*Paeonia veitchii* Lynch的干燥根。

【原植物】

1. 芍药　多年生草本。根粗壮，分枝黑褐色。茎高40~70cm，无毛；下部茎生叶为二回三出复叶，上部茎生叶为三出复叶；小叶狭卵形、椭圆形或披针形，顶端渐尖，基部楔形或偏斜，边缘具白色骨质细齿，两面无毛，背面沿叶脉疏生短柔毛。花数朵，生茎顶和叶腋，有时仅顶端一朵开放，而近顶端叶腋处有发育不好的花芽，直径8~11.5cm；苞片4~5，披针形，大小不等；萼片4，宽卵形或近圆形，长1~1.5cm，宽1~1.7cm；花瓣9~13，倒卵形，长3.5~6cm，宽1.5~4.5cm，白色，有时基部具深紫色斑块；花丝长0.7~1.2cm，黄色；花盘浅杯状，包裹心皮基部，顶端裂片钝圆；心皮4~5，无毛。蓇葖果长2.5~3cm，直径1.2~1.5cm，顶端具喙。花期5~6月，果期8月。（图2-55）

2. 川赤芍　与赤芍相比，植株较高大，茎有粗而钝的棱，叶柄较短，叶呈宽卵圆形。（图2-56）

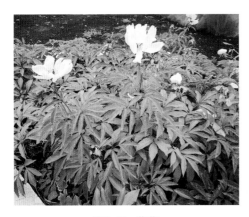

图2-55　芍药

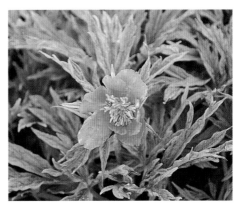

图2-56　川赤芍

【**主产地**】主产于内蒙古、辽宁、河北、四川、甘肃及山西等地。内蒙古多伦为药材道地产区。

【**性状特征**】根圆柱形，稍弯曲，长5～40cm，直径0.5～3cm，表面棕褐色，粗糙，有纵沟和皱纹，并有须根痕和横长的皮孔样突起，有的外皮易脱落。质硬而脆，易折断，断面粉白色或粉红色，皮部窄，木部放射状纹理明显，有的有裂隙。气微香，味微苦、酸涩。（图2-57）

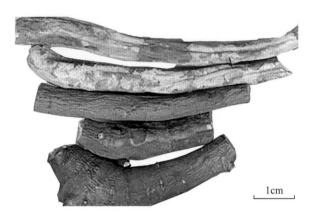

图2-57　赤芍药材图

【**性味归经**】苦，微寒。归肝经。

【**功能主治**】凉血止血，解毒敛疮。用于便血，痔血，血痢，崩漏，水火烫伤，痈肿疮毒。

牡丹皮

Mudanpi

MOUTAN CORTRX

【来源】为毛莨科植物牡丹*Paeonia suffruticosa* Andr.的干燥根皮。

【原植物】落叶灌木。叶通常为二回三出复叶，顶生小叶宽卵形，长7～8cm，宽5.5～7cm，3裂至中部，裂片不裂或2～3浅裂，表面绿色，无毛，背面淡绿色，有时具白粉，沿叶脉疏生短柔毛或近无毛，小叶柄长1.2～3cm；侧生小叶狭卵形或长圆状卵形，长4.5～6.5cm，宽2.5～4cm，不等2裂至3浅裂或不裂，近无柄；叶柄长5～11cm。花单生枝顶，直径10～17cm；花梗长4～6cm；苞片5，长椭圆形，大小不等；萼片5，绿色，宽卵形，大小不等；花瓣5，或为重瓣，玫瑰色、红紫色、粉红色至白色，倒卵形，长5～8cm，宽4.2～6cm，顶端呈不规则的波状；蓇葖果长圆形，密生黄褐色硬毛。花期5月，果期6月。（图2-58）

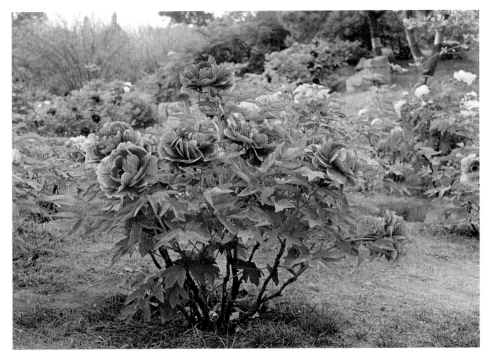

图2-58　牡丹

【**主产地**】主要为栽培，主产于安徽、四川、河南、山东等地，其中以安徽铜陵产质量最优，为"道地药材"。其他如四川都江堰、重庆垫江、湖南邵东等都是历史上牡丹皮的主要产地。上述产品都冠以产地之名，如产于安徽铜陵的名"凤凰丹"，产于重庆和四川的名"川丹皮"，产于湖南的名"湖丹皮"。近年来牡丹皮产地发展很快，如安徽亳州、山东菏泽、河南洛阳、陕西商洛以及山西浙江等地均有栽培。尤其亳州牡丹皮种植面积很大，为牡丹皮的主要产地。

【**性状特征**】连丹皮呈筒状或半筒状，有纵剖开的裂缝，略向内卷曲或张开，长5～20cm，直径0.5～1.2cm，厚0.1～0.4cm。外表面灰褐色或黄褐色，有多数横长皮孔样突起和细根痕，栓皮脱落处粉红色；内表面淡灰黄色或浅棕色，有明显的细纵纹，常见发亮的结晶。质硬而脆，易折断，断面较平坦，淡粉红色，粉性。气芳香，味微苦而涩。

刮丹皮外表面有刮刀削痕，外表面红棕色或淡灰黄色，有时可见灰褐色斑点状残存的外皮。（图2-59）

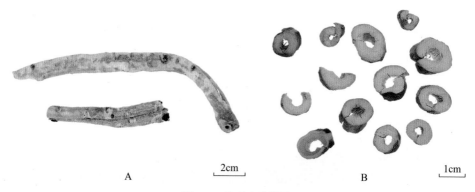

图2-59　牡丹皮药材图
A. 干燥药材　B. 药材断面

【**性味归经**】苦、辛，微寒。归心、肝、肾经。

【**功能主治**】清热凉血，活血化瘀。用于热入营血，温毒发斑，吐血衄血，夜热早凉，无汗骨蒸，经闭痛经，跌扑伤痛，痈肿疮毒。

紫草

Zicao

ARNEBIAE RADIX

【来源】为紫草科植物新疆紫草*Arnebia euchroma*（Royle）Johnst.、内蒙紫草*Arnebia guttata* Bunge的干燥根。

【原植物】

1. 新疆紫草　多年生草本。根粗壮，直径可达2cm，富含紫色物质。茎1条或2条，直立，高15～40cm，仅上部花序分枝，基部有残存叶基形成的茎鞘，被开展的白色或淡黄色长硬毛。叶无柄，两面均疏生半贴伏的硬毛；基生叶线形至线状披针形，先端短渐尖，基部扩展成鞘状；茎生叶披针形至线状披针形，较小，无鞘状基部。镰状聚伞花序生茎上部叶腋，最初有时密集成头状，含多数花；苞片披针形；花萼裂片线形，先端微尖，两面均密生淡黄色硬毛；花冠筒状钟形，深紫色，有时淡黄色带紫红色，外面无毛或稍有短毛，筒部直，裂片卵形，开展；雄蕊着生于花冠筒中部（长柱花）或喉部（短柱花），花药长约2.5mm；花柱长达喉部（长柱花）或仅达花筒中部（短柱花），先端浅2裂，柱头2，倒卵形。小坚果宽卵形，黑褐色，长约3.5mm，宽约3mm，有粗网纹和少数疣状突起，先端微尖，背面凸，腹面略平，中线隆起，着生面略呈三角形。花、果期6～8月。（图2-60）

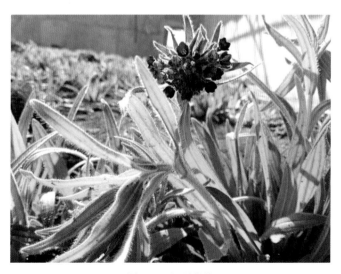

图2-60　新疆紫草

2. 内蒙紫草 多年生草本。根含紫色物质。茎通常2～4条，有时1条，直立，多分枝，高10～25cm，密生开展的长硬毛和短伏毛。叶无柄，匙状线形至线形，两面密生具基盘的白色长硬毛，先端钝。镰状聚伞花序长3～10cm，含多数花；苞片线状披针形。花萼裂片线形，有开展或半贴伏的长伏毛；花冠黄色，筒状钟形，外面有短柔毛，裂片宽卵形或半圆形，开展，常有紫色斑点；雄蕊着生花冠筒中部（长柱花）或喉部（短柱花），花药长圆形；子房4裂，花柱丝状，稍伸出喉部（长柱花）或仅达花冠筒中部（短柱花），先端浅2裂，柱头肾形。小坚果三角状卵形，淡黄褐色，有疣状突起。花果期6～10月。（图2-61）

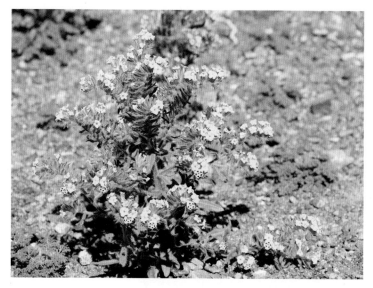

图2-61　内蒙紫草

【主产地】主产于西藏、新疆、甘肃西部、宁夏、内蒙古至河北北部。

【性状特征】

1. 新疆紫草 根为不规则的长圆柱形，多扭曲，长7～20cm，直径1～2.5cm。表面紫红色或紫褐色，皮部疏松，呈条形片状，常10余层重叠，易剥落。顶端有的可见分歧的茎残基。体轻，质松软，易折断，断面不整齐，木部较小，黄白色或黄色。气特异，味微苦、涩。

2. 内蒙紫草 根圆锥形或圆柱形，扭曲，长6～20cm，直径0.5～4cm。根头部略粗大，顶端有残茎1个或多个，被短硬毛。表面紫红色或暗紫色，皮部略薄，常数层相叠，易剥离。质硬而脆，易折断，断面较整齐，皮部紫红色，木部较小，黄白色。气特异，味涩。（图2-62）

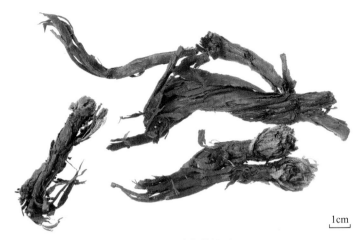

图2-62　紫草药材图

【**性味归经**】甘、咸，寒。归心、肝经。

【**功能主治**】清热凉血，活血解毒，透疹消斑。用于血热毒盛，斑疹紫黑，麻疹不透，疮疡，湿疹，水火烫伤。

第四节　清热解毒药

土茯苓

Tufuling

SMILACIS GLABRAE RHIZOMA

【来源】为百合科植物光叶菝葜*Smilax glabra* Roxb.的干燥根茎。

【原植物】攀援灌木；根状茎粗短，不规则的块状，粗2～5cm。茎与枝条光滑无刺。叶薄革质，狭椭圆状披针形至狭卵状披针形，长6～12cm，宽1～4cm，下面通常绿色，有时带苍白色；叶柄长5～15mm，脱落点位于近顶端；通常10余朵排成伞形花序；总花梗明显短于叶柄；花序托膨大，具多个宿存的小苞片，雄花：外轮花被片3，扁圆形，兜状；内轮花被片3，近圆形，雄蕊靠合；花丝极短；雌花与雄花大小相似，具3枚退化雄蕊。浆果球形，直径7～10mm，成熟时紫黑色，具粉霜。花期7～11月，果期11月至次年4月。（图2-63）

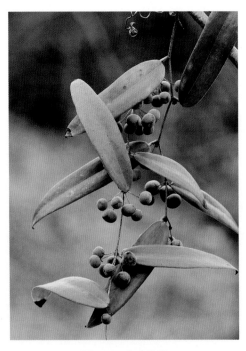

图2-63　光叶菝葜

【**主产地**】主产于广东、湖南、湖北、浙江、四川、安徽等地。此外，福建、江西、广西、江苏等地亦产。

【**性状特征**】根茎略呈圆柱形，稍扁或呈不规则条块，有结节状隆起，具短分枝，长5～22cm，直径 2～5cm。表面黄棕色或灰褐色，凹凸不平，有坚硬的须根残基，分枝顶端有圆形芽痕，有的外皮现不规则裂纹，并有残留的鳞叶。质坚硬。切片呈长圆形或不规则，厚1～5mm，边缘不整齐；切面类白色至淡红棕色，粉性，可见点状维管束及多数小亮点；质略韧，折断时有粉尘飞扬，以水湿润后有黏滑感。气微，味微甘、涩。（图2-64）

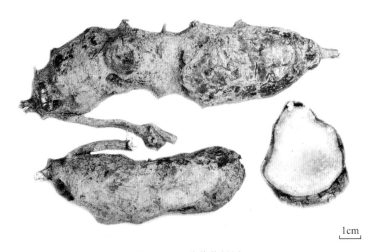

1cm

图2-64 土茯苓药材图

【**性味归经**】甘、淡，平。归肝、胃经。

【**功能主治**】解毒，除湿，通利关节。用于梅毒及汞中毒所致的肢体拘挛，筋骨疼痛；湿热淋浊，带下，痈肿，瘰疬，疥癣。

大青叶

Daqingye

ISATIDIS FOLIUM

【来源】为十字花科植物菘蓝*Isatis indigotica* Fort.的干燥叶。

【原植物】二年生草本，高40～100cm。茎直立，绿色，顶部多分枝，植株无毛或稍有柔毛，带白粉霜。基生叶莲座状，长圆形至宽倒披针形，长5～15cm，宽1.5～4cm，先端钝或尖，基部渐狭，全缘或稍具波状齿，具柄；基生叶蓝绿色，长椭圆形或长圆状披针形，长7～15cm，宽1～4cm，基部叶耳不明显或为圆形。萼片宽卵形或宽披针形，长2～2.5mm；花瓣黄白，宽楔形，长3～4mm，顶端近平截，具短爪。短角果近长圆形，顶端圆钝或截形，扁平，无毛，边缘有翅；果梗细长，微下垂。种子1枚，长圆形，长3～3.5mm，褐色。（图2-65）

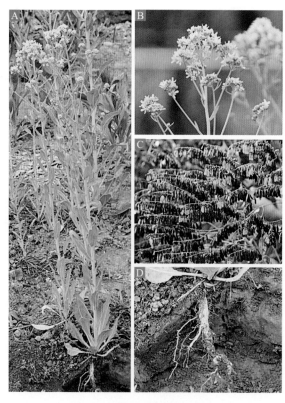

图2-65 菘蓝（陈军峰 摄）

A.菘蓝全植株 B.菘蓝花序 C.菘蓝果序 D.菘蓝根系

【**主产地**】主产于河北、江苏。

【**性状特征**】叶多皱缩卷曲，有的破碎。完整叶片展平后呈长椭圆形至长圆状倒披针形，长5～20cm，宽2～6cm；上表面暗灰绿色，有的可见色较深稍突起的小点；先端钝，全缘或微波状，基部狭窄下延至叶柄呈翼状；叶脉于背面较明显。叶柄长4～10cm，淡棕黄色。质脆。气微，味微酸、苦、涩。（图2-66）

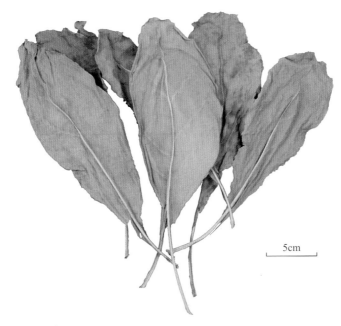

5cm

图2-66　大青叶药材图

【**性味归经**】苦，寒。归心、胃经。

【**功能主治**】清热解毒，凉血消斑。用于温病高热，神昏，发斑发疹，痄腮，喉痹，丹毒，痈肿。

山豆根

Shandougen

SOPHORAE TONKINENSIS RADIX ET RHIZOMA

【来源】为豆科植物越南槐*Sophora tonkinensis* Gagnep.的干燥根和根茎。

【原植物】灌木，茎纤细，有时攀援状。根粗壮。枝绿色，无毛，圆柱形，分枝多，小枝被灰色柔毛或短柔毛。羽状复叶长10～15cm；小叶5～9对，革质或近革质，对生或近互生，椭圆形、长圆形或卵状长圆形，顶生小叶大，基部圆形或微凹成浅心形，上面无毛或散生短柔毛，下面被紧贴的灰褐色柔毛，中脉上面微凹，下面明显隆起。总状花序顶生，长10～30cm；花梗长约5mm；花萼杯状，萼齿小，尖齿状，被灰褐色丝质毛；花冠黄色，旗瓣近圆形，先端凹缺，翼瓣比旗瓣稍长，基部具1三角形尖耳；雄蕊10，基部稍连合；子房被丝质柔毛，胚珠4粒，花柱直，无毛，柱头被画笔状绢质疏长毛。荚果串珠状，长3～5cm，沿缝线开裂成2瓣，有种子1～3粒；种子卵形，黑色。花期5～7月，果期8～12月。（图2-67）

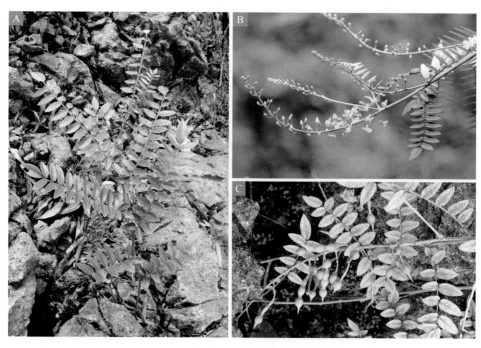

图2-67 越南槐
A.植株 B.花 C.果实

【**主产地**】主产于广西、贵州、云南。道地产区为广西百色、河池、南宁等地。

【**性状特征**】根茎呈不规则的结节状，顶端常残存茎基，其下着生根数条。根呈长圆柱形，常有分枝，长短不等，直径0.7～1.5cm。表面棕色至棕褐色，有不规则的纵皱纹及横长皮孔样突起。质坚硬，难折断，断面皮部浅棕色，木部淡黄色。有豆腥气，味极苦。（图2-68，图2-69）

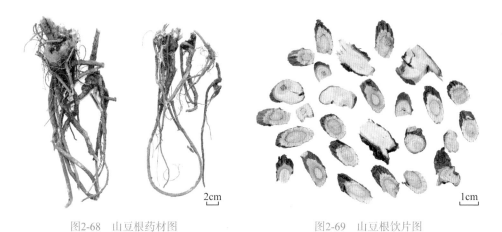

2cm

1cm

图2-68　山豆根药材图　　　　　　　　图2-69　山豆根饮片图

【**性味归经**】苦，寒；有毒。归肺、胃经。

【**功能主治**】清热解毒，消肿利咽。用于火毒蕴结，乳蛾喉痹，咽喉肿痛，齿龈肿痛，口舌生疮。

山慈菇

Shancigu

CREMASTRAE PSEUDOBULBUS
PLEIONES PSEUDOBULBUS

【来源】为兰科植物杜鹃兰 *Cremastra appendiculata*（D. Don）Makino、独蒜兰 *Pleione bulbocodioides*（Franch.）Rolfe 或云南独蒜兰 *Pleione yunnanensis* Rolfe的干燥假鳞茎。前者习称"毛慈菇"，后二者习称"冰球子"。

【原植物】

1. 杜鹃兰　陆生植物。假鳞茎聚生，近球形，粗1～3cm。顶生1叶，很少具2叶；叶片椭圆形，长达45cm，宽4～8cm，先端急尖，基部收窄为柄。花葶侧生于假鳞茎顶端，直立，粗壮，通常高出叶外，疏生2枚筒状鞘；总状花序疏生多数花；花偏向一侧，紫红色；花苞片狭披针形，等长于或短于花梗（连子房）；花被片呈筒状，先端略开展；萼片和花瓣近相等，倒披针形，长3.5cm左右，中上部宽约4mm，先端急尖；唇瓣近匙形，与萼片近等长，基部浅囊状，两侧边缘略向上反折，前端扩大并为3裂，侧裂片狭小，中裂片长圆形，基部具1个紧贴或多少分离的附属物；合蕊柱纤细，略短于萼片。花期6～8月。（图2-70）

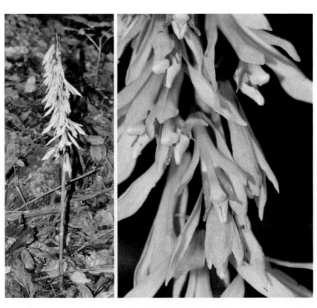

图2-70　杜鹃兰（徐晔春　摄）

2. 独蒜兰　陆生植物，高15～25cm。假鳞茎狭卵形或长颈瓶状，长1～2cm，顶生1枚叶，叶落后1杯状齿环。叶和花同时出现，椭圆状披针形，长10～25cm，宽2～5cm，先端稍钝或渐尖，基部收狭成柄抱花葶。花葶顶生1朵花。花苞片长圆形，近急尖，等于或长于子房；花淡紫色或粉红色；萼片直立，狭披针形，长达4cm，宽5～7mm，先端急尖；唇瓣基部楔形，先端凹缺或几乎不凹缺，边缘具不整齐的锯齿，内面有3～5条波状或近直立的褶片。花期4～5月，果期7月。（图2-71）

3. 云南独蒜兰　地生或附生草本。假鳞茎卵形、狭卵形或圆锥形，上端有明显的长颈，全长1.5～3cm，直径1～2cm，绿色，顶端具1枚叶。叶在花期极幼嫩或未长出，长成后披针形至狭椭圆形，纸质，长6.5～25cm，宽1～3.5cm，先端渐尖，基部渐狭成柄。花葶从无叶的老假鳞茎基部发出，顶端具1花，罕2花；花苞片倒卵形或倒卵状长圆形，明显短于花梗和子房；花淡紫色、粉红色或有时近白色，唇瓣上具有紫色或深红色斑；中萼片长圆状倒披针形，先端钝；侧萼片长圆状披针形或椭圆状披针形，稍斜歪，先端钝；花瓣倒披针形；唇瓣近宽倒卵形，明显或不明显3裂；侧裂片直立，多少围抱蕊柱；中裂片先端微缺；唇瓣上通常具3～5条褶片自基部延伸至中裂片基部；蕊柱两侧具翅；翅有不规则齿缺。蒴果纺锤状圆柱形，长2.5～3cm，宽约1.2cm。花期4～5月，果期9～10月。（图2-72）

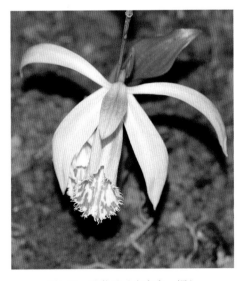

图2-71　独蒜兰（朱鑫鑫　摄）

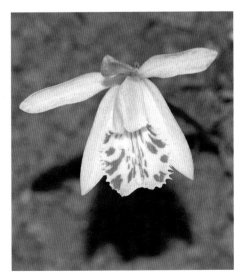

图2-72　云南独蒜兰（朱鑫鑫　摄）

【**主产地**】毛慈菇主产于长江流域以南地区及山西、陕西、甘肃等地。冰球子主产于华东、中南、西南及陕西、甘肃等地。

【**性状特征**】

1. **毛慈菇** 呈不规则扁球形或圆锥形，顶端渐突起，基部有须根痕。长1.8～3cm，膨大部直径1～2cm。表面黄棕色或棕褐色，有纵皱纹或纵沟，中部有2～3条微突起的环节，节上有鳞片叶干枯腐烂后留下的丝状纤维。质坚硬，难折断，断面灰白色或黄白色，略呈角质。气微，味淡，带黏性。（图2-73）

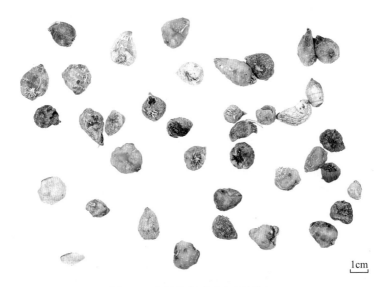

1cm

图2-73　山慈菇药材图（毛慈菇）

2. **冰球子** 呈圆锥形，瓶颈状或不规则团块，直径1～2cm，高1.5～2.5cm。顶端渐尖，尖端断头处呈盘状，基部膨大且圆平，中央凹入，有1～2条环节，多偏向一侧。撞去外皮者表面黄白色，带表皮者浅棕色，光滑，有不规则皱纹。断面浅黄色，角质半透明。（图2-74）

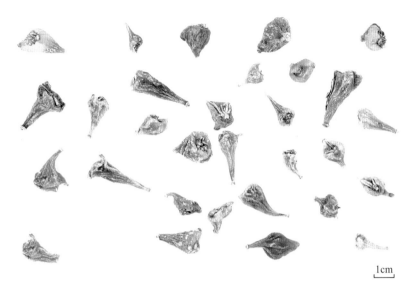

图2-74　山慈菇药材图（冰球子）

【性味归经】甘、微辛，凉。归肝、脾经。

【功能主治】清热解毒，化痰散结。用于痈肿疔毒，瘰疬痰核，蛇虫咬伤，癥瘕痞块。

马齿苋

Machixian

PORTULACAE HERBA

【来源】为马齿苋科植物马齿苋*Portulaca oleracea* L.的干燥地上部分。

【原植物】一年生草本，肉质，无毛；茎伏地铺散，多分枝，圆柱形，长10～15cm，淡绿色或带暗红色。叶互生，或近对生，叶片扁平，肥厚，倒卵形，似马齿状，长1～2.5cm，宽0.5～1.5cm。基部楔形，全缘，上面暗绿色，下面淡绿色或带暗红色，中脉微隆起；叶柄粗短。花3～5朵簇生枝端，直径3～4mm，无梗；苞片2～6，叶状，膜质，近轮生；萼片2，对生，绿色，盔形，左右压扁，长约4mm，基部合生；花瓣5，黄色，倒卵形，基部合生；子房半下位，1室，柱头4～6裂。蒴果圆锥形，盖裂；种子多数，细小，肾状卵形，直径不及1mm，黑色，有光泽，具小疣状突起。花期5～8月，果期6～9月。（图2-75）

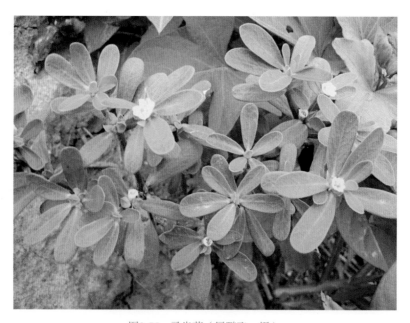

图2-75　马齿苋（屠鹏飞　摄）

【主产地】中国南北各地均产。

【性状特征】本品多皱缩卷曲，常结成团。茎圆柱形，长可达30cm，直径1～2mm，表面黄褐色，有明显纵沟纹。叶对生或互生，易破碎，完整叶片倒卵形，长10～25mm，宽5～15mm，绿褐色，先端钝平或微缺，全缘。花小，3～5朵生于枝端，花瓣5枚，黄色。蒴果圆锥形，长约5mm，内含多数细小种子。气微，味微酸。（图2-76）

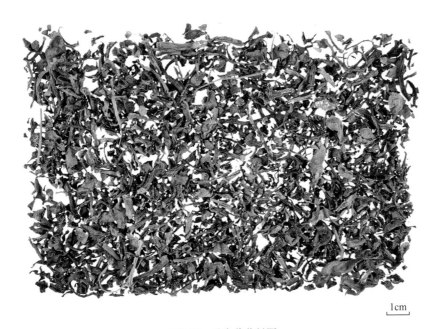

1cm

图2-76　马齿苋药材图

【性味归经】酸，寒。归肝、大肠经。

【功能主治】清热解毒，凉血止血，止痢。用于热毒血痢，痈肿疔疮，湿疹，丹毒，蛇虫咬伤，便血痔血，崩漏下血。

马勃

Mabo

LASIOSPHAERA CALVATIA

【来源】为灰包科真菌脱皮马勃*Lasiosphaera fenzlii* Reich.、大马勃*Calvatia gigantea*（Batsch ex Pers.）Lloyd或紫色马勃*Calvatia lilacina*（Mont. et Berk.）Lloyd的干燥子实体。

【原真菌】

1. **脱皮马勃**　子实体近球形，直径15～20cm。无不孕基部；包被两层，薄而易于消失，外包被成熟后易与内包被分离。外包被初乳白色，后转灰褐色、污灰色；内包被纸质，浅烟色，成熟后与外包被逐渐剥落，仅余一团孢体，孢体灰褐色至烟褐色。孢子呈球形，壁具小刺突，褐色，直径4.5～5.5μm。孢丝长，分枝，相互交织，菌丝直径2～4.5μm，浅褐色。（图2-77A）

2. **大马勃**　子实体近圆球形，直径15～25cm，不孕基部不明显。包被白色，渐转成淡黄色或淡青黄色，外包被膜质，早期外表有绒毛质地，后脱落而光滑；内包被较厚，由疏松的菌丝组成。成熟后包被裂开，成残片状剥落。造孢组织初白色，后青褐色。孢子球形，壁光滑，淡青黄色，直径3.8～4.7μm。孢丝长，稍有分枝及稀少的横隔，直径2.5～6μm。（图2-77B）

3. **紫色马勃**　子实体近扁球形，直径1.5～12cm，基部缢缩，有根束与基质相连。外表淡紫堇色至污褐色，成熟后表面有网状裂纹。内部的造孢层初呈

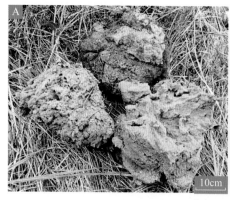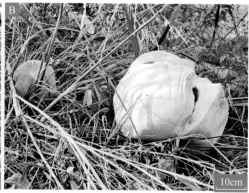

图2-77　马勃

A. 脱皮马勃　B. 大马勃

白色，后转黄色至浓紫色。基部为营养菌丝所交织，海绵质，乳白色兼带淡紫褐色，孢子淡紫色，球形，一端具短柄，壁具刺突，大小为（5～5.5）μm×（6～6.5）μm。孢丝长而多分枝，有隔膜，菌丝粗5～6μm。

【主产地】全国各地均有分布，其中，脱皮马勃主产于安徽、江苏、广西、甘肃等地；大马勃主产于内蒙古、山西、河北、甘肃、青海等地；紫色马勃主产于安徽、江苏、湖北、福建、广东、广西等地。其中，内蒙古、安徽产量较大，是马勃的主产地。

【性状特征】

1. 脱皮马勃　完整子实体呈扁球形或类球形，短轴15cm，长轴20～25cm，或更大，无不孕基部。包被为褐色或灰棕色，纸质，菲薄，大部分脱落。孢体团为棉絮状，土褐色或灰褐色，野外常破碎成块状，质轻、易被风吹散，柔软、有弹性、手捻有细腻感，产生灰尘状孢子粉，气味微弱。（图2-78）

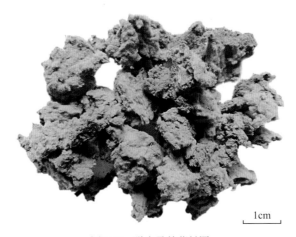

图2-78　脱皮马勃药材图

2. 大马勃　子实体呈近球形，或压扁的不规则的块状物，直径15～25cm，或更大，不孕基部小或无。成熟子实体外包被为淡黄色、膜质；内包被较厚、硬、脆、易裂开，呈黄棕色；孢体青褐色，絮状、质轻；手捻呈润滑、细腻感，有孢子飞扬；气微臭、味微苦涩。（图2-79）

3. 紫色马勃　成熟子实体呈杯形或陀螺状，直径5～12cm，不孕基部发达，基部有柄，包被薄，紫褐色，圆形凹陷外翻。包被破碎脱落后，露出紫色孢体，孢丝呈致密棉絮状，内含丰富的孢子粉，用手捻有大量孢子飞扬，体轻而富有弹性，气味微弱。（图2-80）

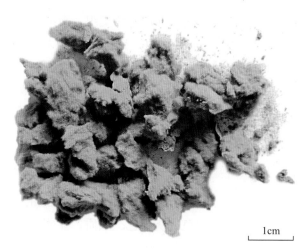

1cm

图2-79　大马勃药材图

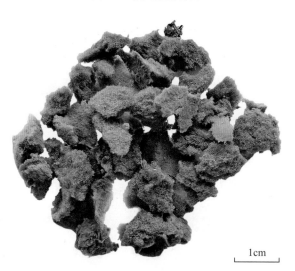

1cm

图2-80　紫色马勃药材图

【**性味归经**】辛，平。归肺经。

【**功能主治**】清肺利咽，止血。用于风热郁肺咽痛，喑哑，咳嗽；外治鼻衄，创伤出血。

木蝴蝶

Muhudie

OROXYLI SEMEN

【来源】为紫葳科植物木蝴蝶*Oroxylum indicum*（L.）Vent.的干燥成熟种子。

【原植物】小乔木，高7～12m。树皮厚，小枝皮孔极多而突起。叶对生，大型二至四回奇数羽状复叶，着生于茎干近顶端；小叶多数，小叶柄长5～10mm，小叶片三角状卵形，长6～14cm，宽4～9cm，先端短渐尖，基部圆形或宽楔形而偏斜，全缘，上面绿色，下面淡绿色，两面无毛，干后发蓝色。总状聚伞花序顶生，长40～150cm；花萼钟状，紫色，先端平截；花冠橙红色，肉质，长3～9cm，钟形，直径5～8.5cm，先端5浅裂，裂片大小不等；雄蕊5，插生于花冠筒中部，伸出于花冠外；花丝基部被绵毛，其中1花丝较短；花盘大，肉质；花柱长5～7cm，柱头2裂。蒴果木质，扁平，阔线形，下垂，长40～120cm，宽5～8.5cm，先端短尖，基部楔形，边缘稍内弯，中间有一条微突出的背缝。种子多数，除基部外，全被白色半透明的薄翅包围。花期7～10月，果期10～12月。（图2-81）

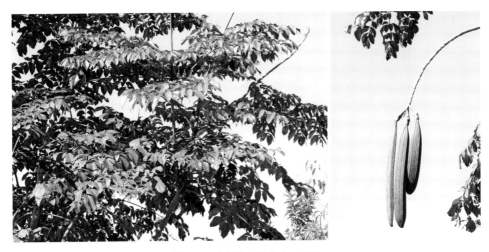

图2-81　木蝴蝶（朱鑫鑫　摄）

【主产地】主产于云南、广西、贵州。此外，福建、广东、四川凉山彝族自治州亦产少量。

【性状特征】种子为蝶形薄片，除基部外三面延长成宽大的翅，长5～8cm，宽3.5～4.5cm。表面浅黄白色，翅半透明，有绢丝样光泽，上有放射状纹理，边缘多破裂。体轻，剥去种皮，可见一层薄膜状的胚乳紧裹于子叶之外。子叶2，蝶形，黄绿色或黄色，长径1～1.5cm。无臭，味微苦。（图2-82）

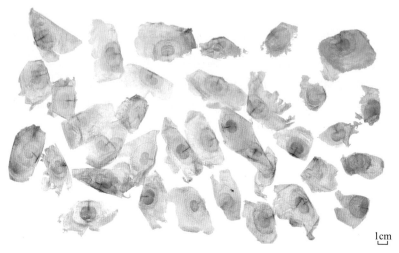

图2-82　木蝴蝶药材图

【性味归经】苦、甘，凉。归肺、肝、胃经。

【功能主治】清肺利咽，疏肝和胃。用于肺热咳嗽，喉痹，音哑，肝胃气痛。

北豆根

Beidougen

MENISPERMI RHIZOMA

【来源】为防己科植物蝙蝠葛*Menispermum dauricum* DC.的干燥根茎。

【原植物】多年生缠绕藤本。根茎细长，横走，黄棕色或黑褐色，有分枝；小枝绿色，有细纵纹。叶互生，圆肾形或卵圆形，边缘3～7浅裂片，近三角形，长、宽各5～15cm，先端尖，基部心形或截形，掌状脉5～7条；叶柄盾状着生，长6～15cm。腋生短圆锥花序，总花梗长3～7cm；花小，黄绿色，有小苞片；雄蕊10～20；雌花心皮3，分离。核果扁球形，直径8～10mm，熟时黑紫色。花期6～7月，果期8～9月。（图2-83）

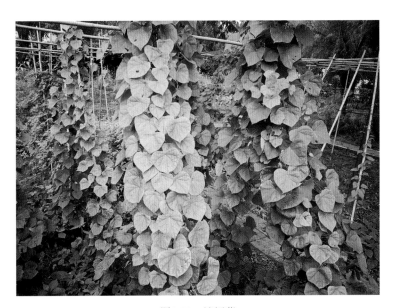

图2-83　蝙蝠葛

【主产地】主产于东北及河北、山西、山东等地。

【性状特征】根茎呈细长圆柱形，弯曲，有分枝，长可达50cm，直径0.3～0.8cm。表面黄棕色至暗棕色，多有弯曲的细根，并可见突起的根痕和纵皱纹，外皮易剥落。质韧，不易折断，断面不整齐，纤维细，木部淡黄色，呈放射状排列，中心有髓。气微，味苦。（图2-84）

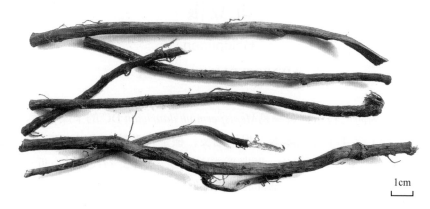

1cm

图2-84　北豆根药材图

【**性味归经**】苦，寒；有小毒。归肺、胃、大肠经。

【**功能主治**】清热解毒，祛风止痛。用于咽喉肿痛，热毒泻痢，风湿痹痛。

白头翁

Baitouweng

PULSATILLAE RADIX

【来源】为毛茛科植物白头翁*Pulsatilla chinensis*（Bge.）Regel的干燥根。

【原植物】植株高15～35cm。根状茎粗0.8～1.5cm。基生叶4～5；叶片宽卵形，长4.5～14cm，宽6.5～16cm，三全裂，中全裂片有柄或近无柄，宽卵形，三深裂，中深裂片楔状倒卵形，少有狭楔形或倒梯形，全缘或有齿，侧深裂片不等二浅裂，侧全裂片无柄或近无柄，不等三深裂，表面无毛，背面有长柔毛；叶柄长7～15cm，有密长柔毛。花葶，有柔毛；苞片3，基部合生成长3～10mm的筒，三深裂，深裂片线形；花梗长2.5～5.5cm，结果时长达23cm；花直立；萼片蓝紫色，长圆状卵形，长2.8～4.4cm，宽0.9～2cm，背面有密柔毛；雄蕊长约为萼片之半。聚合果直径9～12cm；瘦果纺锤形，扁，长3.5～4mm，有长柔毛，宿存花柱长3.5～6.5cm，有向上斜展的长柔毛。花期4～5月。（图2-85）

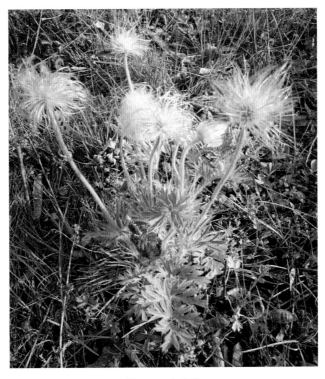

图2-85 白头翁

【**主产地**】全国大部分地区均产。以东北及河南、河北、山东、山西、安徽等地产量大，质量佳。

【**性状特征**】类圆柱形或圆锥形，稍扭曲，长6～20cm，直径0.5～2cm。表面黄棕色或棕褐色，具不规则纵皱纹或纵沟，皮部易脱落，露出黄色的木部，有的有网状裂纹或裂隙，近根头处常有朽状凹洞。根头部稍膨大，有白色绒毛，有的可见鞘状叶柄残基。质硬而脆，断面皮部黄白色或淡黄棕色，木部淡黄色。气微，味微苦涩。（图2-86）

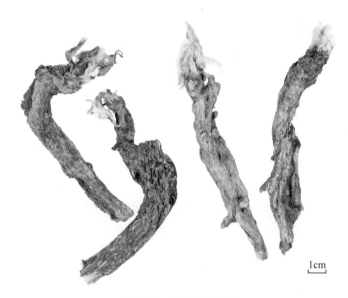

1cm

图2-86　白头翁药材图

【**性味归经**】苦，寒。归胃、大肠经。

【**功能主治**】清热解毒，凉血止痢。用于热毒血痢，阴痒带下。

白鲜皮

Baixianpi

DICTAMNI CORTEX

【来源】为芸香科植物白鲜*Dictamnus dasycarpus* Turcz.的干燥根皮。

【原植物】多年生木质宿根草本，高40～100cm。根斜生，肉质，淡黄白色，木质部黄色。茎直立，基部木质化，幼嫩部分密被长毛及水泡状凸起的油点。复叶，小叶9～13片，对生，无柄，位于顶端的一片则具长柄，椭圆至长圆形，长3～12cm，宽1～5cm，叶缘有细锯齿；叶轴有狭窄的翼。总状花序15～30cm；苞片狭披针形；萼片长6～8mm；花瓣白带淡紫红色或粉红带深紫红色脉纹，长2～2.5cm；雄蕊伸出于花瓣外；萼片及花瓣均密生透明油点。蓇葖果沿腹缝线开裂，内果皮蜡黄色，有光泽，每分果有种子2～3粒；种子近圆球形，光滑。花期5～7月，果期8～9月。（图2-87）

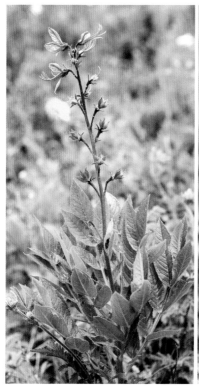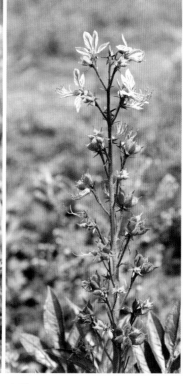

图2-87　白鲜

【产地】主产于河北、辽宁、黑龙江、吉林、内蒙古、山东等地。河北省承德市为道地产区。

【性状特征】本品呈卷筒状，长5～15cm，直径1～2cm，厚0.2～0.5cm。外表面灰白色或淡灰黄色，具细纵皱纹和细根痕，常有突起的颗粒状小点；内表面类白色，有细纵纹。质脆，折断时有粉尘飞扬，断面不平坦，略呈层片状，剥去外层，迎光可见闪烁的小亮点。有羊膻气，味微苦。（图2-88）

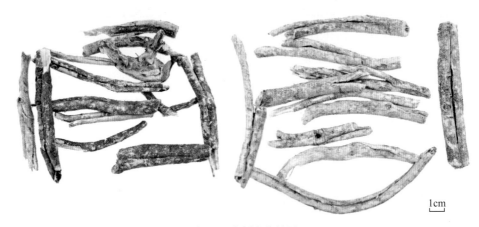

1cm

图2-88　白鲜皮药材图

【性味归经】苦，寒。归脾、胃、膀胱经。

【功能主治】清热燥湿，祛风解毒。用于湿热疮毒，黄水淋漓，湿疹，风疹，疥癣疮癞，风湿热痹，黄疸尿赤。

半边莲

Banbianlian

LOBELIAE CHINENSIS HERBA

【来源】为桔梗科植物半边莲 *Lobelia chinensis* Lour.的干燥全草。

【原植物】多年生草本。茎匍匐，节上生根，分枝直立，高6～15cm，无毛。叶互生，无柄或近无柄，椭圆状披针形至条形，长8～25cm，宽2～6cm，先端急尖，全缘或顶部有明显的锯齿，无毛。花通常1朵，生分枝的上部叶腋；花梗长1.2～2.5（～3.5）cm，基部有小苞片2枚、1枚或者没有；花萼筒倒长锥状，长3～5mm，无毛，裂片披针形；花冠粉红色或白色，长10～15mm，背面裂至基部，喉部以下生白色柔毛，裂片全部平展于下方，呈1个平面，2侧裂片披针形，较长，中间3枚裂片椭圆披针形，较短；雄蕊长约8mm，花丝中部以上连合，花丝筒无毛，未连合部分的花丝侧面生柔毛，花药管长约2mm，背部无毛或疏生柔毛。蒴果倒锥状。种子椭圆状，稍扁压，近肉色。花期、果期5～10月。（图2-89）

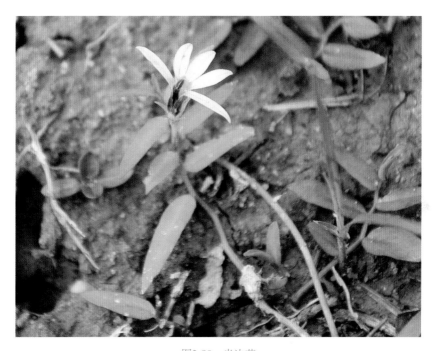

图2-89　半边莲

【**主产地**】主产于江苏、浙江、安徽，以安徽安庆地区产量最大。

【**性状特征**】干燥全草常缠结成团，全体长15～35cm。根茎细长圆柱形，直径1～2mm；表面淡棕黄色，平滑或有细纵纹，根细小，黄色，侧生纤细须根。茎细长，有分枝，灰绿色，节明显，有的可见附生的细根。叶互生，无柄，叶片多皱缩，绿褐色，展平后叶片呈狭披针形，长1～2.5cm，宽0.2～0.5cm，边缘具疏而浅的齿或全缘。花梗细长，花小，单生于叶腋，花冠基部筒状，上部5裂，偏向一边，浅紫红色，花冠筒内有白色茸毛，花较少。气微特异，味微甘而辛。（图2-90）

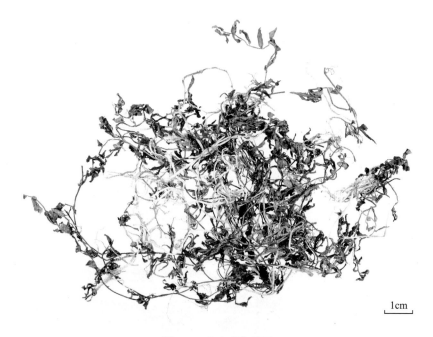

图2-90　半边莲药材图

【**性味归经**】辛，平。归心、小肠、肺经。

【**功能主治**】清热解毒，利尿消肿。用于痈肿疔疮，蛇虫咬伤，臌胀水肿，湿热黄疸，湿疹湿疮。

半枝莲

Banzhilian

SCUTELLARIAE BARBATAE HERBA

【来源】为唇形科植物半枝莲*Scutellaria barbata* D. Don的干燥全草。

【原植物】根茎短粗，生出簇生的须状根。茎直立，高12～35（～55）cm，四棱形，基部组1～2mm，无毛或在序轴上部疏被紧贴的小毛。叶具短柄或近无柄，柄长1～3mm，腹凹背凸，疏被小毛；叶片三角状卵圆形或卵圆状披针形，有时卵圆形，长1.3～3.2cm，先端急尖，基部宽楔形或近截形，边缘生有疏而钝的浅牙齿，两面沿脉上疏被紧贴的小毛或几无毛。花单生于茎或分枝上部叶腋内，具花的茎部长4～11cm；苞叶下部者似叶，但较小，长达8mm，上部者更变小，长2～4.5mm，椭圆形至长椭圆形，全缘，上面散布下面沿脉疏被小毛；花冠紫蓝色，长9～13mm，外被短柔毛；冠筒基部囊大，至喉部宽达3.5mm；上唇盔状，半圆形，长1.5mm，下唇中裂片梯形，2侧裂片三角状卵圆形。小坚果褐色，扁球形，径约1mm，具小疣状突起。花期、果期4～7月。（图2-91）

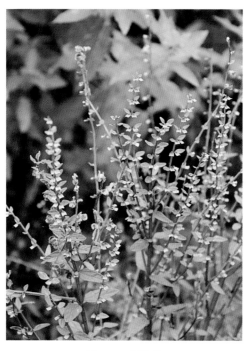

图2-91　半枝莲

【**主产地**】主产于华东、华南、西南及河北、河南、陕西南部、湖北、湖南等地。

【**性状特征**】长15～35cm，无毛或花轴上疏被毛。根纤细。茎丛生，较细，方柱形；表面暗紫色或棕绿色。叶对生，有短柄；叶片多皱缩，展平后呈三角状卵形或披针形，长1.5～3cm，宽0.5～1cm；先端钝，基部宽楔形，全缘或有少数不明显的钝齿；上表面暗绿色，下表面灰绿色。花单生于茎枝上部叶腋，花萼裂片钝或较圆；花冠二唇形，棕黄色或浅蓝紫色，长约1.2cm，被毛。果实扁球形，浅棕色。气微，味微苦。（图2-92）

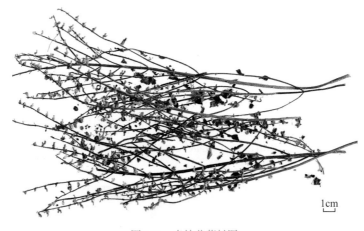

图2-92　半枝莲药材图

【**性味归经**】辛、苦，寒。归肺、肝、肾经。

【**功能主治**】清热解毒，化瘀利尿。用于疔疮肿毒，咽喉肿痛，跌扑伤痛，水肿，黄疸，蛇虫咬伤。

连翘

Lianqiao

FORSYTHIAE FRUCTUS

【来源】为木犀科植物连翘*Forsythia suspensa*（Thunb.）Vahl的干燥果实。

【原植物】落叶灌木。枝棕色或淡黄褐色，略呈四棱形，节间中空，节部具实心髓。叶通常为单叶，或3裂至三出复叶，叶片卵形、宽卵形至椭圆形，长2～10cm，叶缘除基部外具锯齿。花通常单生或2至数朵着生于叶腋，先于叶开放；花萼绿色，边缘具睫毛，与花冠管近等长；花冠黄色，裂片倒卵状长圆形或长圆形，长1.2～2cm；蕊柱异长，雌蕊5～7mm，雄蕊3～5mm或雄蕊6～7mm，雌蕊3mm。果卵球形、卵状椭圆形或长椭圆形，长1.2～2.5cm，表面疏生皮孔。花期3～4月，果期7～9月。（图2-93）

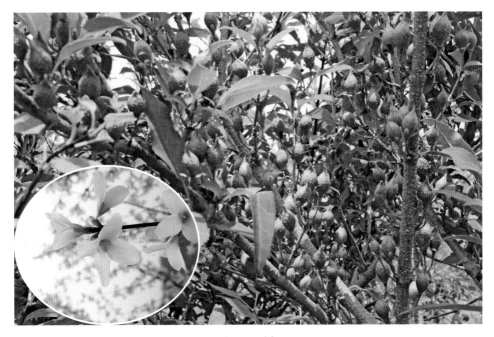

图2-93　连翘

【主产地】主产于山西省中南部、河南省西部和北部、河北省南部、陕西省秦岭和晋陕黄土高原区域等地。道地产区古代记载为山西省泽州（现晋城市泽州县、陵川县、沁水县等），现代以山西产连翘为"道地药材"，主要道地产区有：

安泽、陵川、平顺、沁水、泽州、古县、长子、绛县、垣曲、武乡、左权、黎城、壶关等25县。

【性状特征】

1.青翘　呈长卵形至卵形，稍扁，长1.5～2.5cm，直径0.5～1.3cm。表面绿褐色，有不规则的纵皱纹及凸起的灰白色小斑点，两面各有1条明显的纵沟。顶端锐尖、多不开裂，基部有小果梗或已脱落。质硬，种子多数，黄绿色，细长，一侧有翘。气微香，味苦。（图2-94A）

2.老翘　形状同青翘，自顶端开裂或裂成两瓣，表面黄棕色或红棕色，内表面多为浅黄棕色，平滑，具一纵隔；质脆；种子棕色，多已脱落。（图2-94B）

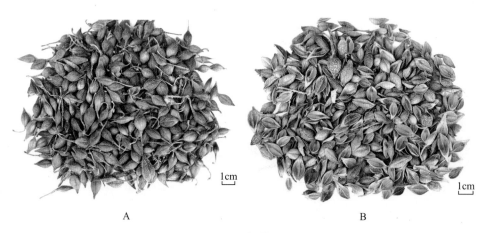

图2-94　连翘药材图
A.青翘　B.老翘

【性味归经】苦，微寒。归肺、心、小肠经。

【功能主治】清热解毒，消肿散结，疏散风热。用于痈疽，瘰疬，乳痈，丹毒，风热感冒，温病初起，温热入营，高热烦渴，神昏发斑，热淋涩痛。

忍冬藤

Rendongteng

LONICERAE JAPONICAE CAULIS

【来源】为忍冬科植物忍冬*Lonicera japonica* Thunb.的干燥茎枝。

【原植物】半常绿藤本；幼枝洁红褐色，密被硬直糙毛、腺毛和短柔毛，下部常无毛。叶纸质，卵形至矩圆状卵形，有时卵状披针形，长3～5（～9.5）cm，顶端常尖或渐尖，基部圆或近心形，有糙缘毛；小枝上部叶通常两面均密被短糙毛，下部叶常平滑无毛；叶柄长4～8mm，密被短柔毛。总花梗通常单生于小枝上部叶腋，与叶柄等长或稍短，密被短柔毛；苞片大，叶状，长达2～3cm，两面均有短柔毛或有时近无毛；小苞片长约为萼筒的1/2～4/5；萼筒长约2mm；花冠白色，有时基部向阳面呈微红，后变黄色，长（2～）3～4.5（～6）cm，唇形，筒稍长于唇瓣，外被开展或半开展糙毛和长腺毛，上唇裂片顶端钝形，下唇带状而反曲；雄蕊和花柱均高出花冠。果实圆形，直径6～7mm，熟时蓝黑色。花期4～6月（秋季亦常开花），果熟期10～11月。（图2-95）

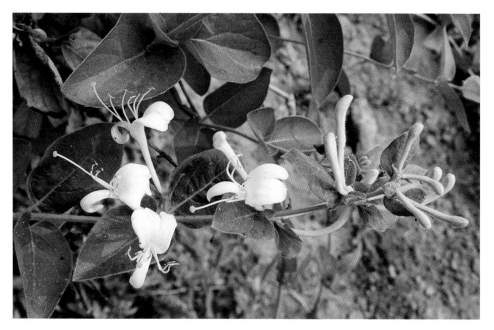

图2-95　忍冬

【**主产地**】主产于浙江、四川、江苏、河南、山东、广西等地。以浙江产量最大，江苏产的质量最佳。

【**性状特征**】茎枝长圆柱形，多分枝，常缠绕成束，直径1.5～6mm。表面棕红色至暗棕色，有的灰绿色，光滑或被茸毛；外皮易剥落。枝上多节，节间长6～9cm，有残叶和叶痕。质脆，易折断，断面黄白色，中空。气微，老枝味微苦，嫩枝味淡。（图2-96）

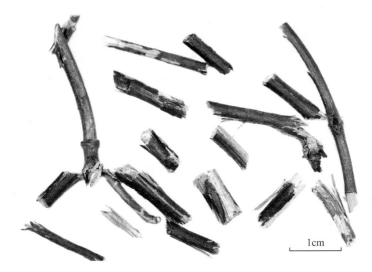

图2-96 忍冬藤药材图

【**性味归经**】甘，寒。归肺、胃经。

【**功能主治**】清热解毒，疏风通络。用于温病发热，热毒血痢，痈肿疮疡，风湿热痹，关节红肿热痛。

青黛

Qingdai

INDIGO NATURALIS

【来源】 为爵床科植物马蓝*Baphicacanthus cusia*（Nees）Bremek.、蓼科植物蓼蓝*Polygonum tinctorium* Ait.或十字花科植物菘蓝*Isatis indigotica* Fort.的叶或茎叶经加工制得的干燥粉末、团块或颗粒。

【原植物】

1. 马蓝　多年生草本，高30～70cm。干时茎叶呈蓝色或黑绿色。根茎粗壮，断面呈蓝色。地上茎基部稍木质化，略带方形，稍分枝，节膨大，幼时被褐色微毛。叶对生；叶柄长1～4cm；叶片倒卵状椭圆形或卵状椭圆形，长6～15cm，宽4～8cm；先端急尖，基部渐狭细，边缘有浅锯齿或波状齿或全缘，上面无毛，有稠密狭细的钟乳线条，下面幼时脉上稍生褐色微软毛，侧脉5～6对。花无梗，成疏生的穗状花序，顶生或腋生；苞片叶状，狭倒卵形，早落；花萼裂片5，条形，长1～1.4cm，通常一片较大，呈匙形，无毛；花冠漏斗状，淡紫色，长4.5～5.5cm，5裂近相等，长6～7mm，先端微凹；雄蕊4，2强，花粉椭圆形，有带条，带条上具两条波形的脊；子房上位，花柱细长。蒴果为稍狭的匙形，长1.5～2cm。种子4颗，有微毛。花期11月。（图2-97）

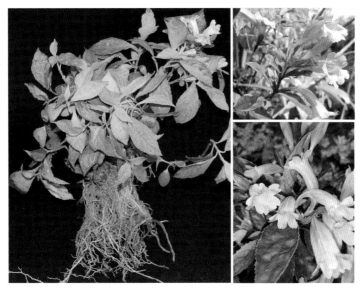

图2-97　马蓝

2. 蓼蓝 一年生草本，高50～80cm。茎圆柱形，分枝或不分枝，无毛，具明显的节。单叶互生；叶柄长5～10mm；基部有鞘状膜质托叶，淡褐色，先端截形，边缘长睫毛；叶片卵形或卵状披针形，长3～8cm，宽1.5～5.5cm，先端钝，基部圆形或楔形，全缘，有缘毛，干后两面均蓝绿色。穗状花序顶生或腋生，排列紧密；苞片钟形，近革质，有睫毛；花小，红色，花被5裂，裂片倒卵形，淡红色；雄蕊6～8；雌蕊1，花柱不伸出，柱头3叉。瘦果椭圆状三棱形或两凸形，有光泽，包于宿存花被内。（图2-98）

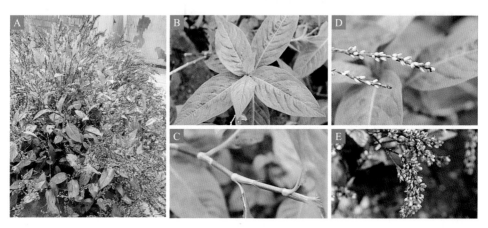

图2-98 蓼蓝（申凯旋 摄）
A. 盛花期蓼蓝 B. 营养生长期蓼蓝 C. 蓼蓝的茎 D. 开花初期蓼蓝花 E. 盛花期蓼蓝花

3. 菘蓝 参见"大青叶"。

【主产地】主产于福建、四川、河南、河北、广东和江苏等地，陕西、山西、山东、湖南、湖北、云南、贵州、广西、江西、浙江以及东北地区也曾有见生产。福建、四川、广东多以马蓝为原料；河北及东北地区多以蓼蓝为原料；江苏、山东、陕西多以菘蓝为原料。以福建、四川、河北产量最大，福建仙游、建瓯、四川江油的品质最佳。

【性状特征】为极细的粉末或呈不规则多孔性的团块，用手搓捻即成细末。灰蓝色或深蓝色，质轻易飞扬，色可粘物粘纸，移入水中，能浮于水面，仅极少量下沉，水不显蓝色。如遇质差的青黛，可用水中分离法选筛，取浮于水面上的青黛，弃去下沉的石灰与杂质。也有青黛呈多孔性的小块。有特殊草腥气，味微酸。（图2-99）

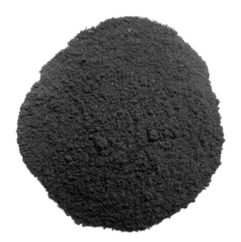

图2-99　青黛药材

【**性味归经**】咸，寒。归肝经。

【**功能主治**】清热解毒，凉血止血，清肝泻火。主治温病热毒斑疹，血热吐血，衄血，咯血，肝热惊痫，肝火犯肺咳嗽，咽喉肿痛，丹毒，痄腮，疮肿，蛇虫咬伤。

板蓝根

Banlangen

ISATIDIS RADIX

【来源】为十字花科植物菘蓝*Isatis indigotica* Fort.的干燥根。

【原植物】参见"大青叶"。

【主产地】各地均有栽培。主产于东北以及河北、甘肃、新疆等地。河北、甘肃和东北产量大，其中河北产质量较佳。

【性状特征】根呈圆柱形，稍扭曲，长5～20cm，直径0.5～1.5cm。表面淡灰黄色或淡棕黄色，有纵皱纹、横长皮孔样突起及支根痕。根头略膨大，可见暗绿色或暗棕色轮状排列的叶柄残基和密集的疣状突起。体实，质略软，断面皮部黄白色，木部黄色。气微，味微甜后苦涩。（图2-100）

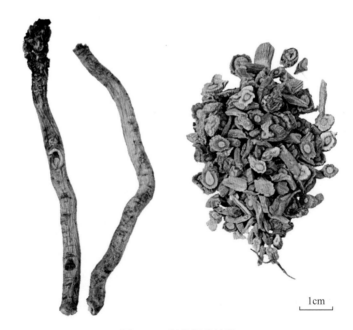

1cm

图2-100　板蓝根药材图

【性味归经】苦，寒。归心、胃经。

【功能主治】清热解毒，凉血利咽。用于温疫时毒，发热咽痛，温毒发斑，痄腮，烂喉丹痧，大头瘟疫，丹毒，痈肿。

败酱草

Baijiangcao

PATRININAE HERBA

【来源】为败酱科植物黄花败酱*Patrinia scabiosaefolia* Fisch.或白花败酱*Patrinia villosa* Juss.的干燥全草。

【原植物】

1. 黄花败酱　多年生草本，高可达150cm。茎枝被脱落性白粗毛。根茎细长横走，须根较粗，有特殊臭气。基生叶有长柄，花时枯落；茎生叶对生，叶片披针形或窄卵形，长5～15cm，2～3对羽状深裂，中央裂片最大，椭圆形或卵形，两侧裂片窄椭圆形或条形，向上依次渐小，两面疏被粗毛或近无毛；叶柄长1～2cm，上部叶渐无柄。聚伞圆锥花序，在枝顶常5～9个集成疏大伞房状；总花梗四棱形，通常只有2棱被白毛；花序总苞片1对；花萼不明显；花冠黄色，上部5裂，冠筒短；雄蕊4；子房下位，3室，只一室发育。瘦果长方椭圆形，长3～4mm，有三棱。花期7～9月，果期9～10月。（图2-101）

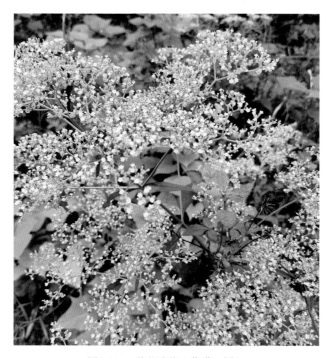

图2-101　黄花败酱（裴瑾　摄）

2. 白花败酱　与黄花败酱主要区别在于：茎被倒生粗长白毛。茎生叶卵形，棱状卵形，基部楔形下延，1～2对羽状分裂，上部叶不分裂或有1～2对窄裂片，两面疏生长毛，脉上较密。花白色，直径5mm，膜质，网脉明显。果实有膜质翅状苞片。（图2-102）

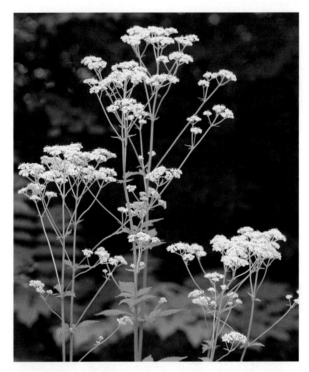

图2-102　白花败酱（周繇　摄）

【主产地】主产于河北、河南、广西、四川、重庆、江西、安徽等地。

【性状特征】

1. 黄花败酱　全长50～100cm。根茎呈圆柱形，多向一侧弯曲，直径3～10mm。表面暗棕色至紫棕色，有节，节间长多不超过2cm，节上有细根。茎圆柱形，直径2～8mm；表面黄绿色至黄棕色，节明显，常有倒生粗毛；质脆，断面中部有髓或呈细小空洞。叶对生，叶片薄，多卷缩或破碎，完整者展平后呈羽状深裂至全裂，有5～11裂片，顶端裂片较大，长椭圆形或卵形，两侧裂片狭椭圆形至条形，边缘有粗锯齿，上表面深绿色或黄棕色，下表面色较浅，两面疏生白毛，叶柄短或近无柄，基部略抱茎；茎上部叶较小，常3裂，裂片狭长。有的枝端带有花序。有陈腐臭气，味微苦。

2.白花败酱　　与黄花败酱的药材区别在于：根茎节间长 3～6cm，着生数条粗壮的根。茎不分枝，表面有倒生的白色长毛及纵向纹理，断面中空。茎生叶多不分裂，基生叶常有1～4对侧裂片；叶柄长1～4cm，有翼。（图2-103、图2-104）

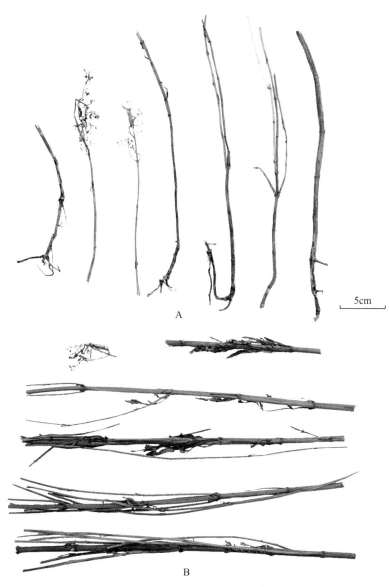

5cm

A

B

图2-103　败酱草药材图（黎跃成　摄）
A.黄花败酱　B.白花败酱

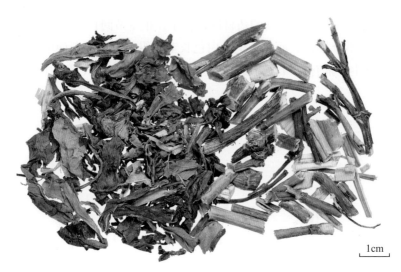

1cm

图2-104 败酱草饮片图

【**性味归经**】辛、苦,微寒。归胃、大肠、肝经。

【**功能主治**】清热解毒,消痈排脓,祛瘀止痛。用于肠痈,肺痈,外痈,瘀阻腹痛。

金银花

Jinyinhua

LONICERAE JAPONICAE FLOS

【来源】　为忍冬科植物忍冬*Lonicera japonica* Thunb.的干燥花蕾或带初开的花。

【原植物】参见"忍冬藤"。

【主产地】主产于山东、河南和河北3个省。道地产区是山东平邑、费县，河南新密、封丘，其中河南金银花称"南银花"、山东金银花称之为"东银花"。

【性状特征】本品呈棒状，上粗下细，略弯曲，长2～3cm，上部直径约3mm，下部直径约1.5mm。表面黄白色或绿白色（贮久色渐深），密被短柔毛。偶见叶状苞片。花萼绿色，先端5裂，裂片有毛，长约2mm。开放者花冠筒状，先端二唇形；雄蕊5，附于筒壁，黄色；雌蕊1，子房无毛。气清香，味淡、微苦。（图2-105）

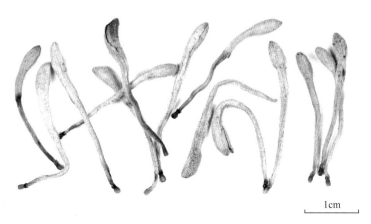

1cm

图2-105　金银花药材图

【性味归经】甘，寒。归肺、心、胃经。

【功能主治】清热解毒，疏散风热。用于痈肿疔疮，喉痹，丹毒，热毒血痢，风热感冒，温病发热。

鱼腥草

Yuxingcao

HOUTTUYNIAE HERBA

【来源】为三白草科植物蕺菜*Houttuynia cordata* Thunb.的新鲜全草或干燥地上部分。

【原植物】草本，高30～60cm；茎下部伏地，上部直立，无毛或节上被毛，有时带紫红色，根茎折断有鱼腥味。叶薄纸质，有腺点，卵形或阔卵形，长4～10cm，顶端短渐尖，基部心形，两面有时除叶脉被毛外余均无毛，背面常呈紫红色；叶脉5～7条，全部基出或最内1对离基约5mm从中脉发出；叶柄长1～3.5cm，无毛；托叶膜质，长1～2.5cm，顶端钝，且常有缘毛。花序长约2cm，宽5～6mm；总花梗长1.5～3cm，无毛；总苞片长圆形或倒卵形，长10～15mm，宽5～7mm，顶端钝圆；雄蕊长于子房，花丝长为花药的3倍。蒴果长2～3mm，顶端有宿存的花柱。花期4～7月，果期6～10月。（图2-106）

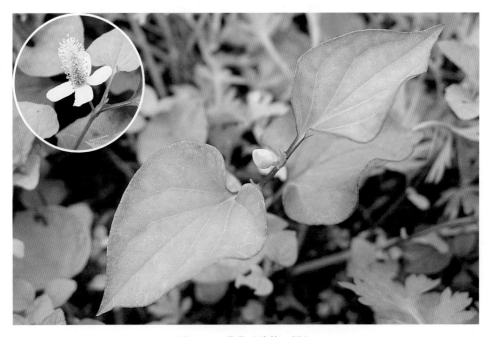

图2-106　蕺菜（陈佳　摄）

【主产地】主产于四川、重庆、湖北、浙江、江苏、安徽、湖南、贵州等地。

【性状特征】

1. 鲜鱼腥草 茎圆柱形，长20～45cm，直径0.25～0.45cm；上部绿色或紫红色，下部白色，节明显，下部节上生有须根，无毛或被疏毛。叶互生，叶片心形，长3～10cm，宽3～11cm；先端渐尖，全缘；上表面绿色，密生腺点，下表面常紫红色；叶柄细长，基部与托叶合生成鞘状。穗状花序顶生。具鱼腥气，味涩。（图2-107）

2. 干鱼腥草 茎扁圆柱形，扭曲，表面黄棕色，具纵棱数条；质脆，易折断。叶片卷折皱缩，展平后呈心形，上表面暗黄绿色至暗棕色，下表面灰绿色或灰棕色。穗状花序黄棕色。（图2-108）

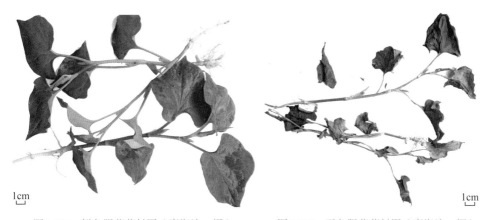

图2-107 鲜鱼腥草药材图（廖海浪 摄）　　图2-108 干鱼腥草药材图（廖海浪 摄）

【性味归经】辛，微寒。归肺经。

【功能主治】清热解毒，消痈排脓，利尿通淋。用于肺痈吐脓，痰热喘咳，热痢，热淋，痈肿疮毒。

重楼

Chonglou

RARIDIS RHIZOMA

【来源】为百合科植物云南重楼*Paris polyphylla* Smith var. *yunnanensis*（Franch.）Hand.-Mazz.或七叶一枝花*Paris polyphylla* Smith var. *chinensis*（Franch.）Hara的干燥根茎。

【原植物】

1. 云南重楼　植株直立，无毛；根茎粗厚，直径达1～8cm。茎通常带紫红色，基部有灰白色干膜质的鞘1～3枚。叶（6～）8～10（～12）枚，叶柄长0.5～2cm。外轮花被片披针形或狭披针形，长3～4.5cm，内轮花被片6～8（～12）枚，条形，中部以上宽达3～6mm，长为外轮的1/2或近等长；雄蕊（8～）10～12枚，花药长1～1.5cm，花丝极短，药隔突出部分长1～2（～3）mm；子房球形，花柱粗短，上端具5～6（～10）分枝。花期6～7月，果期9～10月。（图2-109）

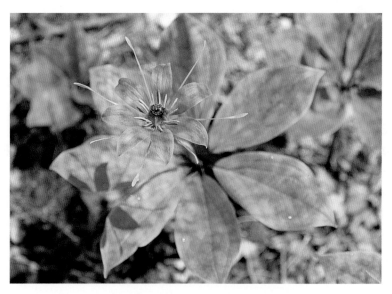

图2-109　云南重楼（尹鸿翔　摄）

2. 七叶一枝花 叶5~8枚轮生，倒卵状披针形、矩圆状披针形或倒披针形，基部通常楔形。内轮花被片狭条形，通常中部以上变宽，宽1~1.5mm，长1.5~3.5cm，长为外轮的1/3至近等长；雄蕊8~10枚，花药长1.2~1.5（~2）cm，长为花丝的3~4倍，药隔突出部分长1~1.5（~2）mm。蒴果青紫色，直径1.5~2.5cm，3~6瓣裂开。种子多数，具鲜红色多浆汁的外种皮。花期5~7月，果期8~10月。七叶一枝花与云南重楼的形态主要区别为：七叶一枝花内轮花被片狭线性，明显短于外轮花被片，长约为萼片之半，常反折。（图2-110）

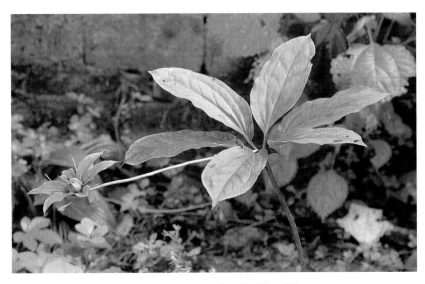

图2-110 七叶一枝花（尹鸿翔 摄）

【主产地】主产于云南、四川、贵州、湖北、湖南、广西、江西等地。传统上以滇西北和滇中所产粉质药材为优。

【性状特征】药材呈结节状扁圆柱形，略弯曲，长5~12cm，直径1.0~4.5cm。表面黄棕色或灰棕色，外皮脱落处呈白色；密具层状凸起的粗环纹，一面结节明显，结节上具有椭圆形凹陷茎痕，另一面有须根或须根痕。顶端具鳞叶及茎的残基。质坚实，断面平坦，白色至浅棕色，粉性或角质。无臭，味微苦、麻。（图2-111）

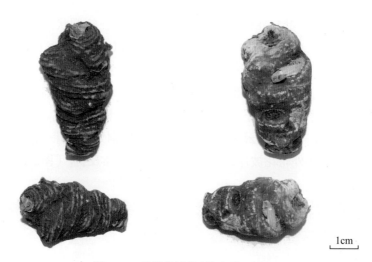

图2-111　重楼药材图（饶文霞　摄）

【**性味归经**】苦，微寒；有小毒。归肝经。

【**功能主治**】清热解毒，消肿止痛，凉肝定惊。用于疔疮痈肿，咽喉肿痛，蛇虫咬伤，跌扑伤痛，惊风抽搐。

胖大海

Pangdahai

STERCULIAE LYCHNOPHORAE SEMEN

【来源】为梧桐科植物胖大海*Sterculia lychnophora* Hance的干燥成熟种子。

【原植物】落叶大乔木。树皮粗糙而略具条纹。单叶互生；叶片革质；卵形或椭圆状披针形，全缘，光滑无毛，网脉明显。圆锥花序顶生或腋生，花杂性同株；花萼钟状，裂片宿存；雄蕊10~15，雌蕊1。蓇葖果1~5个着生于果梗，呈船形，成熟前开裂，内含1颗种子。种子梭形或倒卵形，深黑褐色，表面具皱纹，种脐位于腹面的下方而显歪斜。（图2-112）

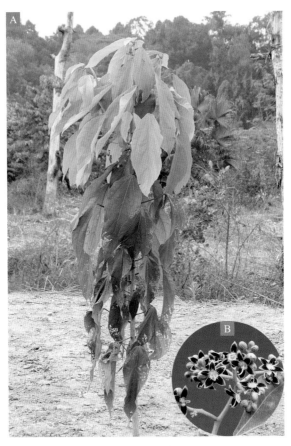

图2-112 胖大海
A.植株（李榕涛 摄）B.花（吴双 摄）

【**主产地**】主产于海南、广西、广东、云南。

【**性状特征**】种子呈纺锤形或椭圆形，先端钝圆，基部略尖而歪，种脐色浅而圆。表面棕色或深棕色，略有光泽，有不规则的干缩皱纹。外层种皮蒲，质脆，易脱落。中层种皮较厚，黑褐色，质松易碎，遇水膨胀成海绵状。断面可见散在的树脂状小点。内层种皮可与中层种皮剥离，稍革质，内有2片肥厚胚乳，广卵形；子叶2枚，较薄，紧贴于胚乳内侧，与胚乳等大。气微，味淡，嚼之有黏性。（图2-113）

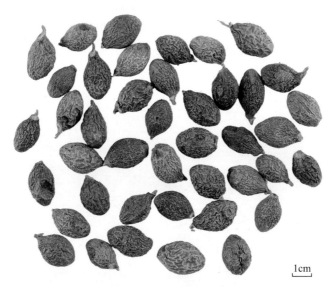

图2-113　胖大海药材图

【**性味归经**】甘、寒。归肺、大肠经。

【**功能主治**】清热润肺，利咽开音，润肠通便。用于肺热声哑，干咳无痰，咽喉干痛，热结便秘，头痛目赤。

秦皮

Qinpi

FRAXINI CORTEX

【来源】　为木犀科植物苦枥白蜡树*Fraxinus rhycnophylla* Hance、白蜡树
Fraxinus chinensis Roxb.、尖叶白蜡树*Fraxinus szaboana* Lingelsh.或宿柱白蜡树
Fraxinus stylosa Lingelsh.的干燥枝皮或干皮。

【原植物】

1. 白蜡树　落叶乔木。叶对生，单数羽状复叶，小叶5～9枚，以7枚为多数，
卵形、倒卵状长圆形至披针形，顶生叶先端锐尖至渐尖，叶缘具整齐锯齿，上
面无毛，小叶柄对生处膨大。圆锥花序，花小，花轴无毛，无花冠，花雌雄异株。
翅果匙形，扁平。花期4～5月，果期7～9月。（图2-114）

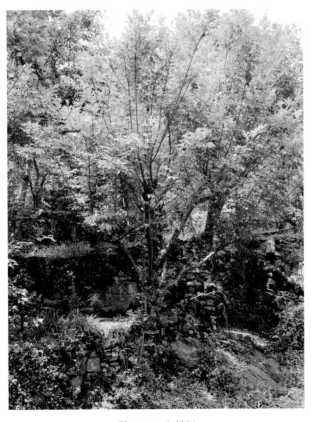

图2-114　白蜡树

2. 尖叶白蜡树　树皮灰色。羽状复叶，叶基部稍膨大，叶轴较细，略弯曲，上面具窄沟，沟棱深，小叶着生处具关节，被细柔毛；小叶3～5枚，硬纸质，卵状披针形，稀倒卵状披针形，顶生小叶通常较大，先端长渐尖至尾尖，基部楔形至钝圆，叶缘具锐锯齿，上面无毛，下面在中脉两侧和基部有时被淡黄色或白色柔毛。圆锥花序顶生或腋生枝梢，花雌雄异株。翅果匙形。花期4～5月，果期7～9月。（图2-115）

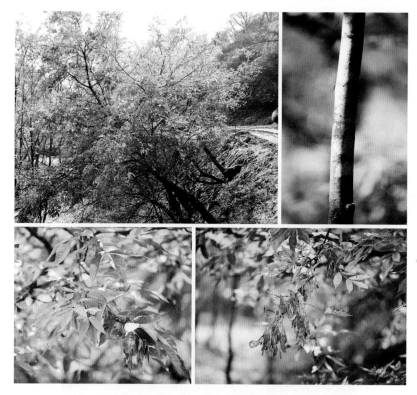

图2-115　尖叶白蜡树

3. 宿柱白蜡树　枝稀疏；树皮灰褐色，纵裂。芽卵形，深褐色，干后光亮，有时呈油漆状光泽。小枝淡黄色，挺直而平滑，节膨大，无毛，皮孔疏生而凸起。单数羽状复叶长，小叶着生处具关节，无毛；小叶3～5枚，硬纸质，卵状披针形至阔披针形，叶缘具细锯齿，两面无毛或有时在下面脉上被白色细柔毛。圆锥花序顶生或腋生当年生枝梢，具花冠，淡黄白色，花雌雄异株。翅果倒披针状，上中部最宽，先端急尖、钝圆或微凹，具小尖（宿存花柱）。花期5月，果期9月。（图2-116）

4. 苦枥白蜡树　落叶大乔木。树皮灰褐色，较平滑，老时浅裂；小枝亦平滑，有棕色皮孔，阔椭圆形；芽短阔，密被褐色绒毛。单数羽状复叶，对生；叶轴光滑无毛；小叶通常5片，罕有3或7片，小叶着生处具关节，节上有时簇生棕色曲柔毛；叶片卵形，顶生小叶显著大于侧生小叶，基部一对最小，先端渐尖，基部阔楔形或略呈圆形，边缘有浅粗锯齿，上面光滑，下面沿中脉被棕色柔毛。花与叶同时开放，或稍迟于叶，圆锥花序生于当年小枝顶端及叶腋；花小，无花冠。翅果线形，窄或稍宽，先端钝圆、急尖或微凹，翅下延至坚果中部，略隆起；具宿存萼。花期5～6月，果期8～9月。（图2-117）

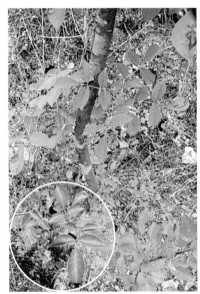
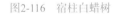

图2-116　宿柱白蜡树

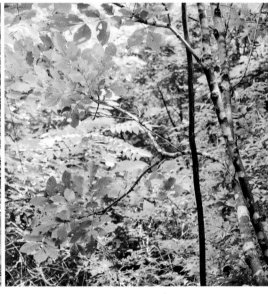

图2-117　苦枥白蜡树

【主产地】主产于陕西、四川、辽宁、吉林、黑龙江、河南、湖北、甘肃、云南等地。道地产区为陕西商州。

【性状特征】

1. 枝皮　呈卷筒状或槽状，长10～60cm，厚1.5～3mm。外表面灰白色、灰棕色至黑棕色或相间呈斑状，平坦或稍粗糙，并有灰白色圆点状皮孔及细斜皱纹，有的具分枝痕。内表面黄白色或棕色，平滑。质硬而脆，断面纤维性，黄白色。气微，味苦。

2. 干皮　为长条状块片，厚3～6mm。外表面灰棕色，具龟裂状沟纹及红棕色圆形或横长的皮孔。质坚硬，断面纤维性较强。（图2-118）

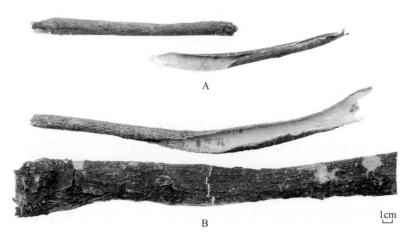

图2-118　秦皮药材图
A. 枝皮　B. 干皮

【**性味归经**】苦、涩，寒。归肝、胆、大肠经。

【**功能主治**】清热燥湿，收涩止痢，止带，明目。用于湿热泻痢，赤白带下，目赤肿痛，目生翳膜。

射干

Shegan

BELAMCANDAE RHIZOMA

【来源】为鸢尾科植物射干*Belamcanda chinensis*（L.）DC.的干燥根茎。

【原植物】多年生草本。地下有鲜黄色不规则结节状的根状茎，生有多数须根。茎直立，高0.5～1.5m。叶互生，嵌迭状排列，剑形，长20～60cm，宽2～4cm，基部鞘状抱茎，顶端渐尖，无中脉。花序顶生，叉状分枝；花梗及花序的分枝处均包有膜质的苞片；花橙红色，散生紫褐色的斑点，直径4～5cm；外轮花被裂片倒卵形或长椭圆形，长约2.5cm，宽约1cm，内轮较外轮花被裂片略短而狭；雄蕊3，长1.8～2cm，着生于外花被裂片的基部，花药条形，外向开裂；花柱上部稍扁，有细而短的毛，子房下位，倒卵形。蒴果倒卵形或长椭圆形，黄绿色，长2.5～3cm，室背开裂，果瓣外翻，中央有直立的果轴；种子圆球形，黑紫色，有光泽。花期6～8月，果期7～9月。（图2-119）

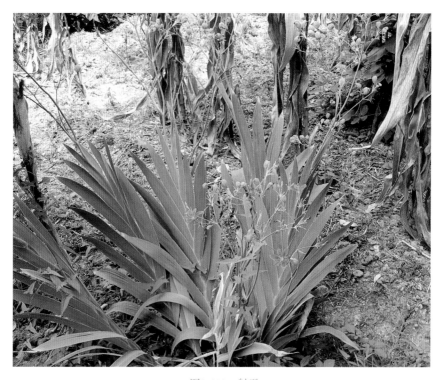

图2-119 射干

【**主产地**】主产于湖北的黄冈、孝感，河南信阳、南阳，江苏江宁、江浦，安徽六安、鞠湖。道地产区古代记载主要在湖北，《楚辞》中有"掘茎穗与射干兮，耘藜藿与襄荷"的描述。目前，湖北省黄冈市的大部分县均有栽培，尤其以团风县为道地产区。

【**性状特征**】根茎为不规则结节状，长3～10cm，直径1～2cm。表面黄褐色或黑褐色，皱缩，有较密的环纹。上面有数个圆盘状凹陷的茎痕，偶有茎基残存；下面有细根及根痕。质坚，断面黄色，颗粒性。气微，味苦、微辛。（图2-120）

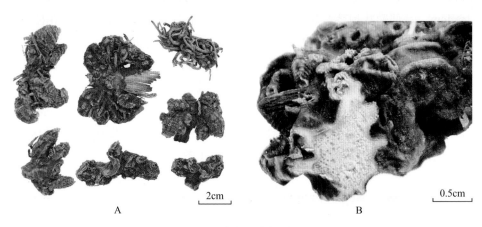

2cm

0.5cm

A

B

图2-120 射干药材图
A. 根茎 B. 药材断面

【**性味归经**】苦，寒。归肺经。

【**功能主治**】清热解毒，消痰，利咽。用于热毒痰火郁结，咽喉肿痛，痰涎壅盛，咳嗽气喘。

野菊花

Yejuhua

CHRYSANTHEMI INDICI FLOS

【来源】为菊科植物野菊*Chrysanthemum indicum* L.的干燥头状花序。

【原植物】多年生草本，高0.25～1m，有地下匍匐茎。茎枝被稀疏的毛。基生叶和下部叶花期脱落。中部茎叶卵形、长卵形或椭圆状卵形，长3～7（10）cm，宽2～4（7）cm，羽状半裂、浅裂或分裂不明显而边缘有浅锯齿。基部截形或稍心形或宽楔形，叶柄长1～2cm，两面同色或几同色，有稀疏的短柔毛。头状花序直径1.5～2.5cm，多数在茎枝顶端排成疏松的伞房圆锥花序。总苞片约5层，外层卵形或卵状三角形，长2.5～3mm，中层卵形，内层长椭圆形，长11mm。全部苞片边缘白色或褐色宽膜质，顶端钝或圆。舌状花黄色，舌片长10～13mm，顶端全缘或2～3齿。瘦果长1.5～1.8mm。花期6～11月。（图2-121）

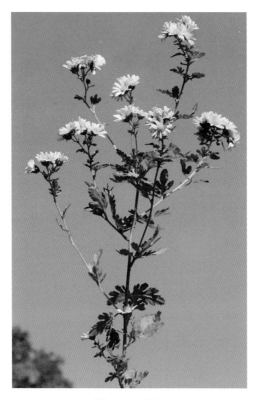

图2-121　野菊

【**主产地**】目前主要来源于野生，以湖南、河南、安徽等地为主产区。野菊栽培历史短暂，无明显道地产区。

【**性状特征**】头状花序类球形，直径1.5～2.5cm，棕黄色。总苞由4～5层苞片组成，外层苞片卵形或卵状三角形，长2.5～3mm，外表面中部灰绿色或淡棕色，常被有白毛，边缘膜质；中层苞片卵形；内层苞片长椭圆形。总苞基部有的残留总花梗。舌状花1轮，黄色，皱缩卷曲，展平后，舌片长1～1.3cm，先端全缘或2～3齿；筒状花多数，深黄色。气芳香，味苦。（图2-122）

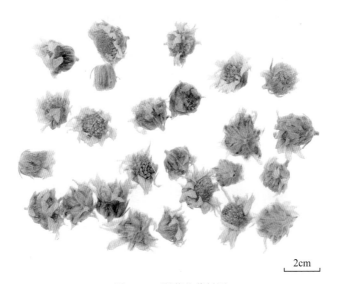

2cm

图2-122　野菊花药材图

【**性味归经**】苦、辛，微寒。归肝、心经。

【**功能主治**】清热解毒，泻火平肝。用于疔疮痈肿，目赤肿痛，头痛眩晕。

紫花地丁

Zihuadiding

VIOLAE HERBA

【来源】为堇菜科植物紫花地丁*Viola yedoensis* Makino的干燥全草。

【原植物】多年生草本。根状茎短。叶基生，莲座状；叶片呈三角状卵形、狭卵形或长圆状卵形，长1.5～4cm，边缘具较平的圆齿；托叶膜质，2/3～4/5与叶柄合生，离生部分线状披针形。花紫堇色或淡紫色，稀呈白色，喉部色较淡并带有紫色条纹；花梗中部附近有2枚线形小苞片；萼片卵状披针形或披针形，基部附属物长1～1.5mm；花瓣倒卵形或长圆状倒卵形，侧方花瓣1～1.2cm，下方花瓣连距长1.3～2cm，里面有紫色脉纹；距细管状，末端圆；花药药隔顶部的附属物长约1.5mm，下方2枚雄蕊背部的距细管状；子房卵形，花柱棍棒状，柱头三角形，顶部略平。蒴果长圆形，长5～12mm；种子卵球形。花、果期4月中下旬至9月。（图2-123）

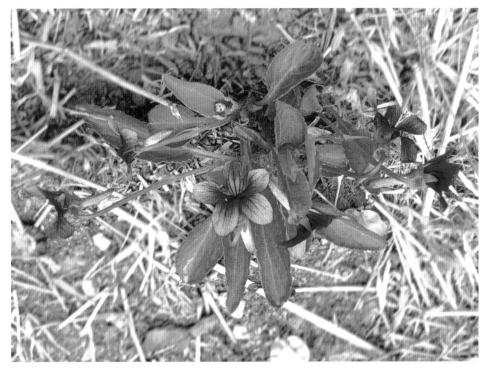

图2-123 紫花地丁

【主产地】主产于江苏、浙江、安徽等地。

【性状特征】全草皱缩成团，主根长圆锥形，淡黄棕色，有细纵皱纹。叶基生，灰绿色，呈披针形或卵状披针形，基部截形或稍心形，边缘具钝锯齿；叶柄细长，长2～6cm，上部有明显狭翅。花茎纤细；花瓣5，紫色；蒴果椭圆形或3裂，种子多数，淡棕色。气微，味微苦而稍黏。（图2-124）

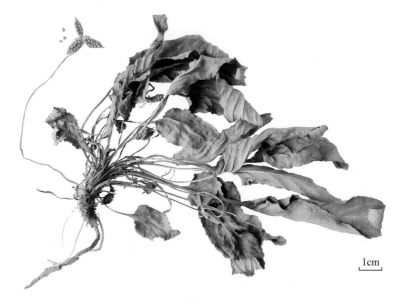

图2-124　紫花地丁药材图

【性味归经】苦、辛，寒。归心、肝经。

【功能主治】清热解毒，凉血消肿。用于疔疮肿毒，痈疽发背，丹毒，毒蛇咬伤。

蒲公英

Pugongying

TARAXACI HERBA

【来源】为菊科植物蒲公英*Taraxacum mongolicum* Hand.-Mazz.、碱地蒲公英*Taraxacum borealisinense* Kitam.、东北蒲公英*Taraxacum ohwianum* Kitam.、异苞蒲公英*Taraxacum heterolepis* Nakai et Koidz. ex Kitag.、亚洲蒲公英*Taraxacum asiaticum* Dahlst.、红梗蒲公英*Taraxacum erythropodium* Kitag.等多种同属植物的干燥全草。

【原植物】

1. 蒲公英　多年生草本，高10～25cm。全株含白色乳汁，被白色疏软毛。根深长、单一或分枝，直径通常3～5mm，外皮黄棕色。叶根生，排列成莲座状；具叶柄，柄基部两侧扩大呈鞘状；叶片线状披针形、倒披针形或倒卵形，长6～15cm，宽2～3.5cm，先端尖或钝，基部狭窄，下延，边缘浅裂或作不规则羽状分裂，裂片齿牙状或三角状，全缘或具疏齿，裂片间有细小锯齿，绿色或有时在边缘带淡紫色斑迹，被白色蛛丝状毛。花茎由叶丛中抽出，比叶片长或稍短，上部密被白色蛛丝状毛；头状花序单一、顶生，全为舌状花，两性；总苞片多层，外面数层较短，卵状披针形，内面一层线状披针形，边缘膜质，缘具蛛丝毛，内、外苞片先端均有小角状突起；花托平坦；花冠黄色，先端平截，常裂；雄蕊5，花药合生成筒状包于花柱外，花丝分离；雌蕊1，子房下位，花柱细长，柱头2裂，有短毛。瘦果倒披针形，长4～5mm，宽1.5mm，具纵棱，并有横纹相连，果上全部有刺状突起，果顶具长8～10mm的喙；冠毛白色，长约7mm。花期4～5月，果期6～7月。（图2-125A）

2. 碱地蒲公英　其主要特征在于：小叶为规则的羽状分裂。总苞片先端无角状突起；花冠黄色；瘦果披针形，长约4mm，喙长4～5.5mm。（图2-125B）

3. 东北蒲公英　其主要特征在于：叶片长圆倒披针形，裂片倒向，侧裂片4～5对，三角状或窄三角状，先端的裂片较大，扁菱形或三角形，全缘。外层总苞片宽卵形或披针状卵形，被疏柔毛。无或有不明显的短角突起，内层苞片长于外层总苞片，无短角状突起。（图2-125C）

4. 异苞蒲公英　其主要特征在于：叶裂片少数，先端裂片三角状或倒梯状，侧裂片三角状或线状。瘦果倒披针形，上部有刺状突起，喙长约8mm。（图2-125D）

5. **亚洲蒲公英**　其主要特征在于：叶片条形或狭披针形，长约9cm，叶裂片多数，先端裂片戟形，侧裂片长线状，下倾。花茎上部被疏卷毛；外层总苞片淡红色，有不明显的小角；舌状花白色或白带黄色。瘦果黄褐色，长3～4mm，喙长4～8mm，冠毛污白色。（图2-125E）

6. **红梗蒲公英**　其主要特征在于：叶柄短，鲜红色；叶片长倒披针形或广倒披针形，表面有紫红色斑纹；花茎鲜红紫色，顶端被蛛丝状毛。瘦果窄倒披针形，长约4mm，上部有刺状突起，喙长8～10mm。（图2-125F）

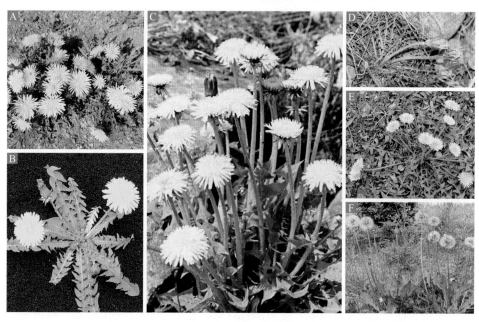

图2-125　蒲公英
A.蒲公英　B.碱地蒲公英　C.东北蒲公英　D.异苞蒲公英　E.亚洲蒲公英　F.红梗蒲公英

【**主产地**】全国大部分地区均产。

【**性状特征**】全草呈皱缩卷曲的团块。根呈圆锥形，多弯曲，长3～7cm；表面棕褐色，抽皱；根头部有棕褐色或黄白色的茸毛，有的已脱落。叶基生，多皱缩破碎，完整叶片呈倒披针形，绿褐色或暗灰色，先端尖或钝，边缘浅裂或羽状分裂，基部渐狭，下延呈柄状，下表面主脉明显。花茎1至数条，每条顶生头状花序，总苞片多层，内面一层较长，花冠黄褐色或淡黄白色。有的可见多数具白色冠毛的长椭圆形瘦果。气微，味微苦。（图2-126）

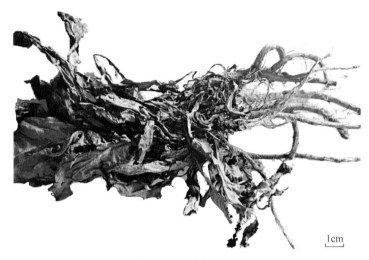

1cm

图2-126 蒲公英药材图

【**性味归经**】苦、甘，寒。归肝、胃经。

【**功能主治**】清热解毒，消肿散结，利尿通淋。用于疔疮肿毒，乳痈，瘰疬，目赤，咽痛，肺痈，肠痈，湿热黄疸，热淋涩痛。

漏芦

Loulu

RHAPONTICI RADIX

【来源】为菊科植物祁州漏芦*Rhaponticum uniflorum*（L.）DC.的干燥根。

【原植物】多年生草本，高（6）30～100cm。根状茎粗厚。根直伸，直径1～3cm。茎直立，高30～80cm，不分枝，簇生或单生，灰白色，被绵毛。基生叶及下部茎叶全形椭圆形，长椭圆形，倒披针形，长10～24cm，宽4～9cm，羽状深裂或几全裂，叶柄长6～20cm。全部叶质地柔软，两面灰白色，被稠密的或稀疏的蛛丝毛及多细胞糙毛和黄色小腺点。叶柄灰白色，被稠密的蛛丝状绵毛。总苞宽钟状，基部凹；总苞片多层，具干膜质的附片，外层短，卵形，中层附片宽，呈掌状分裂，内层披针形，顶端尖锐。全部苞片顶端有膜质附属物，附属物宽卵形或几圆形，长达1cm，宽达1.5cm，浅褐色。全部小花两性，管状，花冠紫红色。瘦果3～4棱，楔状，长4mm。冠毛褐色，多层，不等长，向内层渐长，刚毛糙毛状。花、果期4～9月。（图2-127）

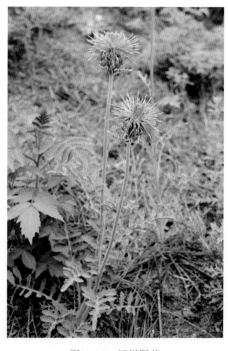

图2-127　祁州漏芦

【**主产地**】主产于河北、辽宁、山西等。以河北产量最多。

【**性状特征**】根圆锥形或扁片块状，多扭曲，长短不一，直径1~2.5cm。表面暗棕色、灰褐色或黑褐色，粗糙，具纵沟及菱形的网状裂隙。外层易剥落，根头部膨大，有残茎和鳞片状叶基，顶端有灰白色绒毛。体轻，质脆，易折断，断面不整齐，灰黄色，有裂隙，中心有的呈星状裂隙，灰黑色或棕黑色。气特异，味微苦。（图2-128）

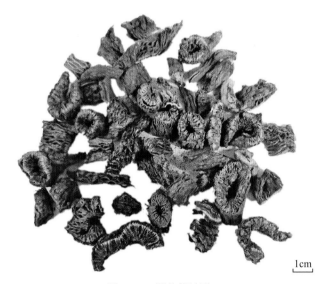

1cm

图2-128　漏芦药材图

【**性味归经**】苦，寒。归胃经。

【**功能主治**】清热解毒，消痈，下乳，舒经通脉。用于乳痈肿痛，痈疽发背，瘰疬疮毒，乳汁不通，湿痹拘挛。

第五节　清虚热药

白薇

Baiwei

CYNANCHI ATRATI RADIX ET RHIZOMA

【来源】为萝藦科植物白薇*Cynanchum atratum* Bge.或蔓生白薇*Cynanchum versicolor* Bge.的干燥根和根茎。

【原植物】

1. 白薇　多年生直立草本，高达50cm；根须状，有香气。叶卵形或卵状长圆形，长5～8cm，宽3～4cm，顶端渐尖或急尖，基部圆形，两面均被有白色绒毛，特别以叶背及脉上为密；侧脉6～7对。伞状聚伞花序，无总花梗，生在茎的四周，着花8～10朵；花深紫色，直径约10mm；花萼外面有绒毛，内面基部有小腺体5个；花冠辐状，外面有短柔毛，并具缘毛；副花冠5裂，裂片盾状，圆形，与合蕊柱等长，花药顶端具1圆形的膜片；花粉块每室1个，下垂，长圆状膨胀；柱头扁平。蓇葖单生，向端部渐尖，基部钝形，中间膨大，长9cm，直径5～10mm；种子扁平；种毛白色，长约3cm。花期4～8月，果期6～8月。（图2-129）

2. 蔓生白薇　与白薇相似，区别在于植物体不具白色乳汁，茎上部缠绕，下部直立，被短柔毛，叶片卵形或椭圆形，质地较薄。花较小，直径约1cm，初开时黄绿色，后渐变为黑紫色，花冠裂片内面被柔毛。（图2-130）

【主产地】

1. 白薇　主产于安徽、湖北、辽宁。

2. 蔓生白薇　主产于河北、河南、山西、山东、安徽等地。

【性状特征】根茎短，呈结节状，略横向延长，直径0.5～1.2cm，上端有圆形茎痕或残留茎基，直径5mm以上，两端及下面簇生多数细根，形似马尾。根细长，长10～25cm，直径1～2mm；表面棕黄色，平滑，有极细的纵纹；质硬脆，易折断，断面平坦，淡黄白色，中央有细小黄色木心。气微，味微苦。（图2-131）

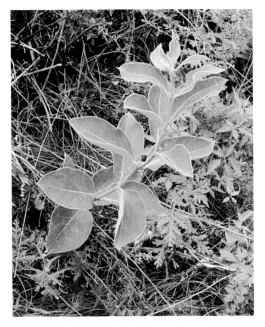

图2-129 白薇（王峰祥 摄）

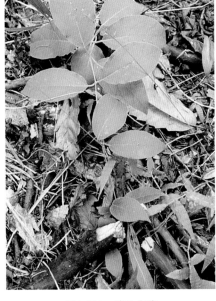

图2-130 蔓生白薇

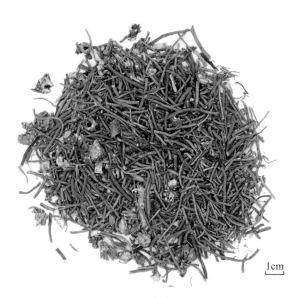

图2-131 白薇药材图

【**性味归经**】苦、咸，寒。归胃、肝、肾经。

【**功能主治**】清热凉血，利尿通淋，解毒疗疮。用于温邪伤营发热，阴虚发热，骨蒸劳热，产后血虚发热，热淋，血淋，痈疽肿毒。

地骨皮

Digupi

LYCII CORTEX

【来源】为茄科植物枸杞*Lycium chinense* Mill.或宁夏枸杞*Lycium barbarum* L. 的干燥根皮。

【原植物】

1. 枸杞　多分枝灌木，高0.5～1m，栽培可达2m左右。叶纸质或栽培者稍厚，单叶互生或2～4枚簇生，卵形、卵状菱形、长椭圆形、卵状披针形，长1.5～5cm，宽0.5～2.5cm，栽培可长达10cm以上，宽达4cm，顶端急尖，基部楔形。花在长枝上单生或双生于叶腋，在短枝上则同叶簇生。花萼通常3中裂或4～5齿裂；花冠漏斗状，淡紫色，5深裂。浆果红色，卵状，栽培者可呈长矩圆状或长椭圆状，顶端尖或钝。种子扁肾形，黄色。花期6～11月。（图2-132）

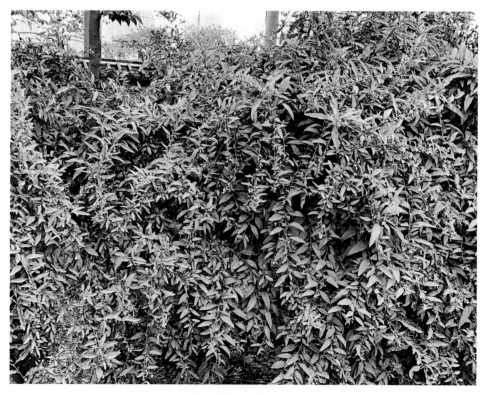

图2-132　枸杞

2. 宁夏枸杞　灌木，或栽培因人工整枝而成大灌木，高0.8～2m，栽培者茎粗直径达10～20cm，有不生叶的短棘刺和生叶、花的长棘刺。叶互生或簇生，披针形或长椭圆状披针形，长2～3cm，宽0.4～0.6cm，栽培时长达12cm，宽1.5～2cm，略带肉质，顶端短渐尖或急尖，基部楔形。花在长枝上1～2朵生于叶腋，在短枝上2～6朵簇生。花萼钟状，通常2中裂；花冠漏斗状，紫堇色。浆果红色或橙色，广椭圆状、矩圆状、卵状或近球形，顶端有短尖头或平截，有时稍凹陷，果皮肉质、多汁。种子略呈扁肾形，棕黄色。花、果期5～10月。（图2-133）

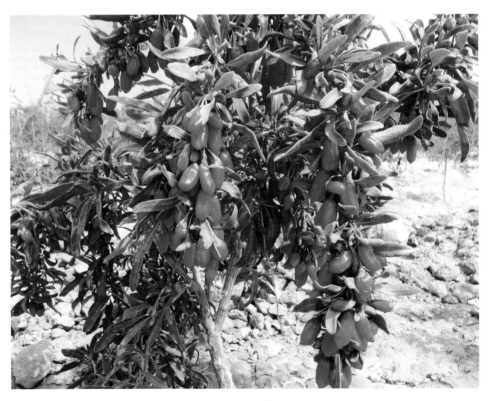

图2-133　宁夏枸杞

【主产地】主产于甘肃、宁夏、河北、湖北、山西、河南等地。

【性状特征】根皮筒状或槽状，长3～10cm，宽0.5～1.5cm，厚0.1～0.3cm。外表面灰黄色至棕黄色，粗糙，有不规则纵裂纹，易成鳞片状剥落。内表面黄白色至灰黄色，较平坦，有细纵纹。体轻，质脆，易折断，断面不平坦，外层黄棕色，内层灰白色。气微，味微甘而后苦。（图2-134）

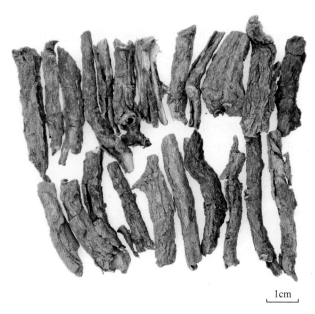

1cm

图2-134　地骨皮药材图

【**性味归经**】甘，寒。归肺、肝、肾经。

【**功能主治**】凉血除蒸，清肺降火。用于阴虚潮热，骨蒸盗汗，肺热咳嗽，咯血，衄血，内热消渴。

青蒿

Qinghao

ARTEMISIAE ANNUAE HERBA

【来源】为菊科植物黄花蒿*Artemisia annua* L.的干燥地上部分。

【原植物】一年生草本，植株有香气。主根单一，垂直，侧根少。茎单生，上部多分枝，有纵纹，下部稍木质化，无毛。叶两面青绿色或淡绿色，无毛；基生叶平铺地面，开花时凋谢；茎生叶互生，幼时绿色，老时变为黄褐色，无毛，有短柄，向上渐无柄；叶通常三回羽状全裂；头状花序半球形或近半球形，具短梗，基部有线形的小苞叶，在分枝上排成穗状花序式的总状花序，并在茎上组成圆锥花序；总苞片3～4层，外层总苞片狭小，长卵形或卵状披针形，边缘宽膜质，中层总苞片稍大，宽卵形或长卵形，内层总苞片半膜质或膜质，顶端圆；花序托球形；花淡黄色；雌花10～20朵，花冠狭管状，花柱伸出花冠管外，先端2叉，叉端尖；两性花30～40朵，花冠管状，花药线形，上端附属物尖，长三角形，基部圆钝，花柱与花冠等长或略长于花冠，顶端2叉，叉端截形，有睫毛。瘦果长圆形至椭圆形。花、果期6～9月。（图2-135）

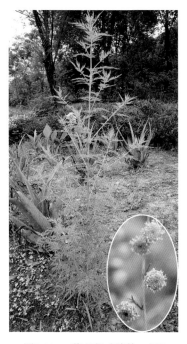

图2-135 黄花蒿（陈佳 摄）

【**主产地**】主产于重庆、广西、广东、湖北、浙江、江苏、安徽；其他地区亦产。

【**性状特征**】茎圆柱形，上部多分枝，长30～80cm，直径0.2～0.6cm；表面黄绿色或棕黄色，具纵棱线；质略硬，易折断，断面中部有髓。叶互生，暗绿色或棕绿色，卷缩易碎，完整者展平后为三回羽状深裂，裂片和小裂片矩圆形或长椭圆形，两面被短毛。气香特异，味微苦。（图2-136）

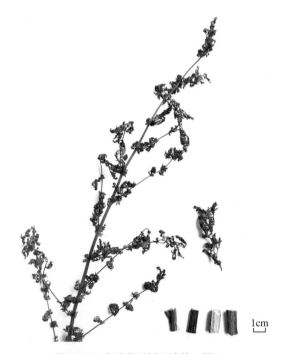

图2-136　青蒿药材图（陈佳　摄）

【**性味归经**】苦、辛，寒。归肝、胆经。

【**功能主治**】清虚热，除骨蒸，解暑热，截疟，退黄。用于温邪伤阴，夜热早凉，阴虚发热，骨蒸劳热，暑邪发热，疟疾寒热，湿热黄疸。

胡黄连

Huhuanglian

PICRORHIZAE　RHIZOMA

【来源】为玄参科植物胡黄连*Picrorhiza scrophulariiflora* Pennell的干燥根茎。

【原植物】多年生矮小草本。高4～12cm。根茎直径达1cm。叶基生，莲座状，匙形至卵形，长3～6cm，基部渐狭成短柄，边缘尖锯齿，偶有重锯齿，干时变黑。花葶生棕色腺毛，穗状花序长1～2cm，花梗仅长2～3mm；花萼裂片5，几分生，不等，后方一枚条形，其余的为披针形；花冠深紫色，外面被短毛，长8～10mm，唇形，上唇一片最长，长椭圆形，下唇3片；雄蕊4，花丝无毛，其后方一对长4mm，前方一对长7mm，子房长1～1.5mm，花柱长约5～6倍于子房。蒴果长卵形，长8～10mm。花期7～8月，果期8～9月。（图2-137）

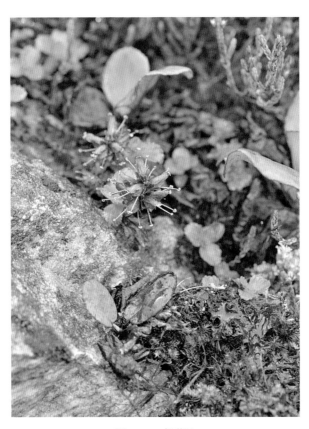

图2-137　胡黄连

【**主产地**】主产于西藏、云南、四川等地。

【**性状特征**】根茎圆柱形，略弯曲，偶有分枝，长3～12cm，直径0.3～1cm。表面灰棕色至暗棕色，粗糙，有较密的环状节，具稍隆起的芽痕或根痕，上端密被暗棕色鳞片状的叶柄残基。体轻，质硬而脆，易折断，断面略平坦，淡棕色至暗棕色，木部有4～10个类白色点状维管束排列成环。气微，味极苦。（图2-138）

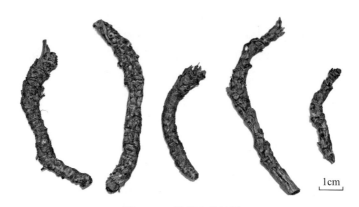

图2-138　胡黄连药材图

野生胡黄连的表面颜色较栽培的浅，为黄棕色；相对栽培品较小，表面较平滑，节上残留少量须根；断面颜色淡黄色，有一黄白色木质部环纹。栽培品表面颜色为黑褐色；相对较大，表面具突起及纵皱，节上具有大量须根；断面黑色，有一棕褐色木质部环纹。

【**性味归经**】苦，寒。归肝、胃、大肠经。

【**功能主治**】退虚热，除疳热，清湿热。用于骨蒸潮热，小儿疳热，湿热泻痢，黄疸尿赤，痔疮肿痛。

银柴胡

Yinchaihu

STELLARIAE RADIX

【来源】为石竹科植物银柴胡*Stellaria dichotoma* L.var. *lanceolata* Bge.的干燥根。

【原植物】多年生草本，高20～60cm。主根粗壮，圆柱形，直径1～3cm，外皮淡黄色。茎簇生，数回叉状分枝，节稍膨大，密被短毛或腺毛；单叶对生，披针形，长4～30mm，宽1.5～4mm，先端锐尖，基部圆形，全缘，上面疏被短毛或几无毛，下面被短毛。聚伞花序有多数花，花梗细，被柔毛；萼片5，披针形，长约4mm，绿色，边缘白色膜质；花瓣5，与萼片近等长，白色，先端2深裂；雄蕊10，2轮，花丝基部合生，黄色；子房上位，花柱3，细长丝状。蒴果近球形，外被宿萼，成熟时先端6齿裂。种子通常1粒，卵形，深棕色，微扁。花期6～7月，果期8～9月。（图2-139）

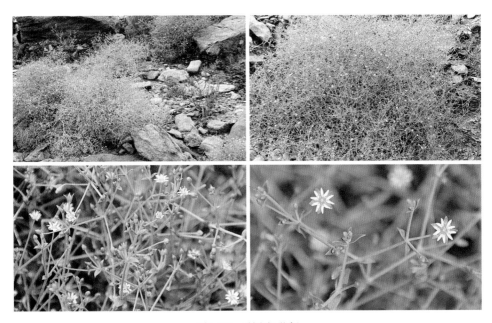

图2-139　野生银柴胡

【主产地】主产于宁夏陶乐、盐池、灵武、中卫及内蒙古、陕西、甘肃等地，宁夏为道地产区。银柴胡古代记载以银州（今陕西北部的榆林、延安地区）、银夏（今陕西北部的榆林、延安地区以及与之相接的内蒙古局部，包括宁夏东南、甘肃东部、陕西的秦岭以北地区和内蒙古与陕西相接地区）为道地产区。

【性状特征】根类圆柱形，偶有分枝，长15～40cm，直径0.5～2.5cm。表面浅棕黄色至浅棕色，有扭曲的纵皱纹和支根痕，多具孔穴状或盘状凹陷，习称"砂眼"，从砂眼处折断可见棕色裂隙中有细砂散出。根头部略膨大，有密集的呈疣状突起的芽苞、茎或根茎的残基，习称"珍珠盘"。质硬而脆，易折断，断面不平坦，较疏松，有裂隙，皮部甚薄，木部有黄、白色相间的放射状纹理。气微，味甘。（图2-140～图2-142）

栽培品有分枝，下部多扭曲，直径0.6～1.2cm。表面浅棕黄色或浅黄棕色，纵皱纹细腻明显，细支根痕多呈点状凹陷。几无砂眼。根头部有多数疣状突起。折断面质地较紧密，几无裂隙，略显粉性，木部放射状纹理不甚明显。味微甜。（图2-143、图2-144）

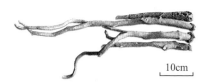

图2-140　野生银柴胡药材图

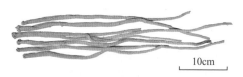

图2-141　栽培银柴胡药材图

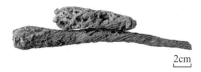

图2-142　野生银柴胡药材图（示砂眼）

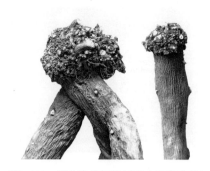

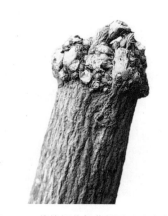

图2-143　野生银柴胡药材图（示珍珠盘）　　图2-144　栽培银柴胡药材图（示珍珠盘）

【性味归经】甘，微寒。归肝、胃经。

【功能主治】清虚热，除疳热。用于阴虚发热，骨蒸劳热，小儿疳热。

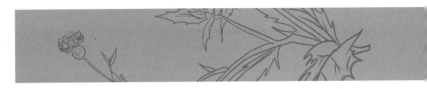

第一节 润下药

火麻仁

Huomaren

CANNABIS FRUCTUS

【来源】为桑科植物大麻*Cannabis sativa* L.的干燥成熟果实。

【原植物】一年生直立草本，高1～3m，枝具纵沟槽，密生灰白色伏毛。叶掌状全裂，裂片披针形至线状披针形，长7～10cm，中裂片最长，先端渐尖，基部楔形，表面深绿，少量被糙毛，植物幼时背面被灰白色贴伏毛后变无毛，边缘具向内弯的粗锯齿，从表面看中脉及侧脉微下陷，背面隆起；叶柄较长为3～15cm，密被灰白色贴伏毛；托叶线形。雄花序长达25cm；花黄绿色，膜质，花被5，外面被细伏贴毛，花丝极短，花药长圆形；雄蕊5，小花柄长约2～4mm；雌花绿色；花被1，子房近球形，外面包于苞片。瘦果为宿存黄褐色苞片所包，果皮坚脆，表面具细网纹。花期5～6月，果期为7月。（图3-1）

【主产地】主产于黑龙江、辽宁、吉林、四川、甘肃、云南、江苏、浙江等地。道地产区为山东泰安、烟台。

【性状特征】果实卵圆形，长4～5.5mm，直径2.5～4mm。表面灰绿色或灰黄色，有细微的白色或棕色网纹，两边有棱，顶端略尖，基部有1圆形果梗痕。果皮薄而脆，易破碎。种皮绿色，子叶2，乳白色，富油性。气微，味淡。（图3-2）

【性味归经】甘，平。归脾、胃、大肠经。

【功能主治】润肠通便。用于血虚津亏，肠燥便秘。

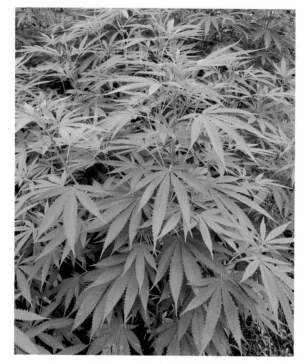

图3-1　大麻（马晓辉　摄）

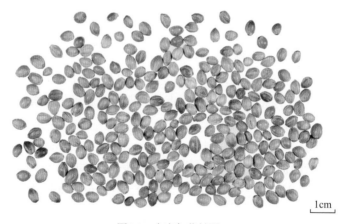

1cm

图3-2　火麻仁药材图

郁李仁

Yuliren

PRUNI SEMEN

【来源】为蔷薇科植物欧李*Prunus humilis* Bge.、郁李*Prunus japonica* Thunb.或长柄扁桃*Prunus pedunculata* Maxim.的干燥成熟种子。前两种习称"小李仁",后一种习称"大李仁"。

【原植物】

1. 欧李 灌木,高0.4~1.5m。小枝灰褐色或棕褐色,被短柔毛。冬芽卵形,疏被短柔毛或几无毛。叶片倒卵状长椭圆形或倒卵状披针形,长2.5~5cm,宽1~2cm,中部以上最宽,先端急尖或短渐尖,基部楔形,边缘有单锯齿或重锯齿,上面深绿色,无毛,下面浅绿色,无毛或被稀疏短柔毛,侧脉6~8对;叶柄长2~4mm,无毛或被疏短柔毛;托叶线形,长5~6mm,边缘有腺体。花单生或2~3朵簇生;花梗长5~10mm,被稀疏短柔毛;萼筒长宽近相等,约3mm,外面被稀疏短柔毛,萼片三角卵圆形,先端急尖或圆钝;花瓣白色或粉红色,长圆形或倒卵形;雄蕊30~35枚;花柱与雄蕊近等长,无毛。核果,成熟后近球形,红色或紫红色,直径1.5~1.8cm;核表面除背部两侧外无棱纹。花期4~5月,果期6~10月。(图3-3)

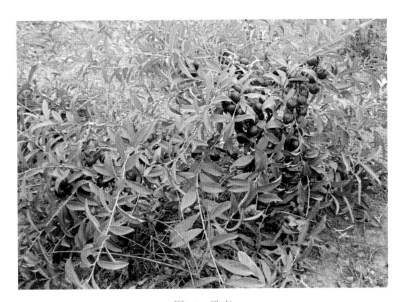

图3-3 欧李

2. 郁李　灌木，高1～1.5m。小枝灰褐色，嫩枝绿色或绿褐色，无毛。冬芽卵形，无毛。叶片卵形或卵状披针形，长3～7cm，宽1.5～2.5cm，先端急尖，基部圆形，边缘有缺刻状尖锐重锯齿，上面深绿色，无毛，下面浅绿色，无毛或脉被上有稀疏柔毛，侧脉5～8对；叶柄长2～3mm，无毛或被疏柔毛；托叶线形，长4～6mm，边缘有腺齿。花1～3朵，簇生，花叶同开或先叶开放；花梗长5～10mm，无毛或被稀疏柔毛；萼筒陀螺形，长宽近相等，2.5～3mm，无毛，萼片椭圆形，比萼筒略长，先端圆钝，边缘有细齿；花瓣白色或粉红色，倒卵状椭圆形；雄蕊约32；花柱与雄蕊近等长，无毛。核果近球形，深红色，直径约1cm；核表面光滑。花期5月，果期7～8月。（图3-4）

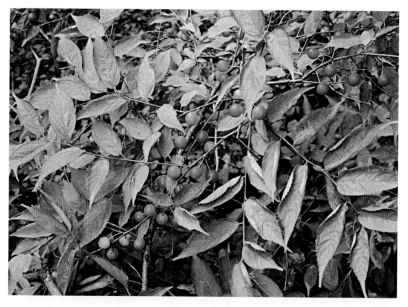

图3-4　郁李

3. 长柄扁桃　灌木，高1～2m，枝开展，具大量短枝；小枝浅褐色至暗黑褐色，幼时被短柔毛；冬芽短小，在短枝上常3个并生，中间为叶芽，两侧为花芽。短枝上的叶密集簇生，一年生枝上的叶互生；叶片椭圆形、近圆形或倒卵形，长1～4cm，宽0.7～2cm，先端急尖或圆钝，基部宽楔形，上面深绿色，下面浅绿色，两面疏生短柔毛，叶边缘具不整齐粗锯齿，侧脉4～6对；叶柄长2～5mm，被短柔毛。花单生，稍先于叶开放，直径1～1.5cm；花梗长4～8mm，具短柔毛；萼筒宽钟形，长4～6mm，无毛或微柔毛；萼片三角状卵形，先端稍钝，有时边缘疏生浅锯齿；花瓣近圆形，直径7～10mm，有时先端稍凹，粉红色；

雄蕊多数；子房密被短柔毛，花柱稍长或几与雄蕊等长。果实近球形或卵球形，直径10~15mm，顶端具小尖头，成熟时暗紫红色，密被短柔毛；果梗长4~8mm；果肉薄而干燥，成熟时开裂，离核；核宽卵形，直径8~12mm，顶端具小尖头，基部圆形，两侧稍扁，浅褐色，表面平滑或稍有皱纹；种仁宽卵形，棕黄色。花期5月，果期7~8月。（图3-5）

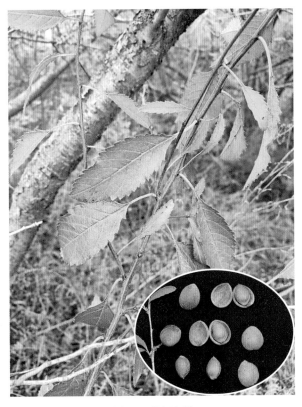

图3-5　长柄扁桃

【主产地】欧李仁主产于内蒙古、山西、河北、辽宁；郁李仁主产于山东、辽宁、河北；长柄扁桃仁主产于陕西、内蒙古、宁夏。

【性状特征】

1. 欧李仁　种子卵形至长卵形，少数圆球形，长6~7mm，直径3~4mm。种皮黄棕色。合点深棕色，直径约0.7mm。（图3-6）

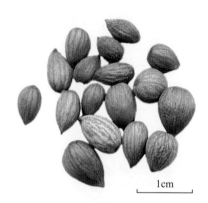

图3-6 欧李仁药材图

2. 郁李仁　种子卵形或圆球形，长约7mm，直径约5mm。种皮淡黄白色至浅棕色。先端尖，基部钝圆，尖端处有一线性种脐，合点深棕色，直径约1mm，自合点处散出多条棕色维管束脉纹。种脊明显。种皮薄，温水浸泡后，种皮脱落，内面贴有白色半透明的残余胚乳；子叶2片，乳白色，富油脂。气微，味微苦。（图3-7）

3. 长柄扁桃仁　种子圆锥形，长8～9mm，直径约6mm。种皮红棕色，具皱纹。合点深棕色，直径约2mm。（图3-8）

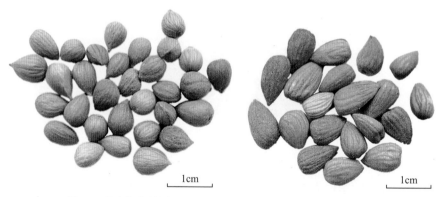

图3-7　郁李仁药材图　　　　　图3-8　长柄扁桃仁药材图

【性味归经】辛、苦、甘，平。归脾、大肠、小肠经。

【功能主治】润肠通便，下气利水。用于津枯肠燥，食积气滞，腹胀便秘，水肿，脚气，小便不利。

第二节　攻下药

大黄

Dahuang

RHEI RADIX ET RHIZOMA

【来源】为蓼科植物掌叶大黄*Rheum palmatum* L.、唐古特大黄*Rheum tanguticum* Maxim. ex Balf.或药用大黄*Rheum officinale* Baill.的干燥根和根茎。

【原植物】

1. 掌叶大黄　多年生草本，高达2m。根及根状茎粗壮木质，表面棕褐色，有横纵皱纹。茎直立，中空，光滑无毛。基生叶宽心形或近圆形，长、宽达35cm，掌状3～7浅至半裂，裂片窄三角形，基出脉多为5条，叶上面粗糙到具乳突状毛，下面及边缘密被短毛；叶柄粗壮，圆柱状，与叶片近等长，密被锈乳突状毛；茎生叶较小，有短柄；托叶鞘大，长达15cm，内面光滑，外表粗糙，膜质，淡褐色。圆锥花序大形，分枝较聚拢，密被粗糙短毛，顶生；花小，红紫色，花蕾倒金字塔形；花梗长2～2.5mm，关节位于中部以下；花被片6，2轮；雄蕊9；花柱3。花枝多聚拢，瘦果长方状椭圆形，有3棱，沿棱生翅；种子宽卵形，棕黑色。花期6～7月，果期7～8月。（图3-9）

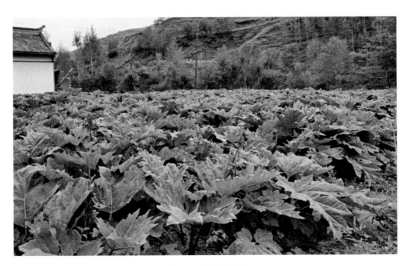

图3-9　掌叶大黄

2. **唐古特大黄** 高大草本，高1.5~2m。根及根状茎粗壮，黄色。茎粗，中空，具细棱线，光滑无毛或在上部的节处具粗糙短毛。茎生叶大型，叶片近圆形或近宽卵形，长30~60cm，顶端窄长急尖，基部略呈心形，通常掌状5深裂，最基部一对裂片简单，中间三个裂片多为三回羽状深裂，小裂片窄长披针形，基出脉5条，叶上面具乳突或粗糙，下面具密短毛；叶柄近圆柱状，与叶片近等长，被粗糙短毛；茎生叶较小，叶柄亦较短，裂片多更狭窄；托叶鞘大型，以后多破裂，外面具粗糙短毛。雄蕊多为9，不外露；花盘薄并与花丝基部连合成极浅盘状；子房宽卵形，花柱较短，平伸，柱头头状。果实矩圆状卵形至矩圆形，顶端圆或平截，基部略心形，长8~9.5mm，宽7~7.5mm，翅宽2~2.5mm，纵脉近翅的边缘。种子卵形，黑褐色。花期6月，果期7~8月。（图3-10）

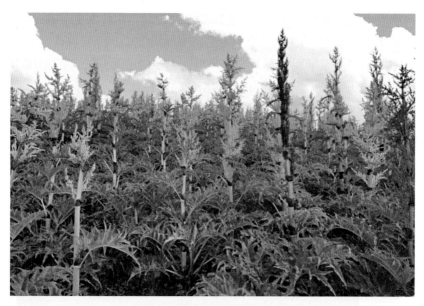

图3-10 唐古特大黄

3. **药用大黄** 高大草本，高1.5~2m。根及根状茎粗壮，内部黄色。茎粗壮，基部直径2~4cm，中空，具细沟棱，被白色短毛，上部及节部较密。基生叶大型，叶片近圆形，稀极宽卵圆形，直径30~50cm，或长稍大于宽，顶端近急尖形，基部近心形，掌状浅裂，裂片大齿状三角形，基出脉5~7条，叶上面光滑无毛，偶在脉上有疏短毛，下面具淡棕色短毛；叶柄粗圆柱状，与叶片等长或稍短，具楞棱线，被短毛；茎生叶向上逐渐变小，上部叶腋具花序分枝；托叶鞘宽大，长可达15cm，初时抱茎，后开裂，内面光滑无毛，外面密被短毛。雄蕊9，不外露；花盘薄，瓣状；子房卵形或卵圆形，花柱反曲，柱头圆头状。果实长圆状椭圆形，长8～10mm，宽7～9mm，顶端圆，中央微下凹，基部浅心形，翅宽约3mm，纵脉靠近翅的边缘。种子宽卵形。花期5～6月，果期8～9月。（图3-11）。

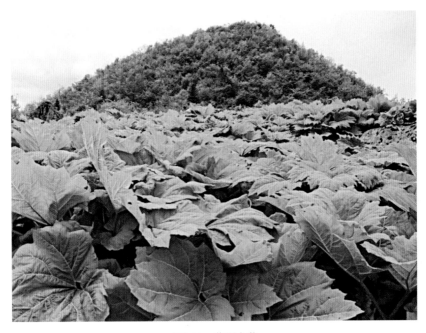

图3-11　药用大黄

【主产地】掌叶大黄主产于甘肃、青海、四川、西藏、陕西，道地产区主要为青海的同仁、同德，四川的甘孜、阿坝，甘肃的岷县、礼县。现以栽培品居多，产量最大。唐古特大黄主产于青海、甘肃、西藏、四川，道地产区主要为青海的同德、同仁，甘肃武威、张掖，西藏昌都，四川甘孜、阿坝，野生品为主，栽培品较少。药用大黄主产于四川、湖北、贵州、云南，道地产区主要为四川的雅安、九龙，栽培或野生。

【性状特征】根及根茎呈类圆柱形、圆锥形、卵圆形或不规则块状，长3～17cm，直径3～10cm。除尽外皮者表面黄棕色至红棕色，有的可见类白色网状纹理及星点（异型维管束）散在，残留的外皮棕褐色，多具绳孔及粗皱纹。质坚实，有的中心稍松软，断面淡红棕色或黄棕色，显颗粒性；根茎髓部宽广，有星点环列或散在；根木部发达，具放射状纹理，形成层环明显，无星点。气清香，味苦而微涩，嚼之黏牙，有沙粒感。（图3-12）

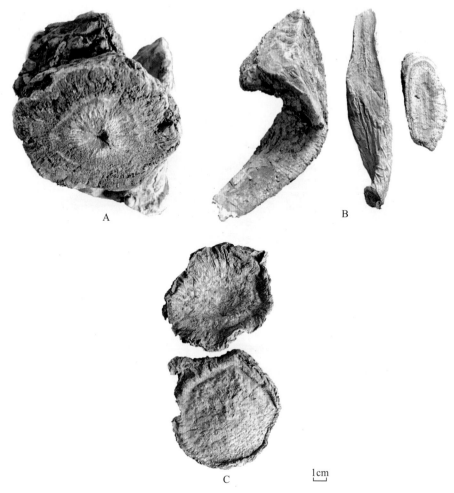

图3-12　大黄药材图
A.掌叶大黄　B.唐古特大黄　C.药用大黄

【性味归经】苦，寒。归脾、胃、大肠、肝、心包经。

【功能主治】泻下攻积，清热泻火，凉血解毒，逐瘀通经，利湿退黄。用于实热积滞便秘，血热吐衄，目赤咽肿，痈肿疔疮，肠痈腹痛，瘀血经闭，产后瘀阻，跌打损伤，湿热痢疾，黄疸尿赤，淋证，水肿；外治烧烫伤。

芒硝

Mangxiao

NATRII SULFAS

【来源】为硫酸盐类矿物芒硝族芒硝，经加工精制而成的结晶体。主含含水硫酸钠（$Na_2SO_4 \cdot 10H_2O$）。

【原矿物】单斜晶系，呈短柱状，通常集合体呈针状、粒装、纤维状或粉末状、皮壳状等。无色或白色；条痕白色。玻璃光泽。硬度1.5～2.0。性脆。解理完全，解理平行柱状延长方向，其他方向具贝壳状断口。相对密度1.48，失水者密度增大。

【主产地】主产于我国山东、江苏、安徽等省盐碱地带，以及四川、内蒙古、新疆等内陆盐湖地区。其中以河北省产量最大。

【性状特征】本品为针状、粒状集合体，呈棱柱状、长方形或不规则块状及粒状，大小不一。无色或类白色半透明。质脆，易碎；棱柱状者断面偏斜或方形。贮藏较久或置空气中较长，表面渐变成白色粉末；温度高达32℃时可自行熔化成液体。气无，味咸带苦及凉感。（图3-13）

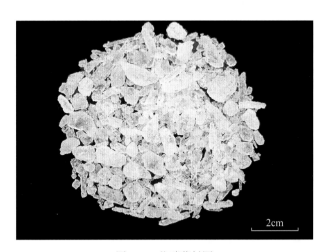

2cm

图3-13　芒硝药材图

【性味归经】咸、苦，寒。归胃、大肠经。

【功能主治】泻下通便，润燥软坚，清火消肿。用于实热积滞，腹满胀痛，大便燥结，肠痈肿痛；外治乳痈，痔疮肿痛。

第三节 峻下药

牵牛子

Qianniuzi

PHARBITIDIS SEMEN

【来源】为旋花科植物裂叶牵牛*Pharbitis nil*（L.）Choisy或圆叶牵牛*Pharbitis purpurea*（L.）Voigt的干燥成熟种子。

【原植物】

1. 裂叶牵牛 一年生缠绕草本，茎左旋，茎上被倒向的短柔毛及杂有倒向或开展的长硬毛，多分枝，被短毛。叶互生；具长叶柄；叶片心状卵形或近圆形，深或浅的3裂，偶5裂，长4～15cm，常3裂至中部，呈戟形，先端急尖或骤尖，基部心形，两面均被伏生毛。夏季开花，花1～3朵腋生于长短不一的花序梗顶，总梗一般较叶柄短，毛被同茎；萼5深裂，裂片条状披针形，近等长，先端长尖，基部被长毛，外展；花冠漏斗状，形似喇叭，蓝色、紫色或白色，边缘5浅裂，早晨开放，日中渐萎；雄蕊5枚内藏，不等长，花丝基部有毛，子房3室无毛，每室有2胚珠，柱头头状。蒴果近球形，3瓣裂，基部有外层或反卷的宿萼。种子三棱形卵状，长约6mm，黑褐色或米黄色，被褐色短绒毛，花色浅的种子黄褐色，入药称"白丑"，花色深的种子多黑褐色。（图3-14）

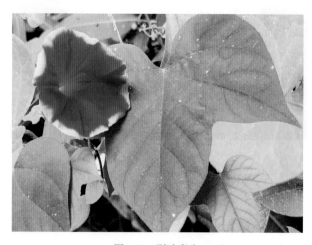

图3-14 裂叶牵牛

2.圆叶牵牛　一年生攀援草本，具白色长毛。叶片呈宽卵状心形或圆心形，通常全缘。花腋生，单一或1～5朵成伞形，花梗等长；花萼裂片呈卵状，披针形，基部均被伏刺毛；花冠呈漏斗状，通常为白色、蓝紫色后粉红色。蒴果球形，种子黄白色或黑色，无毛。花期7～8月，果期9～10月。（图3-15）

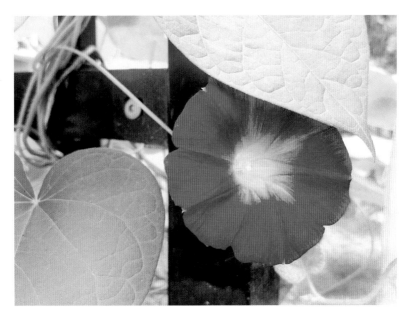

图3-15　圆叶牵牛

【主产地】原产于热带美洲，现今在我国各地均有栽培，主要分布于黑龙江、吉林、辽宁、河北、河南、山东等地。牵牛子（黑丑）主产于河南郑州，黄河边一带沙质土壤中，以及沂蒙山区的临沂、微山、沂水、日照一带，其他地方也有分布。牵牛子（白丑）主要以种植为主，主产于豫西、洛宁、宜阳、嵩县一带，其他地方均为野生，产量寥寥无几。

【性状特征】呈三棱状卵形，形似橘瓣状，两侧稍平坦，背面弓状隆起，长4～8mm，宽3～5mm，表面灰黑色（黑丑）或淡黄白色（白丑），背面正中有一条纵直凹沟，腹面棱线的下端有一点状种脐，微凹。质硬，横切面可见淡黄色或黄绿色皱缩折叠的子叶，微显油性。水浸后种皮呈龟裂状，有明显黏液。无臭，气微，味辛、苦，有麻舌感。

本品有黑、白两种，黑者名黑丑，白者名白丑，两种的混合品名二丑。一般花色较深，呈紫红等色者，其种子多黑；花色较浅，呈白色、粉红等色者，其种子多白。种子的颜色与植物的品种无关。（图3-16）

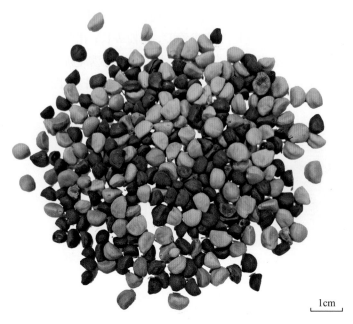

图3-16　牵牛子

【**性味归经**】苦、寒；有毒。归肺、肾、大肠经。

【**功能主治**】泻水通便，消痰涤饮，杀虫攻积。用于水肿胀满，二便不通，痰饮积聚，气逆喘咳，虫积腹痛。

商陆

Shanglu

PHYTOLACCAE RADIX

【来源】为商陆科植物商陆*Phytolacca acinosa* Roxb.或垂序商陆*Phytolacca americana* L.的干燥根。

【原植物】

1. 商陆　多年生草本，高0.5～1.5m。根肥大，肉质，倒圆锥形，外皮淡黄色或灰褐色，内面黄白色。茎直立，圆柱形，有纵沟，肉质，绿色或红紫色，多分枝。叶片薄纸质，椭圆形、长椭圆形或披针状椭圆形，长10～30cm，顶端急尖或渐尖，基部楔形，两面散生细小白色斑点（针晶体）；叶柄长1.5～3cm，粗壮。总状花序顶生或与叶对生，圆柱状，直立，通常比叶短，密生多花；花序梗长1～4cm；花梗基部的苞片线性，长约1.5mm；花两性，直径约8mm；花被片5，白色或黄绿色，椭圆形、卵形或长圆形，顶端圆钝，花后常反折；雄蕊8～10，与花被片近等长，花丝白色，钻形，基部成片状，宿存，花药椭圆形，粉红色；心皮通常为8，有时少至5或多至10，分离；花柱短，直立，顶端下弯，柱头不明显。果序直立；浆果扁球形，直径约7mm，熟时黑色。种子肾形，黑色，长约4mm，具3棱。花期5～8月，果期6～10月。（图3-17）

2. 垂序商陆　种茎紫红色，棱角较为明显，叶片通常较商陆略窄，总状果序下垂，雄蕊及心皮通常10枚。花期7～8月，果期8～10月。（图3-18）

【主产地】商陆主产于河南、湖北、安徽；陕西、甘肃、河北、江苏、湖南、广西、福建、四川、贵州等地亦产。垂序商陆主产于山东、浙江、江西等地。

【性状特征】本品为横切或纵切的不规则块片，厚薄不等。外皮灰棕色或灰黄色，有明显的横向皮孔及纵沟纹。横切片为不规则圆形，边缘皱缩，直径2～8cm，厚2～6mm，切面浅黄色或黄白色，有多个凹凸不平的同心性环纹。纵切片为不规则长方形，弯曲或卷曲，长5～8cm，宽1～2cm，表明凹凸不平，木部呈多数隆起的纵条纹。质坚硬，不易折断。气微，味甘淡，久嚼麻舌。（图3-19）

【性味归经】苦，寒；有毒。归肺、脾、肾、大肠经。

【功能主治】逐水消肿，通利二便；外用解毒散结。用于水肿胀满，二便不通；外治痈肿疮毒。

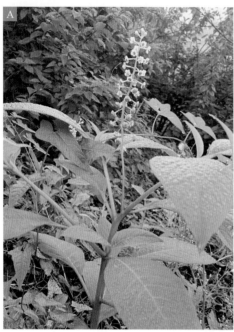
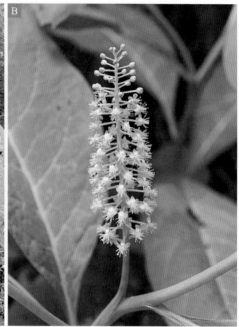

图3-17　商陆
A. 植株　B. 花序

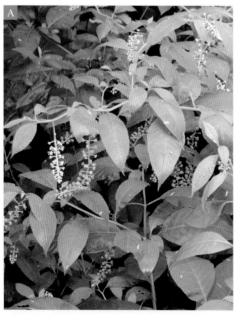
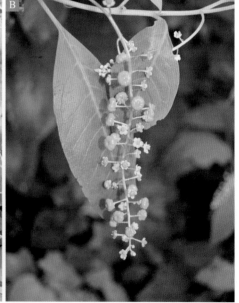

图3-18　垂序商陆
A. 植株　B. 花序

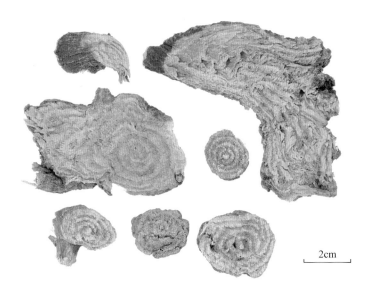

图3-19　商陆药材图

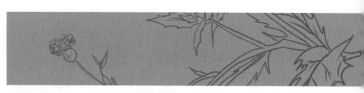

第一节　祛风湿止痛药

千年健

Qiannianjian

HOMALOMENAE RHIZOMA

【来源】 为天南星科植物千年健*Homalomena occulta*（Lour.）Schott的干燥根茎。

【原植物】多年生草本。根茎匍匐，粗1.5cm，肉质根圆柱形，粗约3～4mm，密被淡褐色短绒毛，须根稀少，纤维状。常具高30～50cm的直立的地上茎。鳞叶线状披针形，长15～16cm。叶柄长25～40cm，下部具宽3～5mm的鞘；叶片膜质至纸质，箭状心形至心形，长15～30cm，宽（8～）15～28cm，有时更大，先端骤狭渐尖；Ⅰ级侧脉7对，其中3～4对基出，向后裂片下倾而后弧曲上升，上部的斜伸，Ⅱ、Ⅲ级侧脉极多数，近平行，细弱。花序1～3，长10～15cm。佛焰苞绿白色，长圆形至椭圆形，长5～6.5cm，花前席卷成纺锤形，粗3～3.2cm，盛花时上部略展开成短舟状，人为展平宽5～6cm，具长约1cm的喙。肉穗花序具短梗或否，长3～5cm；雌花序长1～1.5cm，粗4～5mm；雄花序长2～3cm，粗3～4mm。子房长圆形，基部一侧具假雄蕊1枚，柱头盘状；子房3室，胚珠多数。种子褐色，长圆形。花期7～9月。（图4-1）

【主产地】主产于广西、云南等地。

【性状特征】呈圆柱形，稍弯曲，有的略扁，长15～40cm，直径0.8～1.5cm。表面黄棕色或红棕色，粗糙，可见多数扭曲的纵沟纹、圆形根痕及黄色针状纤维束。质硬而脆，断面红褐色，黄色针状纤维束多而明显，相对另一断面呈多数针眼状小孔及有少数黄色针状纤维束，可见深褐色具光泽的油点。（图4-2）

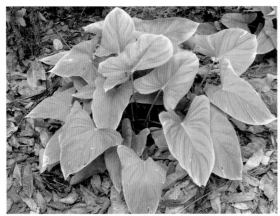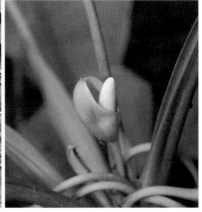

图4-1　千年健（潘超美　摄）

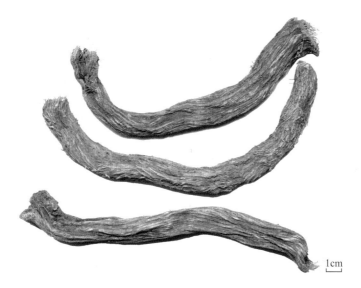

图4-2　千年健药材图

【性味归经】苦、辛，温。归肝、肾经。

【功能主治】祛风湿，壮筋骨。用于风寒湿痹，腰膝冷痛，拘挛麻木，筋骨痿软。

川乌

Chuanwu

ACONITI RADIX

【来源】为毛茛科植物乌头 *Aconitum carmichaelii* Debx.的干燥母根。

【原植物】多年生，野生茎高可达200cm，中部之上疏被反曲的短柔毛。茎下部叶在开花时枯萎。茎中部叶有长柄；叶片薄革质或纸质，长6~11cm，宽9~15cm，基部浅心形三裂达或近基部，中央全裂片宽菱形，有时倒卵状菱形或菱形，急尖，有时短渐尖近羽状分裂，二回裂片约2对，斜三角形，生1~3枚牙齿，间或全缘，侧全裂片不等二深裂，表面疏被短伏毛，背面通常只沿脉疏被短柔毛；叶柄长1~2.5cm，疏被短柔毛。顶生总状花序长6~10（~25）cm；轴及花梗多少密被反曲而紧贴的短柔毛；下部苞片三裂，其他的狭卵形至披针形；花梗长1.5~3（~5.5）cm；小苞片生花梗中部或下部，长3~5（10）mm，宽0.5~0.8（~2）mm；萼片蓝紫色，外面被短柔毛，上萼片高盔形，高2~2.6cm，自基部至喙长1.7~2.2cm，下缘稍凹，喙不明显，侧萼片长1.5~2cm；花瓣无毛，瓣片长约1.1cm，唇长约6mm，微凹，距长（1~）2~2.5mm，通常拳卷；雄蕊无毛或疏被短毛，花丝有2小齿或全缘；心皮3~5，子房疏或密被短柔毛，稀无毛。蓇葖果长1.5~1.8cm；种子长3~3.2mm，三棱形，只在二面密生横膜翅。野生植株一般9~10月开花。（图4-3）

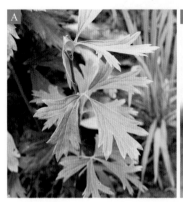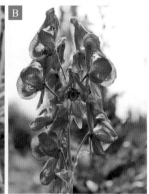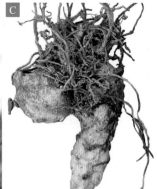

图4-3 乌头
A.植株　B.顶生总状花序　C.根

【**主产地**】主产于四川、陕西、云南。传统道地产区为四川江油。

【**性状特征**】根不规则的圆锥形，稍弯曲，顶端常有残茎，中部多向一侧膨大，长2～7.5cm，直径1.2～2.5cm。表面褐色或灰棕色，皱缩，有小瘤状侧根及子根脱离后的痕迹。质坚实，断面类白色或浅灰黄色，经常空心状，形成层环纹呈多形，粉性。气微，味辛辣而麻舌。（图4-4）

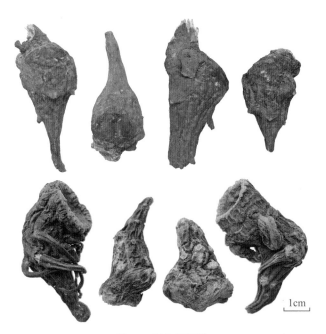

图4-4　川乌药材图

【**性味归经**】辛、苦，热；有大毒。归心、肝、肾、脾经。

【**功能主治**】祛风除湿，温经止痛。用于风寒湿痹，关节疼痛，心腹冷痛，寒疝作痛及麻醉止痛。

马钱子

Maqianzi

STRYCHNI SEMEN

【来源】为马钱科植物马钱*Strychnos nux-vomica* L.的干燥成熟种子。

【原植物】乔木，高5～25m。叶对生，叶片纸质，近圆形、宽椭圆形至卵形，长5～18cm，宽4～13cm，顶端短渐尖或急尖，基部圆形或广楔形，无毛，有光泽；圆锥状聚伞花序，长3～6cm；花5数，呈白色；花萼5裂，呈绿色；被短柔毛；花冠筒状，长13mm，裂片卵状披针形；雄蕊5，花药黄色，椭圆形，着生于花冠管喉部；雌蕊长9.5～12mm，子房卵形，光滑无毛，花柱圆柱形，柱头头状。浆果球形，直径2～4cm，光滑无毛，成熟时橙色，内有种子1～4颗；种子扁圆盘状，宽2～4cm，表面灰黄色，密被银色绒毛。（图4-5）

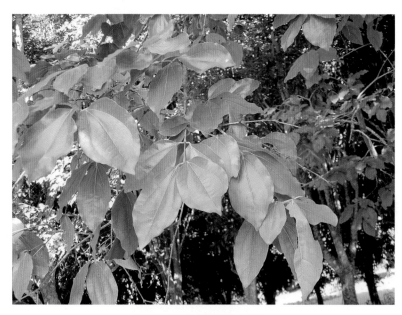

图4-5 马钱（潘超美 摄）

【主产地】主产于福建、台湾、广东、海南、广西、云南等地，以广东、广西南部和海南一带为道地产区。

【性状特征】干燥成熟的种子呈钮扣状扁圆形，直径1.5～3cm，厚0.3～0.6cm，表面灰棕色或灰绿色，密被银灰色绢状茸毛，自中间向四周呈辐射状排列，有丝样光泽。常一面稍凹下，另一面稍凸起，边缘微隆起，有一突起的珠孔，底面中心有突起的圆点状种脐，珠孔与种脐间隐约可见一条隆起线。质坚硬，平行剖面可见淡黄色角质胚乳，子叶2枚，呈心形。气微，味极苦。（图4-6）

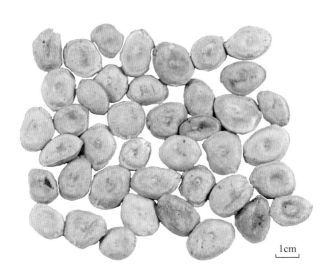

图4-6　马钱子药材图

【**性味归经**】苦，温；有大毒。归肝、脾经。

【**功能主治**】通络止痛，散结消肿。用于跌打损伤，骨折肿痛，风湿顽痹，麻木瘫痪，痈疽疮毒，咽喉肿痛。

防己

Fangji

STEPHANIAE TETRANDRAE RADIX

【来源】为防己科植物粉防己*Stephania tetrandra* S. Moore的干燥根。

【原植物】多年生落叶藤本。块根通常圆柱状，肉质，深入地下，长3～15cm，直径1～5cm；外皮淡棕色或棕褐色；具横纹。茎枝纤细，有直条纹。叶互生；叶柄盾状着生；叶片三角状宽卵形或阔三角形，先端钝，具小突尖，基部平截或略呈心形，全缘，上面绿色，下面灰绿色或粉白色，两面均被短柔毛，下面较密，掌状脉5条。花小，单性，雌雄异株；雄株为头状聚伞花序，总状排列；雄花：萼片4，排成1轮，绿色，匙形，基部楔形；花瓣4，绿色，倒卵形，肉质，边缘略内弯，有时具短爪；雄蕊4，花丝合生成柱状，上部盘状，花药着生其上；雌株为缩短的聚伞花序，呈假头状，总状排列；雌花：萼片4，排成1轮；花瓣4；子房椭圆形，花柱3，乳头状。核果球形，红色。直径5～6mm；内果皮长、宽均为4～5mm，背部有4行雕文，中间2行呈鸡冠状隆起，每行有15～17颗，胎座迹不穿孔。花期5～6月，果期7～9月。（图4-7）

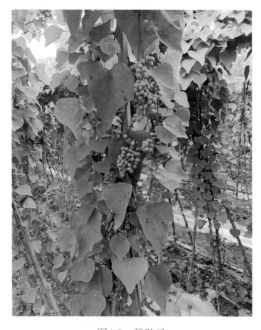

图4-7　粉防己

【**主产地**】主产于浙江、安徽、湖北、湖南、江西等地。

【**性状特征**】不规则圆柱形、半圆柱形或块状，多弯曲，长5～10cm，直径1～5cm。表面淡灰黄色，在弯曲处常有深陷横沟而成结节状的瘤块样。体重，质坚实。断面平坦，灰白色，富粉性，有排列较稀疏的放射状纹理。（图4-8）

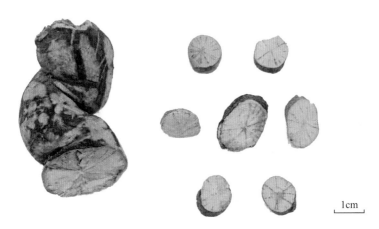

1cm

图4-8　防己药材图

【**性味归经**】苦，寒。归肺、膀胱经。

【**功能主治**】祛风止痛，利水消肿。用于风湿痹痛，水肿脚气，小便不利，湿疹疮毒。

草乌

Caowu

ACONITI KUSNEZOFFII RADIX

【来源】为毛茛科植物北乌头 *Aconitum kusnezoffii* Reichb.的干燥块根。

【原植物】茎高65～150cm，无毛，等距离生叶，通常分枝。下部叶有长柄，花后枯萎。叶片纸质或近革质，五角形，长9～16cm，宽10～20cm，基部心形，三全裂，中央全裂片菱形，渐尖，近羽状分裂，小裂片披针形，侧全裂片斜扇形，不等二深裂；叶柄长约为叶片的1/3～2/3。顶生总状花序具9～22朵花，通常与其下的腋生花序形成圆锥花序；下部苞片三裂，其他苞片长圆形或线形；下部花梗长1.8～3.5cm；小苞片生花梗中部或下部，线形或钻状线形，长3.5～5mm，宽1mm；萼片紫蓝色，外面有疏曲柔毛或几无毛，上萼片盔形或高盔形，高1.5～2.5cm，有短或长喙，下缘长约1.8cm左右，侧萼片长1.4～1.6cm左右，下萼片长圆形；花瓣无毛，向后弯曲或近拳卷；雄蕊无毛，花丝全缘或有2小齿；心皮（4～5枚），无毛。蓇葖直；种子扁椭圆球形，沿棱具狭翅，只在一面生横膜翅。7～9月开花。（图4-9）

【主产地】主产于辽宁、安徽、黑龙江、山西、河北等地。

【性状特征】块根不规则长圆锥形，略弯曲，一般长2～7cm，直径0.6～1.8cm。顶端常有残茎和少数不定根残基，偶见枯萎芽，可见圆形或扁圆形不定根残基。表面灰褐色或黑棕褐色，有纵皱纹、点状须根痕和数个瘤状侧根。质硬，断面灰白色或暗灰色，有裂隙。气微，味辛辣、麻舌。以根肥壮、质坚实、断面白色，粉质多，残基及须根少者为佳。（图4-10）

【性味归经】辛、苦，热；有大毒。归心、肝、肾、脾经。

【功能主治】祛风除湿，温经止痛。用于风寒湿痹，关节疼痛，心腹冷痛，寒疝作痛及麻醉止痛。

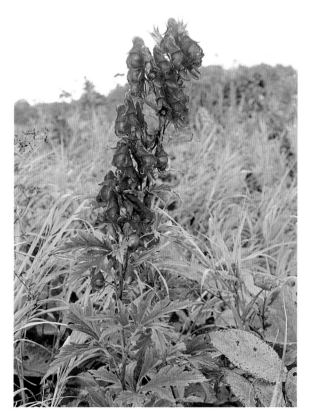

图4-9　北乌头

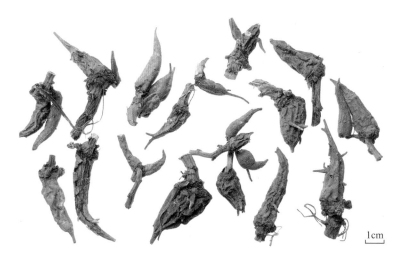

1cm

图4-10　生草乌药材图

威灵仙

Weilingxian

CLEMATIDIS RADIX ET RHIZOMA

【来源】为毛茛科植物威灵仙*Clematis chinensis* Osbeck、棉团铁线莲*Clematis hexapetala* Pall.、东北铁线莲*Clematis manshurica* Rupr.的干燥根及根茎。

【原植物】

1.威灵仙 木质藤本，植物干时变黑。根丛生于块状根茎上，细长圆柱形。茎具有明显的条纹，近无毛，叶对生，长达20cm，一回羽状复叶，小叶5，略带革质，狭卵形或三角状卵形，先端钝或渐尖，基部圆形或宽楔形，全缘，主脉3条，上面沿叶脉有细毛，下面无毛，多圆锥聚伞花序，顶生及腋生；总苞片窄线形，长5～7mm，密生细白毛；花萼片4，有时5，花瓣状，长圆状倒卵形，白色或绿白色，外被白色柔毛，内侧光滑无毛；雄蕊多数，不等长，花丝扁平，心皮多数，离生，子房及花柱上密生白毛，瘦果扁平，略生细短毛，花柱宿存，延长成白色羽毛状。（图4-11）

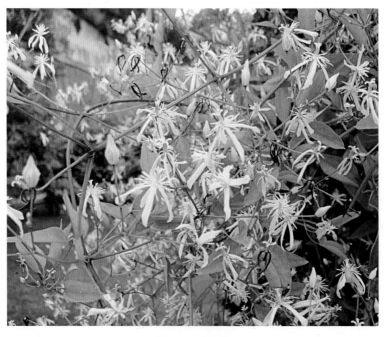

图4-11 威灵仙

2. **棉团铁线莲**　多年生直立草本，叶1～2回羽状分裂，裂片长圆状披针形，单或复聚伞花序，萼片6枚，稀4或8枚，花蕾白形似棉球状。（图4-12）

3. **东北铁线莲**　多年生草质藤本，1（2）回羽状复叶，小叶5～7，稀3枚，披针状卵形，圆锥花序，萼片4～5枚，花蕾时呈镊合状排列，长卵形或倒卵状长圆形。（图4-13）

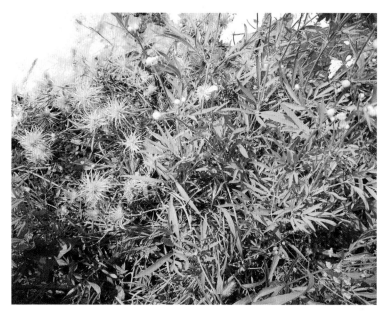

图4-12　棉团铁线莲

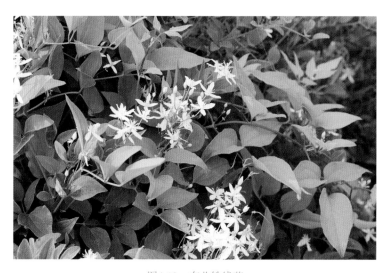

图4-13　东北铁线莲

【**主产地**】威灵仙主产于江苏、浙江、江西、湖南、湖北、四川。棉团铁线莲主产于辽宁、吉林、黑龙江和山东等地。东北铁线莲主产于东北各省山区。

【**性状特征**】

1. 威灵仙　根茎呈柱状，长1.5～10cm，直径0.3～1.5cm；表面淡棕黄色；顶端残留茎基；质较坚韧，断面纤维性；下侧着生多数细根。根呈细长圆柱形，稍弯曲，长7～15cm，直径0.1～0.3cm；表面黑褐色，有细纵纹，有的皮部脱落，露出黄白色木部；质硬脆，易折断，断面皮部较广，木部淡黄色，略呈方形，皮部与木部间常有裂隙。气微，味淡。（图4-14）

2. 棉团铁线莲　根茎呈短柱状，长1～4cm，直径0.5～1cm。根长4～20cm，直径0.1～0.2cm；表面棕褐色至棕黑色；断面木部圆形。味咸。

3. 东北铁线莲　根茎呈柱状，长1～11cm，直径0.5～2.5cm。根较密集，长5～23cm，直径0.1～0.4cm；表面棕黑色；断面木部近圆形。味辛辣。（图4-14）

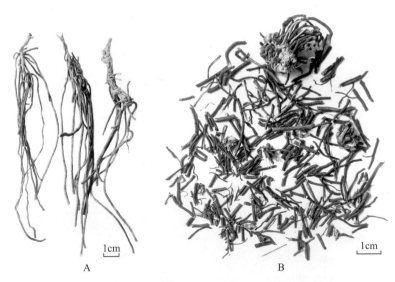

图4-14　威灵仙药材图
A.威灵仙　B.东北铁线莲

【**性味归经**】辛、咸，温。归膀胱经。

【**功能主治**】祛风湿，通经络。用于风湿痹痛，肢体麻木，筋脉拘挛，屈伸不利。

独活

Duhuo

ANGELICAE PUBESCENTIS RADIX

【来源】为伞形科当归属植物重齿毛当归*Angelica pubescens* Maxim. f. *biserrata* Shan et Yuan的干燥根。

【原植物】多年生直立草本，高1～2m。根粗大，肉质，多分枝。茎直立，带紫色。基生叶和茎下部叶叶柄细长，2～3回三出羽状复叶，两面均被短柔毛，边缘有不整齐重锯齿。茎上部叶退化成膨大的叶鞘。复伞形花序顶生或侧生，密被黄色短柔毛，伞幅10～25，伞幅长2～10cm，伞形花序15～30朵，白色。双悬果背部扁平，分生果扁平，长圆形，侧棱翅状，棱槽中有油管1～3，合生面油管2～6。（图4-15）

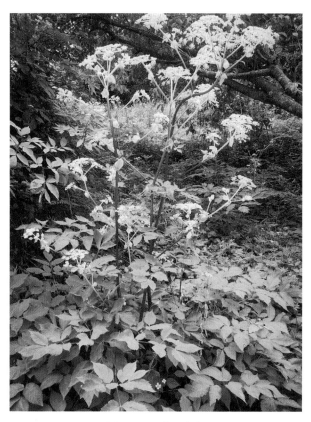

图4-15　重齿毛当归

【主产地】主产于湖北长阳、巴东、恩施、神农架，重庆巫山、巫溪，四川都江堰等地。尤以湖北长阳县资丘镇栽培品为道地。

【性状特征】根略呈圆柱形，下部2～3分枝或更多，长10～30cm。根头部膨大，圆锥状，多横皱纹，直径1.5～3cm，顶端有茎、叶的残基或凹陷，根头部有横环纹。表面灰褐色或棕褐色，具纵皱纹，有隆起的横长皮孔及稍突起的细根痕。质较硬，受潮则变软，断面皮部灰白色，有多数散在的棕色油室，木部灰黄色至黄棕色，略显菊花心，棕色环纹（形成层）明显。有特异香气，味苦辛，微麻舌。（图4-16）

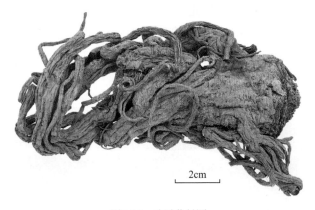

2cm

图4-16　独活药材图

【性味归经】辛、苦，温。归肾、膀胱经。

【功能主治】祛风除湿，通痹止痛。用于风寒湿痹，腰膝疼痛，少阴伏风头痛，风寒挟湿头痛。

秦艽

Qinjiao

GENTIANAE MACROPHYLLAE RADIX

【来源】为龙胆科植物秦艽*Gentiana macrophylla* Pall.、麻花秦艽*Gentiana straminea* Maxim.、粗茎秦艽*Gentiana crassicaulis* Duthie ex Burk.或小秦艽*Gentiana dahurica* Fisch.的干燥根。

【原植物】

1. 秦艽　为多年生草本植物，高30～60cm，全株光滑无毛。主根粗长，须根多条，扭结成一个锥形根。茎直立或斜升，基部被残叶纤维所包围。基叶丛生莲座，卵状椭圆形或狭椭圆形。茎叶对生，较小。花簇生枝顶，呈头状，或腋生作轮状，多数、无花梗；花萼黄绿色或带有紫色，萼齿4～5个，锥形；花冠筒部黄绿色；冠檐蓝色或蓝紫色，壶形；雄蕊生于冠筒中下部，花丝线状钻形；子房无柄，椭圆状披针形或狭椭圆形；柱头2裂，裂片矩圆形。蒴果内藏或先端外露，卵状椭圆形。种子红褐色，椭圆形。花期7～9月，果期8～10月。（图4-17）

2. 麻花秦艽　麻花秦艽高10～20cm，主根粗壮，圆锥形。基生叶披针形或广披针形。茎叶线状披针形，较小。花较少成聚伞花序，顶生及腋生，排列成疏松的花序，有长梗；花萼筒黄绿色，一侧开裂；子房披针形或线形；花冠黄绿色，喉部具多数绿色斑点，有时外面带紫色或蓝紫色，漏斗形。蒴果内藏，椭圆状披针形。种子褐色，狭矩圆形。（图4-18）

3. 粗茎秦艽　粗茎秦艽高20～40cm，茎根粗大，须根多条，右旋扭结在一起。基生叶窄椭圆披针形；茎叶卵状椭圆形至卵状披针形。花多数，无花梗，在茎顶簇生，呈头状；花萼管部仅于顶端一侧开裂，萼齿极浅或无。子房长圆形，有柄。花冠筒部黄白色，冠檐蓝紫色或深蓝色，内面有斑点，壶形。蒴果内藏，椭圆形。种子红褐色，有光泽，矩圆形。（图4-19）

4. 小秦艽　小秦艽高10～25cm，根单一或稍分枝，须根向左扭结成一个细长的圆柱形根，直径不及1cm。叶片长窄披针形，无柄。茎生叶少数，对生，线状披针形至线形，无柄。花顶生成轮伞花序；花萼管部通常不开裂，稀一侧浅裂。子房披针形或线形，无柄；花冠深蓝色，有时喉部具多数黄色斑点，筒形或漏斗形。蒴果内藏，无柄，狭椭圆形。种子淡褐色，矩圆形。（图4-20）

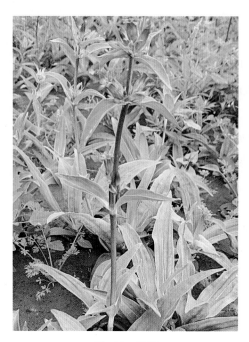

图4-17　秦艽

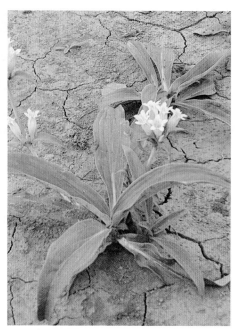

图4-18　麻花秦艽

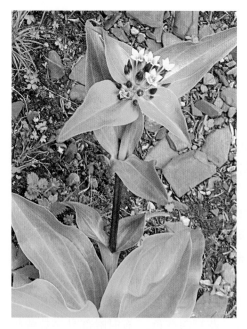

图4-19　粗茎秦艽

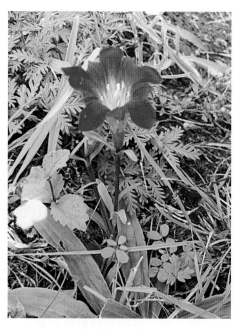

图4-20　小秦艽

【**主产地**】主产于甘肃、四川、陕西、山西等地。

【**性状特征**】

1. 秦艽　根呈类圆柱形，上粗下细，扭曲不直，长10～30cm，直径1～3cm。表面黄棕色或灰黄色，有纵向或扭曲的纵皱纹，顶端有残存茎基及纤维状叶鞘。质硬而脆，易折断，断面略显油性，皮部黄色或棕黄色，木部黄色。气特殊，味苦，微涩。（图4-21）

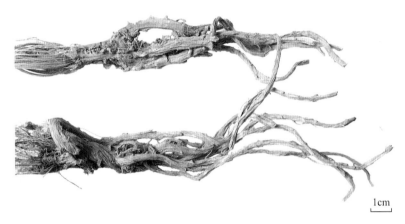

1cm

图4-21　秦艽药材图

2. 麻花秦艽　根呈类圆锥形，多由数个小根纠聚而膨大，直径可达7cm。表面棕褐色，粗糙，有裂隙呈网状孔纹。质松脆，易折断，断面多呈枯朽状。

3. 粗茎秦艽　根略呈圆柱形，较粗大，多不分枝，很少互相扭绕，长12～20cm，直径1～3.5cm。表面黄棕色或暗棕色，有纵向扭转的皱纹。根头有淡黄色叶柄残基及纤维状的叶基维管束。

4. 小秦艽　根呈类圆锥形或类圆柱形，长8～15cm，直径0.2～1cm。表面棕黄色。主根通常1个，残存的茎基有纤维状叶鞘，下部多分枝。断面黄白色。

【**性味归经**】辛、苦，平。归胃、肝、胆经。

【**功能主治**】祛风湿，清湿热，止痹痛，退虚热。用于风湿痹痛，骨蒸潮热，中风半身不遂，筋脉拘挛，骨节酸痛，湿热黄疸，小儿疳积发热。

徐长卿

Xuchangqing

CYNANCHI PANICULATI RADIX ET RHIZOMA

【来源】 为萝藦科植物徐长卿*Cynanchum paniculatum*（Bge.）Kitag.的干燥根及根茎。

【原植物】 多年生草本。根茎短，须根多而丛生，深黄褐色，有香气。茎不分枝，无毛或被微毛，有乳汁。叶对生，条形至披针形，长5～13cm，宽0.5～1.5cm，两端渐尖，边缘全缘并有短缘毛，两面无毛或上面具疏毛，侧脉不明显。圆锥状聚伞花序生于顶端的叶腋内，花萼5深裂，内面有或无腺体；花冠黄绿色或黄白色，近辐射状；副花冠裂片5，新月形，肉质基部增厚，顶端钝；雄蕊5，与雌蕊粘生成合蕊柱，花药顶端具三角形膜片，花粉块每室1块下垂；子房上位，心皮2，离生，柱头五角形。果披针形，长6cm，直径6mm，向顶部渐尖。种子顶端具白色绢质毛，成熟时开裂。种子长3mm，种毛长1cm。花期5～7月，果期9～12月。（图4-22）

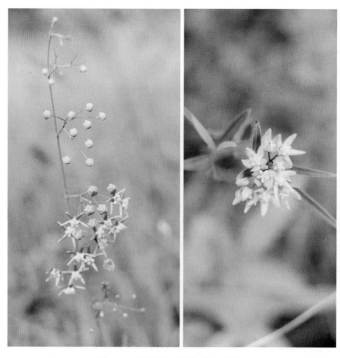

图4-22 徐长卿（戴仕林 摄）

【**主产地**】主产于河北、辽宁、山东、浙江、江苏、江西、福建、四川、贵州、云南等地。山东境内泰沂山区为徐长卿的道地产区，也是主要的人工种植区。

【**性状特征**】根茎不规则柱状，有盘节，长0.5～3.5cm，直径2～4mm。有的顶端带有残茎，细圆柱形，长约2cm，直径1～2mm，断面中空；根茎节处周围着生多数根。根呈细长圆柱形，弯曲，长10～16cm，直径1～1.5mm。表面淡黄白色至淡棕黄色或棕色，具微细的纵皱纹，并有纤细的须根。质脆，易折断，断面粉性，皮部类白色或黄白色，形成层环淡棕色，木部细小。气香，味微辛凉。（图4-23）

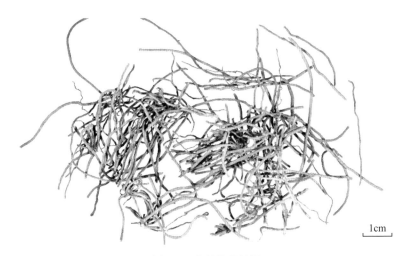

图4-23　徐长卿药材图

【**性味归经**】辛，温。归肝、胃经。

【**功能主治**】祛风，化湿，止痛，止痒。用于风湿痹痛，胃痛胀满，牙痛，腰痛，跌扑伤痛，风疹、湿疹。

第二节　祛风湿舒筋活络药

木瓜

Mugua

CHAENOMELIS FRUCTUS

【来源】为蔷薇科植物贴梗海棠*Chaenomeles speciosa*（Sweet）Nakai的干燥近成熟果实。

【原植物】落叶灌木，高达2m。枝条直立而展开，有刺；小枝圆柱形，微屈曲，紫褐色或黑褐色，有疏生浅褐色皮孔；冬芽三角卵形。叶片卵形至椭圆形，稀长椭圆形，长3～9cm，具有尖锐锯齿，齿尖开展，无毛或在萌蘖上沿下面叶脉有短柔毛；叶柄长约1cm；托叶大型，草质，肾形或半圆形。花先叶开放，3～5朵簇生于二年生老枝上；花梗短粗，近于无柄；花直径3～5cm；萼筒钟状，外面无毛；萼片直立，半圆形，稀卵形，先端圆钝，全缘或有波状齿；花瓣倒卵形或近圆形，基部延伸成短爪，猩红色或深红色；雄蕊长约花瓣之半；花柱基部合生，无毛或稍有毛，柱头头状，有不显明分裂，约与雄蕊等长。果实球形或卵球形，直径4～6cm，黄色或黄绿色，有稀疏不明显斑点，味芳香；萼片脱落，果梗短或近于无梗。花期3～5月，果期9～10月。（图4-24）

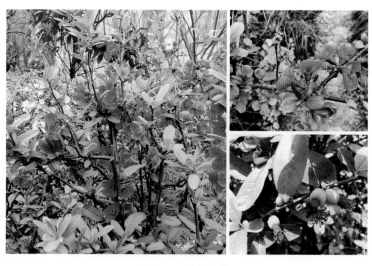

图4-24　贴梗海棠

【**主产地**】主产于我国西南、华中、华东等地。历代本草均记载木瓜以安徽宣城为道地药材。目前木瓜产地以安徽、湖北、四川等地为主，其中产于安徽宣城的称宣木瓜，产自湖北长阳的习称资木瓜，产自重庆綦江的习称川木瓜。

【**性状特征**】果实多呈纵剖成对半的长圆形，长4~9cm，宽2~5cm，厚1~2.5cm。外表面紫红色或红棕色，有不规则深皱纹；剖面边缘向内卷曲，果肉红棕色，中心部分凹陷，棕黄色。种子扁长三角形，多脱落，质坚硬。气微清香，味酸。以质坚实、味酸者为佳。（图4-25）

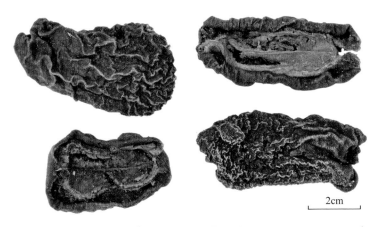

图4-25　木瓜药材图

【**性味归经**】酸，温。归肝、脾经。

【**功能主治**】舒筋活络，和胃化湿。用于湿痹拘挛，腰膝关节酸重疼痛，暑湿吐泻，转筋挛痛，脚气水肿。

乌梢蛇

Wushaoshe

ZAOCYS

【来源】为游蛇科动物乌梢蛇*Zaocys dhumnades*（Cantor）的干燥体。

【原动物】成体长可达2m以上。蛇头较长，呈扁圆形，与颈有明显区分；眼较大，瞳孔圆形；鼻孔大，呈椭圆形，位于两鼻鳞间。颊鳞1，偶有1小鳞，位于其下，眶前鳞2，眶后鳞2（3）；颞鳞2（1）+2，上唇鳞3-2-3式。背面呈灰褐色、绿褐色或黑褐色，背鳞平滑，16-16（14）-14，中央2～4（6）行起棱。腹面呈灰白色，腹鳞呈圆形，192～205。尾较细长，尾下鳞95～137对。（图4-26）

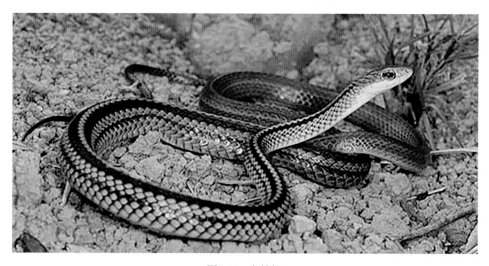

图4-26 乌梢蛇

【主产地】主产于浙江、江苏、江西、安徽、福建等地。

【性状特征】圆盘状，盘径约16cm。表面黑褐色、灰黑色、绿黑色，密被菱形鳞片；被鳞行数成双，背中央2～4行鳞片强烈起棱，形成两条纵贯全体的黑线。头盘在中间，扁圆形，眼大而下凹陷，有光泽。上唇鳞8枚，第4、5枚入眶，颊鳞1枚，眼前下鳞1枚，较小，眼后鳞2枚。脊部高耸成屋脊状。腹部剖开边缘向内卷曲，脊肌肉厚，黄白色或淡棕色，可见排列整齐的肋骨。尾部渐细而长，尾下鳞双行。剥皮者仅留头尾之皮鳞，中段较光滑，气腥，味淡。（图4-27）

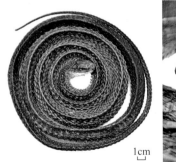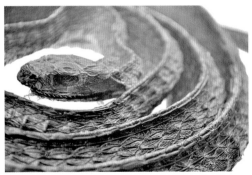

图4-27　乌梢蛇药材图

【性味归经】甘，平。归肝经。

【功能主治】祛风，通络，止痉。用于风湿顽痹，麻木拘挛，中风口眼歪斜，半身不遂，抽搐痉挛，破伤风，麻风，疥癣。

伸筋草

Shenjincao

LYCOPODII HERBA

【来源】为石松科植物石松*Lycopodium japonicum* Thunb.的干燥全草。

【原植物】多年生植物，匍匐茎细长，二至三回分枝，绿色，叶稀疏；幼枝圆柱状，老枝扁状，直立，高达40cm，多回二叉分枝，稀疏。叶密集螺旋状排列，上斜，披针形或线状披针形。孢子囊穗3～8个集生于长达30cm的总柄，总柄上苞片螺旋状稀疏着生，薄草质，形状如叶片；孢子囊穗不等位着生，直立，圆柱形，具1～5cm小柄；孢子叶阔卵形，先端急尖，具芒状长尖头，边缘膜质，啮蚀状，纸质；孢子囊生于孢子叶腋，略外露，圆肾形，黄色。（图4-28）

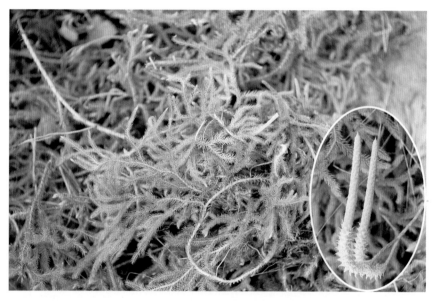

图4-28　石松

【主产地】主产于湖北、浙江、贵州、四川、福建、江苏、山东等地。

【性状特征】匍匐茎细圆柱形，略弯曲，长可达2m，直径1～3mm，其下有黄白色细根；直立茎作二叉状分枝。叶密生茎上，螺旋状排列，皱缩弯曲，线形或针形，长3～5mm，黄绿色至淡黄棕色，无毛，先端芒状，全缘，易碎断。质柔软，断面皮部浅黄色，木部类白色。气微，味淡。（图4-29）

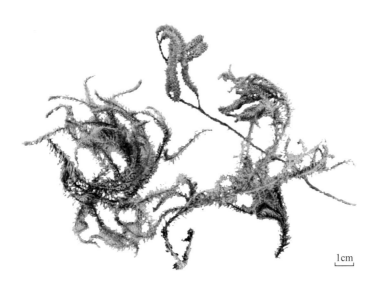

图4-29 伸筋草药材图

【**性味归经**】微苦、辛，温。归肝、脾、肾经。

【**功能主治**】祛风除湿，舒筋活络。用于关节酸痛，屈伸不利。

青风藤

Qingfengteng

SINOMENII CAULIS

【来源】 为防己科植物青藤*Sinomenium acutum*（Thunb.）Rehd. et Wils.和毛青藤*Sinomenium acutum*（Thunb.）Rehd. et Wils. var. *cinereum* Rehd. et Wils.的干燥藤茎。

【原植物】

1. 青藤　多年生木质藤本，长可达20m。根块状。茎圆柱形，灰褐色，具细沟纹。叶互生，厚纸质或革质，卵圆形，长7～15cm，宽5～12cm，先端渐尖或急尖，基部稍心形或近截形，全缘或3～7角状浅裂，上面绿色，下面灰绿色，近无毛，基出脉5～7；叶柄长5～15cm。花单性异株，聚伞花序排成圆锥状；花小，雄花萼片6，淡黄色，2轮，花瓣6，淡绿色，雄蕊9～12；雌花萼片、花瓣与雄花相似，具退化雄蕊9，心皮3，离生，花柱反曲。核果扁球形，熟时暗红色。种子半月形。花期6～7月，果期8～9月。（图4-30）

2. 毛青藤　与青藤的区别仅在于叶下面被柔毛。《中国植物志》已将其与青藤合并。分布基本同青藤。（图4-30）

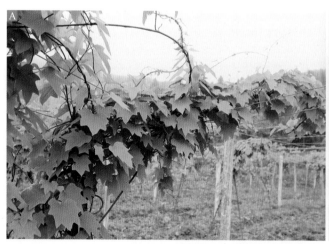
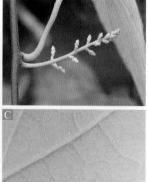

图4-30　青藤与毛青藤
A. 青藤植株　B. 青藤未开花的花序　C. 毛青藤叶（背面有毛）

【主产地】主产于陕西、安徽、湖北、湖南、江苏、浙江等地。道地产区为陕西平利、安徽霍山及湖北宣恩，资源量约占全国的54.5%。

【性状特征】藤茎呈长圆柱形，常微弯曲，长20～70cm或更长，直径0.5～2cm。表面绿褐色至棕褐色，有的灰褐色，有细纵纹和皮孔。节部稍膨大，有分支。体轻，质硬而脆，易折断，断面不平坦，灰黄色或淡灰棕色，皮部窄，木部射线呈放射状排列，髓部淡黄白色或黄棕色。气微，味微苦。（图4-31）

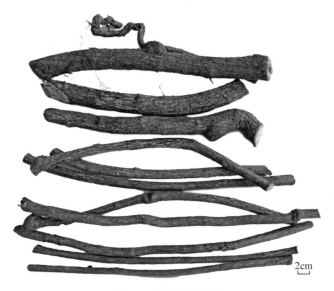

图4-31　青风藤药材图

【性味归经】苦、辛，平。归肝、脾经。

【功能主治】祛风湿，通经络，利小便。用于风湿痹痛，关节肿胀，麻痹瘙痒。

络石藤

Luoshiteng

TRACHELOSPERMI CAULIS ET FOLIUM

【来源】 为夹竹桃科植物络石*Trachelospermum jasminoides*（Lindl.）Lem.的干燥带叶藤茎。

【原植物】常绿木质藤本，有乳汁；茎圆柱形，表面赤褐色，有皮孔；小枝被黄色柔毛，老时渐无毛。叶革质，椭圆形至卵状椭圆形或宽倒卵形，长2～10cm，叶面无毛，叶背被疏短柔毛，老叶渐无毛；叶柄内和叶腋外腺体钻形，长约1mm。二歧聚伞花序腋生或顶生，圆锥状，与叶等长或较长；花白色，芳香；苞片及小苞片狭披针形，长1～2mm；花萼5深裂，顶部反卷，外面被有长柔毛及缘毛，内面无毛，基部具10枚鳞片状腺体；花冠筒中部膨大，外面无毛，内面在喉部及雄蕊着生处被短柔毛；雄蕊着生在花冠筒中部，腹部粘生在柱头上，隐藏在花喉内；子房2心皮，离生，无毛。蓇葖双生，叉开，无毛，线状披针形，向先端渐尖；种子多颗，褐色，线形，顶端具白色绢质种毛。花期3～7月，果期7～12月。（图4-32）

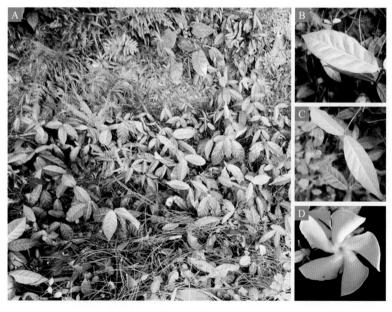

图4-32 络石
A.植株　B.叶背面　C.叶正面　D.花

【**主产地**】主产于江苏、安徽、湖北、山东、广东、广西。

【**性状特征**】茎呈圆柱形，弯曲，多分枝，长短不一，直径1～5mm；表面红褐色，有点状皮孔和不定根；质硬，断面淡黄白色，常中空。叶对生，有短柄；展平后叶片呈椭圆形或卵状披针形，长1～8cm，宽0.7～3.5cm；全缘，略反卷，上表面暗绿色或棕绿色，下表面色较淡；革质。气微，味微苦。（图4-33）

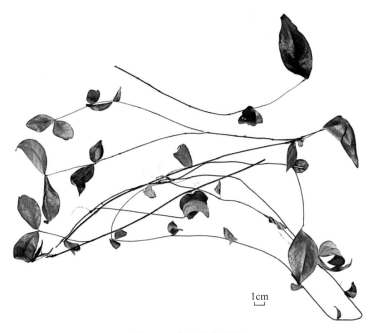

1cm

图4-33　络石藤药材图

【**性味归经**】苦，微寒。归心、肝、肾经。

【**功能主治**】祛风通络，凉血消肿。用于风湿热痹，筋脉拘挛，腰膝酸痛，喉痹，痈肿，跌扑损伤。

桑枝

Sangzhi

MORI RAMULUS

【来源】为桑科植物桑*Morus alba* L.的干燥嫩枝。

【原植物】【主产地】参见"桑叶"。

【性状特征】干燥的嫩枝呈长圆柱形，长短不一，直径0.5～1.5cm。外表灰黄色或灰褐色，有多数淡褐色小点状皮孔及细纵纹，并可见灰白色半月形的叶痕和棕黄色的腋芽。质坚韧，有弹性，较难折断，断面黄白色，纤维性。斜片呈椭圆形，切片厚0.2～0.5cm。切面皮部较薄，木部黄白色，射纹细密，中心有细小而绵软的髓。有青草气，味淡略黏。以质嫩、断面黄白色者为佳。（图4-34）

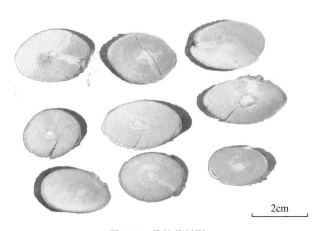

2cm

图4-34　桑枝药材图

【性味归经】微苦，平。归肝经。

【功能主治】祛风湿，通经络，行水气。主治风湿痹痛，中风半身不遂，水肿脚气，肌体风痒。

路路通

Lulutong

LIQUIDAMB0ARIS FRUCTUS

【来源】为金缕梅科植物枫香树*Liquidambar formosana* Hance的干燥成熟果序。

【原植物】落叶乔木，高20～40m。树皮幼时灰白，平滑。老时褐色、粗糙。叶互生；叶柄长3～7cm；托叶线形，早落；叶片心形，常3裂，幼时及萌发枝上的叶多为掌状5裂，长6～12cm，宽8～15cm，裂片卵状三角形或卵形，先端长渐尖，基部心形或截形，边缘有细锯齿。花单性，雌雄同株，无花被；雄花淡黄绿色，成总状花序，有锈色细长毛，雄蕊多数，密生成球形；雌花成圆球形的头状花序，被毛，有少数退化雄蕊，子房半下位，多数愈合；四周有许多钻形小苞片围绕，2室，花柱2，柱头弯曲。复果圆球形，下垂，直径2.5～3cm，表面有刺，蒴果多数，密集复果之内，长椭圆形，成熟时顶孔开裂。种子多数，细小，扁平，棱上有时略有翅。花期3～4月，果期9～10月。（图4-35）

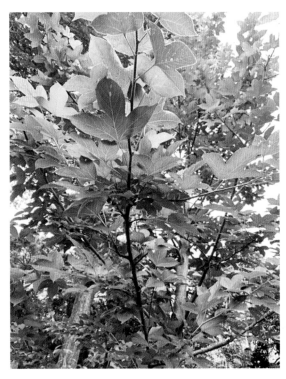

图4-35　枫香树

【主产地】主产于江苏、浙江、安徽、福建、湖北、湖南、陕西。

【性状特征】果序圆球形，直径2～3cm。表面灰棕色至棕褐色，有多数尖刺状宿存萼齿及鸟嘴状花柱，常折断或弯曲，除去后则现多数蜂窝小孔；基部有圆柱形果柄，长3～4.5cm，常折断或仅具果柄痕。小蒴果顶部开裂形成空洞状，可见种子多数，发育不完全者细小，多角形，直径约1mm，黄棕色至棕褐色，发育完全者少数，扁平长圆形，具翅，褐色。体轻，质硬，不易破开。气微香，味淡。以个大、色黄、无泥、无果柄者为佳。（图4-36）

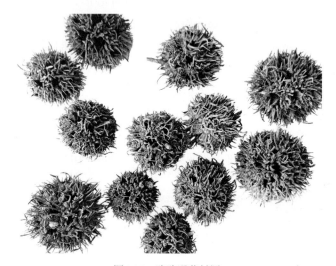

图4-36　路路通药材图

【性味归经】苦，平。归肝、肾经。

【功能主治】祛风活络，利水，通经。用于关节痹痛，麻木拘挛，水肿胀满，乳少，经闭。

豨莶草

Xixiancao

SIEGESBECKIAE HERBA

【来源】为菊科植物豨莶*Siegesbeckia orientalis* L.、腺梗豨莶*Siegesbeckia pubescens* Makino或毛梗豨莶*Siegesbeckia glabrescens* Makino的干燥地上部分。

【原植物】

1. 豨莶　一年生草本。茎直立，分枝斜升，上部的分枝常成复二歧状；全部分枝，被灰白色短柔毛。中部叶三角状卵圆形或卵状披针形，长4～10cm，边缘有规则的浅裂或粗齿，纸质，背面具腺点，两面被毛，基出三脉。头状花序径15～20mm，排列成具叶的圆锥花序；花梗长1.5～4cm，密生短柔毛；总苞阔钟状，总苞片2层，背面被紫褐色头状具柄的腺毛；外层苞片5～6枚，线状匙形或匙形，开展，长8～11mm；内层苞片卵状长圆形或卵圆形，长约5mm。外层托片长圆形，内弯，内层托片倒卵状长圆形。花黄色；雌花花冠管部长0.7mm；两性管状花上部钟状，上端有4～5卵圆形裂片。瘦果倒卵圆形，有4棱，顶端有灰褐色环状突起。花期4～9月，果期6～11月。（图4-37）

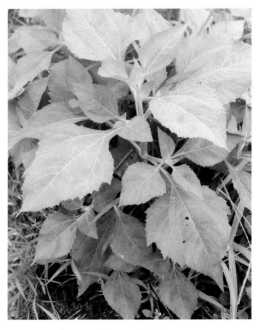

图4-37　豨莶

2. **腺梗豨莶**　与豨莶的区别在于：分枝非二歧状；中部以上的叶卵圆形或卵形，边缘有尖头齿；花梗和分枝的上部被紫褐色头状具柄的密腺毛和长柔毛。（图4-38）

3. **毛梗豨莶**　与豨莶的区别在于：分枝非二歧状；叶卵圆形，有时三角状卵形，边缘有规则的齿；花梗和枝上部疏生平伏的短柔毛。与腺梗豨莶的区别在于：中部以上的叶三角状卵形或卵状披针形；花梗和枝上部无紫褐色头状具柄的腺毛和长柔毛。（图4-39）

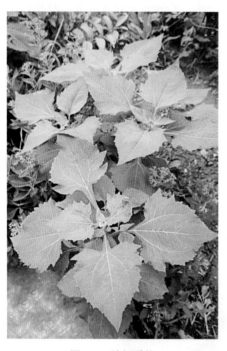

图4-38　腺梗豨莶

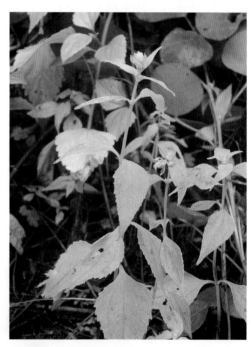

图4-39　毛梗豨莶

【**主产地**】主产于湖南、福建、湖北、江苏等地。豨莶草道地产区古代记载有海州（今江苏连云港）、文州（今甘肃文县）、高邮军（今江苏高邮）等地，今以江苏高邮为道地产区。

【**性状特征**】

1. **豨莶**　茎圆柱形，表面灰绿色、黄棕色或紫棕色，有纵沟及细纵纹，枝对生，节略膨大，密被白色短柔毛；质轻而脆，易折断，断面有明显的白色髓部。叶对生，多脱落或破碎；完整的叶片三角状卵形或卵状披针形，长4～10cm，宽1.8～6.5cm，先端钝尖，基部宽楔形下延成翅柄，边缘有不规则浅裂或粗齿；两面被毛，下表面有腺点。有时在茎顶或叶腋可见黄色头状花序。气微，味微苦。

2. 腺梗豨莶　本品枝上部被长柔毛和紫褐色腺点；叶卵圆形或卵形，边缘有不规则小锯齿。

3. 毛梗豨莶　本品枝上部疏生平伏短柔毛，叶片较小，边缘锯齿规则。（图4-40）

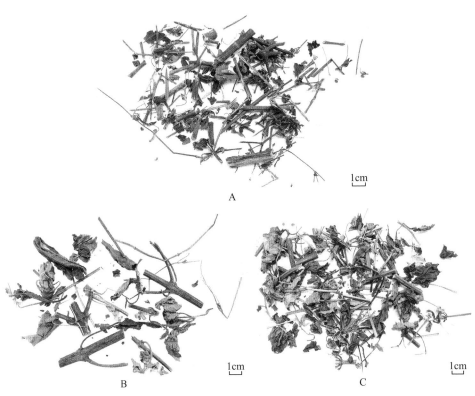

图4-40　豨莶草药材图（余华　摄）
A.豨莶　B.腺梗豨莶　C.毛梗豨莶

【性味归经】辛、苦，寒。归肝、肾经。

【功能主治】祛风湿，利关节，解毒。用于风湿痹痛，筋骨无力，腰膝酸软，四肢麻痹，半身不遂，风疹湿疮。

蕲蛇

Qishe

AGKISTRODON

【来源】为蝰科动物五步蛇*Agkistrodon acutus*（Güenther）的干燥体。

【原动物】体长120～150cm。头大呈三角形，有管牙。吻端由鼻间鳞与吻鳞尖出形成一上翘的突起；鼻孔与眼之间有一椭圆形颊窝，它是热测位器。背鳞具强棱21（23）-21（23）-17（19）行，腹鳞157～171，尾下鳞52～60，前段约20枚定为单行或杂以个别成对的，尾后段为双行，末端鳞片角质化程度较高，形成一尖状硬物，称"佛指甲"。生活时背面棕黑色，头侧土黄色，二色截然分明，体背棕褐色或稍带绿色，其上具灰白色大方形斑块17～19个，尾部3～5个，此斑由左右两侧大三角斑在背正中合拢形成，偶尔也有交错摆列的，斑块边缘色深，腹面乳白色，咽喉部有排列不规则的小黑点，腹部中央和两侧有大黑斑。（图4-41）

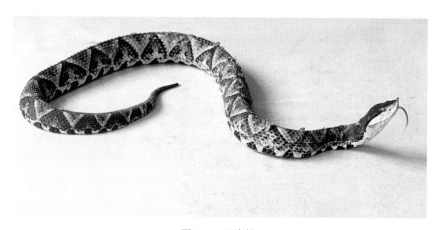

图4-41　五步蛇

【主产地】主产于安徽、浙江、福建、江西、湖南、湖北、四川、重庆、贵州、广东、广西、台湾等地。

【性状特征】卷呈圆盘状，盘径17～34cm，成蛇体长1～2m。头在中间稍向上，呈三角形而扁平，吻端向上，习称"翘鼻头"。上腭有管状毒牙，中空尖锐。背部两侧各有黑褐色与浅棕色组成的大"V"形斑纹17～25个，形成一个方块，其"V"形的两上端在背中线上相接，习称"方胜纹"，有的左右不相接，呈交错排列。腹部撑开或不撑开，灰白色，鳞片较大，有黑色类圆形的斑点，习称"念珠斑"；腹内壁黄白色，脊椎骨的棘突较高，呈刀片状上突，前后椎体下突基本同形，多为弯刀状，向后倾斜，尖端明显超过椎体后隆面。尾部骤细，末端有三角形深灰色的角质鳞片1枚。气腥，味微咸。（图4-42）

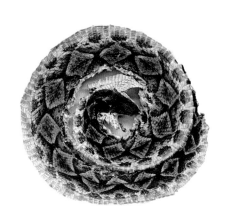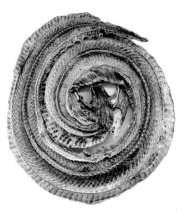

1cm

图4-42　蕲蛇药材图

【**性味归经**】甘、咸，温。有毒。归肝经。

【**功能主治**】祛风，通络，止痉。用于风湿顽痹，麻木拘挛，中风口眼㖞斜，半身不遂，抽搐痉挛，破伤风，麻风，疥癣。

第三节　祛风湿健筋骨药

五加皮

Wujiapi

ACANTHOPANACIS CORTEX

【来源】为五加科植物细柱五加*Acanthopanax gracilistylus* W. W. Smith的干燥根皮。

【原植物】小灌木或亚灌木。茎高达1m，无毛，分枝。叶3枚轮生，同一轮中不等大，无毛；叶片坚纸质，两侧不相等，椭圆形、长椭圆形或椭圆状卵形，长4.5～13.5cm，宽2.2～6cm，顶端渐尖，基部斜宽楔形，或一侧楔形另一侧圆形，边缘全缘或浅波状（齿退化为腺体），侧脉每侧4～7条，不明显或稍明显；叶柄长0.2～2cm。聚伞花序腋生，1～2回分枝，有3～8花，无毛；花序梗长1～2cm；苞片对生，椭圆形，长约5mm，宽3mm；花梗长2.5～4.5mm。花萼长8～9mm，无毛，5裂达基部；裂片披针状线形，宽1.1～2mm，顶端微钝，有3条脉。花冠黄色，长1.7～2.1cm，外面无毛，内面下部被短腺毛；筒漏斗状筒形，长10～12.5mm，口部直径6.5～9mm，上唇长4mm，2浅裂，下唇长7～8mm，3裂近中部，裂片宽卵形。雄蕊无毛，花丝着生于距花冠基部4～5mm处，线形，长约7mm，在中部之下或近中部处膝状弯曲，花药圆卵形，宽2mm；退化雄蕊2，着生于距花冠基部3～4mm处，近丝形，长2.2～3mm，被短腺毛。花盘环状，高1.1mm，边缘有浅齿。雌蕊长9～14mm，无毛，子房线形，长7mm，宽1～1.6mm，柱头扁头形，直径1.5mm。蒴果线形，长5.4～10cm，宽2mm，无毛。种子纺锤形或狭线形，长0.7mm，每端各有1根长0.7～1.2mm的毛。花期6～7月，果期7～10月。（图4-43）

【主产地】主产于我国湖北、河南、安徽等地。

【性状特征】呈不规则卷筒状，多数长5～15cm，直径0.4～1.4cm，厚约0.2cm。外表面灰褐色，有稍扭曲的纵皱纹及横长皮孔样斑痕；内表面淡黄色或灰黄色，有细纵纹。体轻，质脆，易折断，断面不整齐，灰白色。气微香，味微辣而苦。（图4-44）

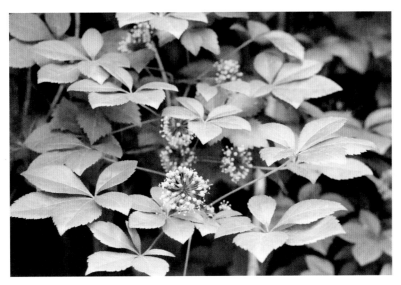

图4-43　细柱五加（张水利　摄）

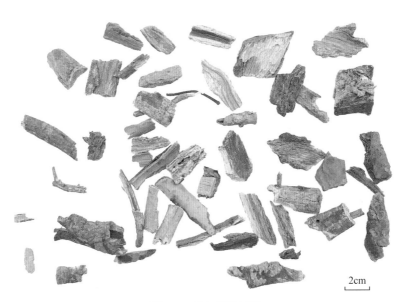

2cm

图4-44　五加皮药材图

【性味归经】辛、苦，温。归肝、肾经。

【功能主治】祛风除湿，补益肝肾，强筋壮骨，利水消肿。用于风湿痹病，筋骨痿软，小儿行迟，体虚乏力，水肿，脚气。

狗脊

Gouji

CIBOTII RHIZOMA

【来源】为蚌壳蕨科植物金毛狗脊*Cibotium barometz*（L.）J. Sm.的干燥根茎。

【原植物】根状茎卧生，粗大，顶端叶大，<u>丛生</u>，叶柄棕褐色，基部被有一大丛垫状的金黄色茸毛，有光泽，上部光滑；叶片大，三回羽状分裂；羽状深裂几达小羽轴。叶几为革质或厚纸质，干后上面褐色，有光泽，下面为灰白或灰蓝色，两面光滑，或小羽轴上下两面略有短褐毛疏生；孢子囊群生于末回能育裂片下部的小脉顶端，1～5对，囊群盖坚硬，成熟时张开如蚌壳；孢子为三角状的四面形，透明。（图4-45）

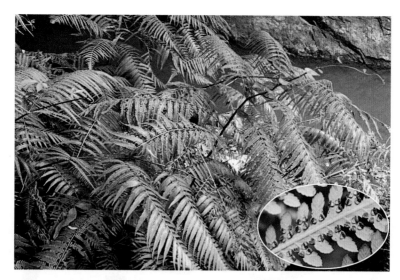

图4-45　金毛狗脊

【主产地】主产于广西（以桂南、桂东北为主）、贵州、福建、云南、广东、四川。目前药材均为野生来源，未见成规模栽培。

【性状特征】

1. 狗脊　根茎呈不规则的长块状，长10～30cm，直径2～10cm。表面深棕色，残留金黄色绒毛；上面有数个红棕色的木质叶柄，下面残存黑色细根。质坚硬，不易折断。无臭，味淡、微涩。（图4-46）

2. 生狗脊片 不规则长条形或圆形，长5～20cm，直径2～10cm，厚1.5～5mm；切面浅棕色，较平滑，近边缘1～4mm处有1条棕黄色隆起的木质部环纹或条纹，边缘不整齐，偶有金黄色绒毛残留；质脆，易折断，有粉性。（图4-47）

3. 熟狗脊片 呈黑棕色，质坚硬。（图4-48）

4. 烫狗脊片 形如狗脊片，表面略鼓起。棕褐色。气微，味淡，微涩。（图4-49）

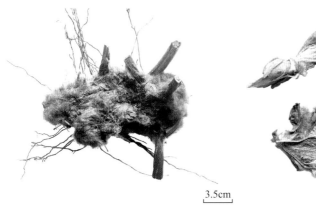

3.5cm

图4-46 狗脊药材图

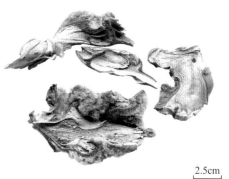

2.5cm

图4-47 生狗脊片药材图

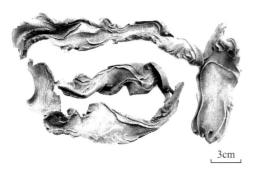

3cm

图4-48 熟狗脊片药材图

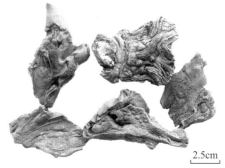

2.5cm

图4-49 烫狗脊片药材图

【性味归经】苦、甘，温。归肝、肾经。

【功能主治】祛风湿，补肝肾，强腰膝。用于风湿痹痛，腰膝酸软，下肢无力。

桑寄生

Sangjisheng

TAXILLI HERBA

【来源】为桑寄生科植物桑寄生*Taxillus chinensis*（DC.）Danser的干燥带叶茎枝。

【原植物】多年生常绿寄生小灌木。嫩枝、叶密被锈色星状毛；小枝灰褐色，具细小皮孔。叶对生或近对生，厚纸质，卵形至长卵形，长3～8cm，宽2～5cm，先端钝圆，基部楔形或阔楔形，全缘。伞形花序，腋生，具花1～4朵，花序和花被星状毛；苞片鳞片状，长约0.5mm；花褐色，花托椭圆状或卵球形，长2mm；副萼环状；花冠花蕾时管状，长约2.5～2.7cm，稍弯曲，下半部膨胀，顶部卵球形，裂片4枚，反折，匙型，长约6mm；雄蕊4枚；花柱线状，柱头头状。浆果椭圆状或近球形，表皮密生瘤状突起，成熟果皮黄色，长8～10mm，直径5～6mm，果皮变平滑。花果期4月至翌年1月。（图4-50）

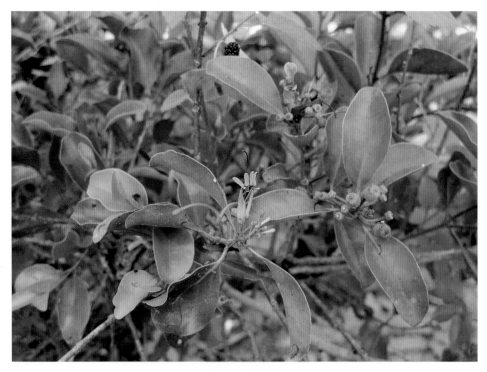

图4-50 桑寄生

【**主产地**】主产于广西、广东、福建南部。道地产区为广西梧州、苍梧、平南、北流、陆川、邕宁、武鸣、崇左、大新等地，其中梧州地区出产的桑寄生茶最负盛名，系广西著名的传统保健茶品。

【**性状特征**】茎枝呈圆柱形，长3～4cm，直径0.2～1cm，有分枝；表面红褐色或灰褐色，具细纵纹，并有多数细小突起的棕色皮孔，嫩枝有棕褐色茸毛；质坚硬，断面不整齐，皮部红棕色，木部色较浅。叶多卷曲，具短柄，叶片展开呈卵圆形，长3～8cm，宽2～5cm；表面黄褐色，幼叶被细茸毛，先端钝圆，基部楔形或阔楔形，全缘，革质。气微，味涩。（图4-51）

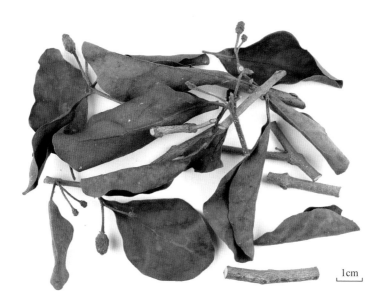

图4-51 桑寄生药材图

【**性味归经**】苦、甘，平。归肝、肾经。

【**功能主治**】祛风湿，补肝肾，强筋骨，安胎元。用于风湿痹痛，腰膝酸软，筋骨无力，崩漏经多，妊娠漏血，胎动不安，头晕目眩。

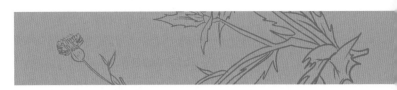

第五章
化湿药

广藿香

Guanghuoxiang

POGOSTEMONIS HERBA

【来源】为唇形科植物广藿香*Pogostemon cablin*（Blanco）Benth.的干燥地上部分。

【原植物】多年生草本或半灌木，高0.3～1m。茎直立，多分枝，老枝粗壮，近圆形；幼枝四棱形，密被柔毛。叶对生，圆形或宽卵圆形，长2～10.5cm，宽1～8.5cm；先端钝或急尖，基部楔状渐狭，边缘具不规则的齿裂；两面均被绒毛；叶柄长1～6cm，被绒毛。轮伞花序密集成穗状，顶生或腋生；花萼筒状，5齿裂；花冠唇形，紫色，长约1cm，裂片外面均被长毛；雄蕊外伸，具髯毛。花柱先端近相等2浅裂。花盘环状。花期4月。子房上位，柱头两裂；小坚果4，近球形或椭圆形。（图5-1）

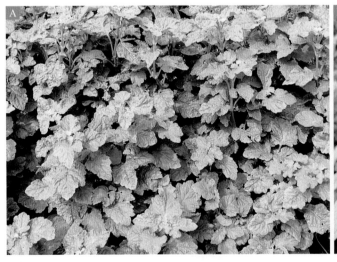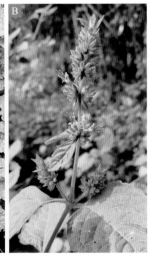

图5-1　广藿香
A. 植株　B. 花序

【**主产地**】主产于广东、海南及广西少部分地区。道地产区为广东的阳春、雷州、遂溪、茂名等地，肇庆地区有少量栽培。

【**性状特征**】茎略呈方柱形，多分枝，枝条稍曲折，长30～60cm，直径0.2～0.7cm；表面被柔毛；质脆，易折断，断面中部有髓；老茎类圆柱形，直径1～1.2cm，被灰褐色栓皮。叶对生，皱缩成团，展平后叶片呈卵形或椭圆形，长4～9cm，宽3～7cm；两面均被灰白色绒毛；先端短尖或钝圆，基部楔形或钝圆，边缘具大小不规则的钝齿；叶柄细，长2～5cm，被柔毛。气香特异，味微苦。（图5-2）

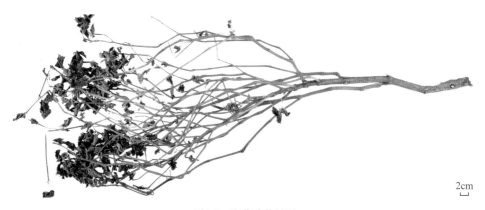

2cm

图5-2　广藿香药材图

【**性味归经**】辛，微温。归脾、胃、肺经。

【**功能主治**】芳香化浊，和中止呕，发表解暑。用于湿浊中阻，脘痞呕吐，暑湿表证，湿温初起，发热倦怠，胸闷不舒，寒湿闭暑，腹痛吐泻，鼻渊头痛。

石菖蒲

Shichangpu

ACORI TATARINOWII RHIZOMA

【来源】为天南星科植物石菖蒲*Acrorus tatarinowii* Schott的干燥根茎。

【原植物】多年生草本。根茎芳香，粗2～5mm，外部淡褐色，节间长3～5mm，根肉质，具多数须根，根茎上部分枝甚密，植株因而成丛生状，分枝常被纤维状宿存叶基。叶无柄，叶片薄，基部两侧膜质叶鞘宽可达5mm，上延几达叶片中部，渐狭，脱落；叶片暗绿色，线形，长20～50cm，基部对折，中部以上平展，宽7～13mm，先端渐狭，无中肋，平行脉多数，稍隆起。花序柄腋生，长4～15cm，三棱形。叶状佛焰苞长13～25cm，为肉穗花序长的2～5倍或更长，稀近等长，肉穗花序圆柱状，长2.5～8.5cm，粗4～7mm，上部渐尖，直立或稍弯。花白色。成熟果序长7～8cm，粗可达1cm。幼果绿色，成熟时黄绿色或黄白色。花果期2～6月。（图5-3）

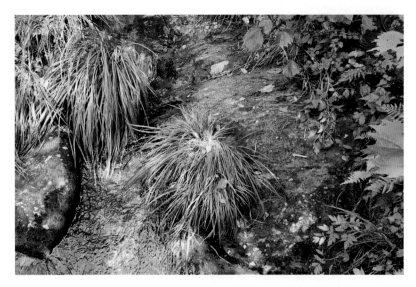

图5-3 石菖蒲

【主产地】主产于陕西商洛，四川荥经、宜宾，安徽池州，江苏宜兴，上海，江西婺源，山东莱阳。四川为石菖蒲的道地产区。

【性状特征】本品呈扁圆柱形，多弯曲，常有分枝，长3～20cm，直径0.3～1cm。

表面棕褐色或灰棕色，粗糙，有疏密不匀的环节，节间长0.2～0.8cm，具细纵纹，一面残留须根或圆点状根痕；叶痕呈三角形，左右交互排列，有的其上有毛鳞状的叶基残余。质硬，断面纤维性，类白色或微红色，内皮层环明显，可见多数维管束小点及棕色油细胞。气芳香，味苦、微辛。（图5-4）

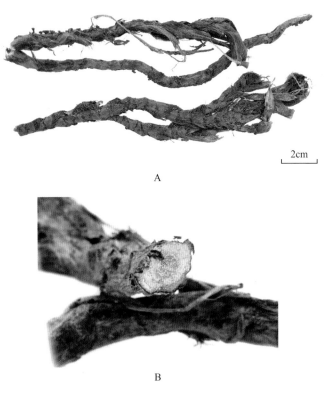

2cm

A

B

图5-4　石菖蒲药材图
A.干燥药材　B.药材断面

【性味归经】辛、苦，温。归心、胃经。

【功能主治】开窍豁痰，醒神益智，化湿开胃。用于神昏癫痫，健忘失眠，耳鸣耳聋，脘痞不饥，噤口下痢。

苍术

Cangzhu

ATRACTYLODIS RHIZOMA

【来源】为菊科植物茅苍术*Atractylodes lancea*（Thunb.）DC.或北苍术*Atractylodes chinensis*（DC.）Koidz.的干燥根茎。

【原植物】

1. 茅苍术　多年生草本，高30～80cm。根茎粗大不整齐。茎单一，圆而有纵棱，上部稍有分枝。叶互生，革质而厚；茎下部的叶多为3裂，裂片先端尖，顶端1裂片较大，卵形，基部楔形，无柄而略抱茎；茎上部叶卵状披针形至椭圆，无柄，叶缘均有刺状齿。上面深绿，下面稍带白粉状。头状花序顶生，直径约2cm；总花托无梗，基部有叶状及细羽裂多刺苞片；总苞片6～8层，披针形；花托平坦，花多数，两性花与单性花多异株；两性花有多数羽毛状长冠毛；花冠管状，白色，有时稍带红紫色，先端5裂，裂片线形；花丝分离；子房下位，长柱形，密被白色柔毛，花柱细长，柱头2裂。单性花一般为雌花，具5枚线状退化雄蕊，退化雄蕊完全分离，先端略卷曲，其余部分与两性花同。瘦果长圆形，长约5mm，被棕黄色柔毛。花期8～10月。果期9～10月。（图5-5）

2. 北苍术　与茅苍术不同之处在于北苍术根茎肥大，结节状。茎下部叶匙形，多为3～5羽状深缺刻，先端钝，基部楔形而略抱茎；茎上部叶卵状披针形至椭圆形。花期7～8月。果期8～10月。（图5-6）

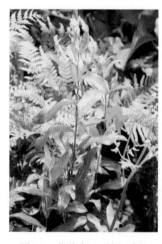

图5-5　茅苍术（严辉　摄）

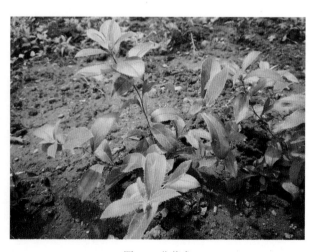

图5-6　北苍术

【主产地】

1. 茅苍术　主产于江苏、湖北、河南。此外，浙江、安徽、江西亦产。

2. 北苍术　主产于内蒙古、河北、山西、辽宁、吉林、黑龙江。此外，山东、陕西、甘肃等地亦产。

【性状特征】

1. 茅苍术　呈不规则连珠状或结节状圆柱形，略弯曲，偶有分枝，长3～10cm，直径1～2cm。表面灰棕色，有皱纹、横曲纹及残留须根，顶端具茎痕或残留茎基。质坚实，断面黄白色或灰白色，散有多数橙黄色或棕红色油室，暴露稍久，可析出白色细针状结晶。（图5-7）

2. 北苍术　呈疙瘩块状或结节状圆柱形，长4～9cm，直径1～4cm。表面黑棕色，除去外皮者黄棕色。质较疏松，断面散有黄棕色油室。香气较淡，味辛、苦。呈疙瘩块状或结节状圆柱形，长4～9cm，直径1～4cm。表面黑棕色，除去外皮者黄棕色。质较疏松，断面散有黄棕色油室。（图5-8）

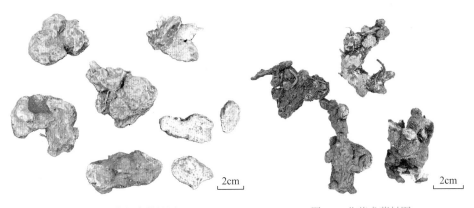

图5-7　茅苍术药材图　　　　　　图5-8　北苍术药材图

【性味归经】辛、苦，温。归脾、胃、肝经。

【功能主治】燥湿健脾，祛风散寒，明目。用于湿阻中焦，脘腹胀满，泄泻，水肿，脚气痿躄，风湿痹痛，风寒感冒，夜盲，眼目昏涩。

豆蔻

Doukou

AMOMI FRUCTUS ROTUNDUS

【来源】为姜科植物白豆蔻*Amomum kravanh* Pierre ex Gagnep.或爪哇白豆蔻*Amomum compactum* Soland ex Maton的干燥成熟果实。

【原植物】

1. 白豆蔻 多年生草本，高1.5～3m。根茎粗壮，棕红色。叶近无柄；叶片狭椭圆形或卵状披针形，长约60cm，宽5～12cm，先端尾尖，基部楔形，两面光滑无毛；叶舌圆形，长3～10mm；叶鞘口及叶舌密被长粗毛。穗状花序2至多个，自茎基处抽出，圆柱形或圆锥形；花萼管状，白色微透红；花冠透明黄色，长2cm。裂片钝，长约1cm，唇瓣倒卵形，长1.6cm，先端微呈3裂状，中间厚，被微柔毛，黄色或带赤色条纹；侧生退化雄蕊钻状；雄蕊下弯，药隔附属体3裂；子房下位，被柔毛，具二枚棒状附属体。蒴果近球形，白色或淡黄色，略具钝三棱，易开裂。种子团3瓣，每瓣有种子7～10颗。花期2～5月，果期7～8月。（图5-9）

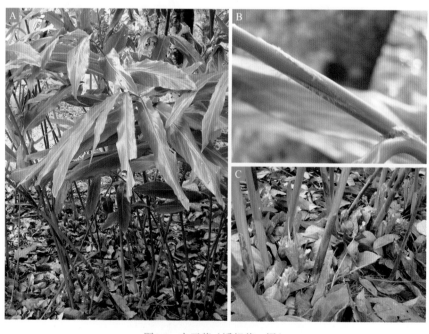

图5-9 白豆蔻（潘超美 摄）
A.植株 B.叶鞘口及叶舌 C.花

2. 爪哇白豆蔻 株高1～1.5m，根茎延长，茎基叶鞘红色。叶片披针形，长25～50cm，宽4～9cm，顶端有长2.5～3cm的尾尖，除具缘毛外，两面无毛，揉之有松节油味，无柄；叶舌二裂，圆形，长5～7mm，初被疏长毛，后脱落而仅被疏缘毛；叶鞘口无毛。穗状花序圆柱形，长约5cm，宽约2.5cm，花后逐渐延长；总花梗长达8cm；苞片卵状长圆形，长2～2.5cm，宽7～10mm，麦秆色，具纵条纹及缘毛，宿存；小苞片管状，顶端三裂，被毛；花萼管与花冠管等长，长1～1.2cm，被毛；花冠白色或稍带淡黄色，裂片长圆形；唇瓣椭圆形，稍凹入，淡黄色，中脉有带紫边的橘红色带，被毛，无侧生退化雄蕊；花丝基部被毛；花药椭圆形，药隔附属体三裂。果扁球形，干时具9条槽，被疏长毛，鲜时淡黄色；种子为不规则多面体，宽约4mm；种沟明显。花期2～5月，果期6～8月。（图5-10）

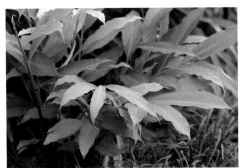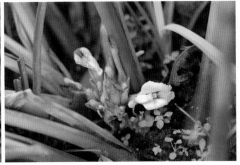

图5-10 爪哇白豆蔻

【主产地】白豆蔻原产于柬埔寨、泰国、越南、缅甸及印度尼西亚等国。我国海南、云南和广西有栽培。按产地不同分为"原豆蔻"和"印尼白蔻"。

爪哇白豆蔻原产于印度尼西亚。我国海南、云南和广西有栽培。

【性状特征】

1. 原豆蔻 呈类球形，直径1.2～1.8cm。表面黄白色至淡黄棕色，有3条较深的纵向槽纹，顶端有突起的柱基，基部有凹下的果柄痕，两端均具浅棕色绒毛。果皮体轻，质脆，易纵向裂开，内分3室，每室含种子约10粒；种子呈不规则多面体，背面略隆起，直径3～4mm，表面暗棕色，有皱纹，并被有残留的假种皮。气芳香，味辛凉略似樟脑。（图5-11）

2. 印尼白蔻 个略小。表面黄白色，有的微显紫棕色。果皮较薄，种子瘦瘪，气味较弱。（图5-12）

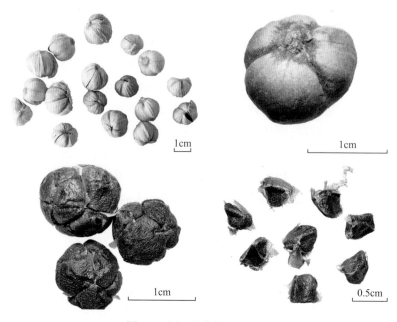

图5-11　原豆蔻药材及种子图

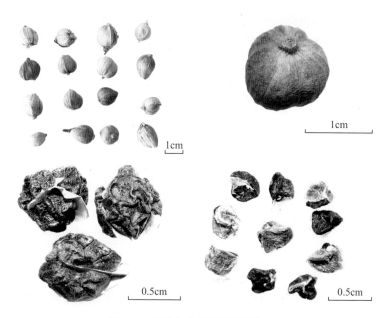

图5-12　印尼白蔻药材及种子图

【**性味归经**】辛，温。归肺、脾、胃经。

【**功能主治**】化湿行气，温中止呕，开胃消食。用于湿浊中阻，不思饮食，湿温初起，胸闷不饥，寒湿呕逆，胸腹胀痛，食积不消。

佩兰

Peilan

EUPATORII HERBA

【来源】为菊科植物佩兰*Eupatorium fortunei* Turcz.的干燥地上部分。

【原植物】多年生草本，高40～100cm。根茎横走，淡红褐色。茎直立，绿色或红紫色。全部茎枝被稀疏的短柔毛，花序分枝及花序梗上的毛较密。中部茎叶较大，3全裂或3深裂，中裂片较大，长椭圆形或长椭圆状披针形，长5～10cm，宽1.5～2.5cm，顶端渐尖，侧生裂片与中间裂片同形但较小，上部的叶常不分裂；或全部茎叶不裂。全部茎叶两面光滑，无毛无腺点，羽状脉，边缘有粗齿或不规则的细齿。头状花序多数在茎顶及枝端排成复伞房花序，花序径3～6cm；总苞钟状，长6～7mm；总苞片2～3层，覆瓦状排列，外层短，卵状披针形，中内层苞片渐长，全部苞片紫红色，外面无毛无腺点，顶端钝。花白色或带微红色，花冠长约5mm，外面无腺点。瘦果黑褐色，长椭圆形，5棱，长3～4mm，无毛无腺点；冠毛白色，长约5mm。花期、果期7～11月。（图5-13）

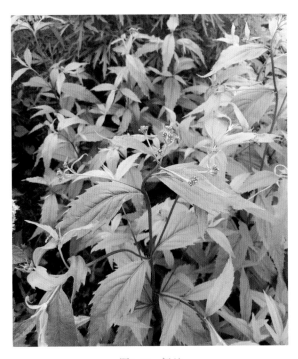

图5-13　佩兰

【**主产地**】主产于江苏、山东、浙江、河南、江西、湖北、四川、贵州、广东、广西。

【**性状特征**】茎呈圆柱形，长30～100cm，直径0.2～0.5cm；表面黄棕色或黄绿色，有的带紫色，有明显的节和纵棱线；质脆，断面髓部白色或中空。叶对生，有柄，叶片多皱缩、破碎，绿褐色；完整叶片3裂或不分裂，分裂者中间裂片较大，展平后呈披针形或长圆状披针形，基部狭窄，边缘有锯齿；不分裂者展平后呈卵圆形、卵状披针形或椭圆形。气芳香，味微苦。（图5-14）

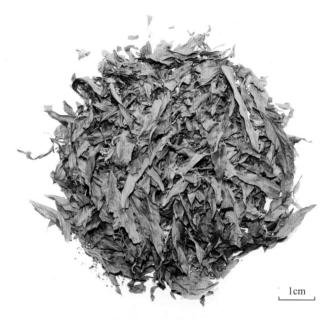

1cm

图5-14　佩兰药材图

【**性味归经**】辛，平。归脾、胃、肺经。

【**功能主治**】芳香化湿，醒脾开胃，发表解暑。用于湿浊中阻，脘痞呕恶，口中甜腻，口臭，多涎，暑湿表证，湿温初起，发热倦怠，胸闷不舒。

草豆蔻

Caodoukou

ALPINIAE KATSUMADAI SEMEN

【来源】为姜科植物草豆蔻*Alpinia katsumadai* Hayata的干燥近成熟种子。

【原植物】株高达3m。叶片线状披针形，长50～65cm，宽6～9cm，顶端渐尖，并有一短尖头，基部渐狭，两边不对称，边缘被毛，两面均无毛或稀可于叶背被极疏的粗毛；叶柄长1.5～2cm；叶舌长5～8mm，外被粗毛。总状花序顶生，直立，长达20cm，花序轴淡绿色，被粗毛，小花梗长约3mm；小苞片乳白色，阔椭圆形，长约3.5cm，基部被粗毛，向上逐渐减少至无毛；花萼钟状，长2～2.5cm，顶端不规则齿裂，复又一侧开裂，具缘毛或无，外被毛；花冠管长约8mm，花冠裂片边缘稍内卷，具缘毛；无侧生退化雄蕊；唇瓣三角状卵形，长3.5～4cm，顶端微2裂，具自中央向边缘放射的彩色条纹；子房被毛，直径约5mm；腺体长1.5mm；花药室长1.2～1.5cm。果球形，直径约3cm，熟时金黄色。花期4～6月；果期5～8月。（图5-15）

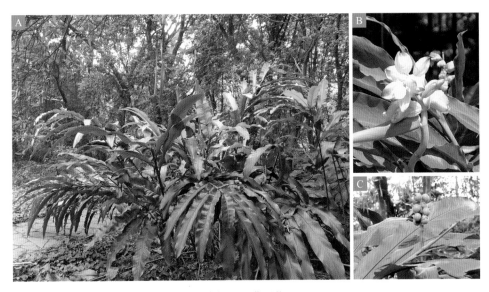

图5-15 草豆蔻
A.植株 B.花 C.果

【**主产地**】主产于广东、海南、云南等地。道地产区为海南、广东雷州半岛及广西玉林与北流等地。

【**性状特征**】类球形的种子团，直径1.5～2.7cm。表面灰褐色，中间有黄白色的隔膜，将种子团分成3瓣，每瓣有种子多数，粘连紧密，种子团略光滑。种子为卵圆状多面体，长3～5mm，直径约3mm，外被淡棕色膜质假种皮，种脊为一条纵沟，一端有种脐；质硬，将种子沿种脊纵剖两瓣，纵断面观呈斜心形，种皮沿种脊向内伸入部分约占整个表面积的1/2；胚乳灰白色。气香，味辛、微苦。（图5-16）

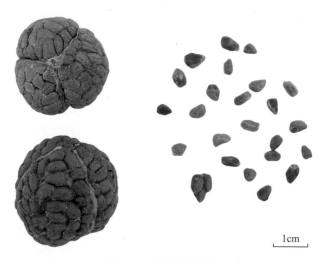

1cm

图5-16　草豆蔻药材图

【**性味归经**】辛，温。归脾、胃经。

【**功能主治**】燥湿行气，温中止呕。用于寒湿内阻，脘腹胀满冷痛，嗳气呕逆，不思饮食。

草果

Caoguo

TSAOKO FRUCTUS

【**来源**】为姜科植物草果*Amomum tsaoko* Crevost et Lemarie的干燥成熟果实。

【**原植物**】多年生草本，丛生，高达2.5m。根茎节明显，粗壮横走，直径约2.5cm。地上茎圆柱状，直立或稍倾斜。叶2列，具短柄或无柄；叶片长椭圆形或狭长圆形，长约55cm，宽约20cm，先端渐尖，基部渐狭，全缘，边缘干膜质，叶两面均光滑无毛；叶鞘开放，包茎，叶舌长0.8～1.2cm。穗状花序从根茎生出，长约13cm，直径约5cm。苞片淡红色，长圆形；小苞片管状，2浅裂，外被疏短柔毛；花浅橙色，长5.5～7cm；花萼3齿裂，一侧浅裂，近无毛或疏被短柔毛；花冠管长2.5～2.8cm，上端3裂，裂片长圆形，后方一枚兜状；内轮2退化雄蕊合生而成唇瓣，长圆状倒卵形，长3～3.5cm，边缘多皱，中脉两侧各有一条红色条纹；可育雄蕊1；花柱被疏短毛，经花丝的槽中由花药室之间穿出，柱头漏斗状；子房下位，3室，无毛。蒴果密集，长圆形或卵状椭圆形，长2.5～4.5cm，直径约2cm，顶端具宿存的花柱，呈短圆状突起，熟时红色，外表面呈不规则的纵皱纹。花期4～6月，果期9～12月。（图5-17）

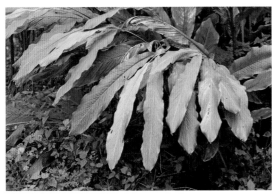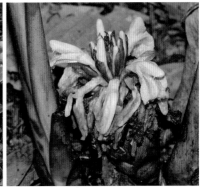

图5-17 草果（朱鑫鑫 摄）

【**主产地**】主产于云南、广西、贵州等地。

【**性状特征**】果实椭圆形，长2～4.5cm，直径1～2.5cm，表面棕色或红棕色，具3钝棱及明显的纵沟及棱线，先端有圆形突起的柱基，基部有果柄或果柄痕，果皮坚韧，内分3室，每室含种子7～24粒，种子集结成团。种子多面形，直径5～7mm，黄棕色或红棕色，具灰白色膜质假种皮，中央有凹陷合点，较狭端腹面有圆窝状种脐，种脊凹陷成1纵沟。气芳香，味辛、辣。（图5-18）

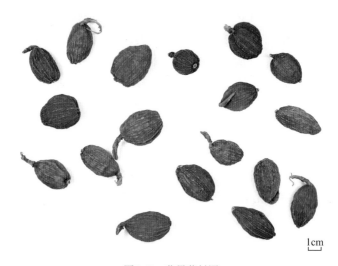

1cm

图5-18 草果药材图

【**性味归经**】辛，温。归脾、胃经。

【**功能主治**】燥湿温中，截疟除痰。用于寒湿内阻，脘腹胀痛，痞满呕吐，疟疾寒热，瘟疫发热。

砂仁

Sharen

AMOMI FRUCTUS

【来源】为姜科植物阳春砂*Amomum villosum* Lour.、绿壳砂*Amomum villosum* Lour. var. *xanthioides* T. L. Wu et Senjen、海南砂*Amomum longiligulare* T. L. Wu的干燥成熟果实。

【原植物】

1. 阳春砂　多年生草本，高1.5～2.3m，茎直立；根茎匍匐地面，节上被褐色膜质鳞片。叶二列，披针形或矩圆状披针形，顶端具尾状细尖头，基部近圆形，无柄；叶舌短；叶鞘上具凹陷方格状网纹。穗状花序椭圆形，被膜质鳞片，具披针形苞片及管状小苞片；花萼管白色，顶端三浅裂，基部被稀疏柔毛；花冠裂片卵状矩圆形，白色；唇瓣圆匙形，顶端具突出二裂、反卷、黄色的小尖头，中脉凸起，紫红色，其余白色；药隔顶端附属体半圆形，两边有耳状突起。蒴果椭圆形，成熟时紫红色，干后褐色，表面被不分裂或分裂的柔刺；种子多角形，气香、浓郁，味苦凉。花期5～6月，果期8～9月。（图5-19）

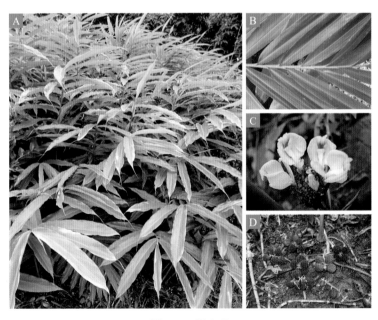

图5-19　阳春砂
A. 植株　B. 叶片　C. 花序　D. 鲜果

2. 绿壳砂　蒴果成熟时绿色, 果皮柔刺基部较扁, 余同阳春砂。花期5～6月, 果期8～9月。(图5-20)

3. 海南砂　株高1.2～2.6m, 具匍匐根茎。叶片线形或线状披针形, 顶端有尾状细尖头, 基部渐狭, 两面均无毛; 叶舌长, 披针形, 薄膜质, 无毛。总花梗被宿存鳞片; 苞片披针形, 褐色, 小苞片包卷萼管。萼管白色, 顶端3齿裂; 花冠管较萼管略长, 裂片长圆形; 唇瓣圆匙形, 白色, 顶端具突出、二裂的黄色小尖头, 中脉隆起, 紫色; 药隔附属体3裂, 顶端裂片半圆形, 二侧的近圆形。蒴果卵圆形, 具钝三棱, 被片状、分裂短柔刺; 种子紫褐色, 被淡棕色、膜质假种皮。花期4～6月, 果期6～9月。(图5-20)

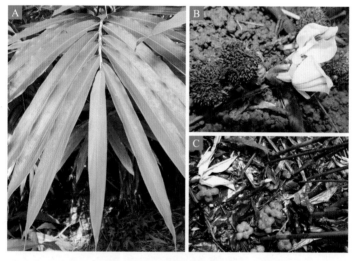

图5-20　海南砂与绿壳砂
A.海南砂叶片　B.海南砂鲜果及花序　C.绿壳砂鲜果

【主产地】阳春砂主产于广东阳春及其周边地区, 广西、云南、福建等地亦有; 绿壳砂主产于我国云南、广西等地, 越南亦有; 海南砂主产于海南、广东等地。

【性状特征】

1. 阳春砂　呈椭圆形或卵圆形, 具不明显钝三棱, 长1.5～2cm, 直径1～1.5cm。表面黄棕至黑褐色, 密生软刺或刺状突起, 顶端有花被残基, 基部常有果梗。果皮薄而软。种子团三瓣, 具三钝棱, 中有白色隔膜, 将种子团分成3瓣, 每瓣有种子5～26粒。种子为不规则多面体形, 直径2～3mm; 表面棕红色或暗褐色, 有细皱纹, 外被淡棕色膜质假种皮; 质硬, 胚乳灰白色。气芳香浓烈, 味辛凉、微苦。(图5-21)

2. 绿壳砂　与阳春砂相似，仅表面浅棕黄色，偶见灰绿色，刺稍疏短。

3. 海南砂　呈长椭圆形或卵圆形，具明显钝三棱，长1.5～2cm，直径0.8～1.2cm。表面棕黑至紫黑色，软刺粗短，稍稀少，见果纵棱。顶端花被基先端稍扩展。果皮厚而硬。种子团较小，每瓣有种子3～24粒；种子直径1.5～2mm。气稍淡，味较阳春砂稍苦。（图5-21）

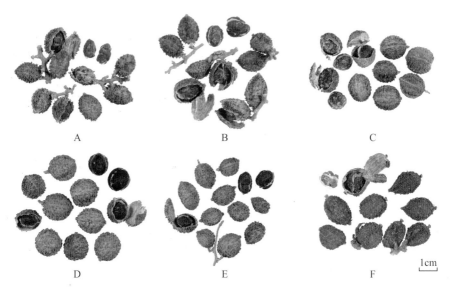

图5-21　砂仁药材图

A.阳春砂（阳春·金花坑）B.阳春砂（阳春·春湾）C.阳春砂（云南·金平）

D.阳春砂（云南·文山）E.绿壳砂　F.海南砂（海南·琼中）

【性味归经】辛，温。归脾、胃、肾经。

【功能主治】化湿开胃，温脾止泻，理气安胎。用于湿浊中阻，脘痞不饥，脾胃虚寒，呕吐泄泻，妊娠恶阻，胎动不安。

荷叶

Heye

NELUMBINIS FOLIUM

【来源】为睡莲科植物莲*Nelumbo nucifera* Gaertn.的干燥叶。

【原植物】【主产地】参见"莲子心"。

【性状特征】叶呈半圆形或折扇形，展开后呈类圆形，全缘或稍呈波状，直径20～50cm。上表面深绿色或黄绿色，较粗糙；下表面淡灰棕色，较光滑，有粗脉21～22条，自中心向四周射出；中心有突起的叶柄残基。质脆，易破碎。稍有清香气，味微苦。（图5-22）

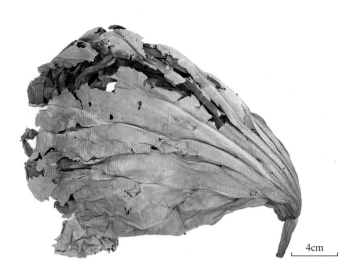

4cm

图5-22 荷叶药材图

【性味归经】苦，平。归肝、脾、胃经。

【功能主治】清暑化湿，升发清阳，凉血止血。用于暑热烦渴，暑湿泄泻，脾虚泄泻，血热吐衄，便血崩漏。

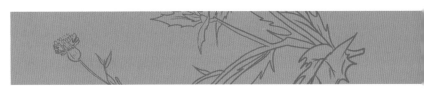

第六章 利湿药

第一节　利水渗湿药

泽泻

Zexie

ALISMATIS RHIZOMA

【来源】为泽泻科植物东方泽泻*Alisma orientale*（Sam.）Juzep.或泽泻*Alisma plantago-aquatica* Linn.的干燥块茎。

【原植物】

1. 东方泽泻　多年生水生或沼生草本。块茎直径1～2cm，或较大。叶多数；挺水叶宽披针形、椭圆形，长3.5～11.5cm，宽1.3～6.8cm，先端渐尖，基部近圆形或浅心形，叶脉5～7条，叶柄长3.2～3.4cm，较粗壮，基部渐宽，边缘窄膜质。花葶高35～90cm，或更高。花序长20～70cm，具3～9轮分枝，每轮分枝3～9枚；花两性，直径约6mm；花梗不等长，（0.5～）1～2.5cm；外轮花被片卵形，长2～2.5mm，宽约1.5mm，边缘窄膜质，具5～7脉，内轮花被片近圆形，比外轮大，白色、淡红色，稀黄绿色，边缘波状；心皮排列不整齐，花柱长约0.5mm，直立，柱头长约为花柱1/5；花丝长1～1.2mm，基部宽约0.3mm，向上渐窄，花药黄绿色或黄色，长0.5～0.6mm，宽0.3～0.4mm；花托在果期呈凹凸，高约0.4mm。瘦果椭圆形，长1.5～2mm，宽1～1.2mm，背部具1～2条浅沟，腹部自果喙处凸起，呈膜质翅，两侧果皮纸质，半透明，或否，果喙长约0.5mm，自腹侧中上部伸出。种子紫红色，长约1.1mm，宽约0.8mm。花期、果期5～9月。（图6-1）

2. 泽泻　多年生水生或沼生草本。块茎直径1～3.5cm，或更大。叶通常多数；沉水叶条形或披针形；挺水叶宽披针形、椭圆形至卵形，长2～11cm，宽1.3～7cm，先端渐尖，稀急尖，基部宽楔形、浅心形，叶脉通常5条，叶柄长1.5～30cm，基部渐宽，边缘膜质。花葶高78～100cm，或更高；花序长

15～50cm，或更长，具3～8轮分枝，每轮分枝3～9枚。花两性，花梗长1～3.5cm；外轮花被片广卵形，长2.5～3.5mm，宽2～3mm，通常具7脉，边缘膜质，内轮花被片近圆形，远大于外轮，边缘具不规则粗齿，白色、粉红色或浅紫色；心皮17～23枚，排列整齐，花柱直立，长7～15mm，长于心皮，柱头短，约为花柱的1/9～1/5；花丝长1.5～1.7mm，基部宽约0.5mm，花药长约1mm，椭圆形，黄色或淡绿色；花托平凸，高约0.3mm，近圆形。瘦果椭圆形，或近矩圆形，长约2.5mm，宽约1.5mm，背部具1～2条不明显浅沟，下部平，果喙自腹侧伸出，喙基部凸起，膜质。种子紫褐色，具凸起。花果期5～10月。

【主产地】主产于福建建瓯、建阳、龙海等地。江西广昌、四川等地亦产。福建建瓯为道地产区。

【性状特征】块茎类球形、椭圆形或卵圆形，长2～7cm，直径2～6cm。表面黄白色或淡黄棕色，有不规则的横向环状浅沟纹及多数细小突起的须根痕，底部有的有瘤状芽痕。质坚实，断面黄白色，粉性，有多数细孔。气微，味微苦。（图6-2）

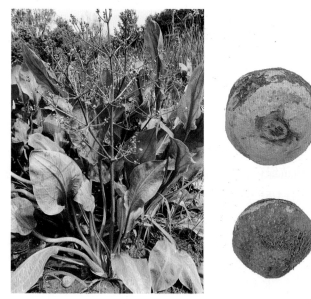
图6-1 东方泽泻

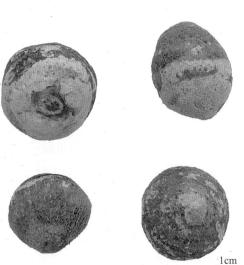
1cm
图6-2 泽泻药材图

【性味归经】甘、淡，寒。归肾、膀胱经。

【功能主治】利水渗湿，泄热，化浊降脂。用于小便不利，水肿胀满，泄泻尿少，痰饮眩晕，热淋涩痛，高脂血症。

茯苓

Fuling

PORIA

【来源】为多孔菌科真菌茯苓*Poria cocos*（Schw.）Wolf的干燥菌核。

【原真菌】多年生寄生或腐寄生真菌。菌核球形、扁球形、长圆形、长椭圆形或稍不规则块状，大小不一；表面粗糙，呈瘤状皱缩，深灰棕色或黑褐色，内部粉质，白色稍带粉红；鲜时质软，干后坚硬。子实体平伏，生长于菌核表面成一薄层，幼时白色，老时变浅褐色，菌管单层，孔为多角形，孔缘渐变齿状。（图6-3）

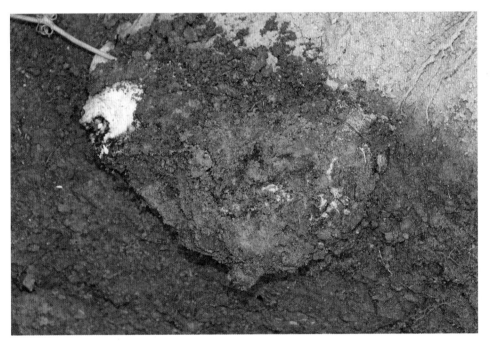

图6-3 茯苓

【主产地】主产于安徽、湖北、云南等地。茯苓道地产区古今变化较大，当前栽培茯苓的道地产区为安徽岳西、潜山，湖北罗田等地。野生茯苓的道地产区为云南丽江、楚雄、维西等地。

【性状特征】

1. 茯苓个　呈类球形、椭圆形、扁圆形或不规则团块，大小不一。外皮薄而粗糙，棕褐色至黑褐色，有明显的皱缩纹理。体重，质坚实，断面颗粒性，有的具裂隙，外层淡棕色，内部白色，少数淡红色，有的中间抱有松根。气微，味淡，嚼之粘牙。（图6-4）

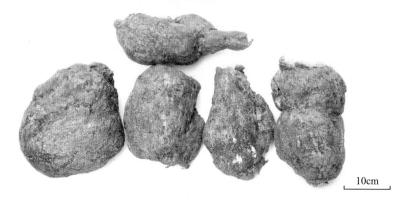

图6-4　茯苓个

2. 茯苓块　为去皮后切制的茯苓，呈立方块状或方块状厚片，大小不一。白色、淡红色或淡棕色。（图6-5）

3. 茯苓片　为去皮后切制的茯苓，呈不规则厚片，厚薄不一。白色、淡红色或淡棕色。（图6-6）

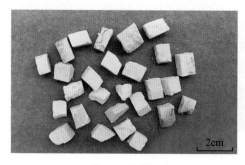

图6-5　茯苓块

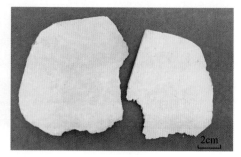

图6-6　茯苓片

【性味归经】甘、淡，平。归心、肺、脾、肾经。

【功能主治】利水渗湿，健脾，宁心。用于水肿尿少，痰饮眩悸，脾虚食少，便溏泄泻，心神不安，惊悸失眠。

猪苓

Zhuling

POLYPORUS

【来源】为多孔菌科真菌猪苓*Polyporus umbellatus*（Pers.）Fries的干燥菌核。

【原真菌】为菌丝特化形成的菌核，菌核呈长块状或不规则球形，黑褐色，有皱纹或瘤状突起，干燥后坚而不实，断面呈白色至淡褐色，半木质化。子实体从埋于地下的菌核上长出，有中生而短的主柄，多次分枝，由许多略呈圆形具中生柄的小菌盖组成，总直径可达20cm，肉质柔软，淡褐色。菌管与菌肉同色，极短，沿柄下延，管口细小。孔面干后呈淡褐色至褐色，管口略呈圆形，多角形或呈不规则的齿裂，每毫米2～4个。菌柄中生，白色，柔软，有弹性。孢子囊白色，孢子无色，薄壁、平滑，椭圆形或梨形，（7～10）μm×（3～4）μm。（图6-7）

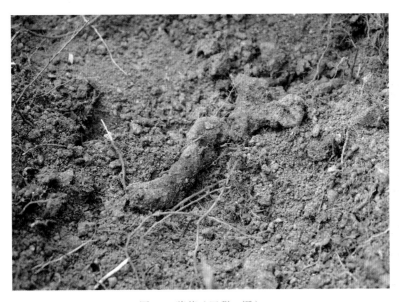

图6-7 猪苓（田甜 摄）

【主产地】主产于陕西、山西、河北、四川、河南、云南等地。

【性状特征】菌核条形、类圆形或扁块状，有的有分枝，长5～25cm，直径2～6cm。表面黑色、灰黑色或棕黑色，皱缩或有瘤状突起。体轻，质硬，断面类白色或黄白色，略呈颗粒状。气微，味淡。（图6-8）

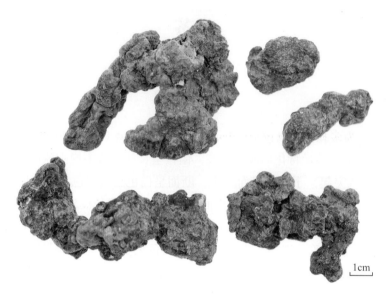

图6-8　猪苓药材图

【**性味归经**】甘、淡，平。归肾、膀胱经。

【**功能主治**】利水渗湿。用于小便不利，水肿，泄泻，淋浊，带下。

薏苡仁

Yiyiren

COICIS SEMEN

【来源】为禾本科植物薏米 *Coix lacryma-jobi* L. var. *ma-yuen*（Roman.）Stapf 的干燥成熟种仁。

【原植物】一年生草本。秆高1～1.5m，具6～10节，多分枝。叶片宽大开展，无毛。总状花序腋生，雄花序位于雌花序上部，具5～6对雄小穗。雌小穗位于花序下部，为甲壳质的总苞所包；总苞椭圆形，先端成颈状之喙，并具一斜口，基部短收缩，长8～12mm，宽4～7mm，有纵长直条纹，质地较薄，揉搓和手指按压可破，暗褐色或浅棕色。颖果大，长圆形，长5～8mm，宽4～6mm，厚3～4mm，腹面具宽沟，基部有棕色种脐，质地粉性坚实，白色或黄白色。雄小穗长约9mm，宽约5mm；雄蕊3枚，花药长3～4mm。花期、果期7～12月。（图6-9）

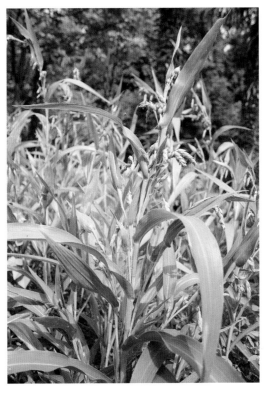

图6-9　薏米

【**主产地**】主产于贵州、福建、四川、湖南、河南、河北、辽宁和云南等地。

【**性状特征**】种仁宽卵形或长椭圆形，长4～8mm，宽3～6mm。表面乳白色，光滑，偶有残存的黄褐色种皮；一端钝圆，另端较宽而微凹，有1浅棕色点状种脐；背面圆凸，腹部有1条较宽而深的纵沟。质坚实，断面白色，粉性。气微，味微甜。（图6-10）

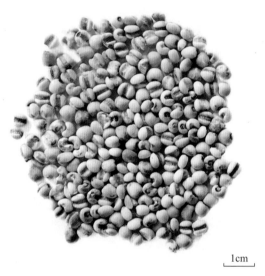

1cm

图6-10　薏苡仁药材图

【**性味归经**】甘、淡，凉。归脾、胃、肺经。

【**功能主治**】利水渗湿，健脾止泻，除痹，排脓，解毒散结。用于水肿，脚气，小便不利，脾虚泄泻，湿痹拘挛，肺痈，肠痈，赘疣，癌肿。

第二节　利尿通淋药

木通

Mutong

AKEBIAE CAULIS

【来源】为木通科植物木通*Akebia quinata*（Thunb.）Decne.、三叶木通*Akebia trifoliata*（Thunb.）Koidz.或白木通*Akebia trifoliata*（Thunb.）Koidz. var. *australis*（Diels）Rehd.的干燥藤茎。

【原植物】

1. 木通　落叶木质藤本。茎圆柱形，缠绕，茎皮灰褐色，有圆形、小而凸起的皮孔；芽鳞片覆瓦状排列，淡红褐色。掌状复叶互生或在短枝上的簇生，小叶5，倒卵形或长倒卵形，全缘，长2～5cm，宽1.5～2.5cm，先端圆或凹入，具小凸尖，基部圆形或阔楔形。伞房花序式的总状花序腋生，长6～12cm，疏花，基部有雌花1～2朵，以上4～10朵为雄花；总花梗长2～5cm；着生于缩短的侧枝上，基部为芽鳞片所包托；花略芳香。雄花：花梗纤细，长7～10mm；雄蕊6（7），离生。雌花：花梗细长，长2～4（～5）cm；心皮3～6（～9）枚，离生，圆柱形，柱头盾状，顶生；退化雄蕊6～9枚。果孪生或单生，长圆形或椭圆形，长5～8cm，直径3～4cm，成熟时紫色，腹缝开裂；种子多数，卵状长圆形，略扁平，不规则的多行排列，着生于白色、多汁的果肉中，种皮褐色或黑色，有光泽。花期4～5月，果期6～8月。（图6-11）

2. 三叶木通　与前种相近。主要区别点：叶为三出复叶；小叶卵圆形、宽卵圆形或长卵形，长宽变化很大，先端钝圆、微凹或具短尖，基部圆形或楔形，有时微呈心形，边缘浅裂或呈波状，侧脉5～6对。（图6-12）

3. 白木通　本变种形态与三叶木通相近，但小叶全缘，质地较厚。（图6-13）

【主产地】主产于四川、湖南、湖北、广西等地。

【性状特征】藤茎圆柱形而稍扭曲，长30～70cm，直径0.5～2cm。表面灰棕色至灰褐色，外皮粗糙而有许多不规则的裂纹或纵沟纹，具突起的皮孔。节部膨大或不明显，具侧枝断痕。体轻，质坚实，不易折断，断面不整齐，皮部较厚，黄棕色，可见淡黄色颗粒状小点，木部黄白色，射线呈放射状排列，髓小或有时中空，黄白色或黄棕色。气微，味微苦而涩。

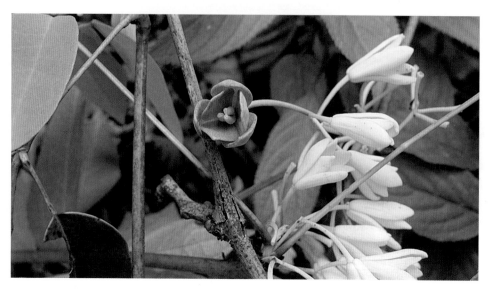

图6-11　木通

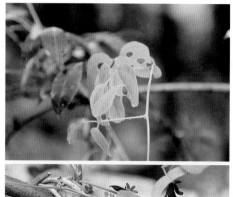
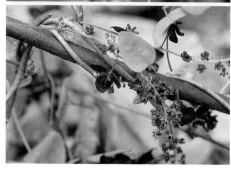

图6-12　三叶木通

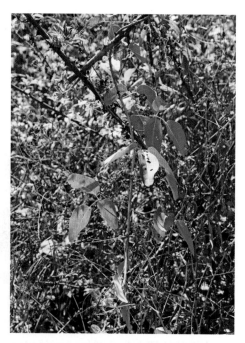

图6-13　白木通

【性味归经】苦，寒。归心、小肠、膀胱经。

【功能主治】利尿通淋，清心除烦，通经下乳。用于淋证，水肿，心烦尿赤，口舌生疮，经闭乳少，湿热痹痛。

车前子

Cheqianzi

PLANTAGINIS SEMEN

【来源】　为车前科植物车前*Plantago asiatica* L.或平车前*Plantago depressa* Willd.的干燥成熟种子。

【原植物】

1. 车前　二年生或多年生草本，须根多数，根茎短，稍粗。叶片薄纸质或纸质，宽卵形至宽椭圆形，基部扩大成鞘，疏生短柔毛。穗状花序细圆柱状；苞片狭卵状三角形或三角状披针形。花具短梗；花萼长2～3mm，萼片先端钝圆或钝尖。花冠白色，无毛，冠筒与萼片约等长。雄蕊着生于冠筒内面近基部，与花柱明显外伸，花药卵状椭圆形，长1～1.2mm，顶端具宽三角形突起，白色，干后变淡褐色。种子5～6（～12），卵状椭圆形或椭圆形，长（1.2～）1.5～2mm，具角，黑褐色至黑色，背腹面微隆起；子叶背腹向排列。花期4～8月，果期6～9月。（图6-14）

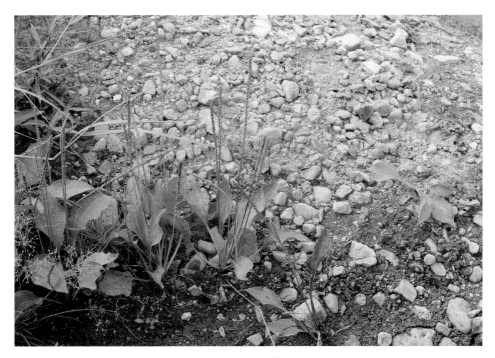

图6-14　车前

2. 平车前　主根长，具多数侧根。叶片椭圆形、椭圆状披针形或卵状披针形。种子4～5，椭圆形，腹面平坦，长1.2～1.8mm，黄褐色至黑色。花期5～7月，果期7～9月。（图6-15）

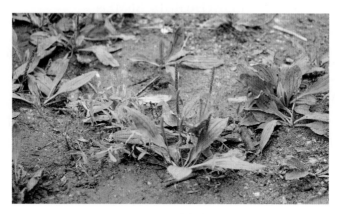

图6-15　平车前

【主产地】大粒车前子（车前）主产于江西吉安、吉水、泰和一带，小粒车前子（平车前）主产于黑龙江拜泉、明水、海伦、青岗、绥化等地。

【性状特征】种子细小，呈椭圆形、不规则长圆形或三角状长圆形，略扁，长约2mm，宽约1mm。表面黄棕色至黑褐色，于放大镜下可见背面微隆起，腹面略平坦，有微细皱纹，于腹面的中部或一端有黑色或灰白色凹点状种脐。质硬，切断面灰白色。气微，味淡，嚼之带黏液性。（图6-16）

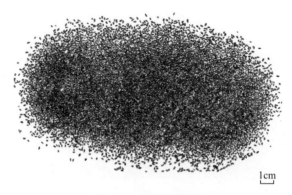

1cm

图6-16　车前子药材图

【性味归经】甘，寒。归肝、肾、肺、小肠经。

【功能主治】清热利尿通淋，渗湿止泻，明目，祛痰。用于热淋涩痛，水肿胀满，暑湿泄泻，目赤肿痛，痰热咳嗽。

车前草

Cheqiancao

PLANTAGINIS HERBA

【来源】　为车前科植物车前*Plantago asiatica* L.或平车前*Plantago depressa* Willd.的干燥全草。

【原植物】　参见"车前子"。

【主产地】　全国各地均产，以江西、安徽、江苏产量较大。

【性状特征】

1. 车前　根丛生，须状。叶基生，具长柄；叶片皱缩，展平后呈卵状椭圆形或宽卵形，长6～13cm，宽2.5～8cm；表面灰绿色或污绿色，具明显弧形脉5～7条；先端钝或短尖，基部宽楔形，全缘或有不规则波状浅齿。穗状花序数条，花茎长。蒴果盖裂，萼宿存。气微香，味微苦。（图6-17）

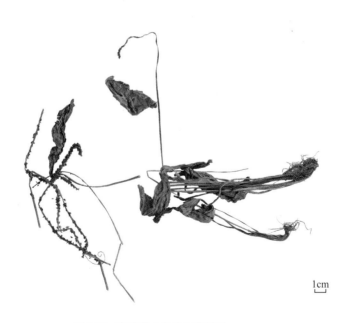

1cm

图6-17　车前草（车前）药材图

2. 平车前　主根直而长。叶片较狭，长椭圆形或椭圆状披针形，长5～14cm，宽2～3cm。（图6-18）

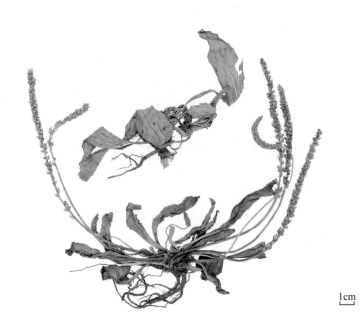

图6-18　车前草（平车前）药材图

【**性味归经**】甘，寒。归肝、肾、肺、小肠经。

【**功能主治**】清热利尿通淋，祛痰，凉血，解毒。用于热淋涩痛，水肿尿少，暑湿泄泻，痰热咳嗽，吐血衄血，痈肿疮毒。

石韦

Shiwei

PYRROSIAE FOLIUM

【来源】为水龙骨科植物庐山石韦*Pyrrosia sheareri* (Bak.) Ching、石韦*Pyrrosia lingua* (Thunb.) Farwell或有柄石韦*Pyrrosia petiolosa* (Christ) Ching的干燥叶。

【原植物】

1. 庐山石韦　草本，植株通常高20～50cm。根状茎粗壮，横卧，密被线状棕色鳞片；鳞片长渐尖头，边缘具睫毛，着生处近褐色。叶近生，一型；叶柄粗壮，粗2～4mm，长3.5～5cm，基部密被鳞片，向上疏被星状毛，禾秆色至灰禾秆色；叶片椭圆状披针形，近基部处为最宽，向上渐狭，渐尖头，顶端钝圆，基部近圆截形或心形，长10～30cm或更长，宽2.5～6cm，全缘，干后软厚革质，上面淡灰绿色或淡棕色，几光滑无毛，但布满洼点，下面棕色，被厚层星状毛。主脉粗壮，两面均隆起，侧脉可见，小脉不显。孢子囊群呈不规则的点状排列于侧脉间，布满基部以上的叶片下面，无盖，幼时被星状毛覆盖，成熟时孢子囊开裂而呈砖红色。（图6-19）

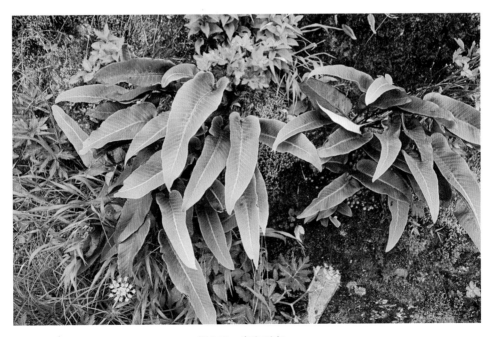

图6-19　庐山石韦

2. 石韦　植株通常高10~30cm。叶远生，近二型；叶柄与叶片大小和长短变化很大，能育叶通常远比不育叶长得高而较狭窄，两者的叶片略比叶柄长，少为等长，罕有短过叶柄的。孢子囊群近椭圆形，布满整个叶片下面，或聚生于叶片的大上半部。（图6-20）

3. 有柄石韦　植株高5~15cm。根状茎细长横走。叶远生，一型；具长柄，通常等于叶片长度的1/2~2倍长；孢子囊群布满叶片下面，成熟时扩散并汇合。（图6-21）

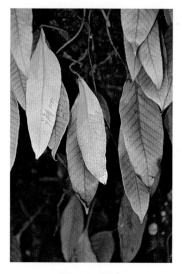

图6-20　石韦

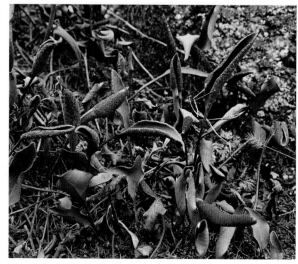

图6-21　有柄石韦

【主产地】

1. 庐山石韦　分布于西南及安徽、浙江、江西、福建、台湾、湖北、湖南、广东、广西。

2. 石韦　分布于华东、中南、西南地区。

3. 有柄石韦　分布于西南及吉林、辽宁、河北、陕西、山东、江苏、安徽、河南、湖北、广西。

【性状特征】

1. 庐山石韦　叶片略皱缩，展平后呈披针形，长10~25cm，宽3~5cm，先端渐尖，基部耳状偏斜，全缘，边缘常向内卷曲。上表面黄绿色或灰绿色，散布有黑色圆形小凹点；下表面密生红棕色星状毛，有的侧脉间布满棕色圆点状的孢子囊群。叶柄具四棱，长10~20cm，直径1.5~3mm，略扭曲，有纵槽。叶

片革质。气微，味微涩苦。（图6-22）

2. 石韦　叶片披针形或长圆披针形，长8~12cm，宽1~3cm。基部楔形，对称。孢子囊群在侧脉间，排列紧密而整齐。叶柄长5~10cm，直径约1.5mm。

3. 有柄石韦　叶片多卷曲呈筒状，展平后呈长圆形或卵状长圆形，长3~8cm，宽1~2.5cm。基部楔形，对称，下表面侧脉不明显，布满孢子囊群。叶柄长3~12cm，直径约1mm。（图6-23）

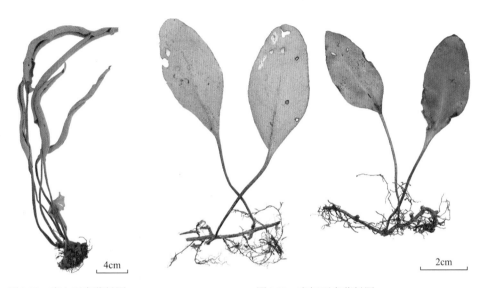

图6-22　庐山石韦药材图　　　　　　图6-23　有柄石韦药材图

【**性味归经**】甘、苦，微寒。归肺、膀胱经。

【**功能主治**】利尿通淋，清肺止咳，凉血止血。用于热淋，血淋，石淋，小便不通，淋沥涩痛，肺热喘咳，吐血，衄血，尿血，崩漏。

地肤子

Difuzi

KOCHIAE FRUCTUS

【来源】为藜科植物地肤 *Kochia scoparia*（L.）Schrad.的干燥成熟果实。

【原植物】一年生草本，高50～100cm。根略呈纺锤形。茎直立，圆柱状，淡绿色或带紫红色，有多数条棱，稍有短柔毛或下部几无毛；分枝稀疏，斜上。叶为平面叶，披针形或条状披针形，无毛或稍有毛，先端短渐尖，基部渐狭入短柄。叶较小，无柄。花两性或雌性，花下有时有锈色长柔毛，花药淡黄色。胞果扁球形，果皮膜质，与种子离生。种子卵形，黑褐色。花期6～9月，果期7～10月。（图6-24）

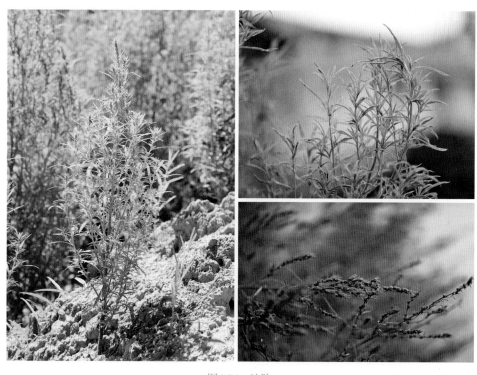

图6-24　地肤

【**主产地**】主产于江苏、山东、河南、河北等地。

【**性状特征**】果实扁球状五角星形，直径1～3mm。外被宿存花被，表面灰绿色或浅棕色，周围具膜质小翅5枚，背面中心有微突起的点状果梗痕及放射状脉纹5～10条；剥离花被，可见膜质果皮，半透明。种子扁卵形，长1mm，黑色。气微，味微苦。（图6-25）

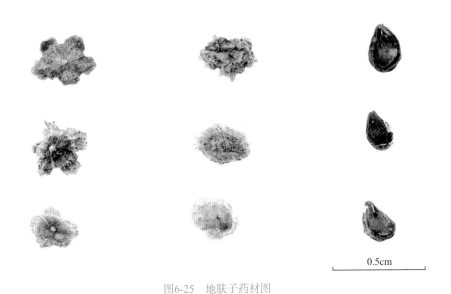

0.5cm

图6-25　地肤子药材图

【**性味归经**】辛、苦，寒。归肾、膀胱经。

【**功能主治**】清热利湿，祛风止痒。用于小便涩痛，阴痒带下，风疹，湿疹，皮肤瘙痒。

海金沙

Haijinsha

LYGODII SPORA

【来源】为海金沙科植物海金沙*Lygodium japonicum*（Thunb.）Sw.的干燥成熟孢子。

【原植物】植株攀援，长可达4m。叶多数，对生于茎上的短枝两侧，短枝长3～5mm，相距9～11cm。叶二型，纸质，连同叶轴和羽轴有疏短毛；不育叶尖三角形，长宽各约10～12cm，二回羽状，小羽片掌状或三裂，边缘有不整齐的浅钝齿；能育叶卵状三角形，长宽各约10～20cm，小羽片边缘生流苏状的孢子囊穗，穗长2～4mm，宽1～1.5mm，排列稀疏，暗褐色。（图6-26）

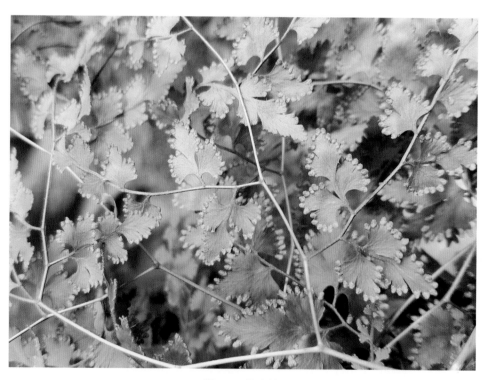

图6-26　海金沙

【主产地】主产于河南、陕西、安徽、江苏、浙江、福建、台湾、江西、湖南、湖北、广东、广西、四川、贵州、云南等地。

【**性状特征**】本品呈粉末状，棕黄色或浅棕黄色。体轻，手捻有光滑感，置手中易由指缝滑落。撒入水中浮于水面，加热后则逐渐下沉；气微，味淡。取本品少量，撒于火上，即发出轻微爆鸣及明亮的火焰。（图6-27）

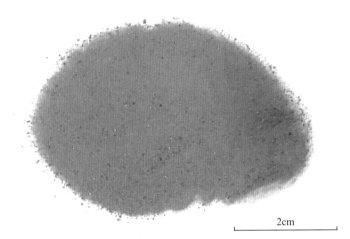

2cm

图6-27 海金沙药材图

【**性味归经**】甘、咸，寒。归膀胱、小肠经。

【**功能主治**】清利湿热，通淋止痛。用于热淋，石淋，血淋，膏淋，尿道涩痛。

通草

Tongcao

TETRAPANACIS MEDULLA

【来源】为五加科植物通脱木*Tetrapanax papyrifer*（Hook.）K. Koch的干燥茎髓。

【原植物】常绿灌木或小乔木。树皮深棕色，新枝淡棕色或淡黄棕色，叶痕和大形皮孔明显，幼时密生黄色星状厚绒毛。叶大，集生茎顶；叶片纸质或薄革质，掌状5～11裂，裂片通常为叶片全长的1/3或1/2，倒卵状长圆形或卵状长圆形，上面深绿色，无毛，下面密生白色厚绒毛，边缘全缘或疏生粗齿；叶柄粗壮，无毛；托叶和叶柄基部合生，锥形，密生淡棕色或白色厚绒毛。圆锥花序；分枝多；苞片披针形，密生白色或淡棕色星状绒毛；伞形花序，有花多数；总花梗密生白色星状绒毛；花淡黄白色；花瓣4，稀5，三角状卵形，外面密生星状厚绒毛；雄蕊和花瓣同数；子房2室；花柱2，离生，先端反曲。果实球形，紫黑色。花期10～12月，果期次年1～2月。（图6-28）

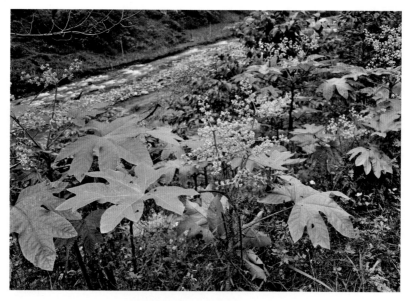

图6-28　通脱木（黎跃成　摄）

【**主产地**】主产于贵州都匀、黔东南，广西，陕西太白山，云南丽江，四川雷波、峨边、达州、广安、乐山，重庆合川等地。

【**性状特征**】茎髓圆柱形，长20～40cm，直径1～2.5cm。表面白色或淡黄色，有浅纵沟纹。体轻，质松软，稍有弹性，易折断，断面平坦，显银白色光泽，中部有直径0.3～1.5cm的空心或半透明的薄膜，纵剖面呈梯状排列，实心者少见。气微，味淡。（图6-29）

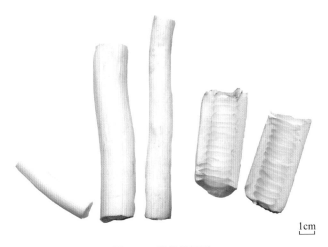

1cm

图6-29 通草药材图

【**性味归经**】甘、淡，微寒。归肺、胃经。

【**功能主治**】清热利尿，通气下乳。用于湿热淋证，水肿尿少，乳汁不下。

绵萆薢

Mianbixie

DIOSCOREAE SPONGIOSAE RHIZOMA

【来源】为薯蓣科植物绵萆薢*Dioscorea spongiosa* J. Q. Xi, M. Mizuno et W. L. Zhao或福州薯蓣*Dioscorea futschauensis* Uline ex R. Kunth的干燥根茎。

【原植物】

1. 绵萆薢　多年生缠绕草质藤本。根茎横生，分枝，粗大，直径2～5cm，干后质地疏松，海绵状，外皮灰黄色，生多数细长须根。茎左旋，圆柱形。单叶互生；叶片稍革质，形态变化较大，基部叶掌状深心形，上部叶片卵形，边缘波状或全缘，下面网脉明显，两面疏被白硬毛。雄花序腋生，总状，雄花有梗，与花被共长4～5mm；花被新鲜时橙黄色，干后褐色；雄蕊6，有时仅3枚发育。蒴果成熟时反曲下垂，翅近半圆形，先端微凹，基部圆形，长1.5～1.8cm，宽约1.2cm。种子扁卵圆形，直径4～5mm，四周围有薄膜状翅。花期6～7月，果期7～10月。（图6-30）

2. 福州薯蓣　多年生缠绕草质藤本。根茎横走，不规则长圆柱形，外皮黄褐色。茎左旋。单叶互生；叶片稍革质，形状变化较大，基部叶掌状深心形，不等，7浅裂，上部叶片卵状三角形。边缘波状或近全缘，下面网脉明显，两毛疏被白硬毛。雄花序腋生，总状，雄花有梗，与花冠共长4～5mm；花冠新鲜时橙黄色，干后褐色；雄蕊6，有时仅3枚发育。蒴果成熟时反曲下垂，翅近半圆形，先端凹，端基部圆形，长1.5～1.8cm，宽1～1.2cm。种子扁卵圆形，直径4～5mm，四周围有薄膜状翅。花期6～7月，果期7～10月。（图6-31）

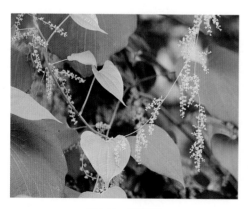

图6-30　绵萆薢

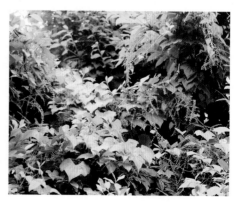

图6-31　福州薯蓣

【主产地】主产于浙江临海、天台、台州以及江西、福建等地。

【性状特征】

1. 绵萆薢　根茎多被切成圆片，大小不等，厚2～5mm；外皮黄棕色，较厚，周边多卷曲，切面浅黄白色，粗糙。有黄棕色点状维管束散在。质疏松，略呈海绵状。（图6-32）

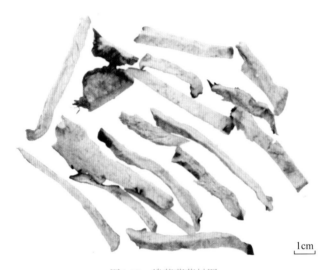

图6-32　绵萆薢药材图

2. 福州薯蓣　根茎不规则长圆柱形，长6～16cm，直径1～4.5cm。表面凹凸不平，黄褐色，具不规则皱缩沟纹及分散瘤状突起的茎痕。质坚硬，难折断。商品多切成薄片，厚2～3mm，断面灰白色或黄白色，粉性，散有点状维管束。质较疏松，略呈海绵状。

【性味归经】苦，平。归肾、胃经。

【功能主治】利湿去浊，祛风除痹。用于膏淋，白浊，白带过多，风湿痹痛，关节不利，腰膝疼痛。

萹蓄

Bianxu

POLYGONI AVICULARIS HERBA

【来源】为蓼科植物萹蓄*Polygonum aviculare* L.的干燥地上部分。

【原植物】一年生草本。茎平卧、上升或直立，高10～40cm，自基部多分枝，具纵棱；叶椭圆形，狭椭圆形或披针形，长1～4cm，宽3～12mm，顶端钝圆或急尖，基部楔形，边缘全缘，两面无毛，下面侧脉明显，叶柄短或近无柄，基部具关节；托叶鞘膜质，下部褐色，上部白色，撕裂脉明显。花单生或数朵簇生于叶腋，遍布于植株，苞片薄膜质，花梗细，顶部具关节，花被5深裂，花被片椭圆形，长2～2.5mm，绿色，边缘白色或淡红色，雄蕊8，花丝基部扩展，花柱3，柱头头状。瘦果卵形，具3棱，长2.5～3mm，黑褐色，密被由小点组成的细条纹，无光泽，与宿存花被近等长或稍超过。（图6-33）

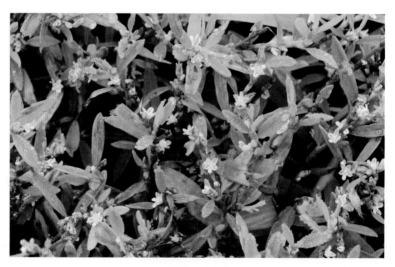

图6-33 萹蓄（朱华云 摄）

【主产地】主产于东北及河北、河南、山西、湖北等地。

【性状特征】茎圆柱形，稍弯曲，长5～40cm，直径0.5～3cm，表面棕褐色，粗糙，有纵沟和皱纹，并有须根痕和横长的皮孔样突起，有的外皮易脱落。质硬而脆，易折断，断面粉白色或粉红色，皮部窄，木部放射状纹理明显，有的有裂隙。气微香，味微苦、酸涩。（图6-34）

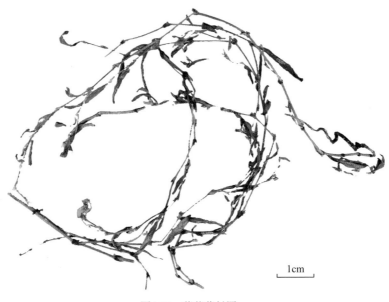

图6-34　萹蓄药材图

【**性味归经**】苦，微寒。归膀胱经。

【**功能主治**】利尿通淋，杀虫，止痒。用于热淋涩痛，小便短赤，虫积腹痛，皮肤湿疹，阴痒带下。

滑石

Huashi

TALCUM

【来源】为硅酸盐类矿物滑石族滑石，主含含水硅酸镁〔$Mg_3(Si_4O_{10})(OH)_2$〕。

【原矿物】块状集合体。呈不规则的块状，白色、黄白色或淡蓝灰色，有蜡样光泽。质软，细腻，手摸有滑润感，无吸湿性，置水中不崩散。气微，味淡。（图6-35）

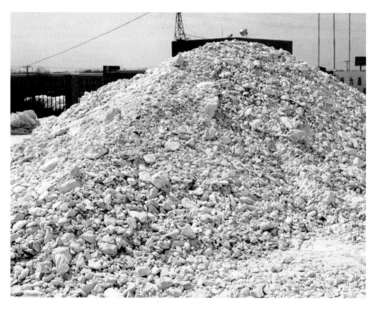

图6-35 滑石矿物图

【主产地】主产于辽宁、广西、山西、山东、江西等地。

【性状特征】呈扁平形、斜方形不规则的块状、叶片状、放射状、纤维状集合体。白色、黄白色或淡蓝灰色，半透明或不透明，有蜡样光泽。质软，细腻，体较重易砸碎。手摸有滑润感，用指甲可刻划，可刮下白粉。无吸湿性，置水中不崩散。无臭，无味。（图6-36）

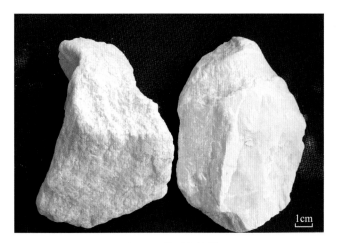

图6-36　滑石药材图

【**性味归经**】甘、淡，寒。归膀胱、肺、胃经。

【**功能主治**】利尿通淋，清热解暑；外用祛湿敛疮。用于热淋，石淋，尿热涩痛，暑湿烦渴，湿热水泻；外治湿疹，湿疮，痱子。

瞿麦

Qumai

DIANTHI HERBA

【来源】为石竹科植物瞿麦*Dianthus superbus* L.或石竹*Dianthus chinensis* L.的干燥地上部分。

【原植物】

1. 瞿麦 多年生草本，全株绿色至灰绿色。叶线状披针形。花1或2，顶生，有时腋生。花萼常紫红色，圆柱状。花瓣淡红色，稀白色，瓣片长约2cm。边缘裂至近1/2处，喉部具须毛。花期6～9月，果期8～10月。（图6-37）

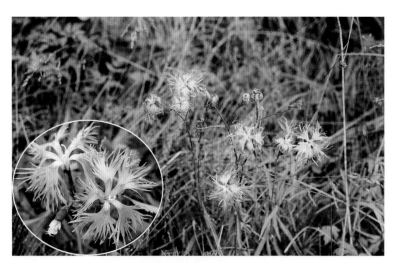

图6-37 瞿麦（阿木古楞 摄）

2. 石竹 与瞿麦相似，主要区别为：苞片卵形、叶状披针形，开张，长为萼筒的1/2，先端尾状渐尖；萼筒长2～2.5cm，裂片宽披针形；花瓣通常紫红色，喉部有斑纹和疏生须毛，先端浅裂成锯齿状。花期4～8月，果期5～9月。（图6-38）

【主产地】主产于河北、河南、陕西、山东、四川、湖北、湖南、浙江、江苏。

【性状特征】

1. 瞿麦 茎圆柱形，上部有分枝，长30～60cm，直径2～6mm；表面淡绿色或黄绿色，光滑无毛，节明显，略膨大；质坚脆、易折断，断面中空。叶对生，多皱缩，展平叶片呈条形至条状披针形，长2～10cm，宽0.4～1cm，主脉突出。

枝端有花，花单生或集成聚伞花序；苞片4～6，宽卵形，长约为萼筒的1/4；花萼筒状，长2.7～3.7cm；花瓣棕紫色或棕黄色，卷曲，先端深裂成细条（丝）状。蒴果长筒形，与宿萼等长。种子细小、多数、褐色、扁平。气微，味酸。（图6-39）

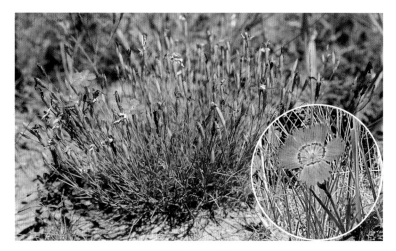

图6-38　石竹

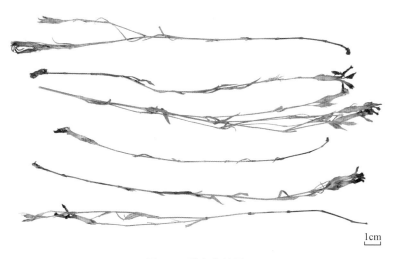

图6-39　瞿麦药材图

2. 石竹　萼筒长1.4～1.8cm，苞片长约为萼筒的1/2；花瓣先端浅齿裂。

【性味归经】苦，寒。归心、小肠经。

【功能主治】利尿通淋，活血通经。用于热淋，血淋，石淋，小便不通，淋沥涩痛，经闭瘀阻。

第三节　利湿退黄药

鸡骨草

Jigucao

ABRI HERBA

【来源】为豆科植物广州相思子*Abrus cantoniensis* Hance的干燥全株。

【原植物】多年生攀援灌木，高1～2m。枝细直，平滑，被白色柔毛，老时脱落。羽状复叶互生；小叶6～11对，膜质，长圆形或倒卵状长圆形，长0.5～1.5cm，宽0.3～0.5cm，先端截形或稍凹缺，具细尖，上面被疏毛，下面被糙伏毛，叶脉两面均隆起；小叶柄短。总状花序腋生；花小，长约6mm，聚生于花序总轴的短枝上；花梗短；花冠紫红色或淡紫色。荚果长圆形，扁平，长约3cm，宽约1.3cm，顶端具喙，被稀疏白色糙伏毛，成熟时浅褐色，有种子4～5粒。种子黑褐色，种阜蜡黄色，明显，中间有孔，边具长圆状环。花期8月。（图6-40）

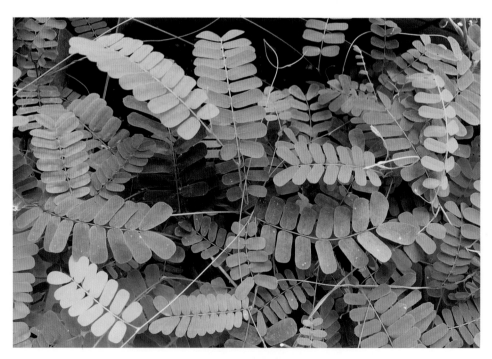

图6-40　广州相思子

【**主产地**】主产于广东、广西、湖南。其他地区有零星种植，如福建、海南、台湾等。

【**性状特征**】本品为带根全草，多缠绕成束。根多呈圆锥形，上粗下细，有分枝，长短不一，直径0.5～1.5cm；表面灰棕色，粗糙，有细纵纹，支根极细，有的断落或留有残基；质硬。茎丛生，长50～100cm，直径约0.2cm；灰棕色至紫褐色，小枝纤细，疏被短柔毛。羽状复叶互生，小叶8～11对，多脱落，小叶矩圆形，长0.8～1.2cm；先端平截，有小突尖，下表面被伏毛。（图6-41）

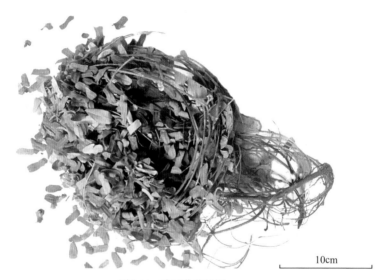

10cm

图6-41　鸡骨草药材图

【**性味归经**】甘、微苦，凉。归肝、胃经。

【**功能主治**】利湿退黄，清热解毒，疏肝止痛。用于湿热黄疸，胁肋不舒，胃脘胀痛，乳痈肿痛。

虎杖

Huzhang

POLYGONI CUSPIDATI RHIZOMA ET RADIX

【来源】为蓼科植物虎杖*Polygonum cuspidatum* Sieb. et Zucc.的干燥根茎和根。

【原植物】多年生粗壮高大草本，高1.5～3m。茎直立，丛生，多分枝，基部木质化，圆柱形，中空，具凸起的纵棱，无毛，散生红色或紫红色的斑点。单叶互生，具短柄，叶片广卵形至近圆形，长5～10cm，宽3.5～7cm，先端短尖，基部圆形或宽楔形，全缘或有极细锯齿；托叶鞘膜质，褐色，早落。夏季开绿白色或红色小花，雌雄异株，圆锥花序顶生或腋生；花梗细长，中部有关节，上端有翅；花被5深裂，裂片2轮，外轮3片在果时增大，背部有翅。雄蕊8，短于花被。花柱3，柱头头状。瘦果卵形或椭圆形，具3棱，红棕色或黑棕色，平滑光亮，包裹于扩大呈翅状的花被内。花期7～9月，果期9～11月。（图6-42）

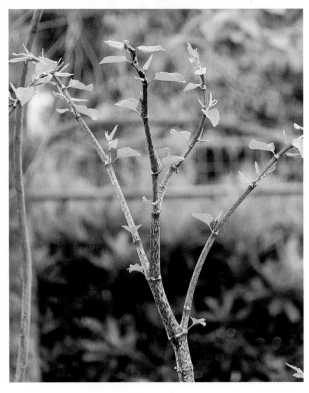

图6-42　虎杖

【**主产地**】主产于江苏、浙江、安徽、陕西、甘肃、山东、河南、湖北、江西、福建、广东、广西、四川、云南及贵州。

【**性状特征**】多为圆柱形短段或不规则厚片，长1～7cm，直径0.5～2.5cm。外皮棕褐色，有纵皱纹和须根痕，质坚硬不易折断，切面皮部较薄，木部宽广，棕黄色，射线放射状，皮部与木部较易分离。根茎髓部有隔或呈空洞状。质坚硬。气微，味微苦、涩。（图6-43）

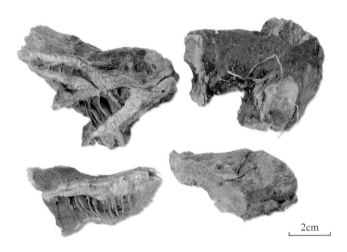

图6-43　虎杖药材图

【**性味归经**】微苦，微寒。归肝、胆、肺经。

【**功能主治**】利湿退黄，清热解毒，散瘀止痛，止咳化痰。用于湿热黄疸，淋浊，带下，风湿痹痛，痈肿疮毒，水火烫伤，经闭，癥瘕，跌打损伤，肺热咳嗽。

垂盆草

Chuipencao

SEDI HERBA

【来源】为景天科植物垂盆草*Sedum sarmentosum* Bunge的干燥全草。

【原植物】多年生草本。不育枝和花枝细弱，匍匐生根，长10～25cm。叶为3叶轮生，倒披针形至矩圆形，长15～25mm，宽3～5mm，顶端近急尖，基部有距，全缘。花序聚伞状。直径5～6cm，有3～5个分枝；花少数，无梗；萼片5，披针形至矩圆形，长3.5～5mm，基部无距，顶端稍顿；花瓣5，淡黄色，披针形至矩圆形，长5～8mm，顶端有长的短尖；雄蕊较花瓣短；鳞片小，楔状四方形；心皮5，略叉开，长5～6mm。花期5～7月，果期8月（图6-44）

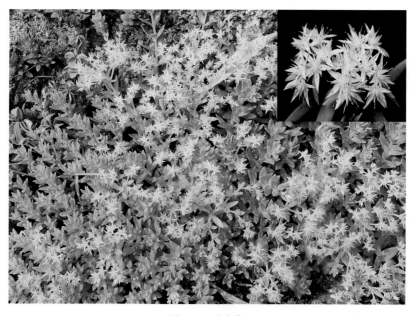

图6-44　垂盆草

【主产地】主产于四川、浙江、安徽、江苏、江西、山东、陕西、广西等地。

【性状特征】茎纤细，长可达20cm以上，部分节上可见纤细的不定根。3叶轮生，叶片倒披针形至矩圆形，绿色，肉质，长1.5～2.8cm，宽0.3～0.7cm，先端近急尖，基部急狭，有距。气微，味微苦。（图6-45）

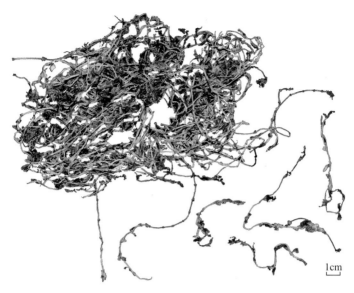

图6-45　垂盆草药材图

【**性味归经**】甘、淡，凉。归肝、胆、小肠经。

【**功能主治**】利湿退黄，清热解毒。用于湿热黄疸，小便不利，痈肿疮疡。

金钱草

Jinqiancao

LYSIMACHIAE HERBA

【来源】为报春花科植物过路黄*Lysima chiachristinae* Hance的干燥全草。

【原植物】茎柔弱，平卧延伸，长20～60cm，无毛、被疏毛以无密被铁锈色多细胞柔毛，幼嫩部分密被褐色无柄腺体，下部节间较短，常发出不定根，中部节间长1.5～5（～10）cm。叶对生，卵圆形、近圆形以至肾圆形，长（1.5～）2～6（～8）cm，宽1～4（～6）cm，先端锐尖或圆钝以至圆形，基部截形至浅心形，鲜时稍厚，透光可见密布的透明腺条，干时腺条变黑色，两面无毛或密被糙伏毛；叶柄比叶片短或与之近等长，无毛以至密被毛。花单生叶腋；花梗长1～5cm，通常不超过叶长，毛被如茎，多少具褐色无柄腺体；花萼长（4～）5～7（～10）mm，分裂近达基部，裂片披针形、椭圆状披针形以至线形或上部稍扩大而近匙形，先端锐尖或稍钝，无毛、被柔毛或仅边缘具缘毛；花冠黄色，长7～15mm，基部合生部分长2～4mm，裂片狭卵形以至近披针形，先端锐尖或钝，质地稍厚，具黑色长腺条；花丝长6～8mm，下半部合生成筒；花药卵圆形，长1～1.5mm；花粉粒具3孔沟，近球形，表面具网状纹饰；子房卵珠形，花柱长6～8mm。蒴果球形，直径4～5mm，无毛，有稀疏黑色腺条。花期5～7月，果期7～10月。（图6-46）

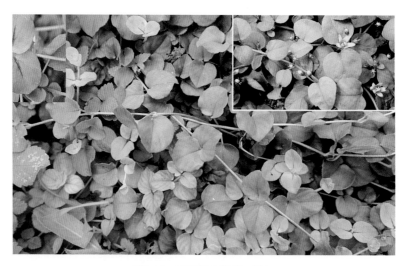

图6-46　过路黄（姚诚　摄）

【**主产地**】主产于四川宜宾市屏山县、巴中市巴州区、南充市仪陇县、南充市阆中市、雅安市天全县、资阳市安岳县、达州市大竹县、广元市苍溪县；重庆市大足区和合川区。

【**性状特征**】本品常缠结成团，无毛或被疏柔毛。茎扭曲，表面棕色或暗棕红色，有纵纹，下部茎节上有时具须根，断面实心。叶对生，多皱缩，展平后呈宽卵形或心形，长1～4cm，宽1～5cm，基部微凹，全缘；上表面灰绿色或棕褐色，下表面色较浅，主脉明显突起，用水浸后，对光透视可见黑色或褐色条纹；叶柄长1～4cm。有的带花，花黄色，单生叶腋，具长梗。蒴果球形。气微，味淡。（图6-47）

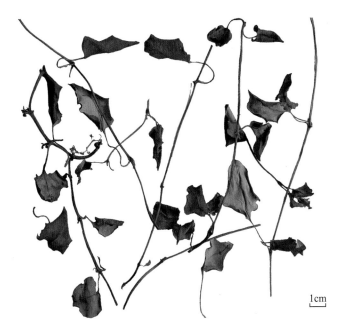

图6-47　金钱草药材图（廖海浪　摄）

【**性味归经**】甘、咸，微寒。归肝、胆、肾、膀胱经。

【**功能主治**】利湿退黄，利尿通淋，解毒消肿。用于湿热黄疸，胆胀胁痛，石淋，热淋，小便涩痛，痈肿疔疮，蛇虫咬伤。

茵陈

Yinchen

ARTEMISIAE SCOPARIAE HERBA

【来源】为菊科植物滨蒿*Artemisia scoparia* Waldst. et Kit.或茵陈蒿*Artemisia capillaris* Thunb.的干燥地上部分。春季采收的习称"绵茵陈",冬季采割的称"花茵陈"。

【原植物】

1. 滨蒿 一二年至多年生草本。茎直立,高40～90cm,直径达4mm,有多数开展或斜升的分枝,被微柔毛或近无毛,有时具叶较大而密集的不育枝。叶密集;下部叶与不育茎的叶同形,有长柄,叶片矩圆形长1.5～3.5cm,二或三回羽状全裂,裂片狭长或细条形,常被密绢毛或上面无毛,顶端尖;中部叶长1～2cm,一至二回羽状全裂,裂片极细,无毛;上部叶三裂或不裂。头状花序极多数,有梗或无梗,有线形苞叶,在茎及侧枝上排列成副总状花序;总苞近球形,直径1～1.2mm;总苞片3～4层,卵形,边缘宽膜质,背面绿色,近无毛;外层花5～7朵,雌性,能育,内层花约4～10朵,两性,不育。瘦果矩圆形,长0.5～0.7mm,具纵条纹,无毛。花期8～9月,果期9～10月。(图6-48)

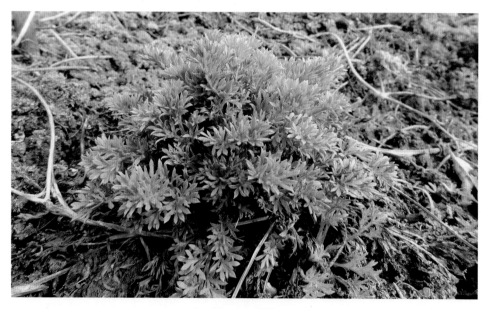

图6-48 滨蒿

2. 茵陈蒿 半灌木状多年生草本，植株有浓烈气味。根常斜生，或圆锥形直生，但不呈纺锤状。茎常丛生，第一年常单生，基部木质化程度较滨蒿强。当年枝顶端有叶丛，被密绢毛；花茎初有毛，后近无毛，上部分枝多。头状花序，在枝端排列成复总状，外层雌花4～12。瘦果较滨蒿稍大，长可达1mm。其余与滨蒿相似。（图6-49）

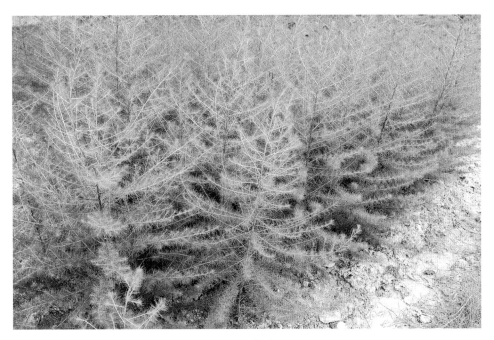

图6-49 茵陈蒿

【主产地】滨蒿主产于陕西、河北、山西等地，陕西产者质量佳，习称西茵陈。茵陈蒿主产于山东、江苏、浙江、福建等地。

【性状特征】

1. 绵茵陈 多卷曲成团状，灰白色或灰绿色，全体密被白色茸毛，绵软如绒。茎细小，长1.5～2.5cm，直径0.1～0.2cm，除去表面白色茸毛后可见明显纵纹；质脆，易折断。叶具柄；展平后叶片呈一至三回羽状分裂，叶片长1～3cm，宽约1cm；小裂片卵形或稍呈倒披针形、条形，先端锐尖。气清香，味微苦。（图6-50）

2. 花茵陈 茎呈圆柱形，多分枝，长30～100cm，直径2～8mm，表面淡紫色或紫色，有纵条纹，被短柔毛；体轻，质脆，断面类白色。叶密集，或多脱落；下部叶二至三回羽状深裂，裂片条形或细条形，两面密被白色柔毛；茎生

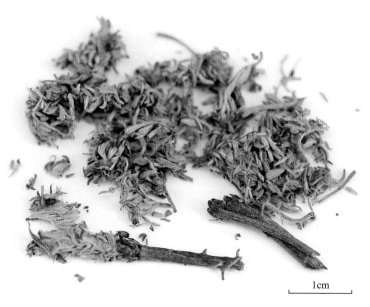

图6-50　绵茵陈药材图

叶一至二回羽状全裂，基部抱茎，裂片细丝状。头状花序卵形，多数集成圆锥状，长1.2～1.5mm，直径1～1.2mm，有短梗；总苞片3～4层，卵形，苞片3裂；外层雌花6～10个，可多达15个，内层两性花2～10个。瘦果长圆形，黄棕色。气芳香，味微苦。

【**性味归经**】苦、辛，微寒。归脾、胃、肝、胆经。

【**功能主治**】清利湿热，利胆退黄。用于黄疸尿少，湿温暑湿，湿疮瘙痒。

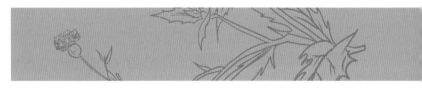

干姜

Ganjiang

ZINGIBERIS RHIZOMA

【来源】为姜科植物姜*Zingiber officinale* Rosc.的干燥根茎。

【原植物】多年生直立草本，高50～100cm；根茎肥厚，多分枝，断面黄白色，有芳香及辛辣味。叶互生，叶片披针形或线状披针形，长15～30cm，无毛，无柄；叶舌膜质，长2～4mm。穗状花序球果状，长4～5cm；苞片卵形，淡绿色或边缘淡黄色，顶端有小尖头；花萼管长约1cm，具3短尖齿；花冠黄绿色，裂片3，披针形；唇瓣中央裂片长圆状倒卵形，短于花冠裂片，有紫色条纹及淡黄色斑点，两侧裂片卵形，黄绿色；雄蕊1，暗紫色，花药长约9mm；子房3室，无毛，花柱1，柱头近球形。蒴果。种子多数，黑色。花期8月。（图7-1）

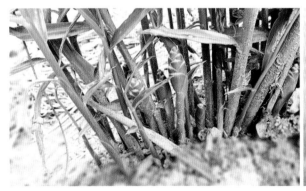
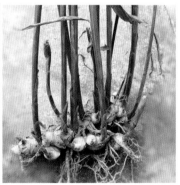

图7-1　姜

【主产地】主产于山东、四川、云南、广东、浙江等地。主要道地产区是四川犍为。

【性状特征】

1. 干姜　根茎呈扁平块状，具指状分枝，长3～7cm，厚1～2cm。表面灰黄色或浅灰棕色，粗糙，具纵皱纹和明显的环节。分枝处常有鳞叶残存，分枝顶端有茎痕或芽。质坚实，断面黄白色或灰白色，粉性或颗粒性，内皮层环纹明显，维管束及黄色油点散在。气香、特异，味辛辣。（图7-2）

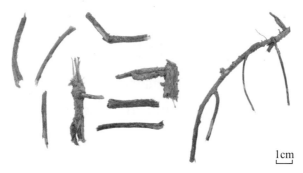

图7-2　干姜药材图

2. 干姜片　本品呈不规则纵切片或斜切片，具指状分枝，长1～6cm，宽1～2cm，厚0.2～0.4cm。外皮灰黄色或浅黄棕色，粗糙，具纵皱纹及明显的环节。切面灰黄色或灰白色，略显粉性，可见较多的纵向纤维，有的呈毛状。质坚实，断面纤维性。气香、特异，味辛辣。（图7-3）

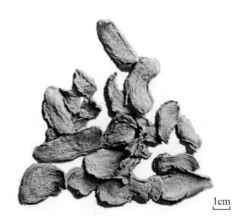

图7-3　干姜片药材图

【性味归经】辛，热。归脾、胃、肾、心、肺经。

【功能主治】温中散寒，回阳通脉，温肺化饮。用于脘腹冷痛，呕吐泄泻，肢冷脉微，寒饮喘咳。

肉桂

Rougui

CINNAMOMI CORTEX

【来源】为樟科植物肉桂*Cinnamomum cassia* Presl的干燥树皮。

【原植物】【主产地】参见"桂枝"。

【性状特征】槽状或卷筒状，长30～40cm，宽或直径3～10cm，厚0.2～0.8cm。外表面灰棕色，稍粗糙，有不规则的细皱纹和横向突起的皮孔，有的可见灰白色的斑纹；内表面红棕色，略平坦，有细纵纹，划之显油痕。质硬而脆，易折断，断面不平坦，外层棕色而较粗糙，内层红棕色而油润，两层间有1条黄棕色的线纹。气香浓烈，味甜、辣。（图7-4）

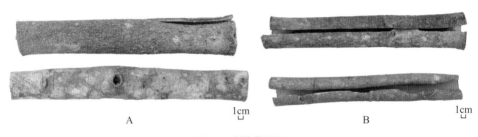

图7-4　肉桂药材图
A.桂通　B.企边桂

【性味归经】辛、甘，大热。归肾、脾、心、肝经。

【功能主治】补火助阳，引火归元，散寒止痛，温通经脉。用于阳痿宫冷，腰膝冷痛，肾虚作喘，虚阳上浮，眩晕目赤，心腹冷痛，虚寒吐泻，寒疝腹痛，痛经经闭。

吴茱萸

Wuzhuyu

EUODIAE FRUCTUS

【来源】为芸香科植物吴茱萸*Euodia rutaecarpa*（Juss.）Benth.、石虎*Euodia rutaecarpa*（Juss.）Benth. var. *officinalis*（Dode）Huang或疏毛吴茱萸*Euodia rutaecarpa*（Juss.）Benth. var. *bodinieri*（Dode）Huang的干燥近成熟果实。

【原植物】

1. 吴茱萸（原变种） 小乔木或常绿灌木，嫩枝暗紫红色，与嫩芽同被灰黄或红锈色绒毛。叶对生，羽状复叶，小叶5～9片，彼此靠拢，叶片椭圆形至卵形，长6～15cm，宽3～7cm，先端骤狭成短尖，基部楔形至广楔或圆形，侧脉不明显，两面均被淡黄褐色长柔毛，有明显的油腺点。花小，雌雄异株，顶生花序，花序轴粗壮，密被黄褐色长柔毛；萼片及花瓣均5片，偶有4片；雄花花瓣长3～4mm，花丝粗短，被毛，退化雌蕊4～5裂，雄蕊伸出花瓣之上；雌花花瓣长4～5mm，退化雄蕊鳞片状，下部及花丝均被白色长柔毛。蒴果扁球形，成熟时裂开成5个果瓣，紫红色，表面有粗大油腺点，每分果有种子1粒，黑色有光泽。花期7～8月，果期9～10月。（图7-5）

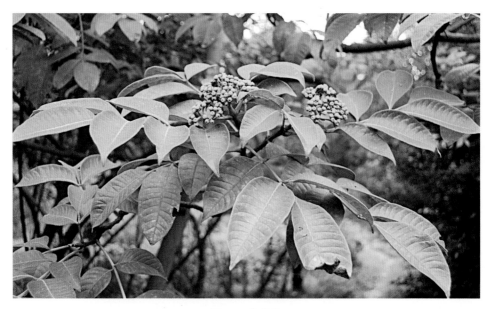

图7-5　吴茱萸

2. 石虎（变种）　有特殊刺激性气味，小叶3～11片，叶片较狭，长圆形至披针形，先端渐尖，小叶相距较疏远，侧脉较明显，两面均被长柔毛，脉上最密，油腺点粗大。花序轴常被淡黄色或无色长柔毛。成果果序较稀疏，种子带蓝紫色。花期6～8月，果期9～10月。

3. 疏毛吴茱萸（变种）　小枝被黄锈色或丝光质的疏长毛，叶轴被长柔毛。小叶5～11片，叶形变化较大，长圆形、披针形、卵状披针形，表面中脉略被疏短毛，背面脉上被短柔毛，侧脉清晰，油腺点小。花期7～8月，果期9～10月。

【主产地】产秦岭以南各地（海南未见分布），主要分布于湖南、贵州、广西、江西、浙江、湖北、重庆等地。其中，吴茱萸主要分布于安徽、湖北及江西、贵州、重庆；石虎主要分布于江西、湖南、广西等地；疏毛吴茱萸主要分布于贵州、浙江、陕西及湖南、广西、重庆。

【性状特征】果实类球形或略呈五角状扁球形，直径2～5mm。表面暗绿黄色至褐色，粗糙，有多数点状突起或凹下油点。顶端有五角星状的裂隙，基部有花萼及果柄，被有黄色茸毛。质硬而脆。气芳香浓郁，味辛辣而苦。以饱满、色绿、香气浓郁者为佳。（图7-6）

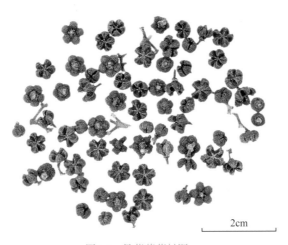

2cm

图7-6　吴茱萸药材图

【性味归经】辛、苦，热；有小毒。归肝、脾、胃、肾经。

【功能主治】散寒止痛，降逆止呕，助阳止泻。用于厥阴头痛，寒疝腹痛，寒湿脚气，经行腹痛，脘腹胀痛，呕吐吞酸，五更泄泻。

附子

Fuzi

ACONITI LATERALIS RADIX PRAEPARATA

【来源】为毛茛科植物乌头 *Aconitum carmichaelii* Debx.的子根的加工品。

【原植物】【主产地】参见"川乌"。

【性状特征】

1. 泥附子　圆锥形，大小不一，表面黄褐色，顶端（肥满）有芽痕，周围有瘤状突起的支根或支根痕。断面类白色。气微，味麻，刺舌。（图7-7）

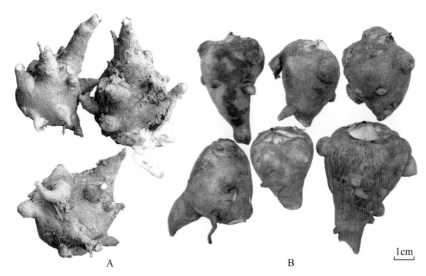

图7-7　泥附子药材图
A.带泥附子　B.洗净后的生附子

2. 盐附子　圆锥形，长4～7cm，直径3～5cm。表面灰黑色，被盐霜，顶端有凹陷的芽痕，周围有瘤状突起的支根（钉角）或支根痕。体重。气微，味咸而麻，刺舌。（图7-8）

3. 黑顺片　为纵切片，上宽下窄，长1.7～5cm，宽0.9～3cm，厚0.2～0.5cm；外皮黑褐色，切面暗黄色，油润具光泽，半透明状，有纵向导管束；质硬而脆，气微，味淡。（图7-9）

4. 白附片　无外皮，黄白色，半透明，厚约0.3cm。（图7-10）

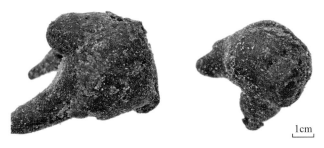

图7-8　盐附子药材图

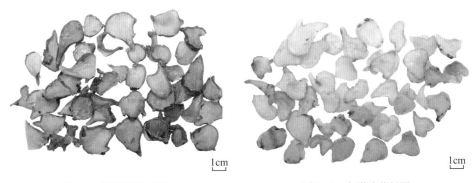

图7-9　黑顺片药材图　　　　　　图7-10　白附片药材图

【**性味归经**】辛、甘，大热；有毒。归心、肾、脾经。

【**功能主治**】回阳救逆，补火助阳，散寒止痛。用于亡阳虚脱，肢冷脉微，心阳不足，胸痹心痛，虚寒吐泻，脘腹冷痛，肾阳虚衰，阳痿宫冷，阴寒水肿，阳虚外感，寒湿痹痛。

高良姜

Gaoliangjiang

ALPINIAE OFFICINARUM RHIZOMA

【来源】为姜科植物高良姜*Alpinia officinarum* Hance的干燥根茎。

【原植物】多年生直立草本，高40～110cm，根茎圆柱形，具分枝。叶2列，叶片线形，基部渐狭，无毛，无柄；叶舌薄膜质，不2裂。总状花序顶生，小苞片短于1mm；花具短柄，花冠管较萼管稍短，唇瓣卵形，白色带红色条纹，退化雄蕊锥状，子房密被绒毛。蒴果球形，熟时红色。种子棕色，有钝棱角，具假种皮。花期3～9月，果期4～11月。（图7-11）

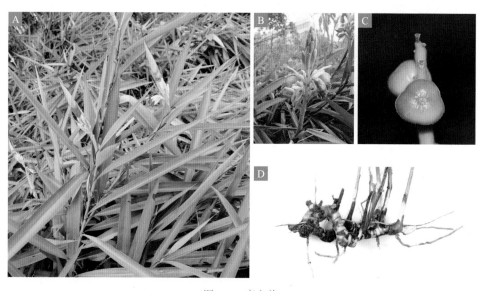

图7-11 高良姜
A. 植株 B. 花序 C. 未成熟果实 D. 根茎

【主产地】主产地为广东。道地产区为广东省湛江市徐闻县。野生资源濒临衰竭，市售均为栽培品。

【性状特征】根茎圆柱形，弯曲，有分枝，长5～9cm，直径1～1.5cm。表面棕红色至暗褐色，具灰棕色波状环节和细密的纵皱纹。节间长0.2～1cm，根痕圆形。质地坚韧，断面灰棕色或红棕色，纤维性，内皮层环明显，中柱约占1/3。气香，味辛辣。（图7-12）

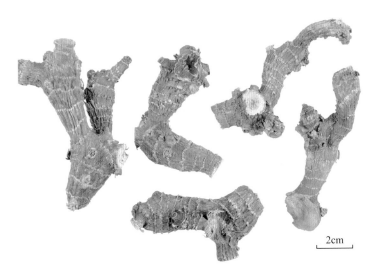

图7-12　高良姜药材图

【**性味归经**】辛，热。归脾、胃经。

【**功能主治**】温胃止呕，散寒止痛。用于脘腹冷痛，胃寒呕吐，嗳气吞酸。

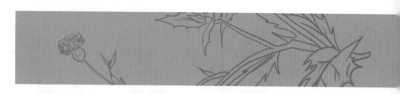

第八章
行气药

大腹皮

Dafupi

ARECAE PERICARPIUM

【来源】为棕榈科植物槟榔*Areca catechu* L.的干燥果皮。

【原植物】茎直立，乔木状，高10m以上，最高可达30m，有明显的环状叶痕。叶簇生于茎顶，长1.3～2m，羽片多数，两面无毛，狭长披针形，长30～60cm，宽2.5～4cm，上部羽片合生，顶端有不规则齿裂。雌雄同株，花序多分枝，花序轴粗壮压扁，分枝曲折，长25～30cm，上部纤细，着生1列或2列雄花，而雌花单生于分枝的基部；雄花小，无梗，通常单生，很少成对着生，萼片卵形，长不到1mm，花瓣长圆形，长4～6mm，雄蕊6枚，花丝短，退化雌蕊3枚，线形；雌花较大，萼片卵形，花瓣近圆形，长1.2～1.5cm，退化雄蕊6枚，合生；子房长圆形。果实长圆形或卵球形，长3～5cm，橙黄色，中果皮厚，纤维质。种子卵形，基部截平，胚乳嚼烂状，胚基生。花果期5～10月。（图8-1）

【主产地】海南和台湾等热带地区。

【性状特征】外果皮表面灰黄色，有棕色斑点及纵裂纹，内果皮凹陷，黄棕色，平滑坚硬，中果皮纤维性。体轻，质柔韧，易纵向撕裂。气微，味涩。（图8-2）

【性味归经】辛，微温。归脾、胃、大肠、小肠经。

【功能主治】行气宽中，行水消肿。用于湿阻气滞，脘腹胀闷，大便不爽，水肿胀满，脚气浮肿，小便不利。

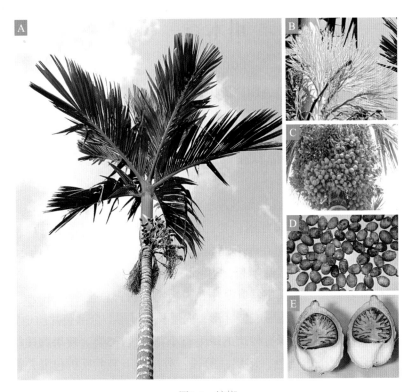

图8-1　槟榔
A. 植株　B. 花　C. 未成熟果　D. 成熟果　E. 果实剖面

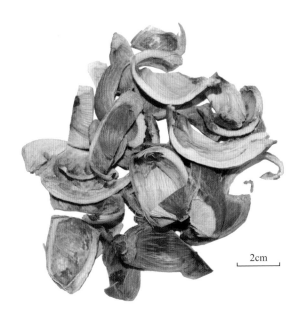

图8-2　大腹皮药材图

川木香

Chuanmuxiang

VLADIMIRIAE RADIX

【来源】 为菊科植物川木香*Vladimiria souliei*（Franch.）Ling或灰毛川木香*Vladimiria souliei*（Franch.）Ling var. *cinerea* Ling的干燥根。

【原植物】

1. 川木香　多年生无茎或几无茎莲座状草本。根粗壮。叶基生，莲座状，质地厚，羽状半裂，有长宽扁叶柄，两面被稀疏的糙伏毛及黄色小腺点，下面沿脉常有较多的蛛丝毛，中脉在叶下面高起；侧裂片4～6对，斜三角形或宽披针形，顶裂片与侧裂同形，或叶不裂，边缘锯齿或刺尖或不规则的犬齿状浅裂；头状花序集生于茎基顶端的莲座状叶丛中；总苞宽钟状；总苞片6层，外层卵形或卵状椭圆形；中层偏斜椭圆形或披针形；内层长披针形。全部苞片质地坚硬，先端尾状渐尖成针刺状，边缘有稀疏的缘毛。小花红色，5裂。瘦果圆柱状，稍扁，顶端有果缘。冠毛黄褐色，多层，等长，外层向下皱曲反折包围并紧贴瘦果，内层直立，不向下皱曲反折；全部冠毛刚毛短羽毛状或糙毛状，基部粗扁，向顶端渐细。花果期7～10月。（图8-3）

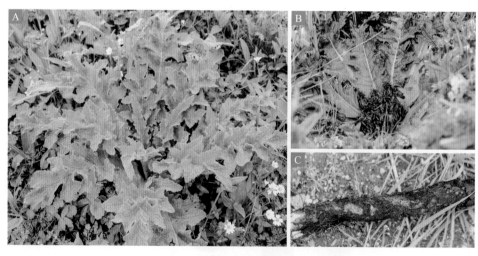

图8-3　川木香（黎跃成　摄）

A.全株　B.头状花序多个集生于茎基顶端莲坐状叶丛　C.根

2. 灰毛川木香　为川木香变种，主要区别在于叶下面灰白色，被薄蛛丝状毛或棉毛。

【**主产地**】川木香主产于四川康定新都桥、大金，西藏昌都、盐井、芒康、江达等地。灰毛川木香主产于四川雅江、理县、木里，西藏昌都及云南西北部等地。

【**性状特征**】根圆柱形或有纵槽的半圆柱形，稍弯曲，长10～30cm，直径1～3cm。表面黄褐色或棕褐色，具纵皱纹，外皮脱落处可见丝瓜络状细筋脉；根头偶有黑色发黏的胶状物，习称"油头"。体较轻，质硬脆，易折断，断面黄白色或黄色，有深黄色稀疏油点及裂隙，木部宽广，有放射状纹理；有的中心呈枯朽状。气微香，味苦，嚼之粘牙。（图8-4）

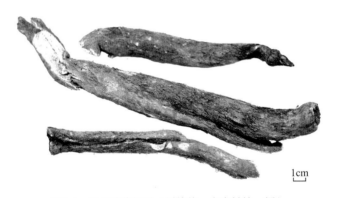

图8-4　川木香药材图（刘倩倩　宋肖敏婷　摄）

【**性味归经**】辛、苦，温。归脾、胃、大肠、胆经。

【**功能主治**】行气止痛。用于胸胁、脘腹胀痛，肠鸣腹泻，里急后重。

川楝子

Chuanlianzi

TOOSENDAN FRUCTUS

【来源】为楝科植物川楝*Melia toosendan* Sieb. et Zucc.的干燥成熟果实。

【原植物】乔木，高可达10m以上；幼枝密被褐色星状鳞片，暗红色，具皮孔，叶痕明显。二回奇数羽状复叶，互生。圆锥状聚伞花序，腋生，长约为叶的1/2，密被灰褐色短毛及星状鳞片，总花梗长达10cm；花淡紫色，直径6~8mm；萼片5~6枚，灰绿色，长椭圆形至披针形，被柔毛，外面较密；花瓣5~6枚，匙形，长9~13mm，外面疏被柔毛；雄蕊2倍于花瓣数，花丝连合成管状，花药长椭圆形，无毛，长约1.5mm，略伸出于管外；花盘近杯状；子房瓶状或近卵球形，无毛，6~8室，花柱无毛，柱头包藏于雄蕊管内。核果椭圆状球形或近圆形，长约3cm，宽约2.5cm，果皮薄，熟后淡黄色或栗棕色；种子扁平长椭圆形，黑色，长约1cm。花期3~4月，果期10~11月。（图8-5）

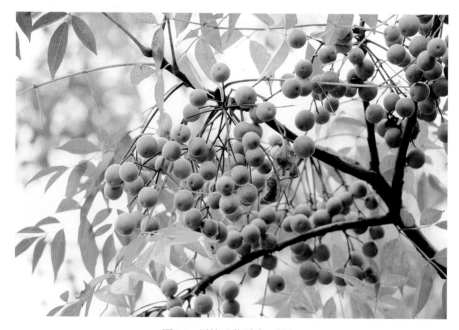

图8-5　川楝（黎跃成　摄）

【主产地】主产于四川、甘肃、云南、贵州、湖北等地，湖南、河南等地亦产。

【性状特征】核果类球形或椭圆形，长1.5～3cm，直径1.7～2.3cm，表面棕黄色或棕色，有光泽，皱缩或略有凹陷，具红棕色小点，顶端有点状柱基残痕，基部凹陷处有果柄痕。外层果皮薄，革质，与果肉间常有空隙，果肉黄白色或浅棕黄色，质松。果核坚硬木质，球形或卵形，有6～8条隆起棱线。内分6～8室，每室含1粒种子，种子紫黑色，扁椭圆形，表面具细小突起，富油质。气特异，味酸苦。（图8-6）

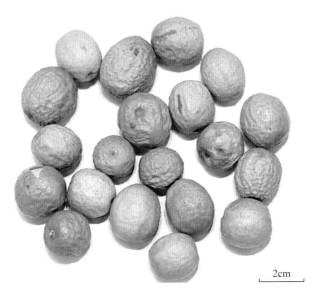

图8-6　川楝子药材图

【性味归经】苦，寒；有小毒。归肝、小肠、膀胱经。

【功能主治】疏肝泄热，行气止痛，杀虫。用于肝郁化火，胸胁、脘腹胀痛，疝气疼痛，虫积腹痛。

木香

Muxiang

AUCKLANDIAE RADIX

【来源】为菊科植物木香 *Aucklandia lappa* Decne.的干燥根。

【原植物】多年生高大草本，高1.5～2m。主根粗大，直径可达5cm。茎不分枝，上部有短柔毛。基生叶大型，三角形，具长柄；茎生叶卵形或卵状、三角状卵形，长30～50cm，宽10～30cm，基部楔状下延成具翅的柄或无柄，边缘有不规则的齿，齿端有短刺尖，上面有糙短毛，下面无毛或仅叶脉上有疏短毛。头状花序顶生及腋生，或2～5束生，直径3～4cm，梗短或无梗；总苞半球形，长2～2.5cm；总苞片7层，近革质，卵状披针形或狭披针形，无毛或有疏微毛；托片刚毛状；花筒状，花冠暗紫色，长约1.6cm；花药尾部流苏状。瘦果矩圆状，具肋；冠毛淡褐色2层，羽毛状，外层较短。花期5～8月，果期9～10月。（图8-7）

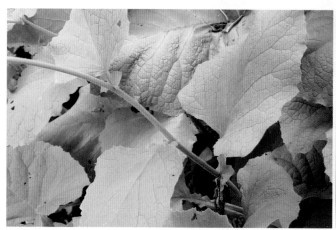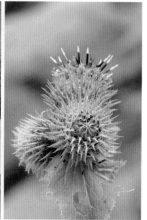

图8-7　木香

【主产地】主产于云南、四川、重庆、贵州等地。

【性状特征】根圆柱形或半圆柱形，长5～10cm，直径0.5～5cm。表面黄棕色至灰褐色，有明显的皱纹、纵沟及侧根痕。质坚，不易折断，断面灰褐色至暗褐色，周边灰黄色或浅棕黄色，形成层环棕色，有放射状纹理及散在的褐色点状油室。（图8-8）

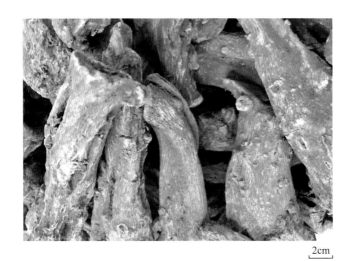

2cm

图8-8　木香药材图

【**性味归经**】辛、苦，温。归脾、胃、大肠、三焦、胆经。

【**功能主治**】行气止痛，健脾消食。用于胸胁、脘腹胀痛，泻痢后重，食积不消，不思饮食。煨木香实肠止泻，用于泄泻腹痛。

乌药

Wuyao

LINDERAE RADIX

【来源】为樟科植物乌药*Lindera aggregata*（Sims）Kosterm.的干燥块根。

【原植物】常绿灌木或小乔木，高5m；树皮灰褐色；叶互生，革质，椭圆形、卵形或近圆形，长3～7.5cm，宽1.5～4cm，先端长渐尖或短尾尖，上面有光泽，下面苍白色，幼时密被棕褐色柔毛，有三出脉；叶柄长5～10mm。雌雄异株；伞形花序腋生，总花梗极短或无；花被片6，淡绿色；能育雄蕊9，花药2室，均内向瓣裂。雌花有退化雄蕊，子房上位，球形，1室，胚珠1枚，柱头头状。核果果实椭圆形，长9mm，直径6mm，熟时紫黑色。（图8-9）

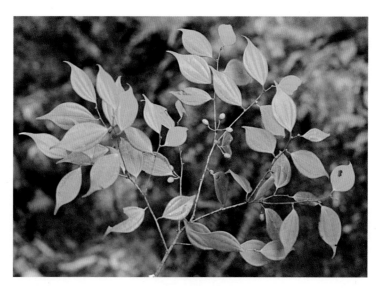

图8-9　乌药

【主产地】主产于浙江、湖南、安徽、广东、广西。道地产区为浙江台州。

【性状特征】块根多呈纺锤状，略弯曲，有的中部收缩成连珠状，长6～15cm，直径1～3cm。表面黄棕色或黄褐色，有纵皱纹及稀疏的细根痕。质坚硬。切片厚0.2～2mm，切面黄白色或淡黄棕色，射线放射状，可见年轮环纹，中心颜色较深。气香，味微苦、辛，有清凉感。质老、不呈纺锤状的直根，不可供药用。（图8-10）

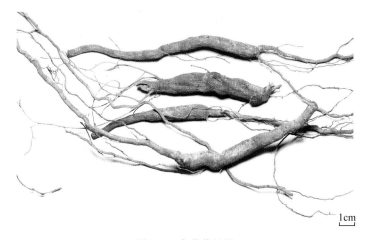

图8-10　乌药药材图

【**性味归经**】辛，温。归肺、脾、肾、膀胱经。

【**功能主治**】行气止痛，温肾散寒。用于寒凝气滞，胸腹胀痛，气逆喘急，膀胱虚冷，遗尿尿频，疝气疼痛，经寒腹痛。

甘松

Gansong

NARDOSTACHYOS RADIX ET RHIZOMA

【来源】为败酱科植物甘松Nardostachys jatamansi DC.的干燥根及根茎。

【原植物】多年生草本，高20～35cm，全株有强烈松节油样香气。主根长圆柱形，微肉质，单一或分枝，棕黑色。根茎较短，有少数棕色叶基纤维。叶基生，每簇有叶6～9片，线状倒披针形或披针形，长7～18cm，宽0.4～1cm，全缘，主脉平行三出。花茎有苞叶3～4对，长2～6cm。聚伞花序成紧密圆头状，总苞片2，长卵形；花萼5裂，齿极小；花冠淡紫红色，筒状，基部一侧突缩，先端稍不等5裂；雄蕊4；子房下位。瘦果倒卵形。花期6～8月，果期8～9月。（图8-11）

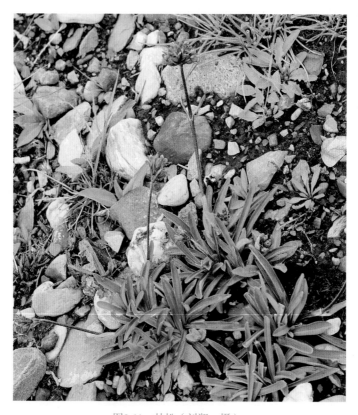

图8-11　甘松（刘翔　摄）

【**主产地**】主产于四川，青海、甘肃、西藏亦产。

【**性状特征**】本品略呈圆锥形，多弯曲，长5～18cm。根茎短小，上端有茎、叶残基，呈狭长的膜质片状或纤维状。外层黑棕色，内层棕色或黄色。根单一或数条交结、分枝或并列，直径0.3～1cm。表面棕褐色，皱缩，有细根和须根。质松脆，易折断，断面粗糙，皮部深棕色，常成裂片状，木部黄白色。气特异，味苦而辛，有清凉感。（图8-12）

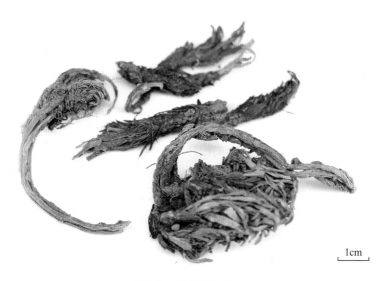

图8-12　甘松药材图

【**性味归经**】辛、甘，温。归脾、胃经。

【**功能主治**】理气止痛，开郁醒脾；外用祛湿消肿。用于脘腹胀满，食欲不振，呕吐；外用治牙痛，脚气肿毒。

佛手

Foshou

CITRI SARCODACTYLIS FRUCTUS

【来源】为芸香科植物佛手*Citrus medica* L. var. *sarcodactylis* Swingle的干燥果实。

【原植物】常绿灌木或小乔木。新生嫩枝、芽及花蕾暗紫红色，老枝灰绿色，茎枝多刺。单叶互生；叶柄短，长3～6mm，叶片椭圆形或卵状椭圆形，长5～16cm，宽3～7cm，先端钝，有时微凹，基部近圆形或楔形，边缘有浅波状钝锯齿。花单生，簇生或为总状花序；花两性；花萼杯状，5浅裂，裂片三角形；花瓣5片，长1.5～2cm；雄蕊多数；子房椭圆形，上部窄尖。柑果卵形或长圆形先端分裂如拳状，或者张开似手指。表面橙黄色，粗糙，果肉无色或淡黄色。种子多枚，较小，卵形，先端尖，有时不完全发育。花期4～5月，果期10～11月。（图8-13）

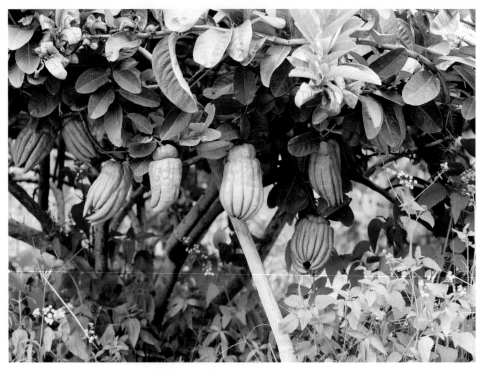

图8-13 佛手

【**主产地**】主产于广东和四川；福建、浙江、云南、安徽等地亦产。根据产地不同一般分为广佛手和川佛手，广佛手主产于广东省肇庆市高要区、德庆县等地；川佛手主产于四川泸州、合江、宜宾、沐川、犍为、乐山及重庆铜陵等地。道地产区为广东肇庆。

【**性状特征**】类椭圆形或卵圆形的薄片，常皱缩、卷曲，长6～10cm，宽3～7cm。顶端稍宽，常具3～5个指状裂瓣，裂瓣披针形，基部略窄，有的可见果梗痕。外皮黄绿色或橙黄色，有许多凹下的油点。果肉浅黄白色或浅黄色，散有凹凸不平线状或点状维管束。质硬而脆，受潮后柔软。气香，味微甜后苦。（图8-14）

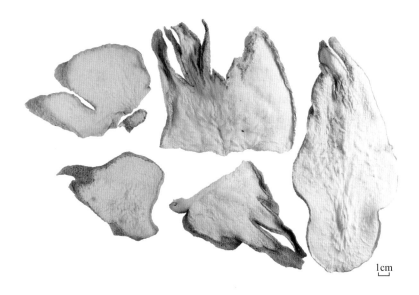

图8-14　广佛手药材图

【**性味归经**】辛、苦、酸，温。归肝、脾、胃、肺经。

【**功能主治**】疏肝理气，和胃止痛，燥湿化痰。用于肝胃气滞，胸胁胀痛，胃脘痞满，食少呕吐，咳嗽痰多。

沉香

Chenxiang

AQUILARIAE LIGNUM RESINATUM

【来源】为瑞香科植物白木香*Aquilaria sinensis*（Lour.）Gilg含有树脂的木材。

【原植物】常绿乔木，高5～10m，树皮暗灰色，幼枝被疏柔毛。叶互生，革质，长卵形、倒卵形或椭圆形，长5～11cm，宽3～9cm，先端渐尖而钝，基部楔形，全缘，两面被疏毛，后渐脱落，光滑而亮；叶柄长约5～7mm，被柔毛。伞形花序顶生和腋生；总花梗被灰白色绒毛，小花梗长5～6mm；花黄绿色，有芳香；花萼浅钟状，5裂，卵形，长约4～5mm，先端钝圆，花萼筒喉部有鳞片状花瓣10枚，密被白色绒毛；雄蕊10，排成1轮，花丝长约1mm，花药长圆形，长约4mm；子房卵状，2室，每室胚珠1颗，花柱极短或无，柱头头状。蒴果倒卵形，被灰黄色短柔毛，基部狭，2瓣裂，2室，每室具有1种子，种子褐色，卵球形，长约1cm，宽约5.5mm，疏被柔毛，基部具有附属体，附属体长约1.5cm，上端宽扁，宽约4mm，下端成柄状。花期春夏，果期夏秋。（图8-15）

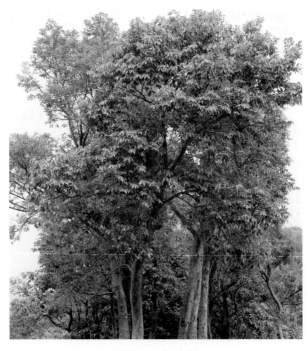

图8-15　白木香

【**主产地**】主产于广东、广西、海南。东莞为道地产区之一。

【**性状特征**】不规则块状，片状或盔帽状。表面凹凸不平，有刀痕和孔洞，可见黑褐色树脂与黄白色木部相间的斑纹，孔洞及凹窝表面多呈朽木状。质较坚实，断面刺状。气芳香，味苦。（图8-16）

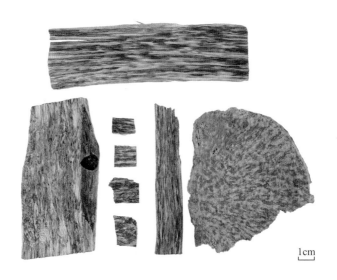

图8-16　沉香药材图

【**性味归经**】辛、苦，微温。归脾、胃、肾经。

【**功能主治**】行气止痛，温中止呕，纳气平喘。用于胸腹胀闷疼痛，胃寒呕吐呃逆，肾虚气逆喘急。

陈皮

Chenpi

CITRI RETICULATAE PERICARPIUM

【来源】为芸香科植物橘*Citrus reticulata* Blanco及其栽培变种的干燥成熟果皮。

【原植物】常绿小乔木或灌木，高3～4m。枝细，多有刺。叶互生；叶柄长0.5～1.5cm，有窄翼，顶端有关节；叶片披针形或椭圆形，长4～11cm，宽1.5～4cm，先端渐尖微凹，基部楔形，全缘或为波状，具不明显的钝锯齿，有半透明油点。花单生或数朵丛生于枝端或叶腋；花萼杯状，5裂；花瓣5，白色或带淡红色，开时向上反卷；雄蕊15～30，长短不一，花丝常3～5个连合成组；雌蕊1，子房圆形，柱头头状。柑果近圆形或扁圆形，横径4～7cm，果皮薄而宽，容易剥离，囊瓣7～12，汁胞柔软多汁。种子卵圆形，白色，一段尖，数粒至数十粒或无。花期3～4月，果期10～12月。（图8-17）

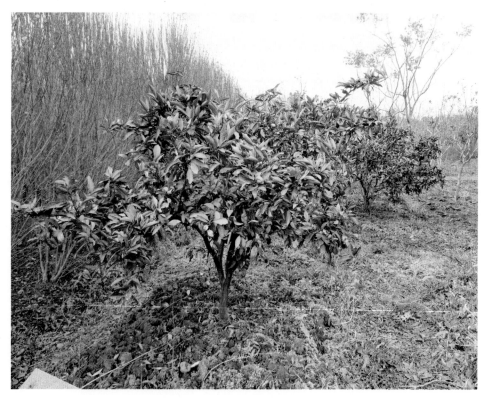

图8-17 橘

【主产地】主产于广东、四川、浙江、福建、江西、湖南等地。道地产区为广东新会。

【性状特征】

1. 陈皮　常剥成数瓣，基部相连，有的成不规则的片状，厚1～4mm。外表面橙红色或红棕色，有细皱纹和凹下的点状油室；内表面浅黄白色，粗糙，附黄白色或黄棕色经络状维管束。质稍硬而脆。气香，味辛、苦。（图8-18）

2. 广陈皮　常3瓣相连，形状整齐，厚度均匀，约1mm。点状油室较大，对光照视，透明清晰。质较柔软。（图8-19）

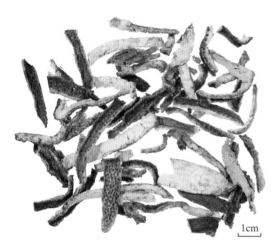

图8-18　陈皮饮片图

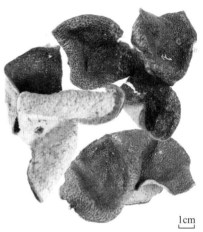

图8-19　广陈皮药材图

【性味归经】苦、辛，温。归肺、脾经。

【功能主治】理气健脾，燥湿化痰。用于脘腹胀满，食少吐泻，咳嗽痰多。

青皮

Qingpi

CITRI RETICULATAE PERICARPIUM VIRIDE

【来源】为芸香科植物橘*Citrus reticulata* Blanco及其栽培变种的干燥幼果或未成熟果实的果皮。5～6月收集自落的幼果，晒干，习称"个青皮"；7～8月采收未成熟的果实，在果皮上纵剖成四瓣至基部，除尽瓤瓣，晒干，习称"四花青皮"。

【原植物】常绿小乔木或灌木，高3～4m。枝细，多有刺。叶互生；叶柄长0.5～1.5cm，有窄翼，顶端有关节；叶片披针形或椭圆形，长4cm，宽1.5～4cm，先端渐尖微凹，基部楔形，全缘或为波状，具不明显的钝锯齿，有半透明油点。花单生或数朵丛生于枝端或叶腋；花萼杯状，5裂；花瓣5，白色或带淡红色，开时向上反卷；雄蕊15～30，长短不一，花丝常3～5个连合成组；雌蕊1，子房圆形，柱头头状。柑果近圆形或扁圆形，横径4～7cm，果皮薄而宽，容易剥离，囊瓣7～12，汁胞柔软多汁。种子卵圆形，白色，一端尖，数粒至数十粒或无。花期3～4月，果期10～12月。（图8-20）

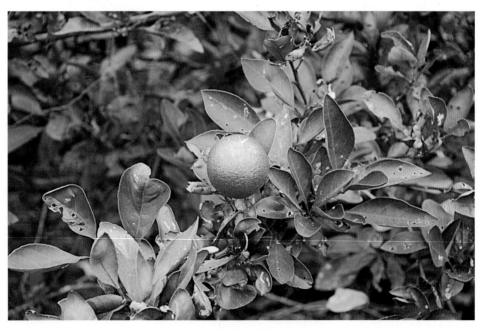

图8-20　橘

【主产地】四花青皮主产于福建、四川、广西、贵州、广东、云南，多自产自销；个青皮主产于福建、江西、四川、湖南、浙江、广西、广东。青皮药材除用橘类的未成熟果实外，其同属植物甜橙（广东、广西、贵州、福建、陕西、云南）、香橼（浙江、福建）以及茶枝柑（广东、广西）等柑类的未成熟果实亦有作青皮使用者。

【性状特征】

1. 四花青皮　果皮剖成4裂片，裂片长椭圆形，长4～6cm，厚0.1～0.2cm。外表面灰绿色或黑绿色，密生多数油室；内表面类白色或黄白色，粗糙，附黄白色或黄棕色小筋络。质稍硬，易折断，断面外缘有油室1～2列。气香，味苦、辛。（图8-21）

2. 个青皮　呈类球形，直径0.5～2cm。表面灰绿色或黑绿色，微粗糙，有细密凹下的油室，顶端有稍突起的柱基，基部有圆形果梗痕。质硬，断面果皮黄白色或淡黄棕色，厚0.1～0.2cm，外缘有油室1～2列。瓤囊8～10瓣，淡棕色。气清香，味酸、苦、辛。（图8-22）

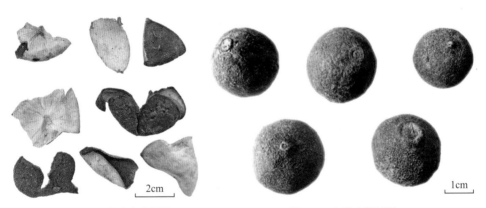

图8-21　四花青皮药材图　　　　图8-22　个青皮药材图

【性味归经】苦、辛，温。归肝、胆、胃经。

【功能主治】疏肝破气，消积化滞。用于胸胁胀痛，疝气，乳核，乳痈，食积腹痛。

枳壳

Zhiqiao

AURANTII FRUCTUS

【来源】为芸香科植物酸橙*Citrus aurantium* L.及其栽培变种的干燥未成熟果实。

【原植物】

1. 酸橙　常绿小乔木，枝有刺。叶互生，叶柄有狭长形或狭长倒卵形叶翼，长5～22mm，宽2～6mm；叶片倒卵状椭圆形或卵状长圆形，长3.5～10cm，宽1.5～5cm，先端短而钝，渐尖，或有微凹头，基部阔楔形或圆形，全缘或有不明显的波状锯齿，无毛，有半透明油点，背面叶脉明显。花单生或数朵簇生于叶腋，白色；花萼杯状、5裂，裂片阔三角形，有疏短毛；花瓣5，长椭圆形，质厚，长1.5～2cm，宽5～7cm，略向外反卷；雄蕊20或更多，花丝基部部分合生，花药细长；雌蕊1，比雄蕊略短，子房球形，9～13室，每室含胚珠多数，花柱圆柱形，柱头头状。果圆球形或扁圆形，果皮稍厚至甚厚，难剥离，橙黄至朱红色，油胞大小不均匀，凹凸不平，果心实或半充实，瓤囊10～13瓣，果肉味酸，有时有苦味或兼有特异气味；种子多且大，常有肋状棱，子叶乳白色，单或多胚。花期4～5月，果实成熟期11月。（图8-23）

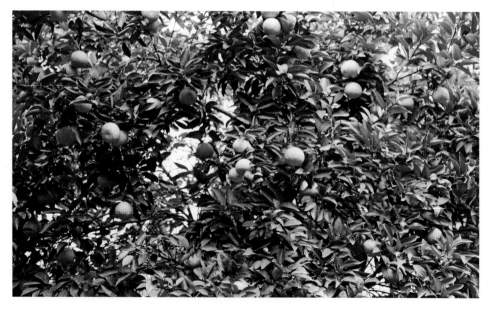

图8-23　酸橙

2. 黄皮酸橙 树冠高大丰满,生长旺盛,枝条密,枝刺较多。叶片长圆形,长4.5~8.0cm,宽1.2~3.5cm,先端圆钝,顶端凹下,基部宽楔形,质地较厚,边缘具浅波状钝齿,味片上面油点较密。果实扁圆形,成熟时果皮黄色,粗糙,果面多具不规则皱纹及较密且分布均匀的凹点,油胞凹生,果皮较难剥离。种子长卵形,有短尖嘴。果实成熟期11月下旬。(图8-24)

3. 代代花 常绿小乔木,枝有刺。叶片椭圆形至卵状长圆形,先端渐尖,钝头;柑果冬季深橙色,至次年夏季又变为污绿色,扁球形,果皮稍粗糙,果料成熟后不易落果,能长期留存在树上,在同一植株上能见到三代的果实,可与原种相区别。(图8-25)

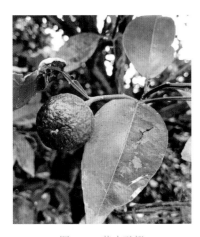
图8-24 黄皮酸橙

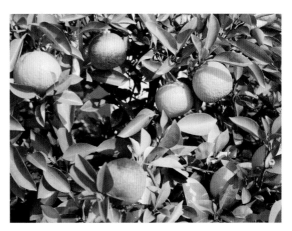
图8-25 代代花

4. 朱栾 与原变种的主要区别点:叶片椭圆形,两端钝,边缘微波状;柑果橙红色,扁球形,果皮光滑,无香气。(图8-26)

5. 常山柚橙 与原变种的主要区别点:叶片椭圆形,长5~9cm,宽2.3~5.8cm,先端钝尖,微凹头,全缘或有不明显微浅钝齿。雄蕊18~24(~30)枚。柑果近球形至梨形,直径6~13cm,果皮较易剥离,果心中空。种子有棱。(图8-27)

【主产地】主产于江西、浙江、四川、湖南等地。酸橙道地产区为江西樟树清江、吉安新干,代代花道地产区为浙江金华兰溪,黄皮酸橙道地产区为湖南沅江团山,朱栾道地产区为浙江温州洞头,常山柚橙道地产区为浙江衢州常山。

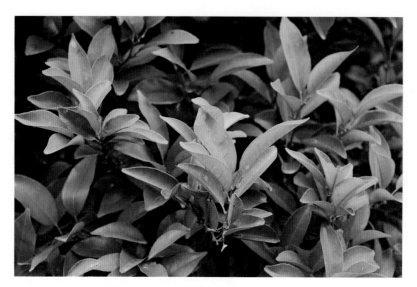

图8-26　朱栾

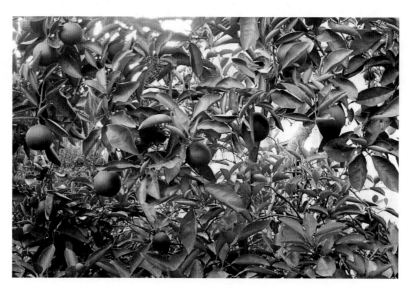

图8-27　常山柚橙

【性状特征】果实半球形，直径3～5cm。外果皮棕褐色至褐色，有颗粒状突起，突起的顶端有凹点状油室；有明显的花柱残迹或果梗痕。切面中果皮黄白色，光滑而稍隆起，厚0.4～1.3cm，边缘散有1～2列油室，瓢囊7～12瓣，少数至15瓣，汁囊干缩呈棕色至棕褐色，内藏种子。质坚硬，不易折断。（图8-28）

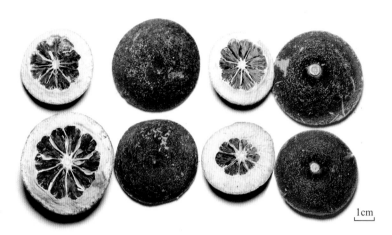

图8-28 枳壳药材图

【**性味归经**】苦、辛、酸，微寒。归脾、胃经。

【**功能主治**】理气宽中，行滞消胀。用于胸胁气滞，胀满疼痛，食积不化，痰饮内停，脏器下垂。

枳实

Zhishi

AURANTII FRUCTUS IMMATURUS

【来源】 为芸香科植物酸橙 *Citrus aurantium* L.及其栽培变种或甜橙 *Citrus sinensis* Osbeck的干燥幼果。

【原植物】

1. 甜橙　常绿小乔木，高3～5m，分枝多，无毛，有刺或无刺。叶互生，单生复叶，质较厚，叶柄长0.6～2cm，叶翼狭窄，宽2～3mm，顶端有关节；叶片椭圆形或卵圆形，长6～12cm，宽2.3～5.5cm，先端短尖或渐尖，微凹，基部阔楔形或圆形，波状全缘或有不明显的波状锯齿，有半透明油点。花1至数朵簇生叶腋，白色，有柄；花萼3～5裂，裂片三角形；花瓣5，舌形，长约1.5cm，宽约7mm，向外反卷；雄蕊19～28，花丝下部连合成5～12组；雌蕊1，子房近球形，柱头头状。柑果扁圆形或近球形，直径6～9cm，橙黄色或橙红色，果皮较厚，不易剥离，囊瓣8～13，果汁黄色，味甜。花期4月，果实成熟期11～12月。（图8-29）

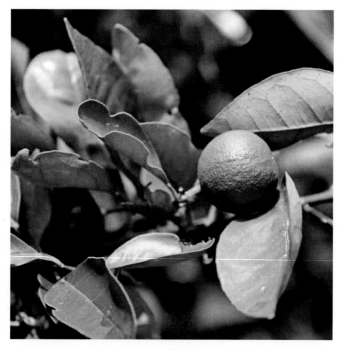

图8-29　甜橙

2. 酸橙、黄皮酸橙、代代花、朱栾、常山柚橙　参见"枳壳"。

【主产地】主产于江西、浙江、四川、湖南、贵州等地。酸橙道地产区为江西樟树清江、吉安新干，代代花道地产区为浙江金华兰溪，黄皮酸橙道地产区为湖南沅江团山，朱栾道地产区为浙江温州洞头，常山柚橙道地产区为浙江衢州常山。

【性状特征】幼果半球形，少数为球形，直径0.5～2.5cm。外果皮黑绿色或棕褐色，具颗粒状突起和皱纹，有明显的花柱残迹或果梗痕。切面中果皮略隆起，厚0.3～1.2cm，黄白色或黄褐色，边缘有1～2列油室，瓤囊棕褐色。质坚硬。（图8-30）

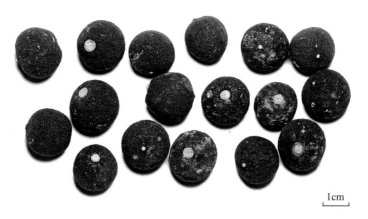

1cm

图8-30　枳实药材图

【性味归经】苦、辛、酸，微寒。归脾、胃经。

【功能主治】破气消积，化痰散痞。用于积滞内停，痞满胀痛，泻痢后重，大便不通，痰滞气阻，胸痹，结胸，脏器下垂。

厚朴

Houpo

MAGNOLIAE OFFICINALIS CORTEX

【来源】为木兰科植物厚朴*Magnolia officinalis* Rehd. et Wils.或凹叶厚朴*Magnolia officinalis* Rehd. et Wils. var. *biloba* Rehd. et Wils.的干燥干皮、根皮及枝皮。

【原植物】

1. 厚朴 为落叶乔木。树皮粗厚，灰色至灰褐色；皮孔突起而显著，类圆形或椭圆形。顶芽圆锥形，长4～5cm。单叶互生，常集生于小枝顶端；叶片倒卵形或椭圆状倒卵形，长20～50cm，宽10～24cm，先端具短急尖、微凸或圆钝，基部楔形或圆形，全缘。花与叶同时开放，花单生于幼枝顶端，直径10～15（20）cm，多白色，有香气；花被9～12（17）片；雄蕊多数；雌蕊心皮多数，分离。聚合果长椭圆状卵形或类圆柱形，长10～12（16）cm，直径5～6.5cm，蓇葖果木质，顶端有向外弯的喙，内含种子1～2粒。花期4～5月，果期10～11月。（图8-31）

2. 凹叶厚朴 与厚朴不同之处在于叶先端凹缺，成2钝圆的浅裂片。花期4～5月，果期10月。（图8-32）

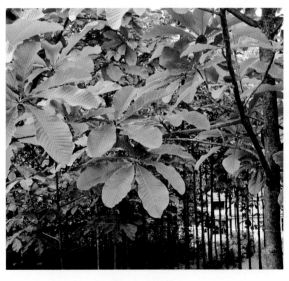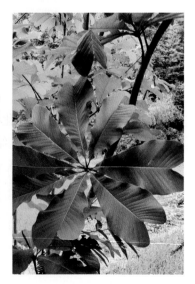

图8-31 厚朴　　　　　　　　　　　　　　图8-32 凹叶厚材

【主产地】厚朴主产于四川中东部、湖北西部、陕西南部、甘肃东南部、贵州东北部。凹叶厚朴主产于安徽西南部、浙江西南部、江西中西部、福建西北部、湖南南部和西北部、广东北部、广西北部和东北部等。以四川平武，重庆城口，湖北恩施等地为道地产区，习称川朴、紫油厚朴。

【性状特征】

1. 干皮　呈卷筒状或双卷筒状，长30～35cm，厚0.2～0.7cm，习称"筒朴"；近根部的干皮一端展开如喇叭口，长13～25cm，厚0.3～0.8cm，习称"靴筒朴"。外表面灰棕色或灰褐色，粗糙，有时呈鳞片状，较易剥落，有明显椭圆形皮孔和纵皱纹，刮去粗皮者显黄棕色。内表面紫棕色或深紫褐色，较平滑，具细密纵纹，划之显油痕。质坚硬，不易折断，断面颗粒性，外层灰棕色，内层紫褐色或棕色，有油性，有的可见多数小亮星。气香，味辛辣、微苦。（图8-33）

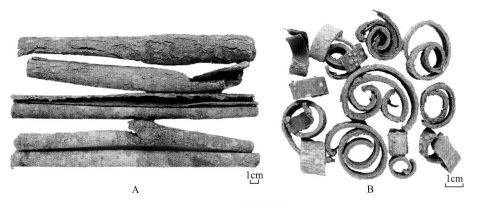

图8-33　厚朴药材图
A. 干皮　B. 饮片

2. 根皮（根朴）　呈单筒状或不规则块片；有的弯曲似鸡肠，习称"鸡肠朴"。质硬，较易折断，断面纤维性。

3. 枝皮（枝朴）　呈单筒状，长10～20cm，厚0.1～0.2cm。质脆，易折断，断面纤维性。

【性味归经】苦、辛，温。归脾、胃、肺、大肠经。

【功能主治】燥湿消痰，下气除满。用于湿滞伤中，脘痞吐泻，食积气滞，腹胀便秘，痰饮喘咳。

香附

Xiangfu

CYPERI RHIZOMA

【来源】为莎草科植物莎草*Cyperus rotundus* L.的干燥根茎。

【原植物】多年生草本。匍匐根状茎长，具椭圆形块茎。秆细弱，直立，高15～95cm，锐三棱形，平滑。叶基生，短于秆，宽2～5mm；鞘棕色，常裂成纤维状。叶状苞片2～3枚，常长于花序；长侧枝聚伞花序简单或复出，有3～10个开展的辐射枝，最长达12cm；小穗线形，3～10个排成穗状花序，长1～3cm，宽1.5mm；小穗轴具白色透明的翅；鳞片紧密地复瓦状排列，膜质，卵形或长圆状卵形，长约3mm，顶端急尖或钝无短尖，中间绿色，两侧紫红色或红棕色，具5～7条脉；雄蕊3；柱头3。小坚果长圆状倒卵形，三棱形，表面具细点。花期、果期5～11月。（图8-34）

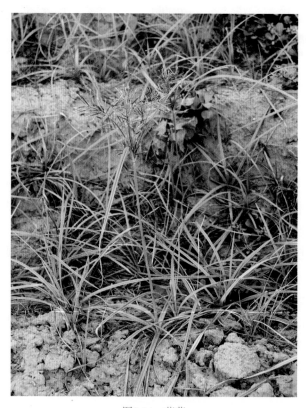

图8-34　莎草

【**主产地**】主产于山东、浙江、湖南、河南。其他地区亦多有生产。其中山东产者称东香附，浙江产者称南香附，品质较佳。

【**性状特征**】根茎纺锤形，有的略弯曲，长2～3.5cm，直径0.5～1cm。表面棕褐色或黑褐色，有纵皱纹，并有6～10个略隆起的环节，节上有未除净的棕色毛须和须根断痕；去净毛须者较光滑，环节不明显。质硬，经蒸煮者断面黄棕色或红棕色，角质样；生晒者断面色白而显粉性，内皮层环纹明显，中柱色较深，点状维管束散在。（图8-35）

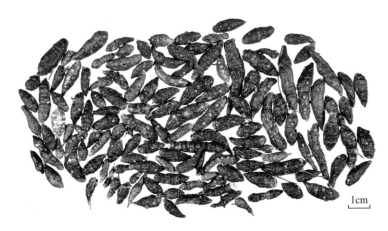

图8-35　香附药材图

【**性味归经**】辛、微苦、微甘，平。归肝、脾、三焦经。

【**功能主治**】疏肝解郁，理气宽中，调经止痛。用于肝郁气滞，胸胁胀痛，疝气疼痛，乳房胀痛，脾胃气滞，脘腹痞闷，胀满疼痛，月经不调，经闭痛经。

紫苏梗

Zisugeng

PERILLAE CAULIS

【来源】为唇形科植物紫苏*Perilla frutescens*（L.）Britt.的干燥茎。

【原植物】【主产地】参见"紫苏叶"。

【性状特征】茎方柱形，四棱钝圆，长短不一，直径0.5～1.5cm。表面紫棕色或暗紫色，四面有纵沟和细纵纹，节部稍膨大，有对生的枝痕和叶痕。体轻，质硬，断面裂片状。切片厚2～5mm，常呈斜长方形，木部黄白色，射线细密，呈放射状，髓部白色，疏松或脱落。气微香，味淡。（图8-36）

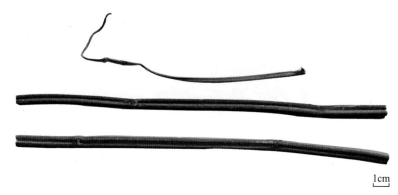

1cm

图8-36 紫苏梗药材图

【性味归经】辛，温。归肺、脾经。

【功能主治】理气宽中，止痛，安胎。用于胸膈痞闷，胃脘疼痛，嗳气呕吐，胎动不安。

薤白

Xiebai

ALLII MACROSTEMONIS BULBUS

【来源】为百合科植物小根蒜*Allium macrostemon* Bge.或薤*Allium chinense* G. Don的干燥鳞茎。

【原植物】

1. 小根蒜　鳞茎近球状，基部常具小鳞茎；鳞茎外皮带黑色，纸质或膜质，不破裂。叶3～5枚，半圆柱状，或因背部纵棱发达而为三棱状半圆柱形，中空，上面具沟槽，比花葶短。花葶圆柱状，高30～70cm，1/4～1/3被叶鞘；总苞2裂，比花序短；伞形花序半球状至球状，具多而密集的花，或间具珠芽或有时全为珠芽；小花梗近等长，比花被片长3～5倍，基部具小苞片；珠芽暗紫色，基部亦具小苞片；花淡紫色或淡红色；花被片矩圆状卵形至矩圆状披针形，长4～5.5mm，宽1.2～2mm，内轮的常较狭；花丝等长，比花被片稍长1/3，在基部合生并与花被片贴生，分离部分的基部呈狭三角形扩大，向上收狭成锥形，内轮的基部约为外轮基部宽的1.5倍；子房近球状，腹缝线基部具有帘的凹陷蜜穴；花柱伸出花被外。花果期5～7月。（图8-37）

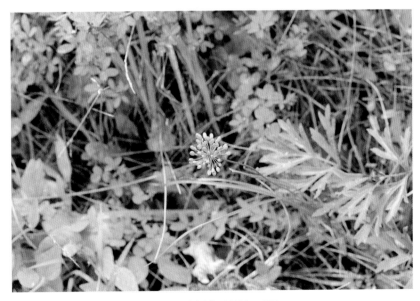

图8-37　小根蒜（国坤　摄）

2. 薤　与上种近似。鳞茎长椭圆形，长3～4cm。叶片2～4片，半圆柱状线形，中空。伞形花序疏松；花被片圆形或长圆形。（图8-38）

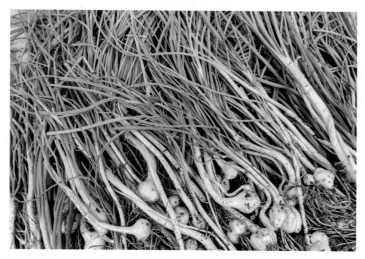

图8-38　薤（李恒　摄）

【主产地】主产于东北及河北、山东、湖北、贵州等地。

【性状特征】鳞茎呈不规则卵圆形，高0.5～1.5cm，直径0.5～1.8cm。表面黄白色或淡黄色，皱缩，半透明，有类白色膜质鳞片包被，底部有突起的鳞茎盘。质硬，角质样。有蒜臭，味微辣。（图8-39）

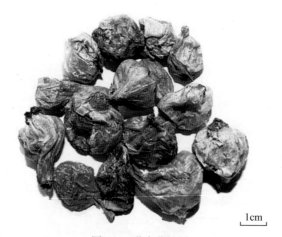

1cm

图8-39　薤白药材图

【性味归经】辛、苦，温。归心、肺、胃、大肠经。

【功能主治】通阳散结，行气导滞。用于胸痹心痛，脘腹痞满胀痛，泻痢后重。

橘核

Juhe

CITRI RETICULATAE SEMEN

【来源】为芸香科植物橘*Citrus reticulata* Blanco及其栽培变种的干燥成熟种子。

【原植物】常绿小乔木或灌木，高3～4m。枝细，多有刺。叶互生；叶柄长0.5～1.5cm，有窄翼，顶端有关节；叶片披针形或椭圆形，长4～11cm，宽1.5～4cm，先端渐尖微凹，基部楔形，全缘或为波状，具不明显的钝锯齿，有半透明油点。花单生或数朵丛生于枝端或叶腋；花萼杯状，5裂；花瓣5，白色或带淡红色，开时向上反卷；雄蕊15～30，长短不一，花丝常3～5个连合成组；雌蕊1，子房圆形，柱头头状。柑果近圆形或扁圆形，横径4～7cm，果皮薄而宽，容易剥离，囊瓣7～12，汁胞柔软多汁。种子卵圆形，白色，一段尖，数粒至数十粒或无。花期3～4月，果期10～12月。（图8-40）

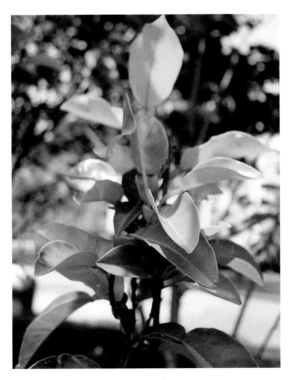

图8-40　橘

【**主产地**】主产于四川、江西、广东、广西、福建等地。

【**性状特征**】种子略呈卵形，长0.8~1.2cm，直径0.4~0.6cm。表面淡黄白色或淡灰白色，光滑，一侧有种脊棱线，一端钝圆，另端渐尖呈小柄状。外种皮薄而韧，内种皮菲薄，淡棕色，子叶2，黄绿色，有油性。气微，微苦。（图8-41）

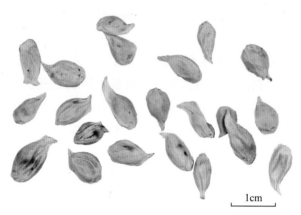

图8-41　橘核药材图

【**性味归经**】苦，平。归肝、肾经。

【**功能主治**】理气，散结，止痛。用于疝气疼痛，睾丸肿痛，乳痈乳癖。

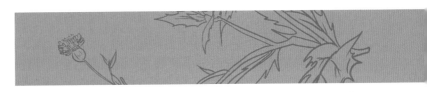

山楂

Shanzha

CRATAEGI FRUCTUS

【来源】为蔷薇科植物山里红*Crataegus pinnatifida* Bge. var. *major* N. E. Br.或山楂*Crataegus pinnatifida* Bge.的干燥成熟果实。

【原植物】

1. 山里红　落叶小乔木，高约6m，分枝多，无刺或有少数短刺，无毛。单叶互生，有长柄，长2～6cm；托叶形，较大，边缘有齿；叶片宽卵形或菱状卵形，长6～12cm，宽5～8cm，边缘有不规则重锯齿，上面有光泽，下面脉上有短柔毛。伞房花序，有花10～12朵；花梗被短柔毛；花萼5齿裂；花冠白色或稍带红晕，花5，宽倒卵形，雄蕊20个；梨果球形，直径可达2.5cm，深亮红色，有黄白色小斑点，小核3～5。花期5～6月，果期9～10月。（图9-1）

2. 山楂　与山里红极相似，只是叶片较小，长5～10cm，宽4～7.5cm，3～5羽状深裂，羽裂较山里红为深，裂片卵状披针形。果实较山里红为小，直径1～1.5cm，深红色。（图9-2）

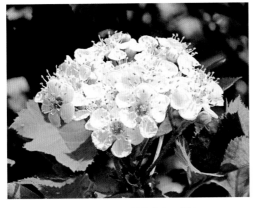

图9-1　山里红（屠鹏飞　摄）

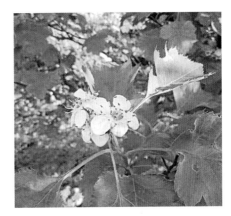

图9-2　山楂

【**主产地**】主产于辽宁、河北、河南、山东等地。

【**性状特征**】本品为圆形片，皱缩不平，直径1～2.5cm，厚0.2～0.4cm。外皮红色，具皱纹，有灰白色小斑点。果肉深黄色至浅棕色。中部横切片具5粒浅黄色果核，但核多脱落而中空。有的片上可见短而细的果梗或花萼残迹。气微清香，味酸、微甜。（图9-3）

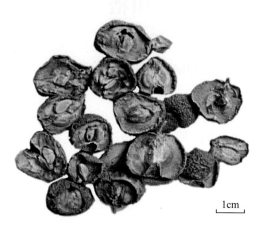

1cm

图9-3　山楂药材图

【**性味归经**】酸、甘，微温。归脾、胃、肝经。

【**功能主治**】消食健胃，行气散瘀，化浊降脂。用于肉食积滞，胃脘胀满，泻痢腹痛，瘀血经闭，产后瘀阻，心腹刺痛，胸痹心痛，疝气疼痛，高脂血症。

麦芽

Maiya

HORDEI FRUCTUS GERMINATUS

【来源】为禾本科植物大麦*Hordeurn vulgare* L.的成熟果实经发芽干燥的炮制加工品。

【原植物】一年生草本。秆粗壮，光滑无毛，直立，高50～100mm。叶鞘松弛抱茎，多无毛或基部具柔毛；两侧有两披针形叶耳；叶舌膜质，长1～2mm；叶片长9～20cm，宽6～20mm，扁平。穗状花序长3～8cm（芒除外），径约1.5cm，小穗稠密，每节着生3枚发育的小穗；小穗均无柄，长1～1.5cm（芒除外）；颖线状披针形，外被短柔毛，先端常延伸为8～14mm的芒；外稃具5脉，先端延伸成芒，芒长8～15cm，边棱具细刺；内稃与外稃几等长。颖果熟时黏着于稃内，不脱出。花期3～4月，果期4～5月。全国各地均有栽培。（图9-4）

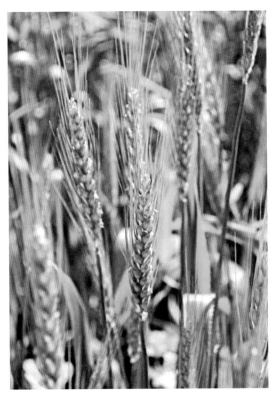

图9-4　大麦

【**主产地**】全国大部分地区均产，以西部和北部各省区较多。

【**性状特征**】本品呈梭形，长8～12mm，直径3～4mm。表面淡黄色，背面为外稃包围，具5脉。除去内外稃后，腹面有1条纵沟，基部胚根处生出幼芽及须根，幼芽长披针状条形，长约0.5cm。须根数条，纤细而弯曲。质硬，断面白色，粉性。气微，味微甘。（图9-5）

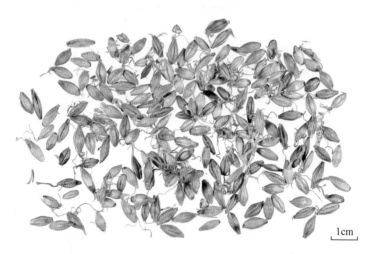

1cm

图9-5　麦芽药材图

【**性味归经**】甘，平。归脾、胃经。

【**功能主治**】行气消食，健脾开胃，回乳消胀。用于食积不消，脘腹胀痛，脾虚食少，乳汁郁积，乳房胀痛，妇女断乳，肝郁胁痛，肝胃气痛。生麦芽健脾和胃，疏肝行气。用于脾虚食少，乳汁郁积。炒麦芽行气消食回乳。用于食积不消，妇女断乳。焦麦芽消食化滞。用于食积不消，脘腹胀痛。

谷芽

Guya

SETARIAE FRUCTUS GERMINATUS

【来源】为禾本科植物粟*Setaria italica*（L.）Beauv.的成熟果实经发芽干燥的炮制加工品。

【原植物】一年生。植物体细弱矮小，高20～70cm。叶鞘松裹茎秆，密具疣毛或无毛，毛以近边缘及与叶片交接处的背面为密，边缘密具纤毛；叶舌为一圈纤毛；叶片长披针形或线状披针形，长10～45cm，宽5～33mm，先端尖，基部钝圆，上面粗糙，下面稍光滑。圆锥花序呈圆柱状，紧密，长6～12cm，宽5～10mm。小穗卵形或卵状披针形，长2～2.5mm，黄色，刚毛长约小穗的1～3倍，小枝不延伸。第一颖长为小穗的1/3～1/2，具3脉；第二颖稍短于或长为小穗的3/4，先端钝，具5～9脉；第一外稃与小穗等长，具5～7脉，其内稃薄纸质，披针形，长为其2/3，第二外稃等长于第一外稃，卵圆形或圆球形，质坚硬，平滑或具细点状皱纹，成熟后，自第一外稃基部和颖分离脱落；鳞被先端不平，呈微波状；花柱基部分离。花期6～8月，果期9～10月。（图9-6）

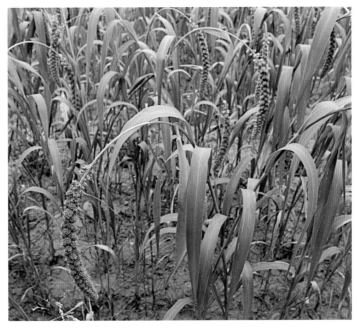

图9-6　粟

【主产地】我国南北各地均有栽培，黄河中上游为主要栽培区。

【性状特征】干燥的谷芽，类圆球形，直径约2mm，顶端钝圆，基部略尖。外壳为革质的稃片，淡黄色，具点状皱纹，下端有初生的细须根，长约3～6mm，剥去稃片，内含淡黄色或黄白色颖果（小米）1粒。气微，味微甘。（图9-7）

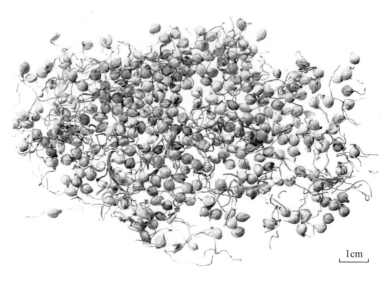

1cm

图9-7　谷芽药材图

【性味归经】甘，温。归脾、胃经。

【功能主治】消食和中，健脾开胃。用于食积不消，腹胀口臭，脾胃虚弱，不饥食少。炒谷芽偏于消食，用于不饥食少。焦谷芽善化积滞，用于积滞不消。

鸡内金

Jineijin

GALLI GIGERII ENDOTHELIUM CORNEUM

【来源】为雉科动物家鸡*Gallus gallus domesticus* Brisson的干燥沙囊内壁。

【原动物】家鸡为原鸡驯化而来。嘴短而尖，略呈圆锥状，上嘴略弯曲，鼻孔裂状，被鳞状瓣；头上有肉冠，喉部两侧有肉垂，雄性较大；雌、雄羽色不同，以雄者为美，长有华丽的尾羽，且跗跖部后方有距。经过长期驯养，逐渐形成了目前存在的许多家鸡品种。比较著名的有：九斤黄鸡、狼山鸡、寿光鸡、萧山鸡、浦东鸡、桃源鸡和北京油鸡等。（图9-8）

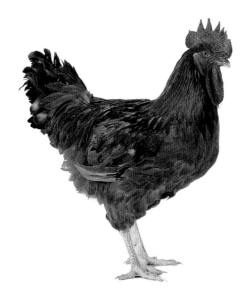

图9-8　家鸡

【主产地】全国各地均产。

【性状特征】药材呈不规则卷片。表面黄色、黄绿色或黄褐色，薄而半透明，具明显的条状皱纹。质脆，易碎，断面角质样，有光泽。粉碎后为浅黄色至黄褐色粉末。气微腥，味微苦。（图9-9）

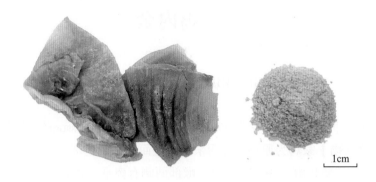

图9-9　鸡内金药材图

【**性味归经**】甘，平。归脾、胃、小肠、膀胱经。

【**功能主治**】健胃消食，涩精止遗，通淋化石。用于食积不消，呕吐泄痢，小儿疳积，遗尿，遗精，石淋涩痛，胆胀胁痛。

莱菔子

Laifuzi

RAPHANI SEMEN

【来源】为十字花科植物萝卜*Raphamus sativus* L.的干燥成熟种子。

【原植物】一年生或二年生草本。根肉质，形状、大小、颜色随品种而异。茎分枝、无毛，稍具粉霜。基生叶和下部叶大头羽状分裂，长8～30cm，宽3～5cm。顶裂片卵形，侧裂片4～6对，长圆形，向基部渐缩小，边缘有钝齿，疏生粗毛；上部叶矩圆形，有锯齿或近全缘。总状花序顶生或腋生；花淡红紫色或白色；萼片4；花瓣4，白色、紫色或粉红色，直径1.5～2cm，宽倒卵形，具爪，有显著脉纹；雄蕊6，四强。长角果圆柱形，长3～6cm，在种子间处缢缩，形成海绵质横隔；种子1～6颗，卵形，稍扁，长约3mm，红褐色或灰褐色，有细网纹。花期4～5月，果期5～6月。（图9-10）

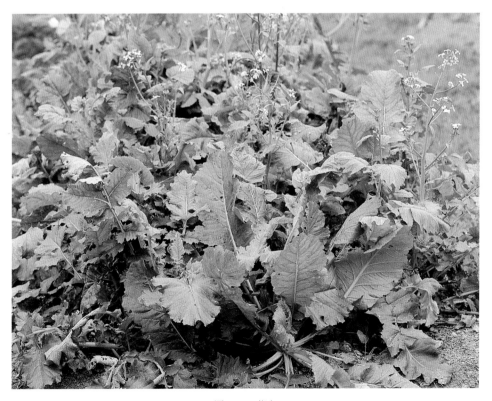

图9-10　萝卜

【**主产地**】全国各地均产。

【**性状特征**】本品呈类卵圆形或椭圆形，稍扁，长2.5～4mm，宽2～3mm。表面黄棕色、红棕色或灰棕色。一端有深棕色圆形种脐，一侧有数条纵沟。种皮薄而脆，子叶2，黄白色，有油性。气微，味淡、微苦辛。（图9-11）

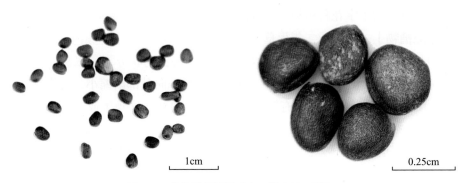

图9-11 莱菔子药材图（右：周良云 摄）

【**性味归经**】辛、甘，平。归肺、脾、胃经。

【**功能主治**】消食除胀，降气化痰。用于饮食停滞，脘腹胀痛，大便秘结，积滞泻痢，痰壅喘咳。

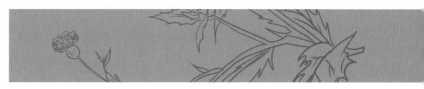

使君子

Shijunzi

QUISQUALIS FRUCTUS

【来源】为使君子科植物使君子*Quisqualis indica* L.的干燥成熟果实。

【原植物】攀援状灌木，高2～8m，小枝被棕黄色短柔毛。叶对生或近对生，卵形或椭圆形，长5～13cm，宽2～6cm，先端短渐尖，基部圆或略呈心形，全缘，表面无毛，背面有时疏被棕色柔毛；叶柄长5～8mm，被毛。穗状花序顶生，萼筒细管状，长5～9cm，先端5裂，裂片三角形；花瓣5，长圆形或倒卵形，长1.8～2.4cm，由白变红；雄蕊10，2轮；雌蕊1，子房下位，圆柱状纺锤形，略弯曲，有5条纵棱，1室，花柱丝状。果卵形，无毛，长2.7～4cm，直径1.2～2.3cm，具明显的锐棱角5条，黑褐色或深棕色。种子1。花期5～9月，果期6～10月。（图10-1）

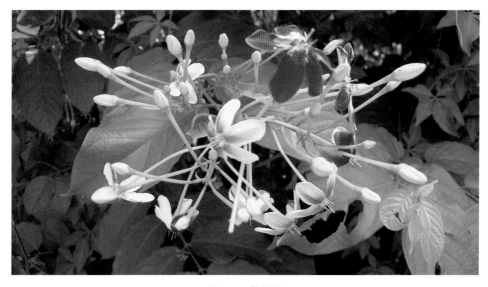

图10-1　使君子

【**主产地**】主产于重庆、广东、广西、江西、福建。

【**性状特征**】果实呈椭圆形或卵圆形，具5条纵棱，偶有4～9棱，长2.5～4cm，直径约2cm。表面黑褐色至紫黑色，平滑，微具光泽。顶端狭尖，基部钝圆，有明显圆形的果柄痕。质坚硬，横切面多呈五角星形，棱角处壳较厚，中间呈类圆形空腔。种子长椭圆形或纺锤形，长约2cm，直径约1cm；表面棕褐色或黑褐色，有多数纵皱纹；种皮薄，易剥离；子叶2，黄白色，有油性，断面有裂隙。气微香，微味甜。（图10-2）

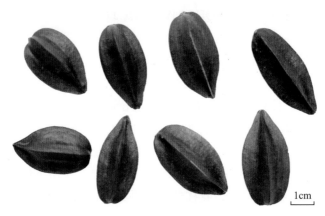

1cm

图10-2　使君子药材图

【**性味归经**】甘，温。归脾、胃经。

【**功能主治**】杀虫消积。用于蛔虫病，蛲虫病，虫积腹痛，小儿疳积。

绵马贯众

Mianmaguanzhong

DRYOPTERIDIS CRASSIRHIZOMATIS RHIZOMA

【来源】为鳞毛蕨科植物粗茎鳞毛蕨*Dryopteris crassirhizoma* Nakai的干燥根茎和叶柄残基。

【原植物】多年生草本，高可达1m。根茎粗大，叶柄基部密生褐棕色卵状披针形大鳞片。叶簇生，叶柄长10～25cm；二回羽裂，羽片20～30对，裂片紧密，矩圆形，圆头，几为全缘或先端有钝锯齿，两面及叶轴上有黄褐色鳞片。孢子囊群分布于叶片中部以上的羽片上，生于小脉中部以下，每裂片1～4对，囊群盖圆肾形，棕色。（图10-3）

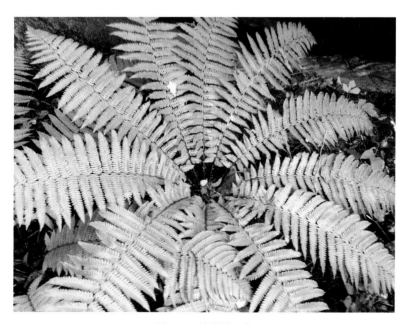

图10-3　粗茎鳞毛蕨

【主产地】主产于东北及内蒙古、河北、甘肃等地。

【性状特征】呈长倒卵形，略弯曲，上端钝圆或截形，下端较尖，有的纵剖为两半，长7～20cm，直径4～8cm。表面黄棕色至黑褐色，密被排列整齐的叶柄残基及鳞片，并有弯曲的须根。叶柄残基呈扁圆形，长3～5cm，直径

0.5～1.0cm；表面有纵棱线，质硬而脆，断面略平坦，棕色，有黄白色维管束5～13个，环列；每个叶柄残基的外侧常有3条须根，鳞片条状披针形，全缘，常脱落。质坚硬，断面略平坦，深绿色至棕色，有黄白色维管束5～13个，环列，其外散有较多的叶迹维管束。气特异，味初淡而微涩，后渐苦、辛。（图10-4）

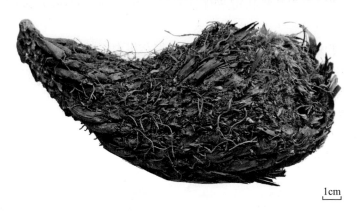

1cm

图10-4　绵马贯众药材图

【**性味归经**】苦，微寒；有小毒。归肝、胃经。

【**功能主治**】清热解毒，驱虫。用于虫积腹痛，疮疡。

雷丸

Leiwan

OMPHALIA

【来源】为白蘑科真菌雷丸*Omphalia lapidescens* Schroet.的干燥菌核。

【原真菌】腐生真菌，子实体罕见。菌核通常为不规则球形、卵状或块状，直径0.8～3.5cm，表面褐色、黑褐色以至黑色，具细密皱纹，内部白色至蜡白色，略带黏性。（图10-5）

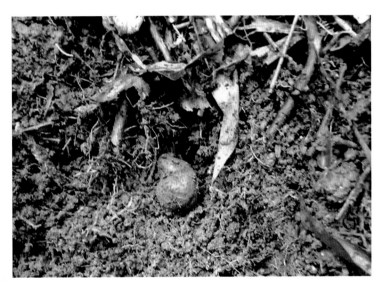

图10-5　雷丸

【主产地】主产于甘肃、江苏、浙江、河南、湖北、湖南、广西、广东、四川、云南、贵州等地。

【性状特征】干燥菌核呈类球形或不规则团块状，直径1～3cm。表面黑褐色或灰褐色，有略隆起的网状细纹。质坚实，不易破裂，断面不平坦，白色或浅灰黄色，粉状或颗粒状。无臭，嚼有颗粒感，微带黏性，久嚼无渣。（图10-6）

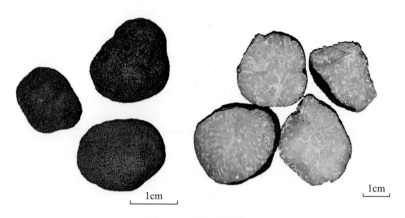

图10-6　雷丸药材图

【**性味归经**】微苦，寒。归胃、大肠经。

【**功能主治**】杀虫消积。用于绦虫病，钩虫病，蛔虫病，虫积腹痛，小儿疳积。

槟榔

Binglang

ARECAE SEMEN

【来源】为棕榈科植物槟榔*Areca catechu* L.的干燥成熟种子。

【原植物】【主产地】参见"大腹皮"。

【性状特征】种子为圆锥形或扁球形，高1.5～3.5cm，底部直径1.5～3.cm。表面淡黄棕色或淡红棕色，具稍凹下的网状沟纹，底部中央有点状凹陷的珠孔，其旁有1明显瘢痕状种脐。质地坚硬，不易破碎，断面可见大理石样纹理。气微，味涩、微苦。（图10-7）

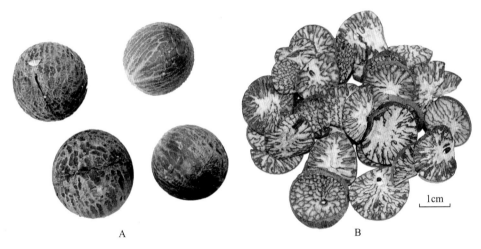

图10-7　槟榔药材图
A.药材　B.饮片

【性味归经】苦、辛，温。归胃、大肠经。

【功能主治】杀虫，消积，行气，利水，截疟。用于绦虫病，蛔虫病，姜片虫病，虫积腹痛，积滞泻痢，里急后重，水肿脚气，疟疾。

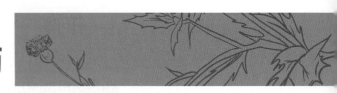

第十一章

活血化瘀药

第一节　活血止痛药

川芎

Chuanxiong

CHUANXIONG RHIZOMA

【来源】为伞形科植物川芎*Ligusticum chuanxiong* Hort.的干燥根茎。

【原植物】多年生草本，高40～70cm，全株有香气。根茎发达，形成不规则的结节状拳形团块。茎直立，圆柱形，中空，表面有纵直沟纹，茎下部的节膨大成盘状（俗称苓子）。叶互生；叶片轮廓卵状三角形，长12～15cm，宽10～15cm，三至四回三出式羽状全裂，羽片4～5对，卵状披针形，长6～7cm，宽5～6cm，末回裂片线状披针形至长卵形，长2～5mm，宽1～2mm，顶端有小尖头，仅脉上有稀疏的短柔毛；茎下部叶具柄，柄长3～10cm，基部扩大成鞘，茎上部叶几无柄。复伞形花序顶生或侧生，总苞片3～6，线形，长0.5～2.5cm；伞辐7～20，不等长，长2～4cm；小总苞片2～7，线形，长3～5mm，略带紫色，被柔毛；萼齿不明显；花瓣5，白色，倒卵形至椭圆形，顶端有短尖状突起，内曲；雄蕊5，花药淡绿色；花柱2，长2～3mm，柱头头状。双悬果卵圆形或广卵形，分果背棱棱槽内有油管3（～5），侧棱棱槽内有油管3（～6），合生面有油管6（～8）。花期7～8月，果期8～9月。（图11-1）

【主产地】主产于四川。湖北、湖南、江西、甘肃、陕西、云南、贵州等地有引种。

【性状特征】根茎为不规则结节状拳形团块，直径2～7cm。表面灰褐色或褐色，粗糙皱缩。有多数平行隆起的轮节，上端有类圆形凹窝状茎痕，下侧及轮节上有多数细小瘤状根痕。质坚实，不易折断，断面黄白色或灰黄色，有波状环纹（形成层），散有黄棕色油点（油室），形成层环呈波状。气浓香，味苦、辛、微回甜，有麻舌感。（图11-2）

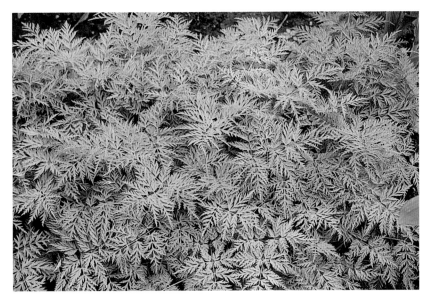

图11-1　川芎（黎跃成　摄）

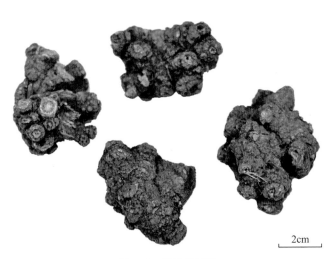

2cm

图11-2　川芎药材图

【**性味归经**】辛，温。归肝、胆、心包经。

【**功能主治**】活血行气，祛风止痛。用于胸痹心痛，胸胁刺痛，跌扑肿痛，月经不调，经闭痛经，癥瘕腹痛，头痛，风湿痹痛。

延胡索

Yanhusuo

CORYDALIS RHIZOMA

【来源】为罂粟科植物延胡索*Corydalis yanhusuo* W. T. Wang的干燥块茎。

【原植物】多年生草本，高10～30cm，地上茎纤细，3～4枚茎生叶互生，叶二回三出或近三回三出，小叶三裂或三深裂，具全缘的披针形裂片，裂片长2～2.5cm，宽5～8mm。总状花序顶生或与叶对生。苞片披针形或狭卵圆形，花两侧对称，紫红色。萼片小，早落。花瓣4，外轮2片边缘粉红色，稍大，内轮两片较狭小，上部青紫色，下部粉红色，长8～9mm；花柱细短小，柱头近圆形，具较长的8乳突；蒴果线形，长2～2.8cm，具1列种子。花期4月，果期5～6月。（图11-3）

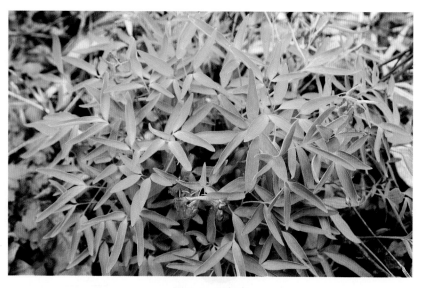

图11-3　延胡索

【主产地】主产于浙江、陕西。湖北、江苏及全国其他地区亦产。浙江中部的东阳、磐安等地为道地产区。

【性状特征】块茎呈不规则的扁球形，直径0.5～1.5cm，表面黄色或黄褐色，有不规则网状皱纹。顶端有略凹陷的茎痕，底部常有疙瘩状突起。质硬而脆，断面黄色，角质样，有蜡样光泽。气微，味苦。（图11-4）

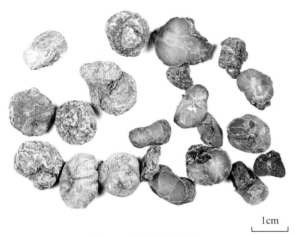

1cm

图11-4　延胡索药材图

【**性味归经**】辛、苦，温。归肝、脾经。

【**功能主治**】活血，行气，止痛。用于胸胁、脘腹疼痛，胸痹心痛，经闭痛经，产后瘀阻，跌扑肿痛。

郁金

Yujin

CURCUMAE RADIX

【来源】 为姜科植物温郁金*Curcuma wenyujin* Y. H. Chen et C. Ling、姜黄*Curcuma longa* L.、广西莪术*Curcuma kwangsiensis* S. G. Lee et C. F. Liang或蓬莪术*Curcuma phaeocaulis* Val.的干燥块根。前两者分别习称"温郁金"和"黄丝郁金"，其余按性状不同习称"桂郁金"或"绿丝郁金"。

【原植物】

1. 温郁金　株高约1m；根茎肉质，肥大，椭圆形或长椭圆形，黄色，芳香；根端膨大呈纺锤状。叶基生，叶片长圆形，长30～60cm，宽10～20cm，顶端具细尾尖，基部渐狭，叶面无毛，叶背被短柔毛；叶柄约与叶片等长。花葶单独由根茎抽出，与叶同时发出或先叶而出，穗状花序圆柱形，有花的苞片淡绿色，卵形，长4～5cm，上部无花的苞片较狭，花葶被疏柔毛，长0.8～1.5cm，顶端3裂；花冠管漏斗形，长2.3～2.5cm，喉部被毛，裂片长圆形，长1.5cm，白色而带粉红，后方的一片较大，顶端具小尖头，被毛；侧生退化雄蕊淡黄色，倒卵状长圆形，长约1.5cm；唇瓣黄色，倒卵形，长2.5cm，顶微2裂；子房被长柔毛。花期4～6月。（图11-5）

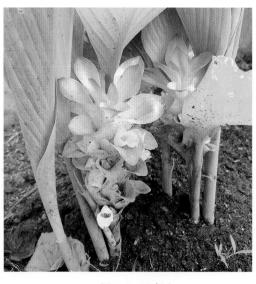

图11-5　温郁金

2.姜黄　株高约1m，根茎发达，椭圆形或圆柱形，橙黄色，芳香；根末端膨大成块根。叶柄长20～45cm，叶片长圆形或椭圆形，无毛，顶端短渐尖，基部渐狭。花序由叶鞘内抽出；穗状花序圆柱状，长12～18cm，直径4～9cm；下部苞片卵形或长圆形，长3～5cm，淡绿色，顶端钝，上部苞片平展，白色或绿色，有时边缘染淡红晕；花萼白色，具不等的钝3齿，被微柔毛；花冠淡黄色，筒部长达3cm，裂片三角形；侧生退化雄蕊比唇瓣短，唇瓣倒卵形，花冠淡黄色，花药基部具距；子房被微毛。花期8月。

3.广西莪术　根茎卵球形，鲜时内部白色或微带淡奶黄色。根末端常膨大成近纺锤形块根。叶柄2～11cm；叶片椭圆状披针形，有毛，先端短渐尖至渐尖，尖头边缘向腹面微卷，基部渐狭。穗状花序顶生于假茎或从根茎抽出；花序轴长7～14cm，穗状花序长约15cm，下部苞片阔卵形，淡绿色，上部苞片长圆形，淡红色；花萼白色，长约1cm，花冠筒长2cm，喉部密生柔毛，花冠裂片红色，卵形；侧生退化雄蕊长圆形；唇瓣近圆形，淡黄色；花丝扁阔，花药长约4mm；子房被长柔毛。花期5～7月。（图11-6）

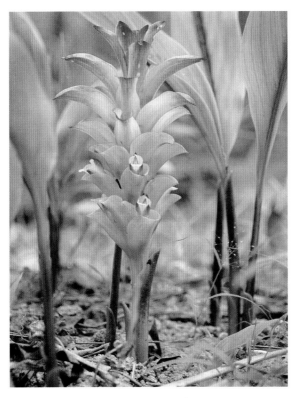

图11-6　广西莪术

4.蓬莪术　多年生草本，高约1m。根茎肉质，芳香，须根末端膨大成块根，内绿或近白色。叶柄长于叶片；叶片长圆状披针形，先端渐尖至短尾尖，基部下延成柄，正面无毛，背面稀疏短柔毛；上面沿中脉两侧有1～2cm宽的紫色晕。穗状花序圆柱状，从根茎中抽出，长10～20cm，上部苞片长椭圆形，先端深红色；下部苞片淡绿色至白色，顶端深红色；侧生退化雄蕊瓣状。唇瓣倒卵形，中心淡黄至深黄色。子房被毛。花期4～6月。（图11-7）

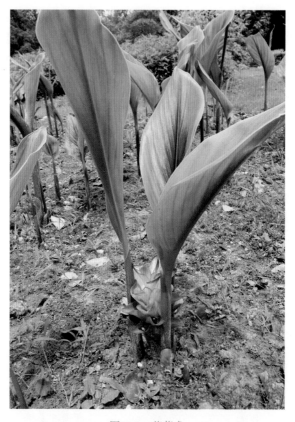

图11-7　蓬莪术

【主产地】温郁金主产于浙江南部，道地产区为浙江瑞安县。姜黄主产于云南和四川，道地产区为四川犍为、沐川、宜宾。广西莪术主产于广西，道地产区为广西贵港、灵山、横县。蓬莪术主产于四川和广东，道地产区为四川双流。

【性状特征】

1.温郁金　呈长圆形或卵圆形，稍扁，有的微弯曲，两端渐尖，长3.5～7cm，直径1.2～2.5cm。表面灰褐色或灰棕色，具不规则的纵皱纹，纵纹隆起

处色较浅。质坚实，断面灰棕色，角质样；内皮层环明显。气微香，味微苦。（图11-8）

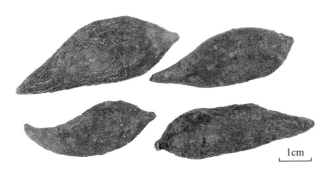

图11-8　郁金（温郁金）药材图

2. 黄丝郁金　呈纺锤形，有的一端细长，长2.5～4.5cm，直径1～1.5cm。表面棕灰色或灰黄色，具细皱纹。断面橙黄色，外周棕黄色至棕红色。气芳香，味辛辣。

3. 桂郁金　呈长圆锥形或长圆形，长2～6.5cm，直径1～1.8cm。表面具疏浅纵纹或较粗糙网状皱纹。气微，味微辛苦。

4. 绿丝郁金　呈长椭圆形，较粗壮，长1.5～3.5cm，直径1～1.2cm。气微，味淡。

【性味归经】辛、苦，寒。归肝、心、肺经。

【功能主治】活血止痛，行气解郁，清心凉血，利胆退黄。用于胸胁刺痛，胸痹心痛，经闭痛经，乳房胀痛，热病神昏，癫痫发狂，血热吐衄，黄疸尿赤。

姜黄

Jianghuang

CURCUMAE LONGAE RHIZOMA

【来源】为姜科植物姜黄*Curcuma longa* L.的干燥根茎。

【原植物】株高1～1.5m，根茎发达，成丛，椭圆形或圆柱状，橙黄色，极香；根粗壮，末端膨大。叶片长圆形或椭圆形，长30～45（～90）cm，宽15～18cm，两面均无毛；叶柄长20～45cm。花葶由叶鞘内抽出；穗状花序圆柱状，长12～18cm；苞片卵形或长圆形，长3～5cm，淡绿色，顶端钝，上部无花的较狭，顶端尖，开展，白色，边缘染淡红晕；花萼长8～12mm，白色，具不等的3钝齿，被微柔毛；花冠淡黄色，管长达3cm，上部膨大，裂片三角形，长1～1.5cm，后方的1片稍较大，具细尖头；侧生退化雄蕊与花丝及唇瓣的基部相连成管状；唇瓣倒卵形，长1.2～2cm，淡黄色，中部深黄，花药无毛，药室基部具2角状的距；子房被微毛。花期8月。（图11-9）

【主产地】主产于四川、广东、福建等地。以四川产者质优。

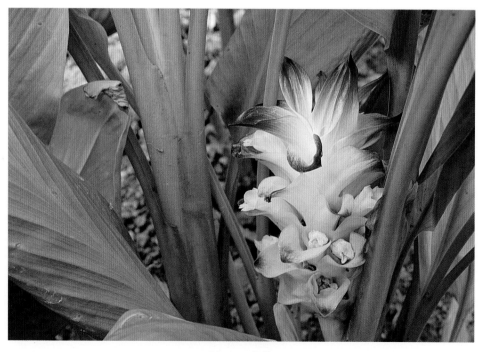

图11-9 姜黄

【**性状特征**】根茎呈不规则卵圆形、圆柱形或纺锤形，常弯曲，有的具短叉状分枝，长2～5cm，直径1～3cm。表面深黄色，粗糙，有皱缩纹理和明显环节，并有圆形分枝痕及须根痕。质坚实，不易折断，断面棕黄色至金黄色，角质样，有蜡样光泽，内皮层环纹明显，维管束呈点状散在。（图11-10）

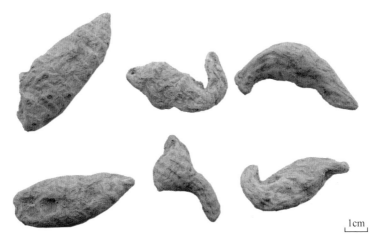

图11-10　姜黄药材图（李敏　摄）

【**性味归经**】辛、苦，温。归脾、肝经。

【**功能主治**】破血行气，通经止痛。用于胸胁刺痛，胸痹心痛，痛经经闭，癥瘕，风湿肩臂疼痛，跌扑肿痛。

第二节　活血疗伤药

土鳖虫

Tubiechong

EUPOLYPHAGA STELEOPHAGA

【来源】为鳖蠊科昆虫地鳖*Eupolyphaga sinensis* Walker或冀地鳖*Steleophaga plancyi*（Boleny）的雌虫干燥体。

【原动物】

1. 地鳖　雌雄异形，雄虫有翅，雌虫无翅。雌虫体长30～35mm，体宽25～30mm。雄虫体长28～34mm，体宽15～20mm。雌成虫胸腹部背板微隆起，背部赤褐色至黑褐色微有光泽，腹面及足深棕红色有光泽。雄成虫体淡褐色，无光泽，略小于雌虫。（图11-11）

2. 冀地鳖　雌虫体宽圆形，较地鳖宽大。虫体表面暗黑色，无光泽。体背较地鳖扁，前胸背板前缘及体周围具红棕色或黄棕色边缘，腹部各节背板两侧边缘各有一褐色小点。（图11-12）

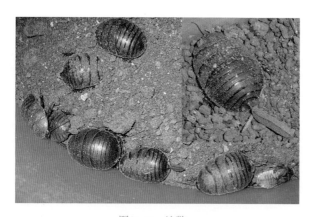

图11-11　地鳖

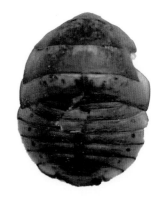

图11-12　冀地鳖

【主产地】冀地鳖主产于河北、陕西、甘肃、青海、河南、湖南等地。人工养殖主产于安徽、河南、河北、山东、江苏、四川等。

【性状特征】

1. 地鳖　呈扁平卵形，长1.3～3cm，宽1.2～2.4cm。前端较窄，后端较宽，背部紫褐色，具光泽，无翅。前胸背板较发达，盖住头部；腹背板9节，呈覆瓦状排列。腹面红棕色，头部较小，有丝状触角1对，常脱落，胸部有足3对，具细毛和刺。腹部有横环节。质松脆，易碎。气腥臭，味微咸。（图11-13）

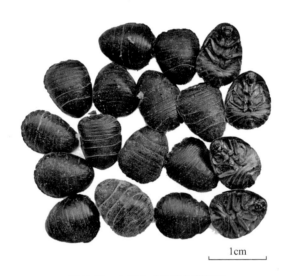

1cm

图11-13　土鳖虫（地鳖）药材图

2. 冀地鳖　长2.2～3.7cm，宽1.4～2.5cm。背部黑棕色，通常在边缘带有淡黄褐色斑块及黑色小点。

【性味归经】咸，寒；有小毒。归肝经。

【功能主治】破血逐瘀，续筋接骨。用于跌打损伤，筋伤骨折，血瘀经闭，产后瘀阻腹痛，癥瘕痞块。

皂角刺

Zaojiaoci

GLEDITSIAE SPINA

【来源】为豆科植物皂荚*Gleditsia sinensis* Lam.的干燥棘刺。

【原植物】落叶乔木，高达30m。刺粗壮，通常分枝，长可达16cm，圆柱形。一回偶数羽状复叶，长12～18cm；小叶（2）3～9对，长卵形、长椭圆形至卵状披针形，长3～8cm，先端钝或渐尖，基部斜圆形或斜楔形，边缘有细锯齿，无毛。花杂性，排成腋生的总状花序；花萼钟状，有4枚披针形裂片；花瓣4，白色；雄蕊6～8；子房条形，沿缝线有毛。荚果条形，不扭转，长12～30，宽2～4cm，微厚，黑棕色，被白色粉霜。花期4～5月，果期9～10月。（图11-14）

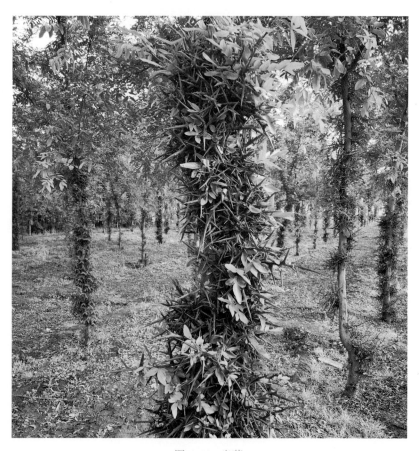

图11-14 皂荚

【主产地】主产于河南、山东、山西、河北、江苏、湖北，广东、广西、四川、安徽、浙江、贵州、陕西、江西、甘肃等地亦产。道地产区主要为河南沁阳、博爱、辉县、卫辉等地。

【性状特征】完整的棘刺为主刺及1～2次分枝；主刺长圆锥形，长3～15cm或更长，直径0.3～1cm；分支刺长1～6cm，刺端锐尖。表面紫棕色或棕褐色。体轻，质坚硬，不易折断。商品多切成斜薄片，一般是长披针形，长2～6cm，宽3～7mm，厚1～3mm。常带有尖细的刺端，切面木质部黄白色，中心髓部松软，呈淡红色。质脆，易折断，无臭。气微，味淡。（图11-15）

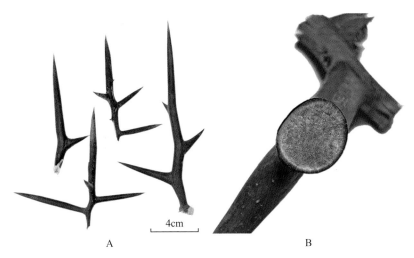

图11-15 皂角刺药材
A.干燥药材 B.药材断面

【性味归经】辛，温。归肝、胃经。

【功能主治】消肿托毒，排脓，杀虫。用于痈疽初起或脓成不溃；外治疥癣麻风。

骨碎补

Gusuibu

DRYNARIAE RHIZOMA

【来源】为水龙骨科植物槲蕨*Drynaria fortunei*（Kunze）J. Sm.的干燥根茎。

【原植物】附生草本，高20～40cm。根状茎肉质粗壮，长而横走，密被棕黄色、线状凿形鳞片。叶二型，营养叶厚革质，红棕色或灰褐色，卵形，无柄，长5～6.5cm，宽4～5.5cm，边缘羽状浅裂，很像槲树叶；孢子叶绿色，具短柄，柄有翅，叶片矩圆形或长椭圆形，长20～37cm，宽8～18.5cm，羽状深裂，羽片6～15对，广披针形或长圆形，长4～10cm，宽1.5～2.5cm，先端急尖或钝，边缘常有不规则的浅波状齿，基部2～3对羽片缩成耳状，两面均无毛，叶脉显著，细脉连成4～5行长方形网眼。孢子囊群圆形，黄褐色，在中脉两侧各排列成2～4行，每个长方形的叶脉网眼中着生1枚，无囊群盖。（图11-16）

【主产地】主产于湖南、浙江、广西、江西。福建、四川、贵州等地亦产。

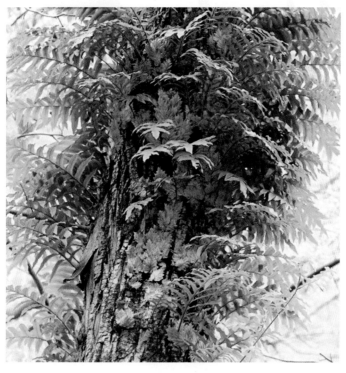

图11-16　槲蕨

【性状特征】根茎呈扁平长条状，多弯曲，有分枝，长5～15cm，宽1～1.5cm，厚0.2～0.5cm。表面密被深棕色至暗棕色的小鳞片，柔软如毛，经火燎者呈棕褐色或暗褐色，两侧及上表面均具凸起或凹下的圆形叶痕，少数有叶柄残基及须根残留。体轻，质脆，易折断，断面红棕色，维管束呈黄色点状，排列成环。无臭，味淡，微涩。（图11-17）

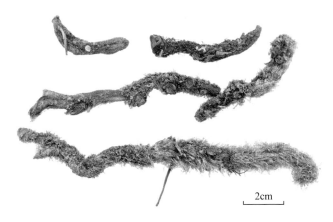

2cm

图11-17　骨碎补药材图

【性味归经】苦，温。归肝、肾经。

【功能主治】疗伤止痛，补肾强骨；外用消风祛斑。用于跌扑闪挫，筋骨折伤，肾虚腰痛，筋骨痿软，耳鸣耳聋，牙齿松动；外治斑秃，白癜风。

第三节 活血调经药

王不留行

Wangbuliuxing

VACCARIAE SEMEN

【来源】为石竹科植物麦蓝菜*Vaccaria segetalis*（Neck.）Garcke的干燥成熟种子。

【原植物】一年生或二年生草本，高30～60cm，全株无毛，淡绿色或灰绿色。根为主根系。茎直立，圆筒状，中空，节部膨大，上部二叉状分枝。叶无柄，对生，卵状披针形或披针形，长3～7cm，宽1～2cm，先端急尖或渐尖，基部圆形或近心形，微抱茎，背面主脉隆起，侧脉不显。二歧聚伞花序成伞；花梗细长，近中部有2小苞片披针形；花萼卵状圆锥形，具5棱，先段5齿裂，花瓣5，粉红色，倒卵形，长14～17mm，下部具长爪，顶端常具有整齐的小牙齿，喉部无鳞片，雄蕊10，藏于萼筒内。子房长卵形，花柱2，蒴果卵形，4齿裂，包于宿萼内。种子多数，暗黑色，球形。花期5～6月。（图11-18）

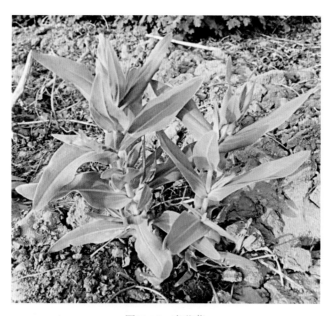

图11-18　麦蓝菜

【主产地】主产于河北邢台、保定。辽宁凤城、海城、绥中，山东商丘、长清、梁山，黑龙江依兰、依安、绥棱，山西翼城，湖北襄阳等地亦产。

【性状特征】种子呈球形，直径约2mm。表面黑色，少数红棕色，略有光泽，有细密颗粒状突起，一侧有1凹陷的纵沟。质硬。胚乳白色，胚弯曲成环，子叶2。气微，味微涩、苦。（图11-19）

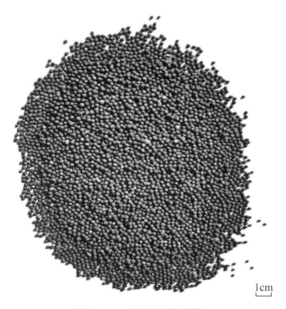

图11-19　王不留行药材图

【性味归经】苦，平。归肝、胃经。

【功能主治】活血通经，下乳消肿，利尿通淋。用于经闭，痛经，乳汁不下，乳痈肿痛，淋证涩痛。

牛膝

Niuxi

ACHYRANTHIS BIDENTATAE RADIX

【来源】为苋科植物牛膝*Achyranthes bidentata* Bl.的干燥根。

【原植物】多年生草本，高30～100cm。单叶对生；叶片膜质，椭圆形或椭圆状披针形，长5～12cm，宽2～6cm，先端渐尖，基部楔形或广楔形，全缘，两面被柔毛。穗状花序顶生及腋生；花多数，苞片宽卵形，先端长渐尖，小苞片刺状，先端弯曲，基部两侧各有1卵形膜质小裂片；花被片披针形，有1中脉；雄蕊长2～2.5mm；退化雄蕊先端平圆，稍有缺刻状细锯齿。胞果长圆形，长2～2.5mm，黄褐色，光滑。种子1枚，长圆形，长1mm，黄褐色。花期7～9月，果期9～10月。（图11-20）

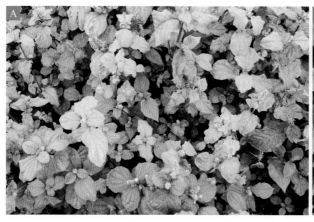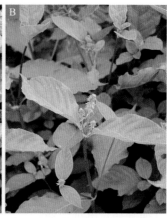

图11-20 牛膝
A.植株 B.花

【主产地】主产于河南古怀庆府地区，武陟、温县、沁阳、孟县、辉县、博爱一带为其道地产区，又称怀牛膝，是我国著名的四大怀药之一。河南、河北、内蒙古、山东、山西、辽宁、江苏及四川、贵州、陕西、湖南、湖北等地有栽培。

【性状特征】根呈细长圆柱形，挺直或稍弯曲，长15～70cm，直径0.4～1cm。表面灰黄色或淡棕色，有微扭曲的细纵皱纹、排列稀疏的侧根痕和横长皮孔样的突起。质硬脆，易折断，受潮后变软，断面平坦，淡棕色，略呈角质样而油润，中心维管束木质部较大，黄白色，其外周散有多数黄白点状维管束，

断续排列成2～4轮。气微，味微甜而稍苦涩。（图11-21）

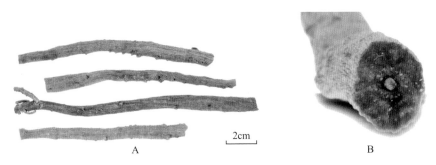

2cm

A   B

图11-21　牛膝药材图
A.干燥药材　B.药材断面

【性味归经】苦、甘、酸，平。归肝、肾经。

【功能主治】逐瘀通经，补肝肾，强筋骨，利尿通淋，引血下行。用于经闭，痛经，腰膝酸痛，筋骨无力，淋证，水肿，头痛，眩晕，牙痛，口疮，吐血，衄血。

丹参

Danshen

SALVIAE MILTIORRHIZAE RADIX ET RHIZOMA

【来源】为唇形科植物丹参 *Salvia miltiorrhiza* Bge.的干燥根和根茎。

【原植物】多年生草本。根肥厚，外红内白。茎高40～80cm，被长柔毛。叶常为奇数羽状复叶，侧生小叶1～2（～3）对，卵圆形或椭圆状卵形，长1.5～8cm，两面被疏柔毛。轮伞花序6至多花，组成顶生或腋生假总状花序，密被腺毛及长柔毛；苞片披针形，具睫毛；花萼钟形，长约1.1cm，花后稍增大，外被腺毛及长柔毛，11脉，二唇形，上唇三角形，顶端具3个聚合小尖头，下唇2裂；花冠紫蓝色，长2～2.7cm，筒内有斜向毛环，檐部二唇形，下唇中裂片扁心形；花丝长3.5～4mm，药隔长17～20mm，上臂长14～17mm，下臂短而增粗，药室不育，顶端联合。小坚果黑色，椭圆形。花期4～8月，花后见果。（图11-22）

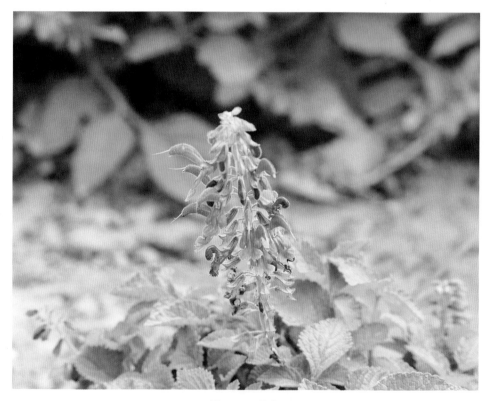

图11-22 丹参

【**主产地**】主产于四川、安徽、江苏、山西、河北等地；湖北、辽宁、陕西、甘肃、山东、浙江、河南、江西亦产。道地产区主要有湖北、河南、山东、山西以及四川。

【**性状特征**】根茎短粗，顶部常有茎基残余，根数条，长圆柱形，略弯曲，有的分枝并具须状细根，长10～20cm，直径0.3～1cm。表面棕红色或暗棕红色，粗糙，具纵皱纹。老根外皮疏松，多显紫棕色，常呈鳞片状剥落。质硬而脆，断面疏松，有裂隙或略平整而致密，皮部棕红色，木部灰黄色或紫褐色，导管束黄白色，呈放射状排列。气微，味微苦涩。

栽培品较粗壮，直径0.5～1.5cm。表面红棕色，具纵皱纹，外皮紧贴不易剥落。质坚实，断面较平整，略呈角质样。（图11-23）

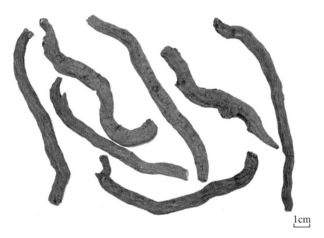

1cm

图11-23 丹参药材图

【**性味归经**】苦，微寒。归心、肝经。

【**功能主治**】活血祛瘀，通经止痛，清心除烦，凉血消痈。用于胸痹心痛，脘腹胁痛，癥瘕积聚，热痹疼痛，心烦不眠，月经不调，痛经经闭，疮痈肿痛。

红花

Honghua

CARTHAMI FLOS

【来源】为菊科植物红花*Carthamus tinctorius* L.的干燥花。

【原植物】一年生草本，高约1m。茎直立，光滑无毛，上部分枝，白色、淡白色或淡绿色。叶革质，两面无毛无腺点，长椭圆形或卵状披针形，顶端尖，基部狭窄或圆形，无柄，半抱茎，边缘羽状齿裂，齿端有针刺，针刺长1～1.5mm，两面无毛，上部叶渐小，成苞片状围绕着头状花序。头状花序直径3～4cm，有梗，排成伞房状；总苞近球形，长约2cm，宽约2.5cm；外层苞片卵状披针形，基部以上稍收缩，绿色，边缘具针刺，内层卵状椭圆形，中部以下全缘，顶端长尖，上部边缘稍有短刺；筒状花橘红色。瘦果椭圆形或倒卵形，长5.5mm，宽5mm，乳白色，基部稍歪斜，有4棱，棱在果顶伸出，侧生着生面。无冠毛，或冠毛鳞片状。花、果期5～8月。（图11-24）

【主产地】主产于新疆、云南、河南、内蒙古等地，新疆为最大产区。

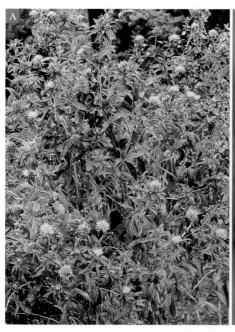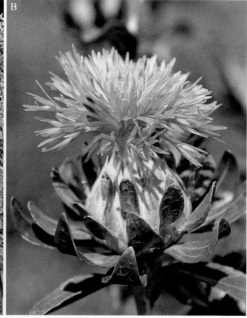

图11-24 红花（屠鹏飞 摄）

A.植株 B.花

【性状特征】本品为不带子房的管状花，长1～2cm。表面红黄色或红色。花冠筒细长，先端5裂，裂片呈狭条形，长0.5～0.8cm；雄蕊5，花药聚合成筒状，黄白色；柱头长圆柱形，顶端微分叉。质柔软。气微香，味微苦。（图11-25）

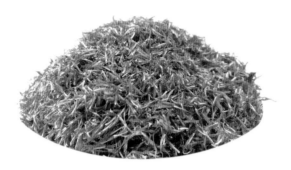

图11-25　红花药材图（屠鹏飞　摄）

【性味归经】辛，温。归心、肝经。

【功能主治】活血通经，散瘀止痛。用于经闭，痛经，恶露不行，癥瘕痞块，胸痹心痛，瘀滞腹痛，胸胁刺痛，跌扑损伤，疮疡肿痛。

鸡血藤

Jixueteng

SPATHOLOBI CAULIS

【来源】为豆科植物密花豆*Spatholobus suberectus* Dunn的干燥藤茎。

【原植物】攀援藤本，幼时呈灌木状。叶互生，三出复叶，小叶纸质或近革质，异形，顶生小叶两侧对称，宽椭圆形、宽倒卵形至近圆形，长9～19cm，宽5～14cm，先端骤缩为短尾状，尖头钝，基部宽楔形或圆形，侧生小叶两侧不对称，与顶生小叶等大或稍狭，两面近无毛或略被微毛；小叶柄被微毛或无毛；小托叶钻状。大型圆锥花序生枝顶或叶腋，花近无柄，单生或2～3朵簇生与花序轴的节上成穗状，花序轴、花梗被黄褐色短柔毛，苞片和小苞片线形，宿存；花萼短小，长3.5～4mm，外面密被黄褐色短柔毛；花冠白色，旗瓣扁圆形，长4～4.5mm，宽5～5.5mm，先端微凹，基部宽楔形；翼瓣斜楔状长圆形，长3.5～4mm，基部一侧具短尖耳垂；龙骨瓣倒卵形，长约3mm，基部一侧具短尖耳垂；雄蕊10，2束。荚果近镰形，长8～11cm，宽2.5～3cm，密被棕色短绒毛，基部具长4～9mm的果颈；种子1粒，扁长圆形，长约2cm，宽约1cm，种皮紫褐色，薄而脆，光亮。花期6月，果期11～12月。（图11-26）

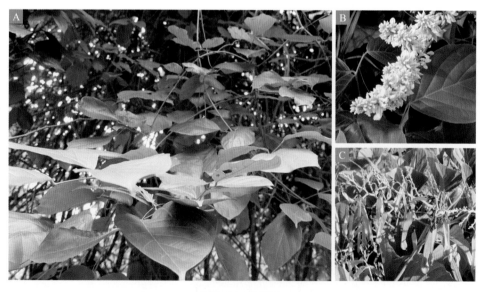

图11-26 密花豆
A.植株　B.花　C.果实

【**主产地**】主产于广西、广东。此外，福建、贵州、云南等地的南部地区亦有少量产出。越南、老挝、缅甸、泰国野生资源较丰富，产量较大，多进口至我国。

【**性状特征**】藤茎呈圆柱形或扁圆柱形，稍弯曲，直径2～7cm，表面灰棕色，有时可见灰白色斑点，栓皮脱落处显红棕色，有明显的纵沟及小型点状皮孔。饮片为椭圆形、长矩圆形或不规则的斜切片，厚0.3～1cm。栓皮灰棕色，有的可见灰白色斑，栓皮脱落处显红棕色。质坚硬。切面木部红棕色或棕色，导管孔多数；韧皮部有树脂状分泌物呈红棕色至黑棕色，与木部相间排列呈数个同心性椭圆形环或偏心性半圆形环；髓部偏向一侧。气微，味涩。（图11-27）

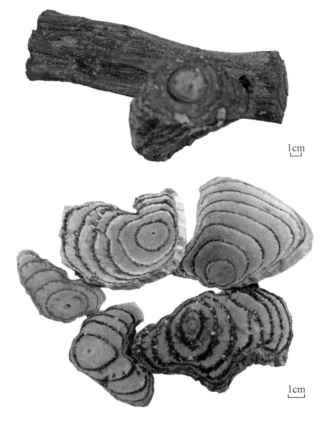

图11-27　鸡血藤药材图

【**性味归经**】苦、甘，温。归肝、肾经。

【**功能主治**】活血补血，调经止痛，舒筋活络。用于月经不调，痛经，经闭，风湿痹痛，麻木瘫痪，血虚萎黄。

泽兰

Zelan

LYCOPI HERBA

【来源】为唇形科植物毛叶地瓜儿苗*Lycopus lucidus* Turcz. var. *hirtus* Regel的干燥地上部分。

【原植物】多年生草本，高可达1.7m。具多节的圆柱状地下横走根茎，其节上有鳞片和须根。茎直立，不分枝，四棱形，节上多呈紫红色，无毛或在节上有毛丛。叶交互对生，具极短柄或无柄；茎下部叶多脱落，上部叶椭圆形。狭长圆形或呈披针形，长5～10cm，宽1.5～4cm，先端渐尖，基部渐狭呈楔形，边缘具不整齐的粗锐锯齿，表面暗绿色，无毛，略有光泽，下面具凹陷的腺点，侧脉6～7对，与中脉在上面不显著，下面突出。轮伞花序多花，腋生；小苞片卵状披针形，先端刺尖，较花萼短或近等长，被柔毛；花萼钟形，长约4mm，两面无毛，4～6裂，裂片狭三角形，先端芒刺状；花冠钟形白色，长4.5～5mm，外面无毛，有黄色发亮的腺点，上、下唇近等长，上唇先端微凹，下唇3裂，中裂片较大，近圆形，2侧裂片稍短小；前对能育雄蕊2，超出于花冠，药室略叉开，后对雄蕊退化，仅花丝残存或有时全部消失，有时4枚雄蕊全部退化；子房长圆形，4深裂，着生于花盘上，花柱伸出于花冠外，无毛，柱头2裂不均等，扁平。小坚果扁平，倒卵状三棱形，长1～1.5mm，暗褐色。花期6～9月，果期8～10月。（图11-28）

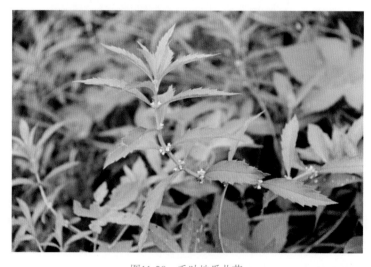

图11-28　毛叶地瓜儿苗

【主产地】全国大部分地区均产，主产于河南唐河县、新野县、确山县、桐柏县。多自产自销。

【性状特征】茎节及叶面上密被硬毛，茎呈方柱形，四面均有浅纵沟，长50～100cm，直径2～6mm，表面黄绿色或稍带紫色，节明显，节间长2～11cm；质脆，易折断，髓部中空。叶对生，多皱缩，展平后呈披针形或长圆形，边缘有锯齿，上表面黑绿色，下表面灰绿色，有棕色腺点。花簇生于叶腋成轮状，花冠多脱落，苞片及花萼宿存，小苞片披针形，有绿毛，花萼钟形，5齿。气微，味淡。（图11-29）

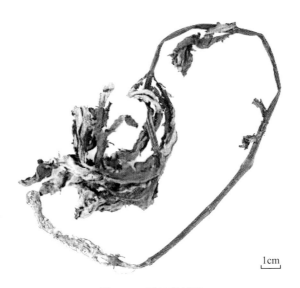

1cm

图11-29　泽兰药材图

【性味归经】苦、辛，微温。归肝、脾经。

【功能主治】活血调经，祛瘀消痈，利水消肿。用于月经不调，经闭，痛经，产后瘀血腹痛，疮痈肿毒，水肿腹水。

桃仁

Taoren

PERSICAE SEMEN

【来源】为蔷薇科植物桃*Prunus persica*（L.）Batsch或山桃*Prunus davidiana*（Carr.）Franch.的干燥成熟种子。

【原植物】

1. 桃　落叶小乔木，高达3～8m。树皮暗红褐色，老时粗糙呈鳞片状；小枝细长，无毛，有光泽，绿色，向阳处转变成红色，具大量小皮孔；叶片长圆披针形、椭圆披针形或倒卵状披针形，长7～15cm，宽2～3.5cm，先端渐尖，基部宽楔形，上面无毛，下面在脉腋间具少数短柔毛或无毛，叶边具细锯齿或粗锯齿；花单生，先于叶开放，直径2.5～3.5cm；花梗极短或几无梗；花瓣长圆状椭圆形至宽倒卵形，粉红色，罕为白色；果实形状和大小均有变异，卵形、宽椭圆形或扁圆形，直径（3）5～7（12）cm，长几与宽相等，色泽变化由淡绿白色至橙黄色，常在向阳面具红晕，外面密被短柔毛，稀无毛，腹缝明显；果梗短而深入果洼；果肉白色、浅绿白色、黄色、橙黄色或红色，多汁有香味，甜或酸甜；核大且硬，离核或粘核，椭圆形或近圆形，两侧扁平，顶端渐尖，表面具纵、横沟纹和孔穴；种子1枚，扁卵状心形，种仁味苦，稀味甜。花期3～4月，先叶开放。果实成熟期因品种而异，通常为6～7月。（图11-30）

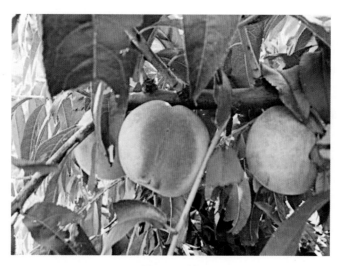

图11-30　桃

2. 山桃 落叶小乔木，高5～9m。树皮暗紫色，光滑；小枝细长，直立，幼时无毛，老时褐色。叶互生，托叶早落，叶片卵状披针形，长5～13cm，宽1.5～4cm，先端渐尖，基部楔形，两面无毛，叶边具细锐锯齿；叶柄长1～2cm，无毛，常具腺体。花单生，先于叶开放，直径2～3cm；花梗极短或几无梗；花萼无毛；萼筒钟形；萼片卵形至卵状长圆形，紫色，先端圆钝；花瓣倒卵形或近圆形，长10～15mm，宽8～12mm，粉红色，先端圆钝，稀微凹；雄蕊多数，几与花瓣等长或稍短；子房被柔毛，花柱长于雄蕊或近等长。果实近球形，直径2.5～3.5cm，淡黄色，外面密被短柔毛，果梗短而深入果洼；果肉薄而干，不可食，成熟时不开裂；核球形或近球形，两侧不压扁，顶端圆钝，基部截形，表面具纵、横沟纹和孔穴，与果肉分离。种子1枚，棕红色。花期3～4月，果期6～7月。（图11-31）

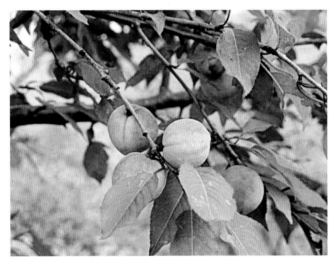

图11-31 山桃

【主产地】桃仁主产于甘肃、山东、山西、河北、安徽等地，山桃仁主产于甘肃、河南、山东、陕西等地。

【性状特征】

1. 桃仁 呈扁长卵形，长1.2～1.8cm，宽0.8～1.2cm，厚0.2～0.4cm。表面黄棕色至红棕色，密布颗粒状突起。一端尖，中部膨大，另端钝圆稍偏斜，边缘较薄。尖端一侧有短线形种脐，圆端有颜色略深不甚明显的合点，自合点处散出多数纵向维管束。种皮薄，子叶2，类白色，富油性。气微，味微苦。（图11-32）

2. 山桃仁　呈类卵圆形，较小而肥厚，长约0.9cm，宽约0.7cm，厚约0.5cm。（图11-33）

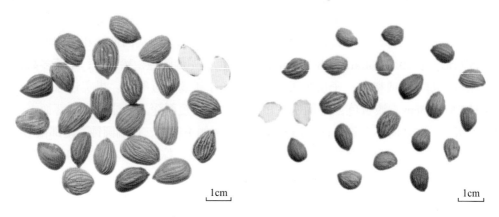

图11-32　桃仁药材图　　　　　　　　　图11-33　山桃仁药材图

【性味归经】苦、甘，平。归心、肝、大肠经。

【功能主治】活血祛瘀，润肠通便，止咳平喘。用于经闭痛经，癥瘕痞块，肺痈肠痈，跌扑损伤，肠燥便秘，咳嗽气喘。

益母草

Yimucao

LEONURI HERBA

【来源】为唇形科植物益母草*Leonurus japonicus* Houtt.的新鲜或干燥地上部分。

【原植物】【主产地】参见"茺蔚子"。

【性状特征】

1. 鲜益母草 幼苗期无茎，基生叶圆心形，5～9浅裂，每裂片有2～3齿。花前期茎呈方柱形，上部多分枝，四面凹下成纵沟，长30～60cm，直径0.2～0.5cm；表面青绿色；质鲜嫩，断面中部有髓。叶交互对生，有柄；叶片青绿色，质鲜嫩，揉之有汁；下部茎生叶掌状3裂，上部叶羽状深裂或浅裂成3片，裂片全缘或具少数锯齿。气微，味微苦。（图11-34）

2. 干益母草 茎表面灰绿色或黄绿色；体轻，质韧，断面中部有髓。叶片灰绿色，多皱缩、破碎，易脱落。轮伞花序腋生，小花淡紫色，花萼筒状，花冠二唇形。切段者长约2cm。（图11-35）

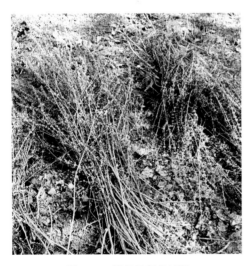

图11-34 鲜益母草药材图

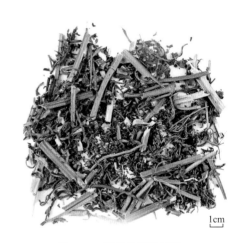

1cm

图11-35 干益母草药材图

【性味归经】苦、辛，微寒。归肝、心包、膀胱经。

【功能主治】活血调经，利尿消肿，清热解毒。用于月经不调，痛经经闭，恶露不尽，水肿尿少，疮疡肿毒。

第四节　破血消癥药

三棱

Sanleng

SPARGANII RHIZOMA

【来源】为黑三棱科植物黑三棱*Sparganium stoloniferum* Buch. -Ham.的干燥块茎。

【原植物】多年生水生或沼生草本。块茎膨大，根状茎粗壮。茎直立，粗壮，高0.7～1.2m或更高，挺水。叶片长（20～）40～90cm，宽0.7～16cm，具中脉，上部扁平，下部背面呈龙骨状凸起，或呈三棱形，基部鞘状。圆锥花序开展，长20～60cm，具3～7个侧枝，每个侧枝上着生7～11个雄性头状花序和1～2个雌性头状花序，主轴顶端通常具3～5个雄性头状花序或更多，无雌性头状花序；花期雄性头状花序呈球形，直径约10mm；雄花花被片匙形，膜质，先端浅裂，早落，花药近倒圆锥形，长约1～1.2mm；雌花花被长5～7mm，宽约1～1.5mm，着生于子房基部，宿存，柱头分叉或否，长约3～4mm，向上渐尖，花柱长约1.5mm，子房无柄。果实长6～9mm，倒圆锥形，上部通常膨大呈冠状，具棱，褐色。花期、果期5～10月。（图11-36）

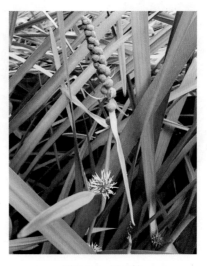

图11-36　黑三棱

【**主产地**】主产于浙江、江西、湖南、江苏、河南、安徽等地。

【**性状特征**】块茎圆锥形，略扁，长2～6cm，直径2～4cm。表面黄白色或灰黄色，有刀削痕，须根痕小点状，略呈横向环状排列。体重，质坚实。气微，味淡，嚼之微有麻辣感。（图11-37）

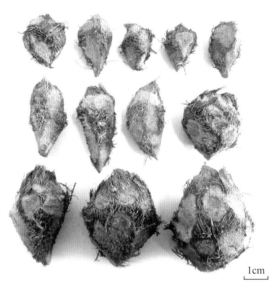

1cm

图11-37　三棱药材图

【**性味归经**】辛、苦，平。归肝、脾经。

【**功能主治**】破血行气，消积止痛。用于癥瘕痞块，痛经，瘀血经闭，胸痹心痛，食积胀痛。

川牛膝

Chuanniuxi

CYATHULAE RADIX

【来源】为苋科植物川牛膝*Cyathula officinalis* Kuan的干燥根。

【原植物】多年生草本，高50～100cm。主根圆柱形，鲜时表面近白色，干后灰褐色或棕黄色。茎直立，下部近圆柱形，中部近四棱形，节处略膨大，多分枝，疏被长糙毛。单叶对生；叶片椭圆形至窄椭圆形，长3～12cm，宽1.5～5.5cm，先端渐尖或尾尖，基部楔形或宽楔形，全缘，上面有贴生长糙毛，下面毛较密；叶柄长5～15mm，密生长糙毛。花丛为3～6次二歧聚伞花序，密集成花球团，花球团直径1～1.5cm，淡绿色，多数在花序轴上交互对生，在枝端成穗状排列，密集或相距2～3cm；两性花在花球团中央，不育花在两侧，苞片长4～5mm，顶端刺芒状或钩状；不育花的花被片常为4，退变成具钩的坚硬芒刺，两性花披针形，长3～5mm，先端刺尖头，内侧3片较窄；雄蕊花丝基部密生节状束毛，退化雄蕊长方形，长约0.3～0.4mm，顶端齿状浅裂；子房圆筒形或倒卵形，长1.3～1.8mm。胞果椭圆形或倒卵形，淡黄色；种子椭圆形，透镜状，长1.5～2mm，带红色，光亮。花期6～7月，果期8～9月。（图11-38）

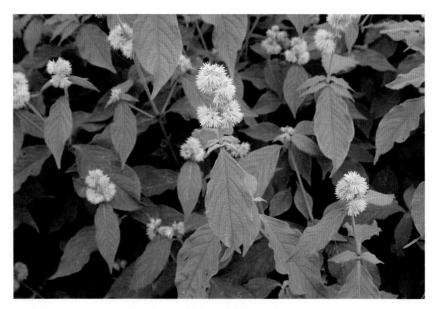

图11-38 川牛膝（黎跃成 摄）

【**主产地**】主产于四川、湖南、湖北、重庆等地。

【**性状特征**】根头部膨大，其顶端常具疙瘩头或茎的残基。根呈圆柱形，微扭曲，偶有分枝，长30～60cm，直径0.5～3cm。表面黄棕色或灰褐色，有纵皱纹及侧根痕，并有多数横向突起的皮孔。质坚韧，不易折断，断面浅黄色或黄棕色，胶质状或纤维状，有很多淡黄色筋脉小点（维管束），排列成数轮同心环。气微，味甜，后微苦。（图11-39）

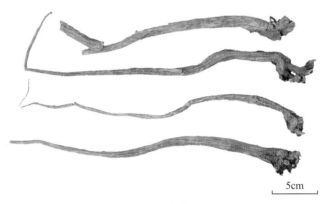

5cm

图11-39　川牛膝药材图

【**性味归经**】甘、微苦，平。归肝、肾经。

【**功能主治**】逐瘀通经，通利关节，利尿通淋。用于经闭癥瘕，胞衣不下，跌扑损伤，风湿痹痛，足痿筋挛，尿血血淋。

水蛭

Shuizhi

HIRUDO

【来源】为水蛭科动物蚂蟥*Whitmania pigra* Whitman、水蛭*Hirudo nipponica* Whitman或柳叶蚂蟥*Whitmania acranulata* Whitman的干燥全体。

【原动物】

1. 蚂蟥　体略呈纺锤形，长60～130mm，宽13～20mm，通常背面暗绿色，有5条纵行的黑色间杂淡黄色的斑纹，其中以背中一条色深且长。体的两侧缘各有一条淡色的纵带。腹面有9条黑色斑点组成的纵纹，外侧两条宽大，中间7条间断。体分107环。雄性生殖孔位于第33/34环沟上，雌性生殖孔位于第38/39环沟上，两孔相隔5环。前吸盘较小，口孔在其后缘的前面，尾吸盘直径通常不及最大体宽的一半。口内有颚，颚上有两行钝的齿板，无整齐的小齿，虽能刺破皮肤，但不吸血。（图11-40）

2. 水蛭　体狭长，略呈圆柱状，背腹稍扁平。背面有5条黄白色的纵纹，以中间一条最宽和最长。黄白色纵纹将灰绿底色隔成6条纵纹，以背中两条最宽阔，背侧两条较细。腹面两侧缘各有一条很细的灰绿色纵纹。体分103环（亦有101环）。雄性生殖孔位于第31/32环沟上，雌性生殖孔位于第36/37环沟上，两孔相隔5环。尾吸盘直径4.0～5.5mm。（图11-41）

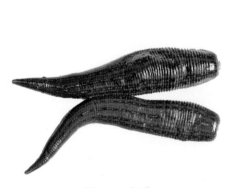

图11-40　蚂蟥

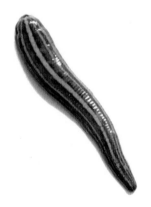

图11-41　水蛭

3. 柳叶蚂蟥　身体细长，呈披针形，头部极细小。前段1/4尖细，后半最宽阔。体长28～67mm，宽3.5～8.0mm。体背部为橄榄色或茶褐色，有5条黄褐色纵纹，中间一条稍宽，每条纵纹两侧外缘有黑褐色斑点连接形成波浪状斑纹，背正中纵纹两侧黑褐色斑点有规则地膨大成18～20对新月形；黄褐色纵纹将背部底色隔成6道纵纹，以背中两条最宽阔；腹面灰黄色，两侧缘各有1条黑褐色斑点聚集成的带。体分105环。雄性生殖孔位于第35环，雌性生殖孔位于第40环。前吸盘和尾吸盘均很小。（图11-42）

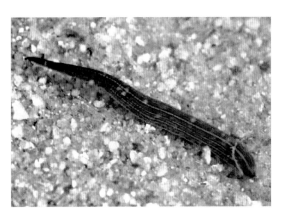

图11-42　柳叶蚂蟥

【主产地】野生者主产于湖北、山东、江苏、安徽等。人工养殖者主产于湖北、江苏、浙江、广西、云南等长江流域以南地区。

【性状特征】

1. 蚂蟥　呈扁平纺锤形，有多数环节，长4～10cm，宽0.5～2cm。背部黑褐色至黑棕色，稍隆起；腹面较平坦，棕黄色。两侧棕黄色，前端略尖，后端钝圆，两端各具1吸盘，前吸盘不显著，后吸盘较大。质脆，易折断，断面胶质状。气微腥。用水浸泡数小时后，背部显浅黄绿色至暗绿色，可见5条黑色间杂淡黄色斑点排成的纵纹，正中一条色深且粗长；腹面棕黄色，两侧缘各有1条黑棕色的宽大纵纹，在这两条纵纹之间约有7条黑棕色间断纵纹。（图11-43）

2. 水蛭　扁长圆柱形，体多弯曲扭转，长2～5cm，宽0.2～0.3cm。用水浸泡数小时后，背部显浅黄绿色至灰绿色，可见5条黄白色连续纵纹，以中间一条最宽和最长；黄白色纵纹将背部底色隔成6道纵纹，以背中两条最宽阔，背侧两条较细；腹面黄白色至深灰绿色，两侧缘各有1条很细的灰绿色纵纹，不甚明显。（图11-44）

3. 柳叶蚂蟥　狭长而扁，长2～6cm，宽0.1～0.5cm。用水浸泡数小时后，身体细长，呈披针形，头部极细小；前端1/4尖细，后半宽阔。背部显茶褐色至橄榄绿色，可见5条黄褐色纵纹，中间一条稍宽，每条纵纹两侧外缘有黑褐色斑

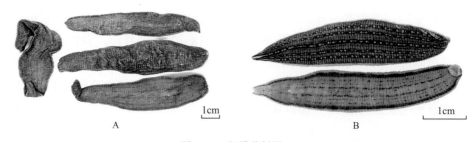

图11-43 蚂蟥药材图
A. 药材干品 B. 药材水浸泡后

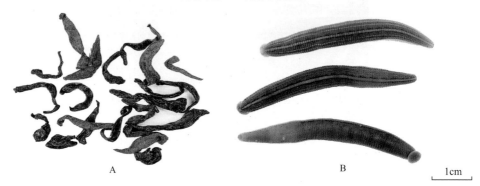

图11-44 水蛭药材图
A. 药材干品 B. 药材水浸泡后

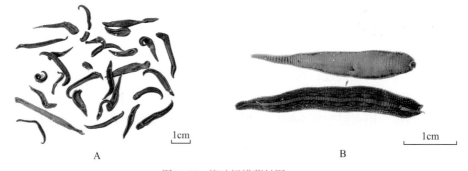

图11-45 柳叶蚂蟥药材图
A. 药材干品 B. 药材水浸泡后

点连接形成波浪状斑纹，背正中纵纹两侧黑褐色斑点有规则地膨大成18～20对新月形；黄褐色纵纹将背部底色隔成6道纵纹，以背中两条最宽阔；腹面灰黄色，两侧缘各有1条黑褐色斑点聚集成的带。（图11-45）

【**性味归经**】咸、苦，平；有小毒。归肝经。

【**功能主治**】破血通经，逐瘀消癥。用于血瘀经闭，癥瘕痞块，中风偏瘫，跌扑损伤。

片姜黄

Pianjianghuang

WENYUJIN RHIZOMA CONCISUM

【来源】为姜科植物温郁金*Curcuma wenyujin* Y. H. Chen et C. Ling的干燥根茎。

【原植物】参见"郁金"。

【主产地】主产于浙江温州，以瑞安、瓯海、龙湾、鹿城、永嘉组成的区域带为最适宜种植分布中心。片姜黄道地产区古代记载有浙江温州、广东潮州。

【性状特征】　根茎长圆形或不规则的片状，大小不一，长3～6cm，宽1～3cm，厚0.1～0.4cm；外皮灰黄色，粗糙皱缩，有时可见环节及须根痕；切面黄白色至棕黄色，有一圆环纹及多数筋脉小点；质脆而坚实，断面呈灰白色至棕黄色，略呈粉质；气味特异，味微苦而辛凉。（图11-46）

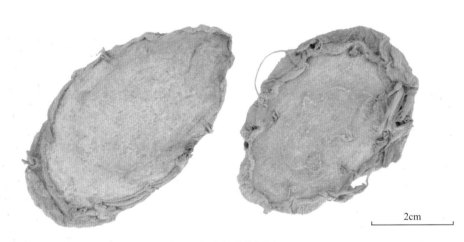

2cm

图11-46　片姜黄药材图
（引自《易混淆中药鉴别》）

【性味归经】辛、苦，温。归脾、肝经。

【功能主治】破血行气，通经止痛。用于胸胁刺痛，胸痹心痛，痛经经闭，癥瘕，风湿肩臂疼痛，跌扑肿痛。

西红花

Xihonghua

CROCI STIGMA

【来源】为鸢尾科植物番红花*Crocus sativus* L.的干燥柱头。

【原植物】多年生草本。鳞茎扁球形，直径0.5～10cm，外有黄褐色的膜质包被。叶基生，线形，9～15枚，灰绿色，长15～35cm，宽2～4mm，边缘反卷，具细毛；叶丛基部包有4～5片膜质的鞘状叶。花茎甚短，不伸出地面；花顶生，花被片6，倒卵圆形，淡蓝色、红紫色或白色，花筒细管状，有香味；花被裂片6，2轮排列，内、外轮花被裂片皆为倒卵形，顶端钝，长4～5cm；雄蕊3，长2.5cm，花药基部箭形、黄色；子房下位，3室，花柱细长、黄色，长约4cm，柱头3，顶端楔形，有浅齿，伸出花被筒而下垂，深红色。蒴果椭圆形，具三钝棱。种子多数，球形。花期11月。（图11-47）

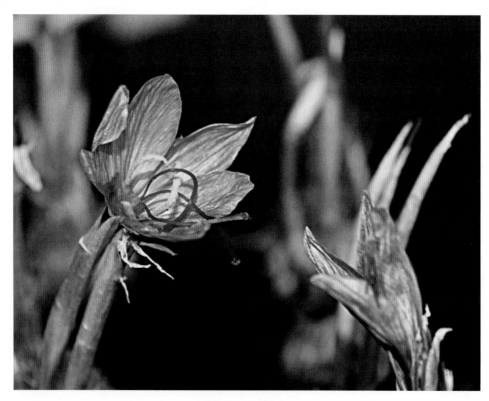

图11-47　番红花

【**主产地**】主产于地中海地区、伊朗周边地区，占世界总产量的80%以上。我国自20世纪80年代引种成功，在新疆、浙江等地有栽培，但产量有限。

【**性状特征**】完整柱头呈线形，长约3cm。暗红色，上部较宽而略扁平，顶端边缘显不整齐的齿状，向下渐细呈尾状，内侧有一短裂隙，下部有时残留有一小段黄色花柱。体轻，质松软，无油润光泽，干燥后质脆易断。气特异，微有刺激性，味微苦。（图11-48）

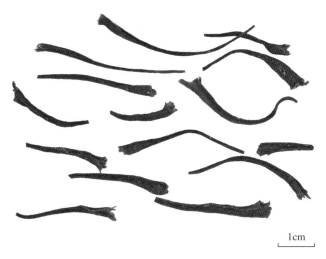

1cm

图11-48　西红花药材图

【**性味归经**】甘，平。归心、肝经。

【**功能主治**】活血化瘀，凉血解毒，解郁安神。用于经闭癥瘕，产后瘀阻，温毒发斑，忧郁痞闷，惊悸发狂。

莪术

Ezhu

CURCUMAE RHIZOMA

【来源】 为姜科植物蓬莪术*Curcuma phaeocaulis* Val.、广西莪术*Curcuma kwangsiensis* S. G. Lee et C. F. Liang或温郁金*Curcuma wenyujin* Y. H. Chen et C. Ling的干燥根茎。后者习称"温莪术"。

【原植物】【主产地】参见"郁金"。

【性状特征】

1. 蓬莪术 呈卵圆形、长卵形、圆锥形或长纺锤形，顶端多钝尖，基部钝圆，长2～8cm，直径1.5～4cm。表面灰黄色至灰棕色，上部环节突起，有圆形微凹的须根痕或残留的须根，有的两侧各有1列下陷的芽痕和类圆形的侧生根茎痕，有的可见刀削痕。体重，质坚实，断面灰褐色至蓝褐色，蜡样，常附有灰棕色粉末，皮层与中柱易分离，内皮层环纹棕褐色。气微香，味微苦而辛。（图11-49）

2. 广西莪术 环节稍突起，断面黄棕色至棕色，常附有淡黄色粉末，内皮层环纹黄白色。（图11-50）

3. 温莪术 断面黄棕色至棕褐色，常附有淡黄色至黄棕色粉末。气香或微香。（图11-51）

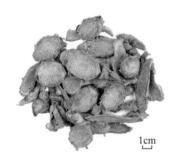
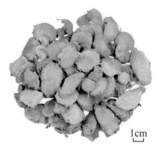
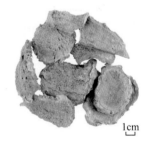

图11-49　蓬莪术药材图　　　　图11-50　广西莪术药材图　　　　图11-51　温莪术药材图

【性味归经】辛、苦，温。归肝、脾经。

【功能主治】行气破血，消积止痛。用于癥瘕痞块，瘀血经闭，胸痹心痛，食积胀痛。

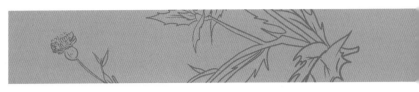

第十二章
止血药

第一节　凉血止血药

大蓟

Daji

CIRSII JAPONICI HERBA

【来源】为菊科植物蓟*Cirsium japonicum* Fisch. ex DC.的干燥地上部分。

【原植物】多年生草本。茎直立，基部具白色丝状毛。基生叶有柄，开花时不凋落，呈莲座状，叶片倒披针形或倒卵状椭圆形，长12～30cm，羽状深裂，裂片5～6对，边缘齿状，齿端有尖刺，上面绿色，疏生丝状毛，下面灰绿色，脉上有毛；中部叶无柄，基部抱茎，羽状深裂，边缘有刺；上部叶渐小。头状花序单一或数个生于枝端集成圆锥状；总苞钟形，长1.5～2cm，宽2.5～4cm，被蛛丝状毛；苞片长披针形，多层，花两性，管状，紫红色，裂片5，雄蕊5，花药顶端有附属片，基部有尾。瘦果长椭圆形，长约3mm，冠毛羽状，暗灰色。花期4～6月，果期7～8月。（图12-1）

【主产地】全国大部分地区均产。

【性状特征】茎呈圆柱形，基部直径可达1.2cm；表面绿褐色或棕褐色，有数条纵棱，被丝状毛；断面灰白色，髓部疏松或中空。叶皱缩，多破碎，完整叶片展平后呈倒披针形或倒卵状椭圆形，羽状深裂，边缘具不等长的针刺；上表面灰绿色或黄棕色，下表面色较浅，两面均具灰白色丝状毛。头状花序顶生，球形或椭圆形，总苞黄褐色，羽状冠毛灰白色。气微，味淡。（图12-2）

【性味归经】甘、苦，凉。归心、肝经。

【功能主治】凉血止血，散瘀解毒消痈。用于衄血，吐血，尿血，便血，崩漏，外伤出血，痈肿疮毒。

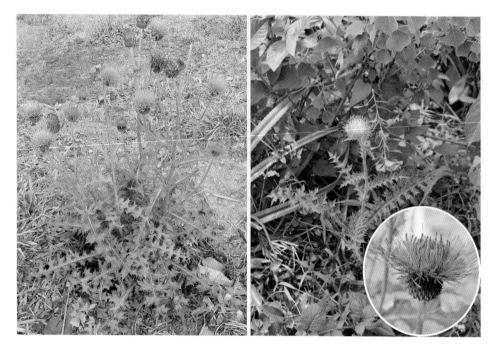

图12-1　蓟（潘超美　摄）

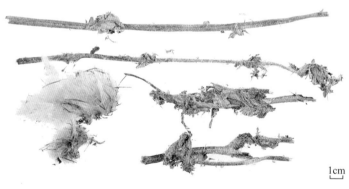

图12-2　大蓟药材图

1cm

小蓟

Xiaoji

CIRSII HERBA

【来源】为菊科植物刺儿菜*Cirsium setosum*（Willd.）MB.的干燥地上部分。

【原植物】多年生草本。茎直立，高30～80cm。基生叶和中部茎叶椭圆形、长椭圆形或椭圆状倒披针形，顶端钝或圆形，基部楔形，通常无叶柄，上部茎叶渐小，椭圆形、披针形或线状披针形，或全部茎叶不分裂，叶缘有细密的针刺，针刺紧贴叶缘。全部茎叶两面同色，绿色或下面色淡，两面无毛，极少两面异色。头状花序单生茎端，或植株含少数或多数头状花序在茎枝顶端排成伞房花序；总苞卵形、长卵形或卵圆形；总苞片约6层，覆瓦状排列，向内层渐长；小花紫红色或白色，雌花花冠长2.4cm，两性花花冠长1.8cm。瘦果淡黄色，椭圆形或偏斜椭圆形，压扁，顶端斜截形。（图12-3）

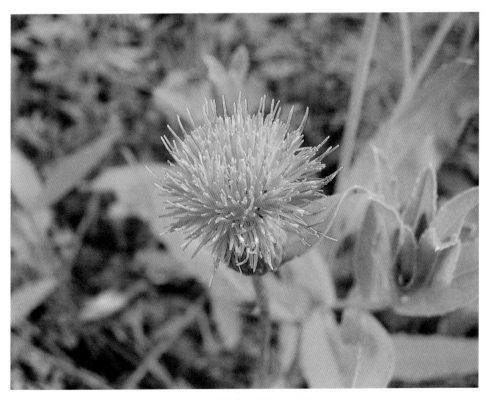

图12-3 刺儿菜（周秀丽 摄）

【**主产地**】主产于安徽、山东、江苏等地。

【**性状特征**】茎圆柱形，有的上部分枝，长5～30cm，直径0.2～0.5cm；表面灰绿色或带紫色，具纵棱及白色柔毛；质脆，易折断，断面中空。叶互生，无柄或有短柄；叶片皱缩或破碎，完整者展平后呈长椭圆形或长圆状披针形，长3～12cm，宽0.5～3cm；全缘或微齿裂至羽状深裂，齿尖具针刺；上表面绿褐色，下表面灰绿色，两面均具白色柔毛。头状花序单个或数个顶生；总苞钟状，苞片5～8层，黄绿色；花紫红色。气微，味微苦。（图12-4）

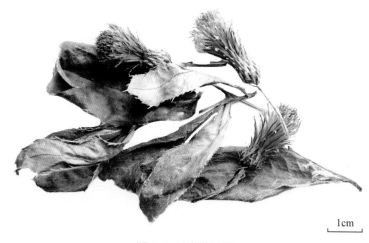

1cm

图12-4　小蓟药材图

【**性味归经**】甘、苦，凉。归心、肝经。

【**功能主治**】凉血止血，散瘀解毒消痈。用于衄血，吐血，尿血，血淋，便血，崩漏，外伤出血，痈肿疮毒。

白茅根

Baimaogen

IMPERATAE RHIZOMA

【来源】为禾本科植物白茅*Imperata cylindrica* Beauv. var. *major*（Nees）C. E. Hubb.的干燥根茎。

【原植物】多年生，具粗壮的长根状茎。秆直立，高30～80cm，具1～3节，节无毛。叶鞘聚集于秆基，甚长于节间，质地较厚，老后破碎呈纤维状；叶舌膜质，紧贴其背部或鞘口具柔毛；秆生叶片窄线形，通常内卷，顶端渐尖呈刺状，下部渐窄，或具柄，质硬，被有白粉，基部上面具柔毛。圆锥花序稠密，基盘具丝状柔毛；两颖草质及边缘膜质，顶端渐尖或稍钝，常具纤毛，脉间疏生长丝状毛；雄蕊2枚，花药长3～4mm；花柱细长，柱头2，紫黑色，羽状。颖果椭圆形。花期、果期4～6月。（图12-5）

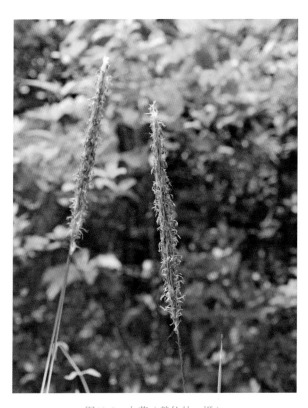

图12-5　白茅（戴仕林　摄）

【**主产地**】主产于全国大部分地区。

【**性状特征**】根茎长圆柱形，长30～60cm，直径0.2～0.4cm。表面黄白色或淡黄色，微有光泽，具纵皱纹，节明显，稍突起，节间长短不等，通常长1.5～3cm。体轻，质略脆，断面皮部白色，多有裂隙，放射状排列，中柱淡黄色，易与皮部剥离。气微，味微甜。（图12-6）

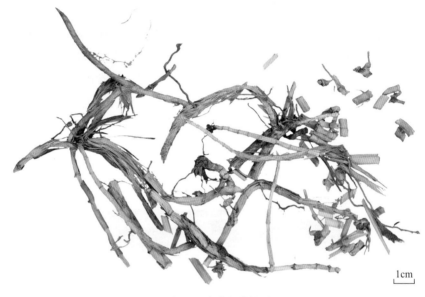

图12-6　白茅根药材图

【**性味归经**】甘，寒。归肺、胃、膀胱经。

【**功能主治**】凉血止血，清热利尿。用于血热吐血，衄血，尿血，热病烦渴，湿热黄疸，水肿尿少，热淋涩痛。

地榆

Diyu

SANGUISORBAE RADIX

【来源】 为蔷薇科植物地榆*Sanguisorba officinalis* L.或长叶地榆*Sanguisorba officinalis* L. var. *longifolia*（Bert.）Yü et Li的干燥根。后者称"绵地榆"。

【原植物】

1. 地榆　多年生草本，高30～120cm。茎直立，无毛或基部有稀疏腺毛；基生叶为羽状复叶，叶柄无毛或基部有稀疏腺毛；茎生叶较少，小叶片有短柄至几无柄，长圆形至长圆披针形，狭长，基部微心形至圆形，顶端急尖。穗状花序椭圆形，圆柱形或卵球形，直立，从花序顶端向下开放，花序梗光滑或偶有稀疏腺毛；苞片膜质，披针形，比萼片短或近等长，背面及边缘有柔毛；萼片4枚，紫红色，椭圆形至宽卵形，背面被疏柔毛；雄蕊4枚，花丝丝状，不扩大，与萼片近等长或稍短；子房外面无毛或基部微被毛，柱头顶端扩大，盘形，边缘具流苏状乳头。果实包藏在宿存萼筒内。（图12-7）

2. 长叶地榆　基生叶小叶带状长圆形至带状披针形，基部微心形，圆心形至宽楔形；茎生叶较多，与基生叶相似，但更长而狭窄。花穗长圆柱形，长2～6cm，径0.5～1cm；雄蕊与萼片近等长。（图12-8）

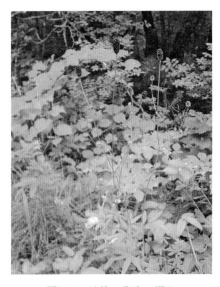

图12-7　地榆（张宁　摄）

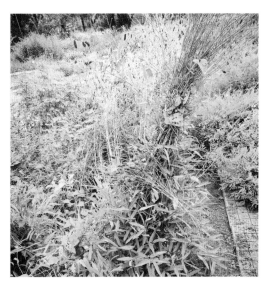

图12-8　长叶地榆

【**主产地**】主产于黑龙江、吉林、辽宁、内蒙古、河北等地。

【**性状特征**】

1. 地榆　根呈不规则的纺锤形或圆柱形，稍弯曲，长约5～25cm，径约0.5～2cm。外皮暗紫红色或棕黑色，有纵皱及横向裂纹，顶端有时具环纹，少数有圆柱状根茎，多数留痕迹。质坚硬，不易折断，断面粉红色残淡黄色，有放射状纹理。气微，味微苦涩。（图12-9）

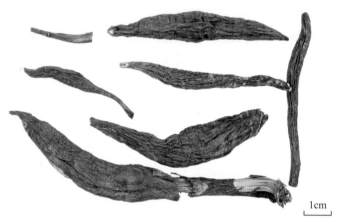

图12-9　地榆药材图

2. 长叶地榆　根圆柱形，常弯曲，长15～26cm，直径0.5～2cm。有时支根较多，表面棕褐色，质较坚韧，不易折断。折断面细毛状，可见众多纤维。横断面形成层环不明显，皮部黄色，木部淡黄色。不呈放射状排列。气弱，味微苦涩。

【**性味归经**】苦、酸、涩、微寒。归肝、大肠经。

【**功能主治**】凉血止血，解毒敛疮。用于便血，痔血，血痢，崩漏，水火烫伤，痈肿疮毒。

侧柏叶

Cebaiye

PLATYCLADI CACUMEN

【来源】为柏科植物侧柏*Platycladus orientalis*（L.）Franco的干燥枝梢和叶。

【原植物】常绿乔木，高达20m，胸径可达1m。树皮薄，浅灰褐色，纵裂成条片。小枝扁平，直展，排成一平面。叶鳞形，交互对生，长1～3mm，先端微钝，叶背中部均有腺槽。雌雄同株；球花单生于短枝顶端；雄球花黄色，卵圆形，长约2mm。球果当年成熟，卵圆形，长1.5～2cm，熟前肉质，蓝绿色，被白粉；熟后木质，张开，红褐色；种鳞4对，扁平，背部近先端有反曲的尖头，中部种鳞各有种子1～2颗。种子卵圆形或长卵形，长4～6mm，灰褐色或紫褐色，无翅或有棱脊，种脐大而明显。花期3～4月，球果9～11月成熟。（图12-10）

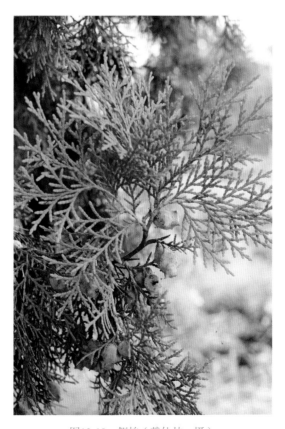

图12-10　侧柏（戴仕林　摄）

【**主产地**】主产于河南、河北、安徽、山东等地，华北地区有野生。

【**性状鉴别**】枝梢多分枝，小枝扁平。叶细小鳞片状，交互对生，贴伏于枝上，深绿色或黄绿色。质脆，易折断。气清香，味苦涩、微辛。（图12-11）

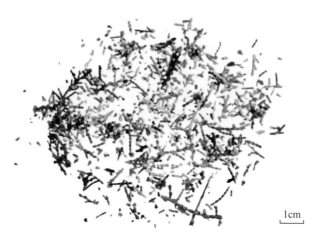

1cm

图12-11　侧柏叶药材图

【**性味归经**】苦、涩，寒。归肺、肝、脾经。

【**功能主治**】凉血止血，化痰止咳，生发乌发。用于吐血，衄血，咯血，便血，崩漏下血，肺热咳嗽，血热脱发，须发早白。

槐花

Huaihua

SOPHORAE FLOS

【来源】为豆科植物槐*Sophora japonica* L.的干燥花及花蕾。前者习称"槐花"，后者习称"槐米"。

【原植物】落叶乔木，高达15～25m。树皮灰色或深灰色，粗糙纵裂，内皮鲜黄色，有臭味；枝棕色，幼时绿色，具毛，皮孔明显。单数羽状复叶互生，长达25cm，叶柄基部膨大；小叶7～15枚，卵状长圆形或卵状披针形，长2.5～5cm，先端尖，基部圆形，全缘，上面绿色，微亮，下面伏生白色短毛；小叶柄长2.5mm；托叶镰刀状，早落。圆锥花序顶生；花乳白色，长1.5cm；花萼钟形，5浅裂；花冠蝶形，旗瓣阔心形，有短爪，雄蕊10，分离，不等长；子房筒状，有细长毛，花柱弯曲。果实为荚果。花期7～8月，果期10～11月。（图12-12）

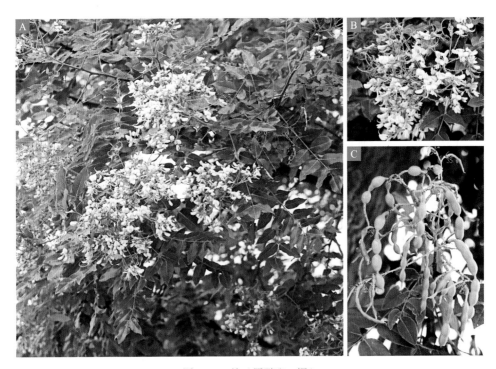

图12-12　槐（屠鹏飞　摄）
A.植株　B.花　C.果实

【**主产地**】主产于河北、山东、河南、江苏及天津、北京等地。

【**性状特征**】

1. 槐花　皱缩卷曲，花瓣多散落。完整者花萼钟状，黄绿色，先端5浅裂；花瓣5，黄色或黄白色，1片较大，近圆形，先端微凹，其余4片长圆形。雄蕊10，其中9个基部连合，花丝细长。雌蕊圆柱形，弯曲。体轻。气微，味微苦。（图12-13）

2. 槐米　呈卵形或椭圆形，长2～6mm，直径约2mm。花萼下部有数条纵纹，上方为黄白色未开放的花瓣。花梗细小。体轻，手捻即碎。气微，味微苦涩。（图12-14）

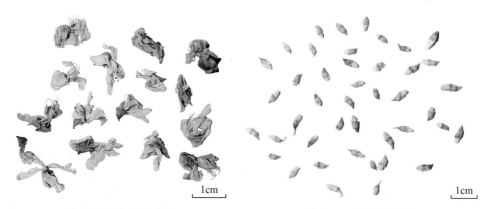

图12-13　槐花药材图　　　　　　　　　　图12-14　槐米药材图

【**性味归经**】苦，微寒。归肝、大肠经。

【**功能主治**】凉血止血，清肝泻火。用于便血，痔血，血痢，崩漏，吐血，衄血，肝热目赤，头痛眩晕。

槐角

Huaijiao

SOPHORAE FRUCTUS

【来源】为豆科植物槐*Sophora japonica* L.的干燥成熟果实。

【原植物】【主产地】参见"槐花"。

【性状特征】果实连珠状,长1～6cm,直径0.6～1cm。表面黄绿色或黄褐色,皱缩而粗糙,背缝线一侧呈黄色。质柔润,干燥皱缩,易在收缩处折断,断面黄绿色,有黏性。种子1～6粒,肾形,长约8mm,表面光滑,棕黑色,一侧有灰白色圆形种脐;质坚硬,子叶2,黄绿色。果肉气微,味苦,种子嚼之有豆腥气。(图12-15)

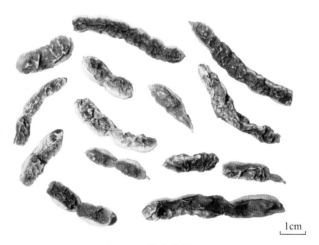

1cm

图12-15 槐角药材图

【性味归经】苦,寒。归肝、大肠经。

【功能主治】清热泻火,凉血止血。用于肠热便血,痔肿出血,肝热头痛,眩晕目赤。

第二节　收敛止血药

五倍子

Wubeizi

GALLA CHINENSIS

【来源】　为漆树科植物盐肤木*Rhus chinensis* Mill.、青麸杨*Rhus potaninii* Maxim.或红麸杨*Rhus punjabensis* Stew. var. *sinica*（Diels）Rehd. et Wils.叶上的虫瘿，主要由五倍子蚜*Melaphis chinensis*（Bell）Baker寄生而形成。

【原植物】

1. 盐肤木　落叶小乔木或灌木，高2～10m。奇数羽状复叶互生，叶轴及叶柄常有翅；小叶无柄，纸质，多形，常为卵形或椭圆状卵形或长圆形。先端急尖，基部圆形，边缘具粗锯齿或圆锯，叶面暗绿色，叶背粉绿色，被白粉，叶面沿中脉疏被柔毛或近无毛，叶背被锈色柔毛。圆锥花序宽大，雄花序长，雌花序较短，密被锈色柔毛；花小，杂性，黄白色；雄花花萼裂片长卵形，长约1mm，花瓣倒卵状长圆形，长约2mm，开花时外卷，雄蕊伸出，花丝线形，花药卵形；雌花花萼裂片较短，长约0.6mm，花瓣椭圆状卵形，长约1.6mm；花盘无毛；子房卵形，长约1mm，密被白色微柔毛；花柱3，柱头头状。核果球形，略压扁，径约4～5mm，被具节柔毛和腺毛，成熟时红色，果核径3～4mm。花期8～9月，果期10月。（图12-16）

2. 青麸杨　落叶乔木。小枝无毛。奇数羽状复叶互生，叶轴圆筒形，有时在上部的小叶间有狭翅；小叶7～11，具短柄；小叶卵状长圆形或长圆状披针形，先端渐尖，基部偏斜，近圆形，全缘，两面沿中脉被微柔毛或近无毛。圆锥花序顶生，长10～20cm，被微柔毛；花萼外面被微柔毛，裂片卵形，长约1mm，两面被微柔毛，边缘具缘毛，开花时先端外卷；花丝线形，长约2mm，在雌花中较短，花药卵形；花盘厚，无毛；子房球形，径约0.7mm，密被白色柔毛。果序下垂；核果近球形，直径3～4mm，密被具节柔毛和腺毛，成熟时红色；内含种子1颗。（图12-17）

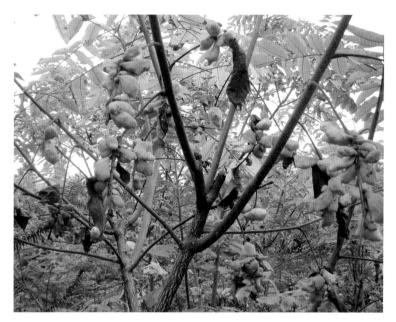

图12-16　盐肤木

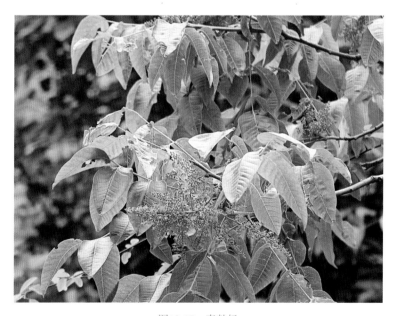

图12-17　青麸杨

3. 红麸杨　落叶乔木或小乔木，高4～15m。小枝被微柔毛。奇数羽状复叶互生，叶轴上部有狭翅；具小叶7～13，卵状长圆形或长圆形，先端渐尖或长渐尖，基部圆形或近心形，全缘，下面沿脉有细毛。圆锥花序顶生，长

15～20cm，密被微绒毛；花小，杂性，白色；花萼裂片狭三角形；花瓣长圆形，开花时先端外卷；花丝线形；花药卵形；花盘厚，紫红色，无毛；子房球形，径约1mm，1室，花柱3。果序下垂；核果近球形，略压扁，径约4mm，成熟时暗紫红色，被具节柔毛和腺毛。种子小。花期5月，果期9～10月。（图12-18）

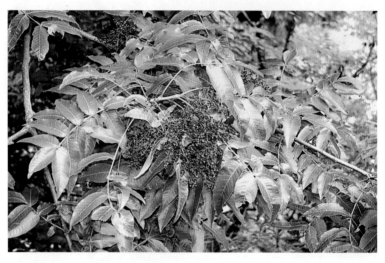

图12-18　红麸杨

【原动物】

1. 角倍蚜　成虫分为有翅型及无翅型两种。有翅成虫均为雌虫，全体灰黑色，长约2mm，头部触角5节，第3节最长，感觉芽分界明显，缺缘毛。翅2对，透明，前翅长约3mm，痣纹长镰状。足3对。腹部略呈圆锥形。无翅成虫，雄者色绿，雌者色褐，口器退化。寄主植物为盐肤木。当早春盐肤木树萌发幼芽时，蚜虫的春季迁移蚜（越冬幼蚜羽化后的有翅胎生雌虫），便在叶芽上产生有性的雌雄无翅蚜虫，经交配后产生无翅单性雄虫，称为干母。干母侵入树的幼嫩组织，逐步形成多角的虫瘿。干母在成瘿期间，旺盛地营单性生殖，在虫瘿中产生许多幼虫，于9～10月间，逐渐形成有翅的成虫，称为秋季迁移蚜。此时虫瘿自然爆裂，秋季迁移蚜便从虫瘿中飞出，到另一寄主茶藨苔及其同属植物上，进行无性生殖，产生幼小蚜虫。此种幼蚜固定在寄主的茎上，分泌蜡质，包围整个虫体，形成白色的球状茧而越冬；至第二年春天，越冬幼蚜在茧内成长为有翅成虫，即春季迁移蚜，又飞到盐肤木上进行繁殖。

2. 倍蛋蚜　形态及生活史与角倍蚜相似，惟秋季迁移蚜的触角，第3节较第5节略短，感觉芽境界不明；虫瘿蛋形。寄主植物为青麸杨及红麸杨。

【主产地】主产于贵州、四川、湖北、湖南、陕西、云南等地。

【性状特征】

1. 肚倍　呈长圆形或纺锤形囊状，无突起或分枝，长2.5～9cm，直径1.5～4cm。表面灰褐色或灰棕色，微有柔毛。质硬而脆，易破碎，断面角质样，有光泽，壁厚2～3mm，内壁平滑，有黑褐色死蚜虫及灰色粉状排泄物。气特异，味涩。（图12-19）

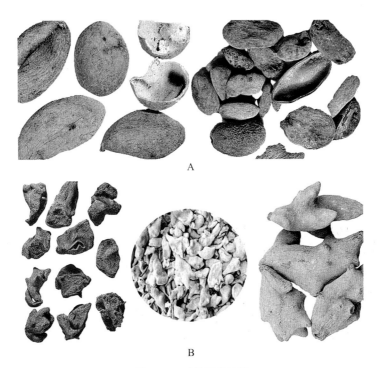

图12-19　五倍子药材图
A.肚倍　B.角倍

2. 角倍　呈菱形、卵圆形或纺锤形，有若干瘤状突起或角状分枝，表面黄棕色至灰棕色，有灰白色软滑的绒毛较明显，质坚脆，中空，破碎后可见黑褐色倍蚜的尸体及白色外皮和粉状排泄物。壁厚1～2mm，内壁浅棕色，平滑。破折面角质样。气微而特异，味涩而有收敛性。

【性味归经】酸、涩，寒。归肺、大肠、肾经。

【功能主治】敛肺降火，涩肠止泻，敛汗，止血，收湿敛疮。用于肺虚久咳，肺热痰嗽，久泻久痢，自汗盗汗，消渴，便血痔血，外伤出血，痈肿疮毒，皮肤湿烂。

仙鹤草

Xianhecao

AGRIMONIAE HERBA

【来源】为蔷薇科植物龙芽草*Agrimonia pilosa* Ledeb.的干燥地上部分。

【原植物】多年生草本，高50～120cm。茎直立，全体被白色长柔毛，有时散生短柔毛，上部分枝。单数羽状复叶，互生，有柄；托叶2枚，斜卵形，有深裂齿，被长柔毛；小叶片3～9，长椭圆形或椭圆形，长1～6cm，宽0.6～3cm，先端锐尖，基部楔形，有时稍斜，边缘锐锯齿，两面均被柔毛，具多数黄色腺点；顶端及中部的叶较大，其间夹杂数对小形叶片。总状花序顶生和腋生，窄细，长10～20cm；花有短梗，基部有2枚三叉形苞片；花萼筒状，先端5裂，裂片倒卵形，密被钩刺；花瓣5，黄色，倒卵形，先端微凹；雄蕊10枚或更多；花柱2，柱头头状。瘦果，包于具钩的宿存花萼内。花期7～9月。果期9～10月。（图12-20）

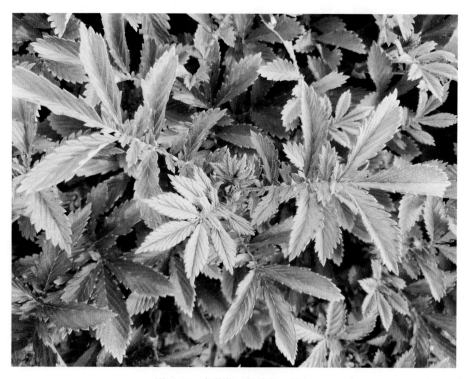

图12-20　龙芽草（杨美华　摄）

【**主产地**】主产于浙江、江苏、湖北。此外，安徽、福建、广东、河北、山东、湖南、云南等地亦产。

【**性状特征**】地上部分长50～100cm，被白色柔毛。茎下部圆柱形，直径0.4～0.6cm，红棕色，上部方柱形，四面略凹陷，绿褐色毛，有纵沟及棱线，有节；体轻，质硬，易折断，断面中空。单数羽状复叶互生，暗绿色，皱缩卷曲；质脆，易碎；叶片有大小2种，相间生于叶轴上，顶端小叶较大，完整小叶片展开后呈卵形或长椭圆形，先端尖，基部楔形，边缘有锯齿；托叶2，抱茎，斜卵形。总状花序细长；花直径0.6～0.9cm，花萼下部呈筒状，萼筒上部有钩刺，先端5裂；花瓣黄色。气微，味微苦。（图12-21）

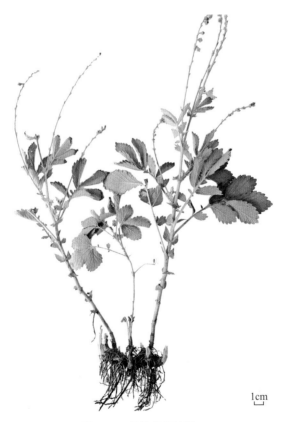

1cm

图12-21 仙鹤草药材图

【**性味归经**】苦、涩，平。归心、肝经。

【**功能主治**】收敛止血，截疟，止痢，解毒，补虚。用于咯血，吐血，崩漏下血，疟疾，血痢，痈肿疮毒，阴痒带下，脱力劳伤。

白及

Baiji

BLETILLAE RHIZOMA

【来源】为兰科植物白及*Bletilla striata*（Thunb.）Reichb. f.的干燥块茎。

【原植物】多年生草本，高20～50cm。假鳞茎扁平，卵形或不规则菱形，黄白色，富黏性，有须根。叶4～6片，狭矩圆形或披针形，长8～25cm，宽1.5～4cm，基部下延成鞘，抱茎。总状花序顶生，有花3～8朵；苞片1，早落；花大，紫色或淡红色；狭矩圆形，与花瓣近等长，长28～30mm；花瓣较阔；唇瓣较萼片、花瓣稍短，白色带淡红色，具紫脉，中裂片边缘有皱纹，先端凹陷，中央具5条褶片，侧裂片直立，合抱蕊柱，顶端钝，具细齿；雄蕊1，与花柱合成一蕊柱，与唇瓣对生；子房下位，扭曲。蒴果圆柱形，有6纵棱。花期4～6月，果期7～9月。（图12-22）

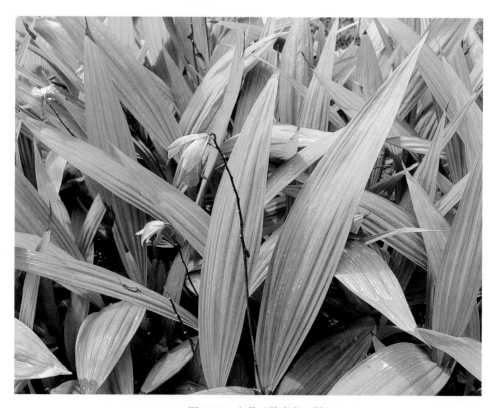

图12-22　白及（陈虎彪　摄）

【**主产地**】主产于贵州、四川、湖南、湖北、安徽、河南、浙江、陕西、云南、江西、甘肃、江苏、广西等地，以贵州产量最多、质量最佳。

【**性状特征**】块茎呈不规则扁圆形，多有2～3个爪状分枝，少数具4～5个爪状分枝，长1.5～6cm，厚0.5～3cm；表面灰白色至灰棕色或黄白色，有数圈同心环节和棕色点状须根痕，上面有突起的茎痕，下面有连接另一块茎的痕迹。质坚硬，不易折断，断面类白色，角质样。气微，味苦，嚼之有黏性。（图12-23）

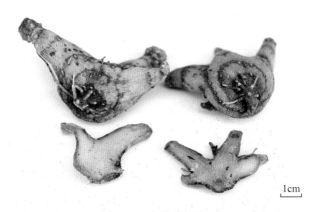

图12-23　白及药材图

【**性味归经**】苦、甘、涩，微寒。归肺、肝、胃经。

【**功能主治**】收敛止血，消肿生肌。用于咯血，吐血，外伤出血，疮疡肿毒，皮肤皲裂。

莲房

Lianfang

NELUMBINIS RECEPTACULUM

【来源】为睡莲科植物莲*Nelumbo nucifera* Gaertn.的干燥花托。

【原植物】【主产地】参见"莲子心"。

【性状特征】花托呈倒圆锥状或漏斗状，多撕裂，直径5～8cm，高4.5～6cm。表面灰棕色至紫棕色，具细纵纹和皱纹，顶面有多数圆形孔穴，基部有花梗残基。质疏松，破碎面海绵样，棕色。气微，味微涩。（图12-24）

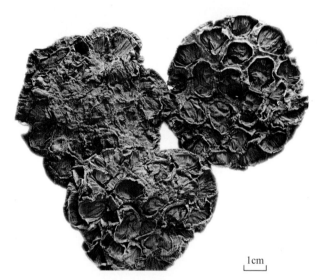

1cm

图12-24　莲房药材图

【性味归经】苦、涩，温。归肝经。

【功能主治】化瘀止血。用于崩漏，尿血，痔疮出血，产后瘀阻，恶露不尽。

第三节　化瘀止血药

三七

Sanqi

NOTOGINSENG RADIX ET RHIZOMA

【来源】为五加科植物三七*Panax notoginseng*（Burk.）F. H. Chen的干燥根和根茎。

【原植物】多年生草本，高30～60cm。主根纺锤形。茎直立，近于圆柱形；光滑无毛，绿色或带多数紫色细纵条纹。掌状复叶，3～6轮生于茎端，叶柄细长，表面无毛；小叶片椭圆形至长圆状倒卵形，长5～14cm，宽2～5cm，中央数片较大，基部一对较小，先端长尖，基部近圆形或两侧不相称，边缘有细锯齿，齿端偶具小刺毛，表面沿脉有细刺毛，有时两面均近于无毛。总花梗从茎端叶柄中央抽出，直立，长20～30cm；伞形花序单独顶生，直径约3cm；花多数，两性，有时单性花和两性花共存；小花梗细短，基部具有鳞片状苞片；花萼绿色，先端通常5齿裂；花瓣5，长圆状卵形，先端尖，黄绿色；雄蕊5；雌蕊1，子房下位，2室。核果浆果状，近肾形，长约6～9mm；嫩时绿色，熟时红色。种子1～3颗，球形，种皮白色。花期6～8月。果期8～10月。（图12-25）

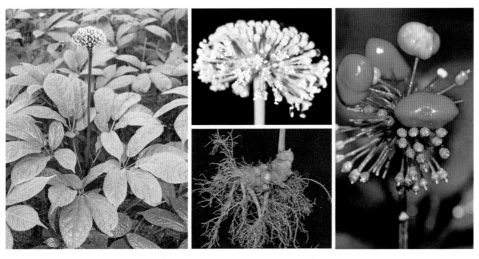

图12-25　三七（林秦文　朱鑫　摄）

【**主产地**】主产于云南、广西等地。

【**性状特征**】主根呈类圆锥形或圆柱形，长1～6cm，直径1～4cm。表面灰褐色或灰黄色，有断续的纵皱纹和支根痕。顶端有茎痕，周围有瘤状突起。体重，质坚实，断面灰绿色、黄绿色或灰白色，木部微呈放射状排列。气微，味苦回甜。筋条呈圆柱形或圆锥形，长2～6cm，上端直径约0.8cm，下端直径约0.3cm。剪口呈不规则的皱缩块状或条状，表面有数个明显的茎痕及环纹，断面中心灰绿色或白色，边缘深绿色或灰色。（图12-26）

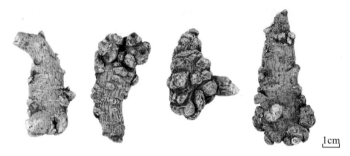

图12-26　三七药材图（张英涛　摄）

【**性味归经**】甘、微苦，温。归肝、胃经。

【**功能主治**】散瘀止血，消肿定痛。用于咯血，吐血，衄血，便血，崩漏，外伤出血，胸腹刺痛，跌扑肿痛。

血竭

Xuejie

DRACONIS SANGUIS

【来源】为棕榈科植物麒麟竭*Daemonorops draco* Bl.果实渗出的树脂经加工制成。

【原植物】常绿高大藤本，长达数十米，茎粗2～4cm。羽状复叶互生，近茎基有时近于对生；叶柄长，基部稍扩大略成鞘状，叶柄和叶轴被疏生小刺；小叶片多数，等距排列，无柄，条形至窄披针形，长达30cm，宽约12cm，先端渐窄尖，全缘，主脉平行三出。花呈长大圆锥花序，稍肉质，分枝基部外被长形苞苞；花单性，雌雄异株，花黄色，花被6片，二轮，雄花花被外轮较小，雄蕊6；雌花花被基部合生，外轮稍大，不育雄蕊6，子房圆软状，外面密被鳞片，花柱粗短不明显，柱头三深裂。果实核果状，宽卵形或近球形，直径约2cm，先端有短喙，果皮猩红色，表面密被覆瓦状鳞片，成熟时由鳞片缝中流出红色树脂，子房只1室发育。种子1粒。（图12-27）

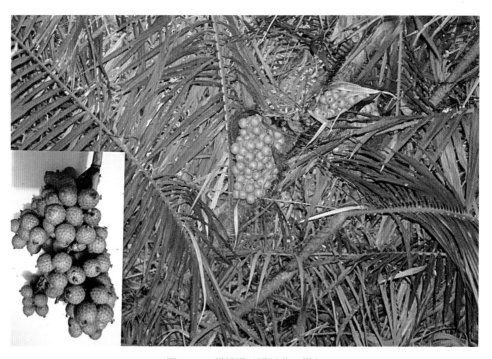

图12-27　麒麟竭（潘超美　摄）

【主产地】主产于印度尼西亚爪哇岛、苏门答腊岛、婆罗洲岛等地。

【性状特征】略呈类圆四方形或方砖形，表面暗红，有光泽，附有因摩擦而成的红粉。质硬而脆，破碎面红色，研粉为砖红色。气微，味淡。在水中不溶，在热水中软化。（图12-28）

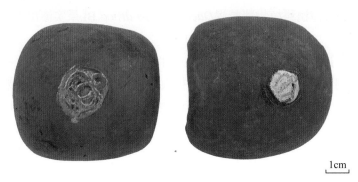

1cm

图12-28　血竭药材图

【性味归经】甘、咸，平。归心、肝经。

【功能主治】活血定痛，化瘀止血，生肌敛疮。用于跌打损伤，心腹瘀痛，外伤出血，疮疡不敛。

降香

Jiangxiang

DALBERGIAE ODORIFERAE LIGNUM

【来源】为豆科植物降香檀*Dalbergia odorifera* T. Chen树干和根的干燥心材。

【原植物】乔木，高10～15m；小枝上有小而密集的皮孔。羽状复叶长12～25cm，叶柄长1.5～3cm，托叶早落；小叶有9～13枚，稀疏的仅有7枚，卵形或椭圆形，长4～7cm，宽2～3.5cm，先端渐尖，钝头，基部为圆形或阔楔形。圆锥花序腋生，分枝呈伞房花序状；苞片和小苞片呈阔卵形，长约1mm；花小而多，长约5mm，花初开时密集分布在花序分枝顶端，之后渐渐分开；花梗长约1mm，花萼长约2mm，下方1枚萼齿较长，披针形，其余的均为阔卵形，急尖。花冠乳白色或淡黄色，各瓣长度近相等，都有长约1mm瓣柄，旗瓣倒心形，先端截平，略微凹缺，翼瓣长圆形，龙骨瓣半月形，背弯拱。雄蕊9枚，单体。子房狭椭圆形，具长柄，有胚珠1（～2）粒。荚果舌状长圆形，长4.5～8cm，宽1.5～1.8cm，基部略被毛，顶端钝或急尖，基部骤然收窄与纤细的果颈相接，果颈长5～10mm，果瓣革质，对种子的部分明显凸起，状如棋子，厚可达5mm，有种子1（～2）粒。花期3～4月，果期10～11月。（图12-29）

【主产地】主产于海南，广东、广西、云南等地有引种栽培。

【性状特征】类圆柱形或不规则块状。表面紫红色或灰黄褐色，有纵细槽纹和刀削、刀劈的痕迹；木材纹理细腻，质坚，有油性，断面不平。气微香，味微苦。（图12-30）

【性味归经】辛，温。归肝、脾经。

【功能主治】化瘀止血，理气止痛。用于吐血，衄血，外伤出血，肝郁胁痛，胸痹刺痛，跌扑伤痛，呕吐腹痛。

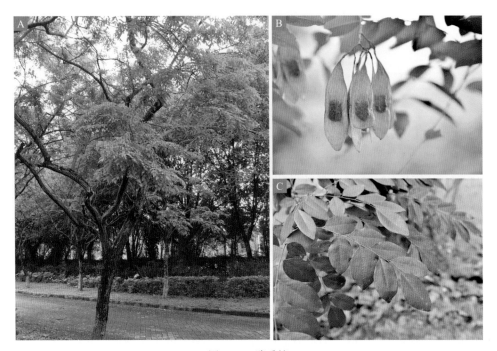

图12-29　降香檀
A. 植株　B. 果实　C. 叶片

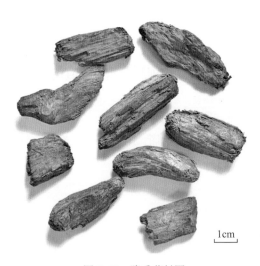

1cm

图12-30　降香药材图

茜草

Qiancao

RUBIAE RADIX ET RHIZOMA

【来源】为茜草科植物茜草*Rubia cordifolia* L.的干燥根和根茎。

【原植物】草质攀援藤木，茎数至多条，有4棱，棱上生倒生皮刺，中部以上多分枝。叶通常4片轮生，纸质，披针形或长圆状披针形，长0.7～3.5cm，顶端渐尖，有时钝尖，基部心形，边缘有齿状皮刺，两面粗糙，脉上有微小皮刺；基出脉3条，极少外侧有1对很小的基出脉。叶柄长1～2.5cm，有倒生皮刺。聚伞花序腋生和顶生，多分枝，有花10余朵至数十朵，花序和分枝均细瘦，有微小皮刺；花冠淡黄色，干时淡褐色，花冠裂片近卵形，微伸展，长约1.5mm，外面无毛。果球形，直径通常4～5mm，成熟时橘黄色。花期8～9月，果期10～11月。（图12-31）

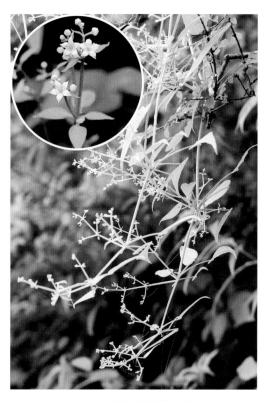

图12-31　茜草（屠鹏飞　摄）

【**主产地**】主产于陕西、河南、安徽、河北、山东、湖北、江苏、浙江、江西、甘肃、辽宁、山西、广东、广西、四川等地。以陕西、河南为道地产区。

【**性状特征**】根茎呈结节状，丛生粗细不等的根。根呈圆柱形，略弯曲，长10～25cm，直径0.2～1cm；表面红棕色或暗棕色，具细纵皱纹和少数细根痕；皮部脱落处呈黄红色。质脆，易折断，断面平坦皮部狭，紫红色，木部宽广，浅黄红色，导管孔多数。气微，味微苦，久嚼刺舌。（图12-32）

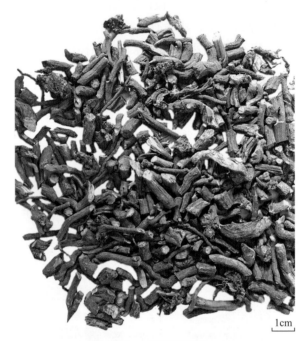

1cm

图12-32　茜草药材图

【**性味归经**】苦，寒。归肝经。

【**功能主治**】凉血，祛瘀，止血，通经。用于吐血，衄血，崩漏，外伤出血，瘀阻经闭，关节痹痛，跌扑肿痛。

蒲黄

Puhuang

TYPHAE POLLEN

【来源】为香蒲科植物水烛香蒲*Typha angustifolia* L.、东方香蒲*Typha orientalis* Presl或同属植物的干燥花粉。

【原植物】

1. 水烛香蒲　水生或沼生多年生草本。根状茎乳黄色、灰黄色，先端白色。地上茎直立，粗壮，高约1.5～2.5（～3）m。叶片长54～120cm，宽4～9mm，上部扁平，中部以下腹面微凹，背面向下逐渐隆起呈凸形，下部横切面呈半圆形；叶鞘抱茎。雌雄花序相距2.5～6.9cm；雄花序轴具褐色扁柔毛，单出，或分叉；雌花序长15～30cm，基部具1枚叶状苞片，通常比叶片宽，花后脱落；雄花由3枚雄蕊合生，有时2枚或4枚组成，花药长约2mm，长矩圆形，花粉粒单体，近球形、卵形或三角形，纹饰网状，花丝短、细弱，下部合生成柄，长（1.5～）2～3mm，向下渐宽；雌花具小苞片；孕性雌花柱头窄条形或披针形，长1.3～1.8mm，花柱长1～1.5mm，子房纺锤形，长约1mm，具褐色斑点，子房柄纤细，长约5mm；不孕雌花子房倒圆锥形，长1～1.2mm，具褐色斑点，先端黄褐色，不育柱头短尖；白色丝状毛着生于子房柄基部，并向上延伸，与小苞片近等长，均短于柱头。小坚果长椭圆形，长约1.5mm，具褐色斑点，纵裂。种子深褐色，长约1～1.2mm。花期、果期6～9月。（图12-33）

2. 东方香蒲　多年生水生或沼生草本。根状茎乳白色。地上茎粗壮，向上渐细，高1.3～2m。叶片条形，长40～70cm，宽0.4～0.9cm，光滑无毛，上部扁平，下部腹面微凹，背面逐渐隆起呈凸形，横切面呈半圆形；叶鞘抱茎。雌雄花序紧密连接；雄花序长2.7～9.2cm，花序轴具白色弯曲柔毛，自基部向上具1～3枚叶状苞片，花后脱落；雌花序长4.5～15.2cm，基部具1枚叶状苞片，花后脱落；雄花通常由3枚雄蕊组成，有时2枚或4枚雄蕊合生，花药长约3mm，2室，条形，花粉粒单体，花丝很短，基部合生成短柄；雌花无小苞片；孕性雌花柱头匙形，外弯，长0.5～0.8mm，花柱长1.2～2mm，子房纺锤形至披针形，子房柄细弱，长约2.5mm；不孕雌花子房长约1.2mm，近于圆锥形，先端呈圆形，不发育柱头宿存；白色丝状毛通常单生，有时几枚基部合生，稍长于花柱，短于柱头。小坚果椭圆形至长椭圆形；果皮具长形褐色斑点。种子褐色，微弯。花期、果期5～8月。（图12-34）

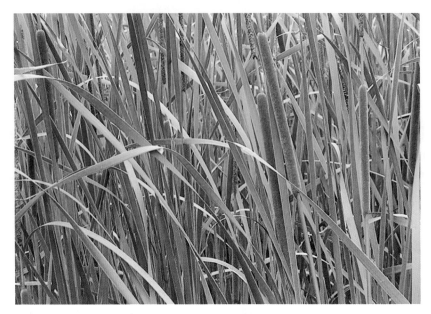

图12-33 水烛香蒲

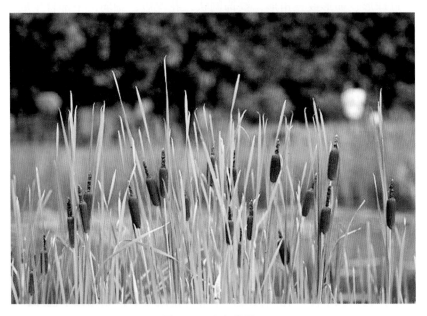

图12-34 东方香蒲

【主产地】水烛香蒲主产于东北、华北、西北、华东及河南、湖北、广西、四川、贵州、云南等地。东方香蒲主产于东北、华北、华东及陕西、湖南、广东、贵州、云南等地。

【性状特征】

1. 生蒲黄　黄色粉末。体轻，放水中则飘浮水面。手捻有滑腻感，易附着手指上。气微，味淡。（图12-35）

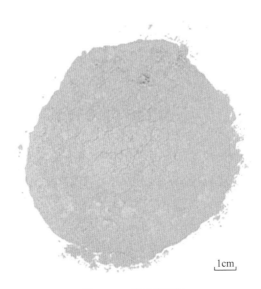

图12-35　蒲黄药材图

2. 蒲黄炭　表面棕褐色或黑褐色，具焦香气，味微苦、涩。

【性味归经】甘，平。归肝、心包经。

【功能主治】止血，化瘀，通淋。用于吐血，衄血，咯血，崩漏，外伤出血，经闭痛经，胸腹刺痛，跌扑肿痛，血淋涩痛。

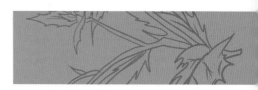

第十三章
化痰止咳平喘药

第一节　化痰药

川贝母

Chuanbeimu

FRITILLARIAE CIRRHOSAE BULBUS

【来源】为百合科植物川贝母*Fritillaria cirrhosa* D. Don、暗紫贝母*Fritillaria unibracteata* Hsiao et K. C. Hsia、甘肃贝母*Fritillaria przewalskii* Maxim.、梭砂贝母*Fritillaria delavayi* Franch.、太白贝母*Fritillaria taipaiensis* P. Y. Li 或瓦布贝母*Fritillaria unibracteata* Hsiao et K. C. Hsia var. *wabuensis*（S. Y. Tang et S. C. Yue）Z. D. Liu，S. Wang et S. C. Chen的干燥鳞茎。

【原植物】

1. 川贝母　多年生草本，植物形态变化较大。鳞茎卵圆形。叶常对生，少数在中部兼有互生或轮生，先端不卷曲或稍卷曲。花单生茎顶，紫红色。有浅绿色的小方格斑纹，方格斑纹的多少，也有很大变化，有的花的色泽可以从紫色逐渐过渡到淡黄绿色，具紫色斑纹；叶状苞3先端稍卷曲，宽2～4mm；花被片6，长3～4cm，外轮3片宽1～1.4cm，内轮3片宽可达1.8cm。蜜腺窝在背面明显凸出；柱头裂片长3～5mm。蒴果长、宽各约1.6mm，棱上具宽1～1.5cm的窄翅。花期5～7月，果期8～10月。（图13-1）

2. 暗紫贝母　多年生草本，高15～40cm。鳞茎球形或圆锥形。茎直立，无毛，绿色或深紫色。叶除最下部为对生外，均为互生或近于对生，无柄；叶片线形或线状披针形，长3.6～6.5cm，宽3～7mm，先端急尖。花单生于茎顶；深紫色。略有黄褐色小方格，有叶状苞片1，花被片6，长2.5～2.7cm，外轮3片近长圆形，宽6～9mm，内轮3片倒卵状长圆形，宽10～13mm，蜜腺窝不很明显；雄蕊6，花药近基着，花丝有时密被小乳突；柱头3裂，裂片外展，长0.5～1（～1.5）mm。蒴果长圆形，宽1～1.5cm，具6棱，棱上有宽约1mm的窄翅。花

期6月，果期8月。（图13-2）

3. **甘肃贝母**　多年生草本，高20～30（～45）cm。鳞茎圆锥形。茎最下部的2片叶通常对生，向上渐为互生；叶线形，长3.5～7.5cm，宽3～4mm，先端通常不卷曲，单花顶生，稀为2花，浅黄色，有黑紫色斑点；叶状苞片1，先端稍卷曲或不卷曲，花被片6，长2～3cm，内三片宽6～7mm，蜜腺窝不很明显；雄蕊6，花丝除顶端外密被乳头状突起；柱头裂片通常很短，长不到1mm，极少达2mm。蒴果长约1.3cm，宽1～1.2cm，棱上具宽约1mm的窄翅。花期6～7月，果期8月。（图13-3）

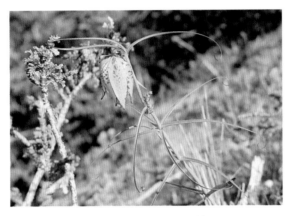

图13-1　川贝母（王曙　摄）

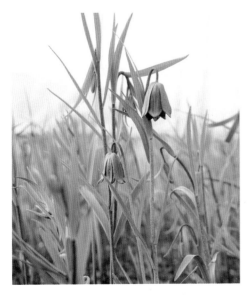

图13-2　暗紫贝母（王曙　摄）

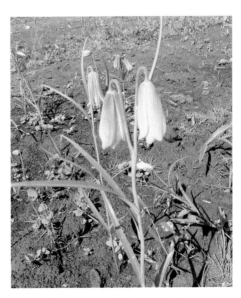

图13-3　甘肃贝母（王曙　摄）

4. 梭砂贝母 多年生草本，高20~30（~40）cm。鳞茎长卵圆形。叶互生，较紧密地生于植株中都或上部1/3处，叶片窄卵形至卵状椭圆形，长2~7cm、宽1~3cm，先端不卷曲。单花顶生，浅黄色，具红褐色斑点；外轮花被片长3.2~4.5cm，宽1.2~1.5cm，内轮花被片比外轮的稍长而宽；雄蕊6；柱头裂片长约1mm。蒴果棱长的翅宽约1mm，宿存花被常多少包住蒴果。花期6~7月，果期8~9月。（图13-4）

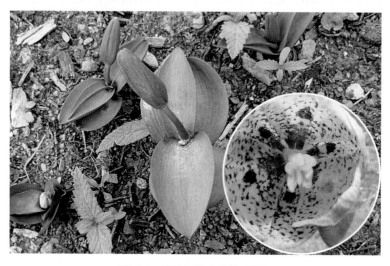

图13-4 梭砂贝母（王曙 摄）

5. 太白贝母 多年生草本，高30~50cm。花黄绿色，无方格斑，花被片先端边缘有紫色斑带，叶关苞片不卷曲。鳞茎扁卵圆形或圆锥形，直径0.6~1.2cm，高4~8mm。表面白色，较光滑。外层两枚鳞叶近等大，顶端开裂，底部平整，味苦。（图13-5）

6. 瓦布贝母 鳞茎扁球状，外面的鳞片常2枚。营养生长季只长1片基生叶。生殖生长季株高50~80（~115）cm，粗可达1.3cm。叶最下面常2枚对生，上面的轮生兼互生；多数叶两侧边不等长略似镰形，有的披针状条形，长7~13cm，宽9~20mm。花1~2（~6）朵，花初开黄绿色、黄色。内面有或无黑紫色斑点，外面出现紫色或橙色浸染。叶状苞1~4。花被片倒卵形至矩圆状倒卵形，长3.5~5.5cm，内轮的主脉近基部内弯成夹角90°的弯折或弧状。外轮的主脉近基部内弯成夹角的140°的弧形。蜜腺长5~8mm。雄蕊花丝长于花药，花柱裂片长3mm。蒴果长3~5cm，棱上翅宽2mm。花被在子房明显长大时凋落。花期5~6月；果期7~8月。（图13-6）

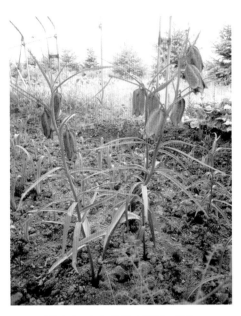

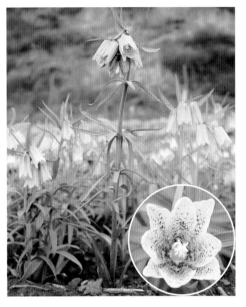

图13-5 太白贝母（王曙 摄）　　　　图13-6 瓦布贝母（王曙 摄）

【主产地】

1. 川贝母　主产于四川西北部（康定、道孚、理塘、九龙、冕宁、汉源、宝兴）高山和高原、西藏南部至东部（昌都、林芝、拉萨、山南、日喀则）、青海东南部（久治、班玛、玉树）和云南（香格里拉）。

2. 暗紫贝母　主产于四川西北部（松潘、若尔盖、马尔康、洪源、阿坝）和青海东南部（兴海、河南、果洛）。四川松潘县、青海互助县有栽培。

3. 甘肃贝母　主产于甘肃南部洮河流域、青海东部和南部（湟中、民和、囊谦、治多）和四川西北部（甘孜、石渠、德格、宝兴、天全）。

4. 梭砂贝母　主产于四川西北部（康定至石渠）、西藏（拉萨至亚东）、云南（德钦）和青海南部（杂多、囊谦）。

5. 太白贝母　主产于陕西（秦岭及其以南地区）、甘肃（东南部）和重庆（巫溪），其中重庆巫溪有栽培。

6. 瓦布贝母　主产于四川西北部（茂县、松潘、黑水、平武、北川）。

【性状特征】

1. 松贝　鳞茎类圆锥形或近球形。高0.3～0.8cm，直径0.3～0.9cm，外层鳞叶2瓣，大小悬殊，大瓣紧抱小瓣，未抱部分呈新月形，习称"怀中抱月"；顶部闭合，偶见轻微开裂者，内有类圆柱形、顶端稍尖的心芽和小鳞叶1～2枚；先端钝圆或稍尖，底部较平或略微凹陷，中心有1灰褐色鳞茎盘，偶有残存须根。

质硬而脆，断面白色或类白色，粉性细腻。气微，味微苦。（图13-7）

2. **青贝** 鳞茎类扁球形、类球形或类圆锥形。高0.4～1.6cm，直径0.4～1.6cm，外层鳞叶2瓣，大小相近，相对抱合，习称"观音合掌"；顶端开裂。内有心芽和小鳞叶2～3枚及细圆柱形的残茎，中心有一灰褐色鳞茎盘，偶有残存须根。（图13-8）

3. **炉贝** 鳞茎长圆锥形，高0.7～2.5cm，直径0.5～2.5cm。表面类白色或浅棕黄色，有的具棕色斑点。外层鳞叶2瓣，大小相近，顶部开裂而略尖，基部稍尖或较钝。（图13-9）

4. **栽培品** 鳞茎类球形或短圆柱形。表面类白色或黄棕色或具黄棕色斑，稍粗糙或皱缩。外层鳞叶2瓣，大小悬殊（松贝）或相近（青贝），顶部多开裂而较平。（图13-10）

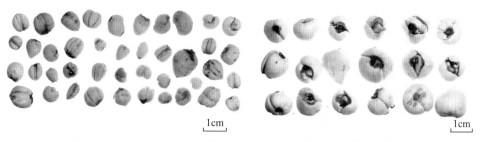

图13-7 松贝（统货）药材图（王曙 摄）　　图13-8 青贝（二等）药材图（王曙 摄）

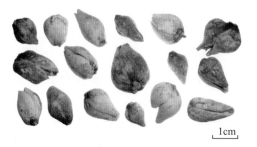
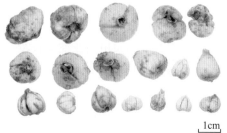

图13-9 炉贝药材图（王曙 摄）　　　图13-10 栽培品（统货）药材图（王曙 摄）

【**性味归经**】苦、甘，微寒。归肺、心经。

【**功能主治**】清热润肺，化痰止咳，散结消痈。用于肺热燥咳，干咳少痰，阴虚劳嗽，痰中带血，瘰疬，乳痈，肺痈。

天竺黄

Tianzhuhuang

BAMBUSAE CONCRETIO SILICEA

【来源】为禾本科植物青皮竹*Bambusa textilis* McClure或华思劳竹*Schizostachyum chinense* Rendle等秆内的分泌液干燥后的块状物。

【原植物】

1. 青皮竹　竿高8～10m，直径3～5cm，尾梢弯垂，下部挺直；节间长40～70cm，绿色，幼时被白蜡粉，并贴生或疏或密的淡棕色刺毛，以后变为无毛，竿壁薄（2～5mm）；节处平坦，无毛；箨鞘早落；革质，硬而脆，稍有光泽，背面近基部贴生暗棕色刺毛，先端稍向外缘倾斜而呈不对称的宽拱形，箨耳较小，不相等，大耳狭长圆形至披针形，稍微向下倾斜，长约1.5cm，宽4～5mm，小耳长圆形，不倾斜，其大小约为大耳的一半；箨舌高2mm，边缘齿裂，或有条裂，被短纤毛；箨片直立，易脱落，卵状狭三角形，背面近基部处疏生暗棕色刺毛，腹面在脉间被短刺毛或有时近于无毛而粗糙，先端的边缘内卷而成一钻状锐利硬尖头，基部稍作心形收窄。叶鞘无毛，背部具脊，纵肋隆起；叶耳发达，通常呈镰刀形，边缘具弯曲而呈放射状的繸毛；叶舌极低矮，边缘啮蚀状，无毛；叶片线状披针形至狭披针形，一般长9～17cm，宽1～2cm，上表面无毛，下表面密生短柔毛，先端渐尖具钻状细尖头，基部近圆形或楔形。（图13-11）

2. 华思劳竹[①]　竿高5～8m，直径2～3cm；节间通直，长30～45cm，上半部于幼嫩时被白色柔毛，老时毛落，并具硅质而使表面糙涩；分枝常于竿基部第三节上开始，近水平伸展。竿箨幼时紫红色，老时变枯黄色，其长度常为其节间的一半；箨鞘近呈梯形，背部初时被白色小刺毛，老时毛落具硅质而稍变糙涩，先端近截形或两侧向中央倾斜下凹；箨耳呈极狭的线形；箨舌高约1mm，近全缘；箨片窄三角形，先端长渐尖，边缘在近先端部分内卷。叶鞘无毛，先端带紫红色；叶耳和鞘口繸毛俱缺；叶舌近截形，高约1mm，近全缘；叶片披针形至长圆状披针形，长15～26cm，宽3～4.5cm，上表面无毛，下表面粗糙，次脉7～9对，小横脉明显，先端长渐尖，呈扭曲状而粗糙的尖头，基部近圆形或宽楔形；叶柄带紫红色，无毛，长约5mm。（图13-12）

[①]　《中国植物志》名：薄竹 *Leptocanna chinensis*（Rendle）Chia et H. L. Fung。

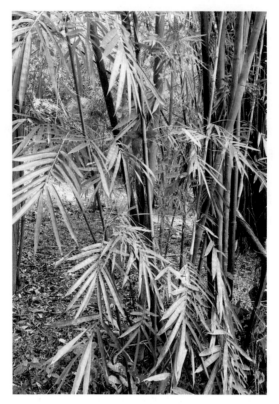

图13-11　青皮竹

【**主产地**】主产于广东广宁、四会、怀集、高要等县以及广西和云南等地。

【**性状特征**】为不规则的片块或颗粒，大小不一。表面灰蓝色、灰黄色或灰白色，有的洁白色，半透明，略带光泽。体轻，质硬而脆，易破碎，吸湿性强。气微，味淡。（图13-13）

【**性味归经**】甘，寒。归心、肝经。

【**功能主治**】清热化痰，凉心定惊。用于热病神昏，中风痰迷，小儿痰热惊痫、抽搐、夜啼。

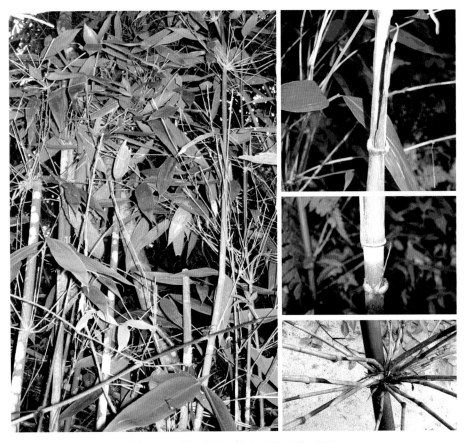

图13-12　华思劳竹（薄竹）（张玉霄　摄）

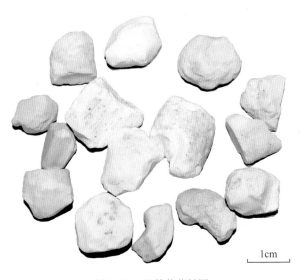

1cm

图13-13　天竺黄药材图

天南星

Tiannanxing

ARISAEMATIS RHIZOMA

【来源】为天南星科植物天南星*Arisaema erubescens*（Wall.）Schott、异叶天南星*Arisaema heterophyllum* Bl.或东北天南星*Arisaema amurense* Maxim.的干燥块茎。

【原植物】

1. 天南星　多年生草本。块茎近圆球形，直径达2～6cm。鳞叶下部管状，有紫褐色斑块。叶1片，稀2片；柄长达70cm，叶片放射状分裂，裂片7～20，披针形或长圆形，长渐尖或延长为线尾状。花单性，雌雄异株；肉穗花序由叶柄鞘部抽出，花序柄短于叶柄；佛焰苞颜色多样；有棒状附属器；雄花序上部有少数中性花，雄花淡绿色至暗褐色，雄蕊2～4；雌花序上具多数中性花，雌花子房卵圆形，无花柱。浆果红色。种子1～2，球形，淡褐色。花期4～6月，果期8～9月。（图13-14）

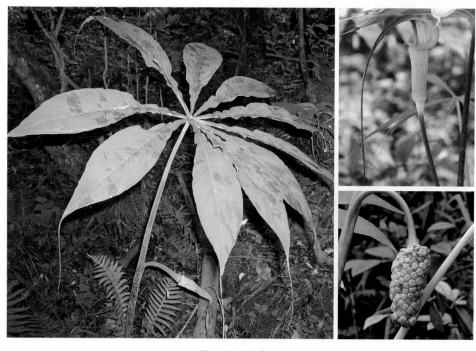

图13-14　天南星

2. 异叶天南星 多年生草本。块茎近圆球形，直径2～5cm。叶常1片；叶片鸟足状分裂，裂片11～19，线状长圆形或倒披针形，中裂片比两侧短小。佛焰苞管部长3～6cm，绿白色；肉穗花序轴与佛焰苞分离；附属器细长，鼠尾状，伸出佛焰苞外；雄花具2～4花药；雌花子房球形，花柱明显。果序近圆锥形，浆果熟时红色。种子黄红色。花期4～5月，果期6～9月。（图13-15）

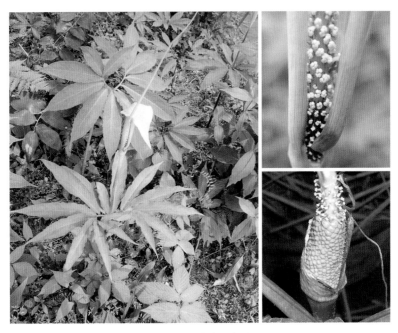

图13-15 异叶天南星

3. 东北天南星 多年生草本。块茎近球形，1～4cm。叶1片，叶柄下部1/3具鞘，紫色；叶片鸟足状分裂，幼时3裂，老时5裂，倒卵形，倒卵状披针形或椭圆形，先端短渐尖，基部楔形。花序柄短于叶柄；佛焰苞圆筒状，长8～10cm，绿色或紫色具白色条纹；花雌雄异株；雄花序上部渐狭，花疏，雄花具2～6花药；雌花序短圆锥形，雌花子房倒卵形；附属器具短柄，棒状，基部截形，向上略细，先端钝圆。浆果红色。种子4，红色。花期5～6月，果期9月。（图13-16）

【主产地】

1. 天南星 主产于陕西、甘肃、四川、贵州、云南等地；此外，安徽、浙江、湖北、湖南、广西、河北等地也产。

2. 异叶天南星 主产于湖北、湖南、四川、贵州、河南、安徽、江苏、浙江、江西等地。

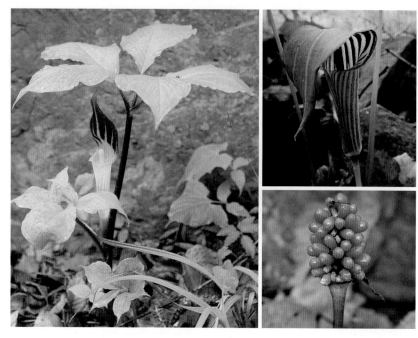

图13-16　东北天南星

3. **东北天南星**　主产于黑龙江、吉林、辽宁、山东、河北等地。

【性状特征】

1. **天南星**　块茎为扁圆球形，直径1.5～6.5cm，表面淡黄色至淡棕色，顶端较平，中心茎痕浅凹有叶痕环纹，周围有大的麻点状须根痕，但不明显。质坚硬，不易破碎，断面白色，粉性。气微辛，味麻舌刺喉。（图13-17）

2. **异叶天南星**　块茎为稍扁的圆球形，直径1.5～5cm，中心茎痕深陷，呈凹状，周围有一圈1～2列显著的须根痕。周边偶有少数微凸起的小侧芽，但不

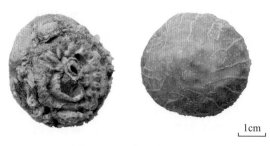

1cm

图13-17　天南星药材图

呈虎掌形。质坚硬，不易破碎，断面平坦色白。气微辛，味麻辣。（图13-18）

3. 东北天南星 块茎为扁圆球形，直径1.5～4cm，中心茎痕大而较平坦，环纹少呈浅皿状，麻点根痕细而不整齐，周围偶有微突出的小侧芽。质坚硬，不易破碎，断面平坦色白。气微辛，味麻辣。（图13-19）

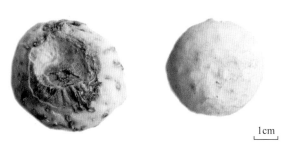

图13-18 异叶天南星药材图

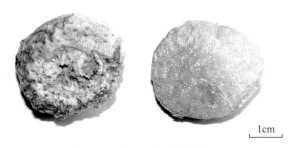

图13-19 东北天南星药材图

【性味归经】苦、辛，温；有毒。归肺、肝、脾经。

【功能主治】生天南星散结消肿。外用治痈肿，蛇虫咬伤。制南星燥湿化痰，祛风止痉，散结消肿。用于顽痰咳嗽，风痰眩晕，中风痰壅，口眼㖞斜，半身不遂，癫痫，惊风，破伤风；外用治痈肿，蛇虫咬伤。临床多用制南星。

白附子

Baifuzi

TYPHONII RHIZOMA

【来源】为天南星科植物独角莲*Typhonium giganteum* Engl.的干燥块茎。

【原植物】多年生草本。块茎倒卵形、卵球形或卵状椭圆形，大小不等，直径2～4cm，外被暗褐色小鳞片，有7～8条环状节，颈部周围生多条须根。叶与花序同时抽出。叶柄圆柱形，长约60cm，密生紫色斑点，中部以下具膜质叶鞘；叶片箭形，长15～45cm，宽9～25cm，先端渐尖，基部箭状，中肋背面隆起，一级侧脉7～8对，最下部的两条基部重叠，集合脉与边缘相距5～6mm。花序柄长15cm。佛焰苞紫色，管部圆筒形或长圆状卵形，肉穗花序几无梗，长达14cm，雌花序圆柱形，长约3cm，粗1.5cm；中性花序长3cm，粗约5mm；雄花序长2cm，粗8mm；附属器紫色，长2～6cm，粗5mm，圆柱形，直立，基部无柄，先端钝。雄花无柄，药室卵圆形，顶孔开裂。雌花：子房圆柱形，顶部截平，胚珠2；柱头无柄，圆形。花期6～8月，果期7～9月。（图13-20）

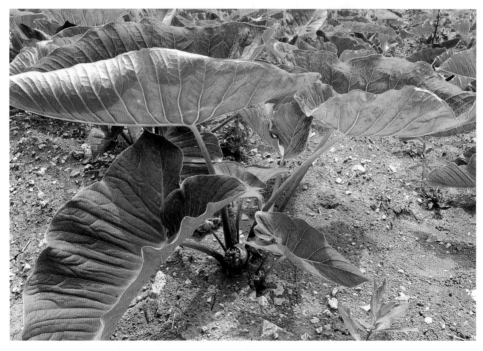

图13-20 独角莲

【主产地】主产于河南、甘肃、湖北；山西、河北、四川、陕西等地亦产。以河南产量最大，河南禹州县的质量最佳。

【性状特征】块茎呈椭圆形或卵圆形，长2～5cm，直径1～3cm。表面黄白色或淡灰黄色，略粗糙，有环纹及须根痕，顶端有茎痕或芽痕。质坚硬，断面白色，粉性。气微，味淡、麻辣刺舌。（图13-21）

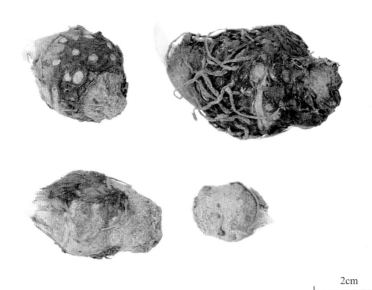

2cm

图13-21　白附子药材图

【性味归经】辛，温；有毒。归胃、肝经。

【功能主治】祛湿化痰，祛风止痉，解毒散结。用于中风口眼㖞斜，半身不遂，腰腿关节疼痛，头痛，破伤风；外用治疗颈淋巴结结核（未溃），蛇虫咬伤。

白前

Baiqian

CYNANCHI STAUNTONII RHIZOMA ET RADIX

【来源】 为萝藦科植物柳叶白前*Cynanchum stauntonii*（Decne.）Schltr. ex Lévl. 或芫花叶白前*Cynanchum glaucescens*（Decne.）Hand.-Mazz.的干燥根茎和根。

【原植物】

1. 柳叶白前 直立半灌木，高约1m，无毛，分枝或不分枝。叶对生，纸质，狭披针形，长6～13cm，两端渐尖；中脉在叶背显著，侧脉约6对；叶柄长约5mm。伞形聚伞花序腋生；花序梗长达1cm，小苞片众多；花萼5深裂，内面基部腺体不多；花冠紫红色，辐状，内面具长柔毛；副花冠裂片盾状，隆肿，比花药为短；花粉块每室1个，长圆形，下垂；柱头微凸，包在花药的薄膜内。蓇葖果单生，长披针形，长达9cm，直径6mm。花期5～8月，果期9～10月。（图13-22）

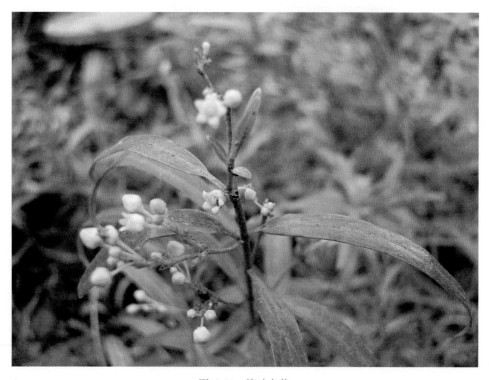

图13-22 柳叶白前

2. 芫花叶白前　直立矮灌木，高达50cm；茎具二列柔毛。叶无毛，长圆形或长圆状披针形，长1～5cm，宽0.7～1.2cm，顶端钝或急尖，基部楔形或圆形，近无柄；侧脉不明显，约3～5对。伞形聚伞花序腋内或腋间生，无毛或具微毛，着花10余朵；花萼5深裂，内面基部有腺体5个，极小；花冠黄色、辐状；副花冠浅杯状，裂片5，肉质，卵形，龙骨状内向，其端部倾倚于花药；花粉块每室1个，下垂；柱头扁平。蓇葖果单生，纺锤形，先端渐尖，基部紧窄，长6cm，直径1cm；种子扁平，宽约5mm；种毛白色绢质，长2cm。花期5～11月，果期7～11月。

【主产地】主产于浙江、江苏、安徽、湖北。

【性状特征】

1. 柳叶白前　根茎呈细长圆柱形，有分枝，稍弯曲，长4～15cm，直径1.5～4mm。表面黄白色或黄棕色，节明显，节间长1.5～4.5cm，顶端有残茎。质脆，断面中空。节处簇生纤细弯曲的根，长可达10cm，直径不及1mm，有多次分枝呈毛须状，常盘曲成团。气微，味微甜。（图13-23）

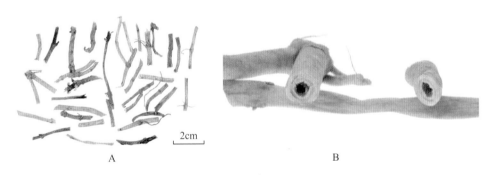

2cm

A　　　　　　　　　　　　　　　B

图13-23　白前药材图
A. 干燥药材　B. 药材断面

2. 芫花叶白前　根茎较短小或略呈块状；表面灰绿色或灰黄色，节间长1～2cm。质较硬。根稍弯曲，直径约1mm，分枝少。

【性味归经】辛、苦，微温。归肺经。

【功能主治】降气，消痰，止咳。用于肺气壅实，咳嗽痰多，胸满喘急。

瓜蒌

Gualou

TRICHOSANTHIS FRUCTUS

【来源】为葫芦科植物栝楼*Trichosanthes kirilowii* Maxim.或双边栝楼*Trichosanthes rosthornii* Harms的干燥成熟果实。

【原植物】参见"天花粉"。

【主产地】栝楼主产于山东、河南、河北、安徽等地；双边栝楼主产于四川、江西、湖北等地，以四川省绵阳、德阳、简阳、峨嵋及乐山等产量稍大，有栽培也有野生。

【性状特征】果实呈类球形或宽椭圆形，长7～15cm，直径6～10cm，表皮橙红色或橙黄色，皱缩或较光滑，顶端有圆形的花柱残基，基部略尖，具残存的果梗。轻重不一，质脆，易破开，果皮内表面黄白色，有红黄色丝络，果瓤橙黄色，黏稠，与多数种子黏结成团。具焦糖气，味微酸、甜。（图13-24）

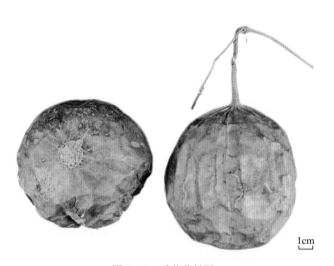

图13-24　瓜蒌药材图

【性味归经】甘、微苦，寒。归肺、胃、大肠经。

【功能主治】清热涤痰，宽胸散结，润燥滑肠。用于肺热咳嗽，痰浊黄稠，胸痹心痛，结胸痞满，乳痈，肺痈，肠痈，大便秘结。

瓜蒌子

Gualouzi

TRICHOSANTHIS SEMEN

【来源】　为葫芦科植物栝楼*Trichosanthes kirilowii* Maxim.或双边栝楼*Trichosanthes rosthornii* Harms的干燥成熟种子。

【原植物】参见"天花粉"。

【主产地】主产于山东、河北、河南、四川、安徽等地。

【性状特征】

1. 栝楼　呈扁平椭圆形，长12～15mm，宽6～10mm，厚约3.5mm。表面浅棕色至棕褐色，平滑，沿边缘有1圈沟纹。顶端较尖，有种脐，基部钝圆或较狭。种皮坚硬，内种皮膜质，灰绿色，子叶2，黄白色，富油性。气微，味淡。（图13-25A）

2. 双边栝楼　椭圆状或长方椭圆状，较大而扁，长15～19mm，宽8～10mm，厚2～3mm。表面棕褐色，沟纹明显而环边较宽。顶端平截。（图13-25B）

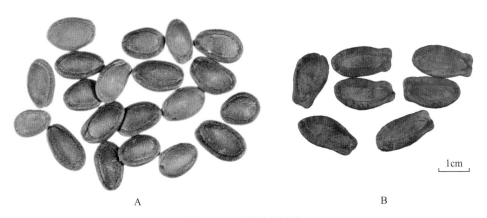

图13-25　瓜蒌子药材图
A.栝楼　B.双边栝楼

【性味归经】甘，寒。归肺、胃、大肠经。

【功能主治】润肺化痰，滑肠通便。用于燥咳痰黏，肠燥便秘。

瓜蒌皮

Gualoupi

TRICHOSANTHIS PERICARPIUM

【来源】为葫芦科植物栝楼*Trichosanthes kirilowii* Maxim.或双边栝楼*Trichosanthes rosthornii* Harms的干燥成熟果皮。

【原植物】参见"天花粉"。

【主产地】主产于安徽、山东、河南、河北、四川等地。

【性状特征】常呈2瓣至数瓣，边缘向内卷曲，质地轻脆易碎，长6～12cm。外表面呈橙红色或橙黄色，皱缩，有果梗残留；内表面呈黄白色。具有焦糖气，味淡，微酸。（图13-26）

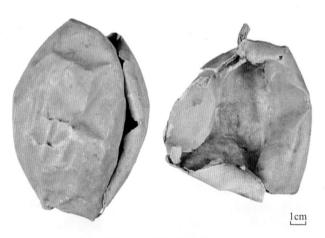

图13-26　瓜蒌皮药材图

【性味归经】甘，寒。归肺、胃经。

【功能主治】清热化痰，利气宽胸。用于痰热咳嗽，胸闷胁痛。

半夏

Banxia

PINELLIAE RHIZOMA

【来源】为天南星科植物半夏*Pinellia ternata*（Thunb.）Breit.的干燥块茎。

【原植物】多年生宿根草本植物，高15～35cm。块茎圆球形，直径1～2cm，表面有黄棕色叶基残体。叶2～5枚，有时1枚，着生于块茎顶端。叶柄长15～20cm，基部具鞘，鞘内、鞘部以上或叶片基部（叶柄顶头）有直径3～5mm的珠芽；花序柄长于叶柄。佛焰苞绿色或绿白色，管部狭圆柱形，长1.5～2cm；檐部长圆形，绿色，有时边缘青紫色，长4～5cm。花单性，无花被，雌雄同株。肉穗花序：雌花序长2cm，雄花序长5～7mm，其中间隔3mm；附属器绿色变青紫色，长6～10cm，直立，有时"S"形弯曲。浆果卵圆形，黄绿色。花期5～7月，果期8月。（图13-27）

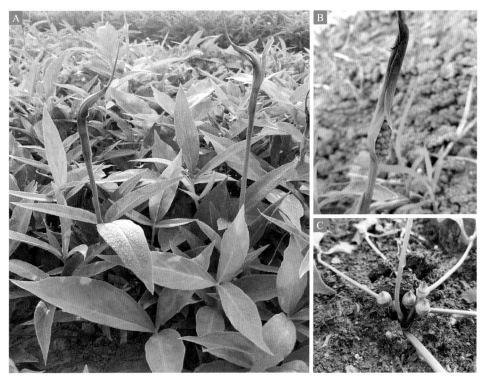

图13-27 半夏
A. 植株　B. 佛焰苞　C. 叶基部珠芽

【**主产地**】主产于湖北、贵州、甘肃、四川、山东、湖南、云南、河北等地，现已大规模人工栽培。

【**性状特征**】块茎呈类球形，有的稍偏斜，直径0.7～1.6cm，表面白色或浅黄色，顶端有凹陷的茎痕，周围密布麻点状根痕；下面钝圆，较光滑。质坚实，断面洁白，富粉性。气微，味辛辣、麻舌而刺喉。（图13-28）

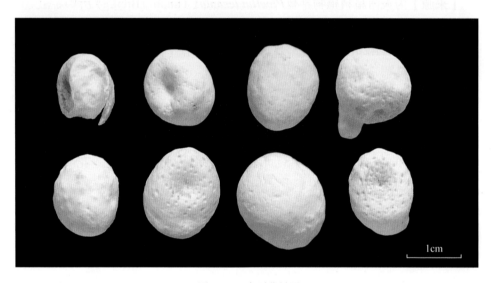

图13-28　半夏药材图

【**性味归经**】辛、温，有毒。归脾、胃、肺经。

【**功能主治**】燥湿化痰，降逆止呕，消痞散结。用于湿痰寒痰，咳喘痰多，痰饮眩悸，风痰眩晕，痰厥头痛，呕吐反胃，胸脘痞闷，梅核气；外治痈肿痰核。

竹茹

Zhuru

BAMBUSAE CAULIS IN TAENIAS

【来源】为禾本科植物青秆竹*Bambusa tuldoides* Munro、大头典竹*Sinocalamus beecheyanus*（Munro）McClure var. *pubescens* P. F. Li或淡竹*Phyllostachys nigra*（Lodd.）Munro var. *henonis*（Mitf.）Stapf ex Rendle的茎秆的干燥中间层。

【原植物】

1. 青秆竹　常绿乔木状，秆丛生，高6～9m。直径3～5cm，顶端稍下弯；节间长21～36cm，幼时被白粉；秆环、箨环均被毡毛、秆箨长，短于节间，脱落性，箨鞘背面无毛；箨耳显著；箨舌高3～4mm；箨叶呈狭三角形；分枝常于秆基部第一节开始分出，枝簇生，主枝较粗长。小枝具3～4叶，叶片狭披针形，长10～20cm。宽11～17cm，上面无毛，下面密生短柔毛。花枝每节有单生或簇生的假小穗，近圆柱形而微压扁，先端尖，长3～6cm，淡绿色，小穗有小花5～8朵。（图13-29）

2. 大头典竹　与青秆竹类似，节与节间微作"之"字形折屈；箨耳极小；箨叶小，卵状披针形；叶片矩形兼披针形，宽1～4.5cm。花枝每节有单生或簇生之假小穗，极扁。（图13-30）

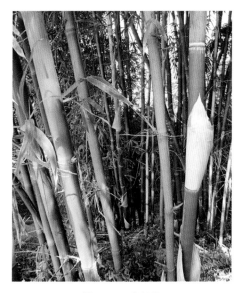
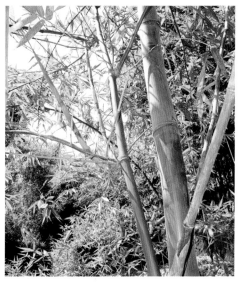

图13-29　青秆竹　　　　　　图13-30　大头典竹

3. 淡竹　秆不为紫黑色，秆壁厚；箨鞘上有灰黑色斑点和条纹；箨叶长披针形；叶片狭披针形，宽1～2cm，无毛，边缘一侧具小锯齿。穗状花序排成覆瓦状圆锥花序，每小穗有2～3花。(图13-31)

【**主产地**】青秆竹主产于广东、广西，其中珠江三角洲栽培面积大；大头典竹主产地同青秆竹；淡竹主产于河南、山东及长江流域各省。

【**性状特征**】本品为卷曲成团的不规则丝条或呈长条形薄片状。宽窄厚薄不等，浅绿色、黄绿色或黄白色。纤维性，体轻松，质柔韧，有弹性。气微，味淡。(图13-32)

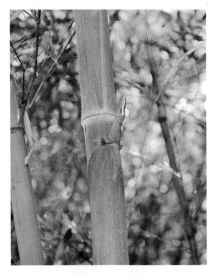

图13-31　淡竹

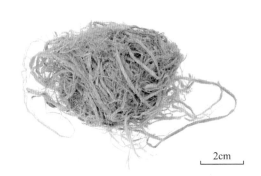

2cm

图13-32　竹茹药材图

【**性味归经**】甘，微寒。归肺、胃、心、胆经。

【**功能主治**】清热化痰，除烦，止呕。用于痰热咳嗽，胆火挟痰，惊悸不宁，心烦失眠，中风痰迷，舌强不语，胃热呕吐，妊娠恶阻，胎动不安。

芥子

Jiezi

SINAPIS SEMEN

【来源】为十字花科植物白芥*Sinapis alba* L.或芥*Brassica juncea*（L.）Czern. et Coss.的干燥成熟种子。前者习称"白芥子"，后者习称"黄芥子"。

【原植物】

1. 白芥　一年生草本，高达0.75（～1）m。茎被稍外折的硬单毛。下部叶大头羽裂，裂片2～3对，顶裂片宽卵形，长3.5～6cm，常3裂，侧裂片长1.5～2.5cm，叶柄长1～1.5cm；上部叶卵形或长圆状卵形，长2～4.5cm，边缘有缺刻状裂齿，叶柄长0.3～1cm。总状花序。花淡黄色，萼片长圆形或长圆状卵形，长4～5mm；花瓣倒卵形，长0.8～1cm，爪短。果序长达30cm。长角果近圆柱形，长2～4cm，直立或弯曲，被硬毛；果瓣有3～7平行脉，喙剑状，长0.6～1.5cm，弯曲。种子球形，黄棕色，有网纹。花果期6～8月。

2. 芥　一年生草本，高30～150cm，无毛，有时具刺毛，常带粉霜；茎有分枝。基生叶宽卵形至倒卵形，长15～35cm，宽5～17cm，先端圆钝，不分裂或大头羽裂，边缘有缺刻或齿牙；叶柄有小裂片；下部叶较小，边缘有缺刻，有时具圆钝锯齿，不抱茎；上部叶窄披针形至条形，具不明显疏齿或全缘。总状花序花后延长；花淡黄色，长7～10mm。长角果条形，长3～5.5cm，宽2～3.5mm，喙长6～12mm；果梗长5～15mm；种子球形，直径1～1.7mm，紫褐色。花期3～6月，果期4～7月。（图13-33）

【主产地】主产于全国各地。

【性状特征】

1. 白芥子　呈球形，直径1.5～2.5mm。表面灰白色至淡黄色，具细微的网纹，有明显的点状种脐。种皮薄而脆，破开后内有白色折叠的子叶，有油性。气微，味辛辣。

2. 黄芥子　较小，直径1～2mm。表面黄色至棕黄色，少数呈暗红棕色。研碎后加水浸湿，则产生辛烈的特异臭气。（图13-34）

【性味归经】辛，温。归肺经。

【功能主治】温肺豁痰利气，散结通络止痛。用于寒痰咳嗽，胸胁胀痛，痰滞经络，关节麻木、疼痛，痰湿流注，阴疽肿痛。

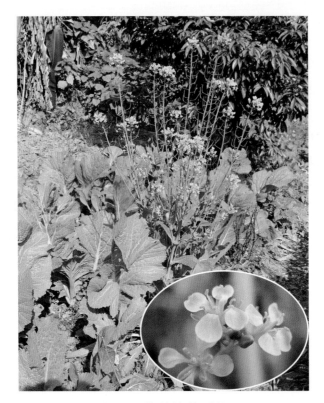

图13-33　芥（潘超美　摄）

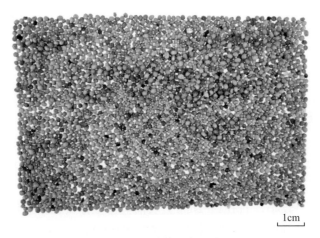

1cm

图13-34　黄芥子药材图

青礞石

Qingmengshi

CHLORITI LAPIS

【**来源**】为变质岩类黑云母片岩或绿泥石化云母碳酸盐片岩。

【**原矿物**】黑云母片岩，单斜晶系，呈假六方板状成锥形短柱状。依云母律形成双晶。片状或鳞片集合体。黑色、深褐色，有时带浅红、绿色等。含TiO_2高者呈浅红褐色，富含Fe^{3+}为绿色。透明至不透明，玻璃光泽，解理面呈珍珠光泽润彩，{001}解理极完全，{110}和{010}解理不完全。鳞片具弹性，硬度2.5～3.0，密度3.02～3.12。主要为由黑云母及少量石英、中长石、绿帘石等矿物组成的集合体。呈不规则扁块状，无明显棱角，其中有鳞片状矿物具定向排列，彼此相连。断面可见明显的片状构造，鳞片状变晶结构。岩石呈黑色，有的带暗绿色调，珍珠光泽，质软而脆，易剥碎。

绿泥石化云母碳酸盐片岩，单斜晶系，呈假六方板状，集合体呈鳞片状、土状或球粒状。绿色，但带有黑、棕等不同色调。玻璃光泽，解理面呈珍珠光泽。{001}解理完全，薄片具挠性，硬度2～3，密度2.6～3.3。主要为由方解石、白云石、金云母（部分转变为绿泥石，即绿泥石化）、绢云母、石英等矿物组成的集合体。呈不规则块体。其中粒状矿物和鳞片状矿物定向排列为片状结构，鳞片花岗变晶结构，但不甚明显。岩石呈灰绿色，夹于其中的鳞片状矿物显珍珠光泽。质较疏松，易剥碎。（图13-35）

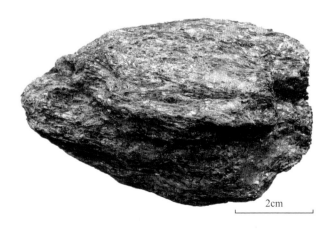

2cm

图13-35 青礞石矿物图

【**主产地**】我国河南、河北、浙江、湖北、湖南、江苏、四川、辽宁、山西等地均有产出。黑云母片岩主产区为河南省新乡，绿泥石化云母碳酸盐片岩主产于浙江省淳安。

【**性状特征**】黑云母片岩主为鳞片状或片状集合体。呈不规则扁块状或长斜块状，无明显棱角。褐黑色或绿黑色，具玻璃样光泽。质软，易碎，断面呈较明显的层片状。碎粉主为绿黑色鳞片（黑云母），有似星点样的闪光。气微，味淡。（图13-36）

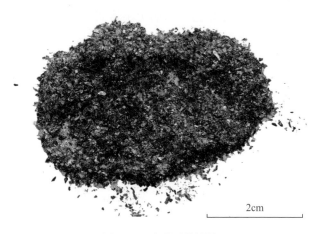

图13-36　青礞石药材图

绿泥石化云母碳酸盐片岩为鳞片状或粒状集合体。呈灰色或绿灰色，夹有银色或淡黄色鳞片，具光泽。质松，易碎，粉末为灰绿色鳞片（绿泥石化云母片）和颗粒（主为碳酸盐），片状者具星点样闪光。遇稀盐酸发生气泡，加热后泡沸激烈。气微，味淡。

【**性味归经**】甘、咸，平。归肺、心、肝经。

【**功能主治**】坠痰下气，平肝镇惊。用于顽痰胶结，咳逆喘急，癫痫发狂，烦躁胸闷，惊风抽搐。

前胡

Qianhu

PEUCEDANI RADIX

【来源】为伞形科植物白花前胡*Peucedanum praeruptorum* Dunn的干燥根。

【原植物】为多年生草本植物，高60～100cm。根圆锥形，末端常分叉。茎圆柱形，下部无毛，上部分枝多有短毛，基部有多数残留叶鞘纤维。基生叶和下部叶纸质，圆形至宽卵形，二至三回三出式羽状分裂，第一回羽片具柄，末回裂片菱状倒卵形，不规则羽状分裂，边缘有圆锯齿；基生叶具长柄，叶柄长6～20cm，基部有卵状披针形叶鞘；茎下部叶具短柄，叶片形状与茎生叶相似；茎上部叶无柄，叶鞘稍宽，叶片三出分裂。复伞形花序多数，顶生或侧生，伞形花序直径3.5～9cm；总苞片无或1至数片，线形；伞辐6～15，不等长；小总苞片8～12，卵状披针形；小伞形花序有花15～20；花瓣卵形，小舌片内曲，白色。双悬果椭圆形或卵形，背部扁压，长4～5mm，宽约3mm，棕色，背棱和中棱线形稍突起，侧棱呈翅状，棱槽内油管3～5。花期8～9月，果期10～11月。（图13-37）

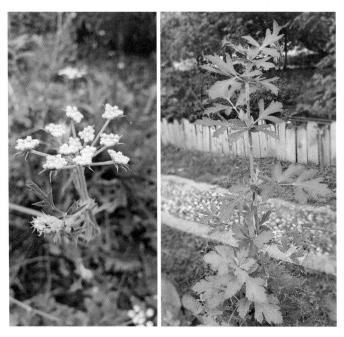

图13-37　白花前胡（戴仕林　摄）

【**主产地**】主产于浙江、安徽、四川、湖北、湖南、江西等地。道地产区为安徽、浙江等地的天目山脉一带，主要以浙江淳安县和安徽宁国市为主。

【**性状特征**】根呈不规则的圆柱形、圆锥形或纺锤形，稍扭曲，下部常有分枝，长3～15cm，直径1～2cm。表面黑褐色或灰黄色，根头部多有茎痕和纤维状叶鞘残基，上端有密集的细环纹，下部有纵沟、纵皱纹及横向皮孔样突起。质较柔软，干者质硬，可折断，断面不整齐，淡黄白色，皮部散有多数棕黄色油点，形成层环纹棕色，射线放射状。气芳香，味微苦、辛。

野生前胡：根头部具有细密横环纹，有些生长年限长的前胡横环纹可以达到根的中部，木栓层明显增厚，根皮偏向于黑色，药材气味比较浓郁。（图13-38）

栽培前胡：根头部的横环纹较少，木栓层较薄，皮呈现黄白色，药材气味比较淡。（图13-39）

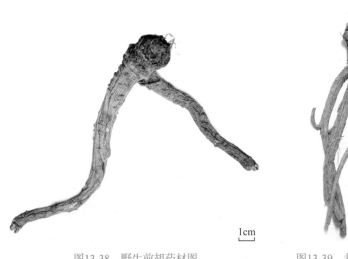
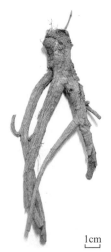

图13-38　野生前胡药材图　　　　图13-39　栽培前胡药材图

【**性味归经**】苦、辛，微寒。归肺经。

【**功能主治**】降气化痰，散风清热。用于痰热喘满，咯痰黄稠，风热咳嗽痰多。

桔梗

Jiegeng

PLATYCODONIS RADIX

【来源】为桔梗科植物桔梗*Platycodon grandiflorum*（Jacq.）A. DC.的干燥根。

【原植物】多年生草本，高30～120cm。全株有白色乳汁。主根长纺锤形，少分枝。茎无毛，通常不分枝或上部稍分枝。叶3～4片轮生、对生或互生；无柄或有极短的柄；叶片卵形至披针形，长2～7cm，先端尖，基部楔形，边缘有尖锯齿，下面被白粉。花1朵至数朵单生茎顶或集成疏总状花序；花萼钟状，裂片5；花冠阔钟状，直径4～6cm，蓝色或蓝紫色，裂片5，三角形；雄蕊5，花丝基部变宽，密被细毛；子房半下位，花柱5裂。蒴果倒卵圆形，熟时顶部5瓣裂。种子多数，褐色。（图13-40）

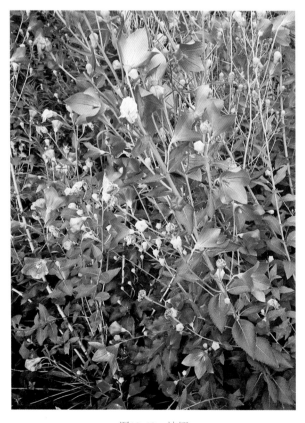

图13-40　桔梗

【**主产地**】主产于内蒙古赤峰、山东博山、安徽亳州和太和。黑龙江、江苏、湖北、河南等地也有大量产出。

【**性状特征**】根呈圆柱形或纺锤形，下部渐细，有的分枝，长6~20cm，直径0.7~2cm。表面淡黄白色，微有光泽，皱缩，有扭曲的纵沟，并有横向皮孔斑痕及枝根痕，有时可见为刮净的黄棕色或灰棕色栓皮；上端根茎（芦头）长0.5~4cm，直径约1cm，其半月形的茎痕呈盘节状。质硬脆，折断面略不平坦，可见放射状裂隙，皮部类白色，皮层环棕色，木部淡黄色。气微，味微甜后苦。（图13-41）

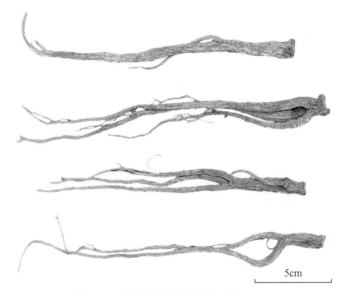

5cm

图13-41 桔梗药材图（佐月 摄）

【**性味归经**】苦、辛，平。归肺经。

【**功能主治**】宜肺，利咽，祛痰，排脓。用于咳嗽痰多，胸闷不畅，咽痛音哑，肺痈吐脓。

浙贝母

Zhebeimu

FRITILLARIAE THUNBERGII BULBUS

【来源】为百合科植物浙贝母*Fritillaria thunbergii* Miq.的干燥鳞茎。

【原植物】多年生草本，植株长50～80cm。鳞茎由2～3枚肥厚的鳞片组成，直径1.5～3cm。茎高30～90cm，基部以上具叶。叶在最下面的对生或散生，向上常兼有散生、对生和轮生的，近条形至披针形。花1～6朵，淡黄色，有时稍带淡紫色，顶端的花具3～4枚叶状苞片，其余的具2枚苞片；苞片叶状，条形，顶端卷须状；花俯垂，钟状；花被片6，矩圆状椭圆形，长2～4cm，宽1～1.5cm，淡黄色或黄绿色，内面具紫色方格斑纹，基部上方具蜜腺；雄蕊长约为花被片的2/5；花药近基着，花丝无小乳突；柱头裂片长1.5～2mm。蒴果长2～2.2cm，宽约2.5cm，棱上有宽约6～8mm的翅。花期3～4月，果期5月。（图13-42）

【主产地】主产于浙江、江苏、湖南等地。道地产区为浙江鄞州。

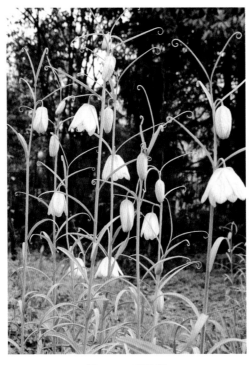

图13-42　浙贝母

【性状特征】

1. 大贝　为鳞茎外层的单瓣鳞叶，略呈新月形，高1～2cm，直径2～3.5cm。外表面类白色至淡黄色，内表面白色或淡棕色，被有白色粉末。质硬而脆，易折断，断面白色至黄白色，富粉性。气微，味微苦。（图13-43）

2. 珠贝　为完整的鳞茎，呈扁圆形，高1～1.5cm，直径1～2.5cm。外层鳞叶2瓣，肥厚，略似肾形，互相抱合，内有小鳞叶2～3枚和干缩的残茎。质硬，不易折断，断面淡黄色或类白色，略带角质状或粉性。（图13-44）

3. 浙贝片　为鳞茎外层的单瓣鳞叶切成的片。椭圆形或类圆形，直径1～2cm，边缘表面淡黄色，切面微鼓起，粉白色。质脆，易折断，断面粉白色，富粉性。（图13-45）

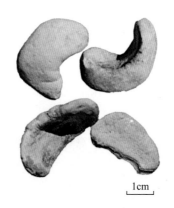

1cm

图13-43　大贝药材图

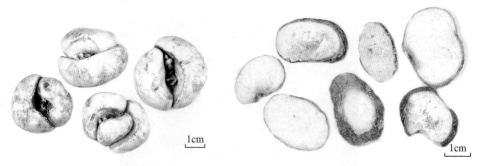

1cm

图13-44　珠贝药材图

1cm

图13-45　浙贝片药材图

【性味归经】苦，寒。归肺、心经。

【功能主治】清热化痰止咳，解毒散结消痈。用于风热咳嗽，痰火咳嗽，肺痈，乳痈，瘰疬，疮毒。

海藻

Haizao

SARGASSUM

【来源】为马尾藻科植物海蒿子*Sargassum pallidum*（Turn.）C. Ag.或羊栖菜*Sargassum fusiforme*（Harv.）Setch.的干燥藻体。前者习称"大叶海藻"，后者习称"小叶海藻"。

【原植物】

1. 海蒿子　多年生褐藻，暗褐色，高30～100cm。固着器扁平盘状或短圆锥形，直径可达2cm；主轴圆柱形，两侧有呈钝角或直角的羽状分枝及腋生小枝，幼时其上均有许多短小的刺状突起；叶状突起的形状，大小差异很大，披针形、倒披针形、倒卵形和线形均有，长者可达25cm，短者只2cm，宽者可达2.5cm，有不明显的中脉状突起，并有明显的毛窠斑点，狭者只1mm，无中脉状突起，也无斑点，全缘或有锯齿。在线形叶状突起的腋部，长出多数具有丝状突起的小枝，生殖托或生殖枝即从丝状突起的腋间生出。气囊生于最终分枝上，有柄，成熟时球形或近于球形，顶端圆或有细尖状凸起，表面有稀疏的毛窠斑点。生殖托单生或总状排列于生殖小枝上，圆柱形，长3～15mm或更长，直径约1mm。（图13-46）

2. 羊栖菜　多年生褐藻，肉质，黄色，高20～50cm。固着器纤维状似根；主轴圆柱形，直立，直径2～4mm，从周围长出分枝和叶状突起；分枝很短；叶状突起棍棒状，长3.5～7cm，先端盾形，有时膨大，中空成气泡，全缘。气囊和生殖托均腋生；气囊纺锤形，长5～10mm；生殖托圆柱形或椭圆形，长5～15mm，成丛腋生。（图13-47）

【主产地】大叶海藻主产于山东、辽宁等地。小叶海藻主产于福建、浙江、广东等地。

【性状特征】

1. 大叶海藻　干燥藻体皱缩卷曲，黑褐色，有的被白霜，长30～60cm。主干呈圆柱状，具圆锥形突起，主枝自主干两侧生出，侧枝自主枝叶腋生出，具短小的刺状突起。初生叶披针形或倒卵形，长5～7cm，宽约1cm，全缘或具粗锯齿；次生叶条形或披针形，叶腋间有着生条状叶的小枝。气囊黑褐色，球形或卵圆形，有的有柄，顶端钝圆，有的具细短尖。质脆，潮润时柔软；水浸后膨胀，肉质，黏滑。气腥，味微咸。（图13-48）

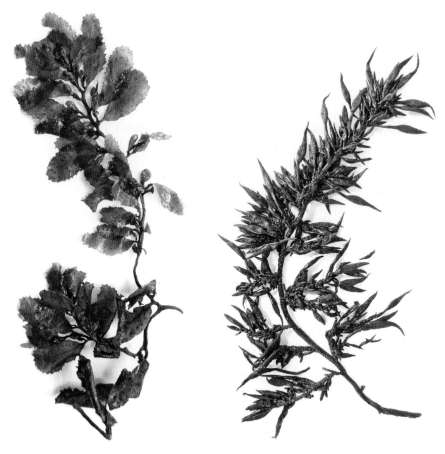

图13-46　海蒿子　　　　　　　　　图13-47　羊栖菜

2. **小叶海藻**　较小，长15～40cm。分枝互生，无刺状突起。叶条形或细匙形，先端稍膨大，中空。气囊腋生，纺锤形或球形，囊柄较长。质较硬。（图13-49）

【**性味归经**】苦、咸，寒。归肝、胃、肾经。

【**功能主治**】消痰软坚散结，利水消肿。用于瘿瘤，瘰疬，睾丸肿痛，痰饮水肿。

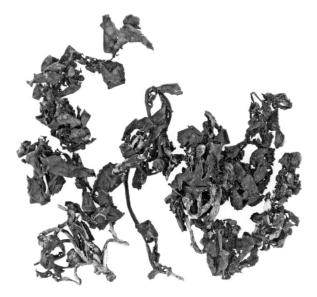

1cm

图13-48 大叶海藻药材图

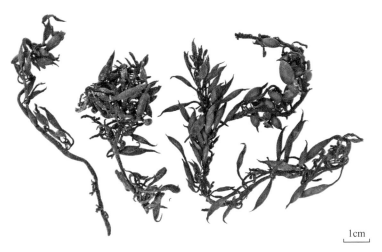

1cm

图13-49 小叶海藻药材图

旋覆花

Xuanfuhua

INULAE FLOS

【来源】 为菊科植物旋覆花*Inula japonica* Thunb.或欧亚旋覆花*Inula britannica* L.的干燥头状花序。

【原植物】

1. 旋覆花 多年生草本，高30～70cm，被长伏毛。茎单生，有时2～3个簇生，直立。基部叶花期枯萎；中部叶长圆形，长圆状披针形或披针形，长4～13cm，基部渐狭或有半抱茎的小耳，无柄，边缘具疏齿或全缘，上面有疏毛或近无毛，下面有疏伏毛和腺点。头状花序直径3～4cm，排列成疏散伞房状。总苞半球形，直径1.3～1.7cm，总苞片约6层，线状披针形，最外层常叶质而较长；外层基部革质，上部叶质，内层苞片干膜质，有腺点和缘毛。舌状花黄色，舌片线形，顶端有3小齿，长10～13mm；管状花花冠长约5mm，有三角状披针形裂片；冠毛白色，有20余个微糙毛，与管状花近等长。瘦果长1～1.2mm，圆柱形，有10条纵沟，被疏短毛。花期6～10月，果期9～11月。（图13-50）

2. 欧亚旋覆花 多年生草本，高20～70cm。茎直立，被长柔毛。叶矩椭圆状披针形，长5～13cm，基部宽大，心形或有耳，半抱茎，边缘有疏浅齿或近全缘，上面具疏状毛，下面被密柔毛；有腺点。头状花序1～8个，直径2.5～5cm。总苞半球形，直径1.5～2cm，总苞片4～5层，条状披针形，具缘毛和腺点。舌状花黄色，舌片线形，长11～20mm，管状花有5个三角状披针形裂片，花冠长4～6mm，冠毛1轮，白色，有20～25条微糙毛。瘦果圆柱形，长1～1.5mm，有浅沟，被短毛。花期6～10月，果期9～11月。（图13-51）

【主产地】主产于河南信阳、洛阳，河北保定，浙江杭州、宁波，江苏南通、启东等地。以河南产量最大，浙江、江苏品质最佳。

【性状特征】呈扁球形或类球形，直径1～2cm。总苞由多数苞片组成，呈覆瓦状排列，苞片披针形或条形，灰黄色，长4～11mm；总苞基部有时残留花梗，苞片及花梗表面被白色茸毛。舌状花1列，黄色，长约1cm，多卷曲，常脱落，先端3齿裂；管状花多数，棕黄色，长约5mm，先端5齿裂；子房顶端有多数白色冠毛，长5～6mm。有的可见椭圆形小瘦果。体轻，易散碎。气微，味微苦。（图13-52）

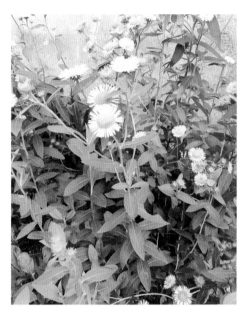 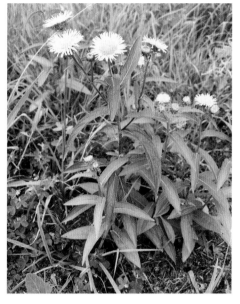

图13-50　旋覆花　　　　　　　　　　　　图13-51　欧亚旋覆花

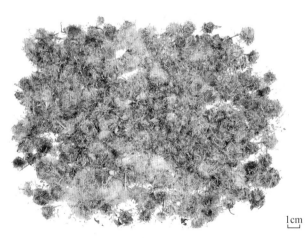

1cm

图13-52　旋覆花药材图

【性味归经】苦、辛、咸，微温。归肺、脾、胃、大肠经。

【功能主治】降气，消痰，行水，止呕。用于风寒咳嗽，痰饮蓄结，胸膈痞闷，喘咳痰多，呕吐噫气，心下痞硬。

葶苈子

Tinglizi

DESCURAINIAE SEMEN

LEPIDII SEMEN

【来源】 为十字花科植物播娘蒿*Descurainia sophia*（L.）Webb. ex Prantl.或独行菜*Lepidium apetalum* Willd.的干燥成熟种子。前者习称"南葶苈子"，后者习称"北葶苈子"。

【原植物】

1. **播娘蒿** 一年生草本。有叉状毛或无毛，下部茎生叶多。叶为三回羽状深裂，长2～12（～15）cm，末端裂片条形或长圆形，下部叶具柄，上部叶无柄。萼片直立，早落，长圆条形，背面有分叉细柔毛；花瓣黄色，长圆状倒卵形，长2～2.5mm，或稍短于萼片，具爪；雄蕊6枚，长于花瓣。长角果圆筒状，长2.5～3cm，无毛，稍内曲，与果梗不成1条直线，果瓣中脉明显；果梗长1～2cm。种子每室1行，种子形小，多数，长圆形，长约1mm，稍扁，淡红褐色，表面有细网纹。花期4～5月，果期5～7月。（图13-53）

2. **独行菜** 一年或二年生草本。茎直立，有分枝，无毛或具微小头状毛。基生叶窄匙形，一回羽状浅裂或深裂，长3～5cm；叶柄长1～2cm；茎上部叶线形，有疏齿或全缘。总状花序在果期可延长至5cm；萼片早落，卵形，外面有柔毛；花瓣不存或退化成丝状，比萼片短；雄蕊2或4。短角果近圆形或宽椭圆形，扁平，长2～3mm，宽约2mm，顶端微缺，上部有短翅；果梗弧形，长约3mm。种子椭圆形，长约1mm，平滑，棕红色。花期5～6月，果期6～7月。（图13-54）

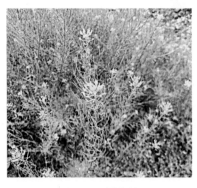

图13-53 播娘蒿

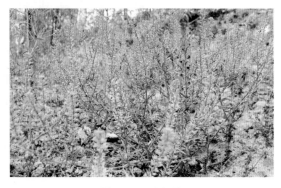

图13-54 独行菜

【性状特征】

1. **南葶苈子**　呈长圆形略扁，长约0.8～1.2mm，宽约0.5mm。表面棕色或红棕色，微有光泽，具纵沟2条，其中1条较明显。一端钝圆，另端微凹或较平截，种脐类白色，位于凹入端或平截处。气微，味微辛、苦，略带黏性。（图13-55）

2. **北葶苈子**　呈扁卵形，长1～1.5mm，宽0.5～1mm。一端钝圆，另一端尖而微凹，种脐位于凹入端。味微辛辣，黏性较强。（图13-56）

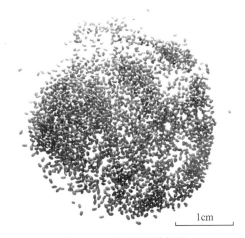

1cm

图13-55　南葶苈子药材图

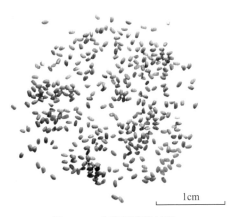

1cm

图13-56　北葶苈子药材图

【性味归经】辛、苦，大寒。归肺、膀胱经。

【功能主治】泻肺平喘，行水消肿。用于痰涎壅肺，喘咳痰多，胸胁胀满，不得平卧，胸腹水肿，小便不利。

紫菀

Ziwan

ASTERIS RADIX ET RHIZOMA

【来源】为菊科植物紫菀*Aster tataricus* L. f.的干燥根和根茎。

【原植物】多年生草本。根状茎斜升，茎直立。基部叶花期枯落。下部叶匙状长圆形，下部渐狭或急狭成具宽翅的柄，边缘除顶部外有密锯齿；中部叶长圆形或长圆披针形，无柄，全缘或有浅齿，上部叶狭小；叶厚纸质，被短糙毛。头状花序多数，直径2.5～4.5cm，呈复伞房状；花序梗长，有线形苞叶。总苞半球形；总苞片3层，线形或线状披针形，外层长3～4mm，草质，被密短毛，内层长达8mm，边缘宽膜质且带紫红色，有草质中脉。舌状花约20余个；舌片蓝紫色，长15～17mm，有4至多脉；管状花长6～7mm且稍有毛；花柱附片披针形。瘦果倒卵状长圆形，紫褐色。冠毛白色或带红色，长6mm。花期7～9月，果期8～10月。（图13-57）

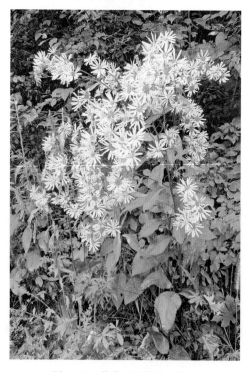

图13-57 紫菀（于俊林 摄）

【**主产地**】主产于河北、安徽。道地产区为安徽亳州、河北安国。

【**性状特征**】根茎呈不规则块状，大小不一，顶端有茎、叶的残基；质稍硬。根茎簇生多数细根，长3～15cm，直径0.1～0.3cm，多编成辫状；表面紫红色或灰红色，有纵皱纹；质较柔韧。气微香，味甜、微苦。（图13-58）

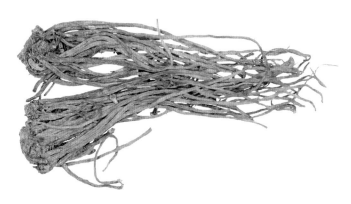

图13-58 紫菀药材图

【**性味归经**】辛、苦，温。归肺经。

【**功能主治**】润肺下气，消痰止咳。用于痰多喘咳，新久嗽咳，劳嗽咯血。

蛤壳

Geqiao

MERETRICIS CONCHA
CYCLINAE CONCHA

【来源】为帘蛤科动物文蛤*Meretrix meretrix* Linnaeus或青蛤*Cyclina sinensis* Gmelin的贝壳。

【原动物】

1. 文蛤　贝壳坚厚，背缘呈角形，腹缘略呈圆形，壳顶突出，位于背面稍靠前方。小月面狭长，呈矛头状，楯面宽大，卵圆形。韧带短粗，黑褐色，凸出壳面。贝壳表面膨胀，光滑，被有一层黄褐色光亮如漆的壳皮。同心生长轮脉清晰。由壳顶开始常有环形的褐色色带，花纹有变异，小型个体花纹丰富，变化较多；大型个体则变为恒定，一般为灰黄色底，被有褐色环带，近背缘部分有锯齿状或波纹状的褐色花纹。壳内面白色，前后缘有时略带紫色，无珍珠光泽。铰合部宽，右壳有3个主齿及2个前侧齿；左壳有3个主齿及1个前侧齿。外套痕明显，外套窦短，呈半圆形，后闭壳肌痕较大，呈卵圆形，前闭壳肌痕较狭，呈半圆形。（图13-59）

2. 青蛤　壳薄，近圆形，两侧极膨圆，没有明显的小月面，壳表面无放射肋。同心生长轮脉顶端者细密，不显著，至腹面变粗，突出壳面成细肋状。壳面淡黄或带棕红色，生活标本黑色，铰合部有3个主齿，没有侧齿。前闭壳肌痕细长，略呈半月状；后闭壳肌痕椭圆形。（图13-60）

【主产地】主产于广东、广西、海南、山东、辽宁、福建等。

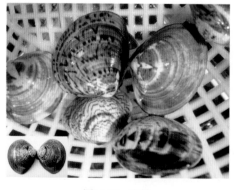

图13-59　文蛤

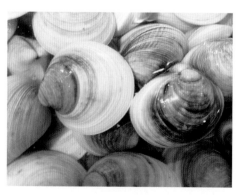

图13-60　青蛤

【**性状特征**】

1. 文蛤　扇形或类圆形，壳外面光滑，黄褐色，背部有锯齿状或波纹状褐色花纹。质坚硬，断面有层纹。无臭，味淡。

2. 青蛤　类圆形，壳外面淡黄色或棕红色，同心生长纹凸出壳面略呈环肋状。边缘常带紫色并有整齐的小齿纹，铰合部左右两壳均具主齿3个，无侧齿。（图13-61）

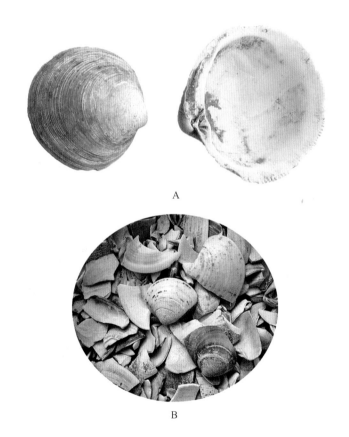

A

B

图13-61　蛤壳药材和饮片图
A.药材　B.饮片

【**性味归经**】苦、咸，寒。归肺、肾、胃经。

【**功能主治**】清热化痰，软坚散结，制酸止痛；外用收湿敛疮。用于痰火咳嗽，胸胁疼痛，痰中带血，瘰疬瘿瘤，胃痛吞酸；外治湿疹，烫伤。

橘红

Juhong

CITRI EXOCARPIUM RUBRUM

【来源】为芸香科植物橘*Citrus reticulata* Blanco及其栽培变种的干燥外层果皮。

【原植物】常绿小乔木或灌木，高约3～4m；枝细弱，常有刺。叶互生，革质，披针形或卵状披针形，长5.5～8cm，宽2.9～4cm，顶端渐尖微凹，基部楔形，全缘或具细钝齿，具半透明油滴；叶柄细长，具窄叶翅。花小，黄白色，单生或簇生于叶腋或枝端；花萼5，杯状；花瓣5，开时向上反卷；雄蕊15～30，长短不一；花丝3～5枚合生；雌蕊1，子房圆形，9～15室，柱头头状。柑果近球形或扁球形，直径4～7cm，橙黄色或淡红色，果皮薄，易剥离，囊瓣7～12。种子卵圆形，白色，尖端，数粒至数十粒或无。花期3～4月，果期10～12月。（图13-62）

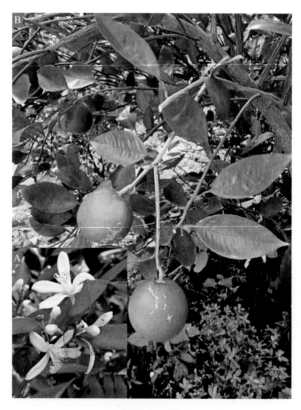

图13-62 橘
A.花枝（钟卫红 摄）B.果实（张水利 摄）

【主产地】主产于浙江、江苏、四川、福建等长江以南地区。

【性状特征】长条状或不规则薄片状，边缘皱缩向内卷曲，厚0.2mm。外表面黄棕色或橙红色，存放后呈棕褐色，密布黄白色突起或凹下的油室。内表面黄白色，密布凹下透光小圆点，对光照试透明。质脆，易碎。气芳香，味微苦、麻。（图13-63）

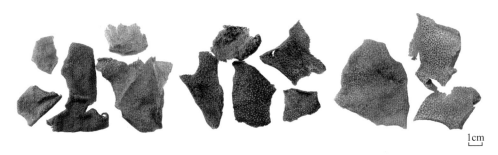

1cm

图13-63　橘红药材图

【性味归经】辛、苦，温。归肺、脾经。

【功能主治】理气宽中，燥湿化痰。用于咳嗽痰多，食积伤酒，呕恶痞闷。

第二节 止咳平喘药

百部

Baibu

STEMONAE RADIX

【来源】为百部科植物直立百部*Stemona sessilifolia*（Miq.）Miq.、蔓生百部*Stemona japonica*（Bl.）Miq.或对叶百部*Stemona tuberosa* Lour.的干燥块根。

【原植物】

1. 直立百部　半灌木。块根纺锤状，粗约1cm。茎直立，高30～60cm，不分枝，具细纵棱。叶薄革质，通常每3～4枚轮生，很少为5或2枚的，卵状椭圆形或卵状披针形，长3.5～6cm，顶端短尖或锐尖，基部楔形，具短柄或近无柄。花单朵腋生，通常出自茎下部鳞片腋内；鳞片披针形，长约8mm；花柄向外平展，长约1cm，中上部具关节；花向上斜升或直立；花被片长1～1.5cm，宽2～3mm，淡绿色；雄蕊紫红色；花丝短；花药长约3.5mm，其顶端的附属物与花药等长或稍短，花药隔伸延物约为花药长的2倍；子房三角状卵形。蒴果有种子数粒。花期3～5月，果期6～7月。（图13-64）

2. 蔓生百部　块根肉质，成簇，常长圆状纺锤形，粗1～1.5cm。茎长达1m，常有少数分枝，上部攀援状。叶2～4（～5）枚轮生，纸质或薄革质，卵形，卵状披针形或卵状长圆形，长4～9（～11）cm，顶端渐尖或锐尖，边缘微波状，基部圆或截形，很少浅心形和楔形；叶柄细，长1～4cm。花序柄贴生于叶片中脉上，花单生或数朵排成聚伞状花序，花柄纤细，长0.5～4cm；苞片线状披针形，长约3mm；花被片淡绿色，披针形，长1～1.5cm，宽2～3mm，开放后反卷；雄蕊紫红色，短于或近等长于花被；花丝短，长约1mm，基部多少合生成环；花药线形，长约2.5mm，药顶具1箭头状附属物，两侧各具一直立或下垂的丝状体；药隔直立，延伸为钻状或线状附属物；蒴果卵形、扁的，赤褐色，长1～1.4cm，宽4～8mm，顶端锐尖，熟果2爿开裂，常具2颗种子。种子椭圆形，稍扁平，长约6mm，宽3～4mm，深紫褐色，表面具纵槽纹，一端簇生多数淡黄色、膜质短棒状附属物。花期5～7月，果期7～10月。（图13-65）

3. 对叶百部　块根通常纺锤状，长达30cm。茎常具少数分枝，攀援状。叶对生或轮生，极少兼有互生，卵状披针形、卵形或宽卵形，长6～24cm，宽（2～）

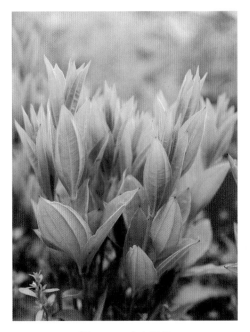

图13-64　直立百部

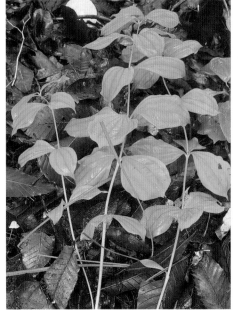

图13-65　蔓生百部

5～17cm，顶端渐尖至短尖，基部心形，边缘稍波状，纸质或薄革质；叶柄长3～10cm。花单生或2～3朵排成总状花序，生于叶腋或偶尔贴生于叶柄上，花柄或花序柄长2.5～5（～12）cm；花被片黄绿色带紫色脉纹，长3.5～7.5cm，宽7～10mm，顶端渐尖，内轮比外轮稍宽，具7～10脉；雄蕊紫红色，短于或几等长于花被；花丝粗短，长约5mm；花药长1.4cm，其顶端具短钻状附属物；子房小，卵形，花柱近无。蒴果光滑，具多数种子。花期4～7月，果期（5～）7～8月。（图13-66）

【主产地】主产于浙江、福建、湖北、湖南、广东、广西、四川、贵州、云南、台湾等地。

【性状特征】

1. 直立百部　块根纺锤形，上端较细长，皱缩弯曲，长5～12cm，直径0.5～1cm。表面黄白色或淡棕黄色，有不规则深纵沟，间或有横皱纹。质脆，易折断，断面平坦，角质样，淡黄棕色或黄白色，皮部较宽，中柱扁缩。气微，味甘、苦。（图13-67）

2. 蔓生百部　块根两端稍狭细，表面多不规则皱褶和横皱纹。（图13-68）

3. 对叶百部　块根长纺锤形或长条形，长8～24cm，直径0.8～2cm。表面浅黄棕色至灰棕色，具浅纵皱纹或不规则纵槽。质坚实，断面黄白色至暗棕色，中柱较大，髓部类白色。（图13-69）

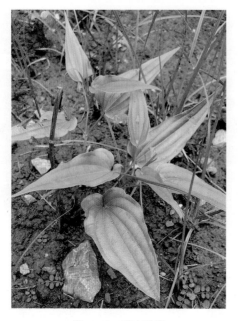

图13-66　对叶百部

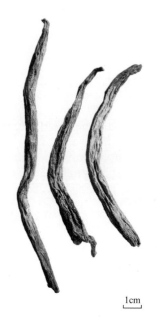

图13-67　直立百部药材图

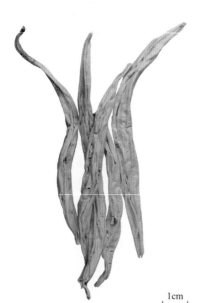

图13-68　蔓生百部药材图

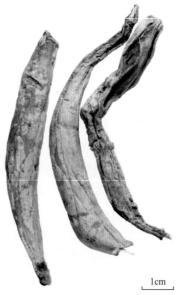

图13-69　对叶百部药材图

【性味归经】甘、苦，微温。归肺经。

【功能主治】润肺下气止咳，杀虫灭虱。用于新久咳嗽，肺痨咳嗽，顿咳；外用于头虱，体虱，蛲虫病，阴痒。蜜百部润肺止咳。用于阴虚劳嗽。

苦杏仁

Kuxingren

ARMENIACAE SEMEN AMARUM

【来源】为蔷薇科植物山杏*Prunus armeniaca* L. var. *ansu* Maxim.、西伯利亚杏*Prunus sibirica* L.、东北杏*Prunus mandshurica*（Maxim.）Koehne或杏*Prunus armeniaca* L.的干燥成熟种子。

【原植物】

1. 山杏（野杏）　落叶小乔木，高达10m。叶互生，宽椭圆形或宽卵形，先端短尖或渐尖，边缘具细锯齿或不明显的重锯齿；叶柄多带红色，有2腺体。花多2朵并生，先叶开放，白色或粉红色；核果近圆形，直径约3cm，橙黄色，红色果肉薄不可食；核坚硬，具网状纹理，边缘薄而锐。种子1枚，扁心形，红棕色，有纵向不规则皱纹。花期3～4月，果期6～7月。（图13-70）

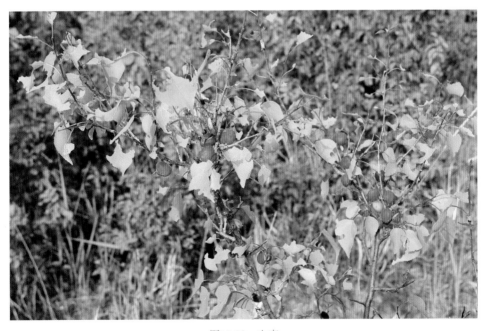

图13-70　山杏

2. 西伯利亚杏　落叶灌木或小乔木，高2～5m。叶卵圆形或近圆形。花单生或2朵并生，萼片长圆状椭圆形，先端尖；花瓣近圆形或倒卵形，白色或粉红色；

核果近球形，两侧扁，果肉薄而干燥，熟时开裂，成熟时黄色带红晕，味酸涩，不能吃。核易与果肉分离，基部一侧不对称，平滑。花期3～4月，果期6～7月。（图13-71）

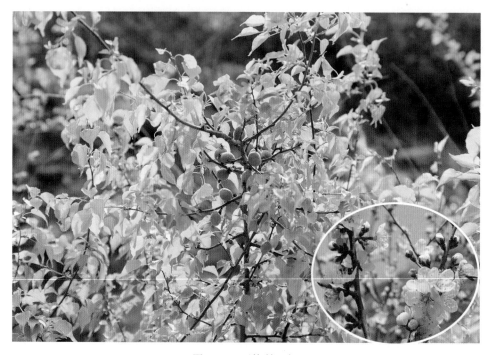

图13-71　西伯利亚杏

3. 东北杏　大乔木，高15m；叶缘有较深的重锯齿；花1朵，少有2朵，白色；雄蕊多数；子房密被柔毛；核果扁圆形，黄色，果核粗糙，两侧扁平。花期4～5月，果期7～8月。（图13-72）

4. 杏　落叶乔木，高4～9m；树皮暗红棕色，纵裂。叶互生；卵圆形，先端长渐尖。花单生于枝端，着生较密，稍似总状。花瓣5，白色或浅粉红色，圆形至宽倒卵形；雄蕊多数，着生萼筒边缘；雌蕊单心皮，着生萼筒基部。核果黄红色，心脏卵圆形，略扁，侧面具一浅凹槽，微被绒毛；核近于光滑，沿腹缝线两侧各有一条棱线，若棱线平钝则味苦。花期3～4月，果期6～7月。（图13-73）

【主产地】山杏（野杏）主产于河北、山西、陕西；西伯利亚杏主产于东北、河北；东北杏主产于东北、河北、山西等地；杏主产于我国北方各地，以内蒙古的东部、吉林、辽宁、河北、陕西等地产量最大。

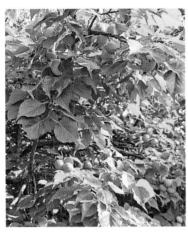
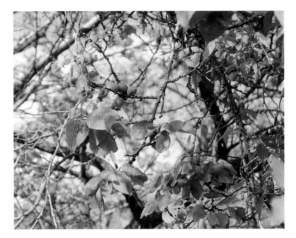

图13-72　东北杏（孟祥才　摄）　　　　　　　　　图13-73　杏

　　【**性状特征**】种子扁心形，长1～1.9cm，宽0.8～1.5cm，厚0.5～0.8cm。表面黄棕色至深棕色，一端尖，另端钝圆，肥厚，左右不对称，尖端一侧有短线形种脐，圆端合点处向上具多数深棕色的脉纹。种皮薄，子叶2，乳白色，富油性。气微，味苦。（图13-74）

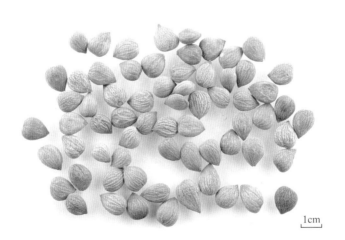

图13-74　苦杏仁药材图

　　【**性味归经**】苦，微温；有小毒。归肺、大肠经。

　　【**功能主治**】降气止咳平喘，润肠通便。用于咳嗽气喘，胸满痰多，肠燥便秘。

枇杷叶

Pipaye

ERIOBOTRYAE FOLIUM

【来源】为蔷薇科植物枇杷*Eriobotrya japonica*（Thunb.）Lindl.的干燥叶。

【原植物】常绿小乔木，高可达10m；小枝粗壮，黄褐色，密生锈色或灰棕色绒毛。叶片革质，披针形、倒披针形、倒卵形或椭圆长圆形，长12～30cm，宽3～9cm，先端急尖或渐尖，基部楔形或渐狭成叶柄，上部边缘有疏锯齿，基部全缘，上面光亮，多皱，下面密生灰棕色绒毛，侧脉11～21对；叶柄短或几无柄，有灰棕色绒毛；托叶钻形，先端急尖，有毛。圆锥花序顶生，具多花；总花梗和花梗密生锈色绒毛；花梗长2～8mm；花直径12～20mm；萼筒浅杯状，萼筒及萼片外面有锈色绒毛；花瓣白色，长圆形或卵形，基部具爪，有锈色绒毛；雄蕊20，花丝基部扩展；花柱5，离生，柱头无毛，子房顶端有锈色柔毛，5室，每室有2胚珠。果实球形或长圆形，直径2～5cm，黄色或橘黄色，外有锈色柔毛。花期10～12月，果期5～6月。（图13-75）

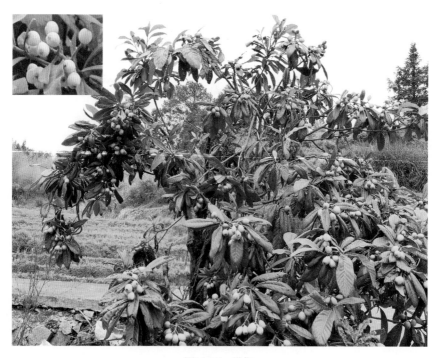

图13-75　枇杷

【**主产地**】主产于福建、江苏、广东、浙江等地。

【**性状特征**】叶长圆形或倒卵形，长12～30cm，宽4～9cm。先端尖，基部楔形，边缘有疏锯齿，近基部全缘。上表面灰绿色、黄棕色或红棕色，较光滑；下表面密被黄色绒毛，主脉于下表面显著突起，侧脉羽状；叶柄极短，被棕黄色绒毛。革质而脆，易折断。气微，味微苦。（图13-76）

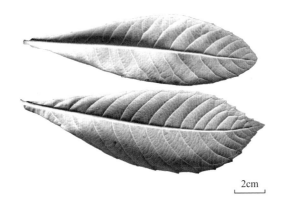

2cm

图13-76　枇杷叶药材图

【**性味归经**】苦，微寒。归肺、胃经。

【**功能主治**】清肺止咳，降逆止呕。用于肺热咳嗽，气逆喘急，胃热呕逆，烦热口渴。

罗汉果

Luohanguo

SIRAITIAE FRUCTUS

【来源】为葫芦科植物罗汉果*Siraitia grosvenorii*（Swingle）C. Jeffrey ex A. M. Lu et Z. Y. Zhang的干燥果实。

【原植物】多年生草质藤本。根肥大，纺锤形或近球形。茎具棱沟，嫩时被黄褐色柔毛和黑色疣状腺鳞。叶片膜质，两面被毛，卵状心形或三角状卵形，长12～23cm，宽5～17cm，基部心形；卷须2歧。雌雄异株。雄花序总状，6～10朵花生于花序轴上部；花萼裂片5，三角形；花冠黄色，被黑色腺点，裂片5，长圆形，长1～1.5cm，宽0.7～0.8cm；雄蕊5，两两基部靠合，1枚离生。雌花单生或2～5朵生于总梗顶端；花萼和花冠比雄花的大；退化雄蕊5枚，成对基部合生，1枚离生；子房长圆形，密生黄褐色茸毛，花柱粗短，柱头3。果实球形或长圆形，长6～11cm，径4～8cm，嫩时密被黄褐色茸毛和混生黑色腺鳞，老后渐脱落，仅在果梗着生处残存一圈茸毛。种子多数，淡黄色，近圆形或阔卵形，扁压状，边缘有微波状缘檐。花期5～7月，果期7～9月。（图13-77）

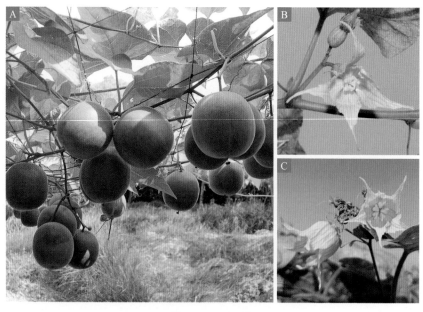

图13-77　罗汉果
A. 植株（余丽莹　摄）B. 雌花　C. 雄花

【**主产地**】主产于广西、贵州、湖南南部、广东和江西等地。

【**性状特征**】果实呈卵形、椭圆形或球形，长4.5～8.5cm，直径3.5～6cm。表面褐色、黄褐色或绿褐色，有深色斑块和黄色柔毛，有的具6～11条纵纹。顶端有花柱残痕，基部有果梗痕。体轻，质脆，果皮薄，易破。果瓤（中、内果皮）海绵状，浅棕色。种子扁圆形，多数，长约1.5cm，宽约1.2cm；浅红色至棕红色，两面中间微凹陷，四周有放射状沟纹，边缘有槽。气微，味甜。（图13-78）

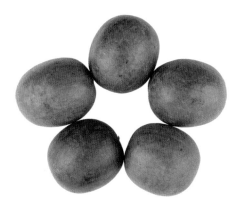

1cm

图13-78 罗汉果药材图

【**性味归经**】甘，凉。归肺、大肠经。

【**功能主治**】清热润肺，利咽开音，滑肠通便。用于肺热燥咳，咽痛失音，肠燥便秘。

桑白皮

Sangbaipi

MORI CORTEX

【来源】为桑科植物桑*Morus alba* L.的干燥根皮。

【原植物】【主产地】参见"桑叶"。

【性状特征】根皮呈扭曲的卷筒状、槽状或板片状，长短宽窄不一，厚1～4mm。外表面白色或淡黄白色，较平坦，有的残留橙黄色或棕黄色鳞片状粗皮；内表面黄白色或灰黄色，有细纵纹。体轻，质韧，纤维性强，难折断，易纵向撕裂，撕裂时有粉尘飞扬。气微，味微甘。（图13-79）

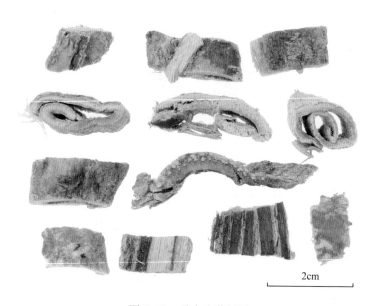

2cm

图13-79　桑白皮药材图

【性味归经】甘，寒。归肺经。

【功能主治】泻肺平喘，利水消肿。主治肺热喘咳，水肿胀满尿少，面目肌肤浮肿。

款冬花

Kuandonghua

FARFARAE FLOS

【来源】为菊科植物款冬*Tussilago farfara* L.的干燥花蕾。

【原植物】多年生草本。根状茎地下横生，褐色。早春抽出数个花葶，高5～10cm，密被白色茸毛，数个苞叶互生，鳞片状，淡紫色。头状花序单生顶端，直径2.5～3cm，初时直立，花后下垂；总苞片1～2层，钟状，常带紫色，被白色柔毛；边缘有多层雌花，花冠舌状，黄色，子房下位；柱头2裂；中央两性花少数，花冠管状，顶端5裂；花药基部尾状；柱头头状，通常不结实。瘦果圆柱形，长3～4mm；冠毛白色，长10～15mm。后生基生叶肾心形或阔心形，具长柄，叶柄被白色棉毛，长3～12cm，宽4～14cm，边缘波状，具增厚的黑褐色疏齿，掌状网脉，上面暗绿色，下面密被白色茸毛。花期1～2月，果期4月。（图13-80）

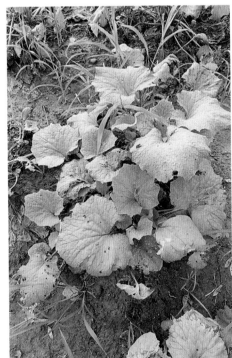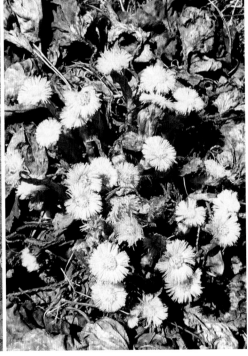

图13-80 款冬（彭亮 摄）

【主产地】主产于陕西、河南、甘肃等地。

【性状特征】花蕾呈长圆棒状。单生或2~3个基部连生，长1~2.5cm，直径0.5~1cm。上端较粗，下端渐细或带有短梗，外面被有多数鱼鳞状苞片。苞片外表面紫红色或淡红色，内表面密被白色絮状茸毛。体轻，撕开后可见白色茸毛。气香，味微苦而辛。（图13-81）

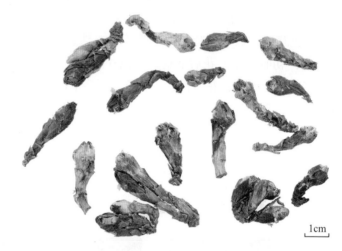

图13-81　款冬花药材图

【性味归经】辛、微苦，温。归肺经。

【功能主治】润肺下气，止咳化痰。用于新久咳嗽，喘咳痰多，劳嗽咯血。

紫苏子

Zisuzi

PERILLAE FRUCTUS

【来源】为唇形科植物紫苏*Perilla frutescens*（L.）Britt.的干燥成熟果实。

【原植物】【主产地】参见"紫苏叶"。

【性状特征】果实卵圆形或类球形，直径约1.5mm，表面灰棕色或灰褐色，有微隆起的暗紫色网纹，基部稍尖，有灰白色点状果梗痕。果皮薄而脆，易压碎。种子黄白色，种皮膜质，子叶2，类白色，有油性。压碎有香气，味微辛。（图13-82）

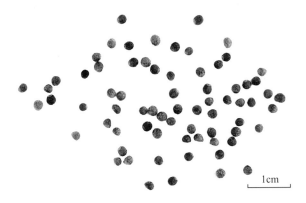

1cm

图13-82 紫苏子药材图

【性味归经】辛，温。归肺经。

【功能主治】降气化痰，止咳平喘，润肠通便。用于痰壅气逆，咳嗽气喘，肠燥便秘。

矮地茶

Aidicha

ARDISIAE JAPONICAE HERBA

【来源】为紫金牛科植物紫金牛*Ardisia japonica*（Thunb.）Blume的干燥全草。

【原植物】小灌木或亚灌木，近蔓生，根茎具匍匐根；直立茎长可达30cm，不分枝。叶为对生或近轮生，椭圆形至椭圆状倒卵形，顶端急尖，基部楔形，长4～7cm，宽1.5～4cm，边缘具细锯齿，侧脉5～8对，细脉网状；叶柄长6～10cm。亚伞形花序，腋生，花3～5朵；花长4～5mm，有时6数，花萼在基部连合，萼片卵形，长约1.5mm；花瓣粉红色或为白色，长4～5mm，广卵形；雄蕊比花瓣稍短；雌蕊和花瓣等长，子房卵珠形；胚珠15枚，3轮。果球形，直径5～6mm，鲜红色转黑色。花期5～6月，果期11～12月。（图13-83）

【主产地】主产于四川、湖北、贵州、江西、浙江、福建、云南。

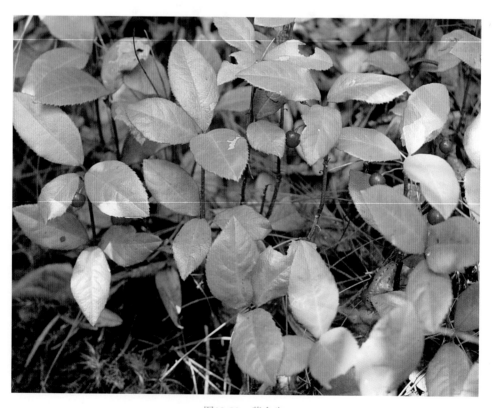

图13-83　紫金牛

【**性状特征**】根茎圆柱形，疏生须根。茎稍扭曲，略呈扁圆柱形，直径0.2～0.5cm，长10～30cm；有细纵纹、叶痕及节，表面红棕色；易折断，质硬。叶集生于茎梢，互生；叶灰绿色、棕褐色或浅红棕色，先端尖，基部楔形，边缘具细锯齿；近革质；略卷曲或破碎，完整者展平后呈椭圆形，长3～7cm，宽1.5～3cm；茎顶偶有红色球形核果。气微，味微涩。（图13-84）

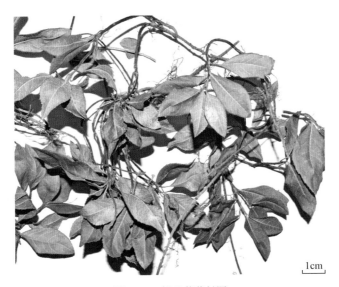

1cm

图13-84　矮地茶药材图

【**性味归经**】辛、微苦，平。归肺、肝经。

【**功能主治**】化痰止咳，清利湿热，活血化瘀。用于新久咳嗽，喘满痰多，湿热黄疸，经闭瘀阻，风湿痹痛，跌打损伤。

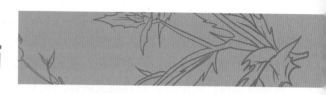

第一节　平肝潜阳药

石决明

Shijueming

HALIOTIDIS CONCHA

【来源】为鲍科动物杂色鲍*Haliotis diversicolor* Reeve、皱纹盘鲍*Haliotis discus hannai* Ino、羊鲍 *Haliotis ovina* Gmelin、澳洲鲍 *Haliotis ruber*（Leach）、耳鲍*Haliotis asinina* Linnaeus或白鲍*Haliotis laevigata*（Donovan）的贝壳。

【原动物】

1. 杂色鲍　贝壳卵圆形，长7~9cm，宽5~6cm，高约2cm，螺层约3层，基部缝合线深，渐至顶部渐不显。由壳顶向下，从第二螺层中部开始至体螺层末端边缘，有一行排列整齐的逐渐增大的突起和孔，约30余个，其中靠体螺层边缘的6~9个开孔，开孔与壳面平。贝壳表面暗红色，有多数不规则的螺旋肋纹和细密的生长线。壳内面银白色，光滑，具珍珠光泽。壳较厚，质坚硬，不易破碎。壳口很大，卵圆形，宽度约为长度的1/2多。外唇薄，边缘呈刀刃状。内唇较厚，向壳内延伸为狭长的片状遮缘，最宽约7mm。足部发达，与壳口等大，分上、下两部分，上足覆盖下足，边缘生有很多短小的触手。

2. 皱纹盘鲍　贝壳呈椭圆形，长8~12cm，宽6~8cm，高2~3cm。螺层三层，缝合不深，螺旋部极小。第二螺层中部开始至体螺层边缘有一排20个左右的凸起和小孔组成的旋转螺肋，末端的4~5个开孔特别大，孔口突出壳面，壳较薄。壳表面灰棕色，有多数粗糙而不规则的皱纹，生长线明显，常有苔藓类或石灰虫等附着物。壳内面银白色，有绿、紫、珍珠等彩色光泽。壳口卵圆形，与体螺层大小相等。外唇薄，内唇厚，边缘呈刃状。足部特别发达肥厚，分上、下足。腹面大而平，适宜附着和爬行。

3. 耳鲍　贝壳较小，狭长，略弯曲呈耳状，长5~8cm，宽2.5~3.5cm，高约1cm。螺层约3层，缝合线浅，螺旋部较小，体螺层极宽大。壳顶钝，第一螺层极小，由壳顶向下自第二螺层中部开始至体螺层边缘有一行排列整齐的突起和小孔，约20个，末端最大的5～7个开口。壳表光滑，具绿、紫、褐等多种颜色形成的斑纹。壳内面银白色有淡绿色闪光及珍珠光泽，生长纹明显。壳口大，与体螺层近等，外唇较厚，中央部微显凹陷，内唇形成狭长的遮缘面，向腹面伸展，宽约4mm。

4. 白鲍　贝壳较大，呈卵圆形，长11～14cm，宽8.5～11cm，高3～6.5cm。表面砖红色，光滑，壳顶高于壳面，生长线颇为明显，螺旋部约为壳面的1/3，疣状突起30余个，末端9个开孔，孔口与壳平。

5. 澳洲鲍　贝壳最大，呈扁平卵圆形，长13～17cm，宽11～14cm，高3.5～6cm。表面砖红色，螺旋部约为壳面的1/2，螺肋和生长线呈波状隆起，疣状突起30余个，末端7～9个开孔，孔口突出壳面。

6. 羊鲍　贝壳近圆形，长4～8cm，宽2.5～6cm，高0.8～2cm。壳顶位于近中部而高于壳面，螺旋部与体螺部各占1/2，从螺旋部边缘有2行整齐的突起，尤以上部较为明显，末端4～5个开孔，呈管状。壳内面珍珠光泽强，凹凸不平。壳口广，外唇薄，边缘弯曲成水波状，内唇为平整的片状遮缘，宽约10mm。

【主产地】杂色鲍主产于海南岛及广东硇洲岛；皱纹盘鲍主产于山东长岛、威海，辽宁金县、长山岛；羊鲍主产于海南岛三亚、陵水沿海；耳鲍主产于台湾；澳洲鲍主产于澳洲。

【性状特征】

1. 白鲍　呈卵圆形，长11～14cm，宽8.5～11cm，高3～6.5cm。表面砖红色，光滑，壳顶高于壳面，生长线颇为明显，螺旋部约为壳面的1/3，疣状突起30余个，末端9个开孔，孔口与壳平。（图14-1A）

2. 皱纹盘鲍　呈长椭圆形，长8～12cm，宽6～8cm，高2～3cm。表面灰棕色，有多数粗糙而不规则的皱纹，生长线明显，常有苔藓类或石灰虫等附着物，末端4～5个开孔，孔口突出壳面，壳较薄。（图14-1B）

3. 澳洲鲍　呈扁平卵圆形，长13～17cm，宽11～14cm，高3.5～6cm。表面砖红色，螺旋部约为壳面的1/2，螺肋和生长线呈波状隆起，疣状突起30余个，末端7～9个开孔，孔口突出壳面。（图14-1C）

4. 耳鲍　狭长，略扭曲，呈耳状，长5～8cm，宽2.5～3.5cm，高约1cm。表面光滑，具翠绿色、紫色及褐色等多种颜色形成的斑纹，螺旋部小，体螺部大，末端5～7个开孔，孔口与壳平，多为椭圆形，壳薄，质较脆。（图14-1D）

5. 杂色鲍　呈长卵圆形，内面观略呈耳形，长7～9cm，宽5～6cm，高约

2cm。表面暗红色，有多数不规则的螺肋和细密生长线，螺旋部小，体螺部大，从螺旋部顶处开始向右排列有20余个疣状突起，末端6～9个开孔，孔口与壳面平。内面光滑，具珍珠样彩色光泽。壳较厚，质坚硬，不易破碎。气微，味微咸。（图14-1E）

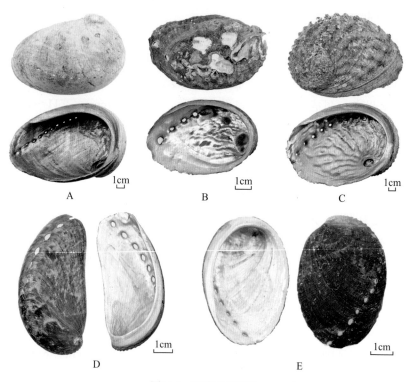

图14-1　石决明药材图

A. 白鲍　B. 皱纹盘鲍　C. 澳洲鲍　D. 耳鲍　E. 杂色鲍

6. 羊鲍　近圆形，长4～8cm，宽2.5～6cm，高0.8～2cm。壳顶位于近中部而高于壳面，螺旋部与体螺部各占1/2，从螺旋部边缘有2行整齐的突起，尤以上部较为明显，末端4～5个开孔，呈管状。

【性味归经】咸，寒。归肝经。

【功能主治】平肝潜阳，清肝明目。用于头痛眩晕，目赤翳障，视物昏花，青盲雀目。

白芍

Baishao

PAEONIAE RADIX ALBA

【来源】为毛茛科植物芍药 *Paeonia lactiflora* Pall.的干燥根。

【原植物】多年生草本。根粗壮。茎直立。叶互生，具长柄，茎下部叶为二回三出复叶，枝端为单叶。花大，单生于茎枝顶端；萼片3～4，宽卵形或近圆形，花瓣9～13，白色、粉红色或紫红色；雄蕊多数；心皮3～5，分离。蓇葖果3～5个，卵形。花期5～7月；果期6～7月。（图14-2）

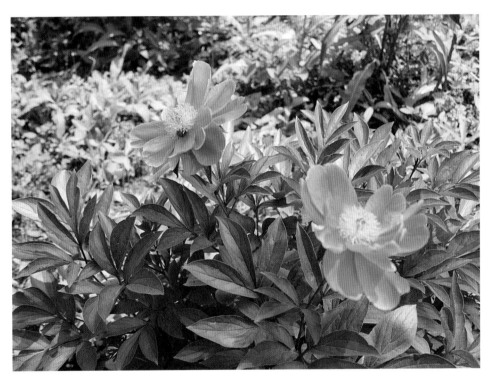

图14-2　芍药

【主产地】主产于浙江、安徽、四川等地。道地产区为安徽亳州、浙江杭州、四川中江，形成"亳白芍""杭白芍""川白芍"等道地白芍，药材品质最佳。此外，山东、贵州、湖南、湖北、甘肃、陕西、河南、云南等地亦有栽培。

【性状特征】根圆柱形，平直或稍弯曲，两端平截，长5～18cm，直径1～2.5cm。表面类白色或淡棕红色，光洁或有纵皱纹及细根痕，偶有残存的棕褐色外皮。质坚实，不易折断，断面较平坦，类白色或微带棕红色，形成层环明显，射线放射状。气微，味微苦、酸。（图14-3）

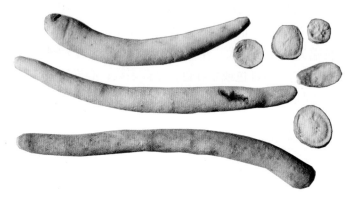

图14-3 白芍药材图

【性味归经】苦、酸，微寒。归肝、脾经。

【功能主治】养血调经，敛阴止汗，柔肝止痛，平抑肝阳。用于血虚萎黄，月经不调，自汗，盗汗，胁痛，腹痛，四肢挛痛，头痛眩晕。

牡蛎

Muli

OSTREAE CONCHA

【来源】为牡蛎科动物长牡蛎*Ostrea gigas* Thunberg、大连湾牡蛎*Ostrea talienwhanensis* Crosse或近江牡蛎*Ostrea rivularis* Gould的贝壳。

【原动物】

1. 长牡蛎　贝壳大型，长条形，壳质坚厚。一般壳长140~330mm，高57~115mm，长比高约大3倍。左壳稍凹，壳顶附着面小，右壳较平如盖，背腹缘几乎平行。壳表面平坦或有数个大而浅的凹陷。自壳顶向后缘环生排列稀疏的鳞片，呈波纹状，没有明显的放射肋。壳外面淡紫色，灰白色或黄褐色。壳内面瓷白色，韧带槽长而宽大，闭壳肌痕大，呈马蹄形，棕黄色。（图14-4）

2. 大连湾牡蛎　贝壳中等大，略呈三角形，壳坚厚。一般壳长55~63mm，高95~130mm，壳顶尖，至后缘渐加宽。右壳较扁平，呈盖状，壳顶部鳞片趋向愈合，较厚；渐向腹缘鳞片渐疏松，且起伏呈水波状，无显著的放射肋。壳表面淡黄色，间有紫色条纹或斑点。左壳突起，自壳顶部射出强壮的放射肋数条，肋上的鳞片坚厚翘起，壳内面凹陷如盒状，白色，铰合部小，韧带槽长而深呈长三角形。闭壳肌痕白色或带紫色，位于背后方。（图14-5）

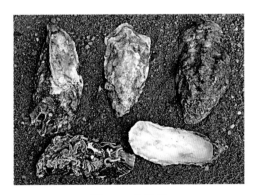

图14-4　长牡蛎

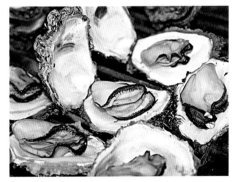
图14-5　大连湾牡蛎

3. 近江牡蛎　贝壳大型，壳坚厚，圆形或卵圆形，三角形或略长。较大者壳长100~242mm，高70~150mm。右壳略扁平，较左壳小，表面环生极薄的黄褐色或暗紫色鳞片，鳞片平，层次少。1~2年生的个体鳞片平，薄而脆，有时边缘游离；2年至数年生的个体，鳞片平坦，有时后缘起伏略呈水波纹状；多年生者鳞片层层相叠，坚厚如石。左壳同心鳞片的层次更少，更坚实。贝壳内面白色或灰白色，边缘为灰紫色，凹凸不平；韧带槽长而宽，呈牛角形，韧带紫黑色。闭壳肌痕大，淡黄色，大多为卵圆形或肾脏形。（图14-6）

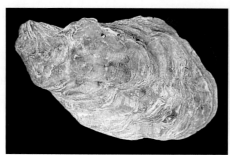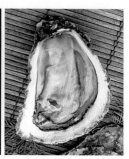

图14-6　近江牡蛎

栖息在低潮线下或潮间带的蓄水处，生活在盐度偏高的近岸海水中，大量集聚在海底。现大连、青岛已有人工养殖。

【主产地】主产于广东、福建、辽宁、浙江、江苏等。

【性状特征】

1.长牡蛎　贝壳大型，长而厚，呈长条形或长卵形。一般壳长约为高3倍。左壳附着，稍大，右壳稍小，扁平如盖。壳表面平坦或有几个大而浅的凹陷。鳞片呈层纹状、波纹状。壳表面淡紫色，灰白色或黄褐色。壳内面瓷白色，闭壳肌痕马蹄形，棕黄色。（图14-7）

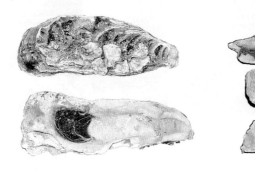

图14-7　长牡蛎药材与饮片图

2. **大连湾牡蛎**　贝壳中等大，略呈三角形，背、腹缘成"八"字形，鳞片巨大，起伏成波浪状。（图14-8）

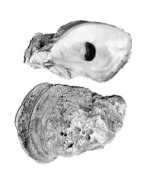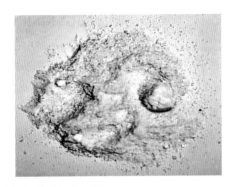

图14-8　大连湾牡蛎药材与饮片图

3. **近江牡蛎**　贝壳大型，呈圆形或卵圆形，表面环生薄而平直的黄褐色或暗紫色鳞片。鳞片平，无放射肋，但壳表面常有突起，凹凸不平。（图14-9）

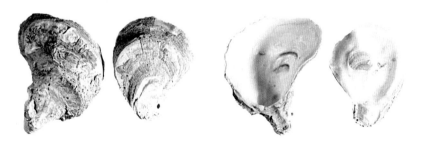

图14-9　近江牡蛎药材图

【**性味归经**】咸，微寒。归肝、胆、肾经。

【**功能主治**】重镇安神，潜阳补阴，软坚散结。用于惊悸失眠，眩晕耳鸣，瘰疬痰核，癥瘕痞块。煅牡蛎收敛固涩，制酸止痛。用于自汗盗汗，遗精滑精，崩漏带下，胃痛吞酸。

珍珠母

Zhenzhumu

MARGARITIFERA CONCHA

【来源】为蚌科动物三角帆蚌*Hyriopsis cumingii*（Lea）、褶纹冠蚌*Cristaria plicata*（Leach）或珍珠贝科动物马氏珍珠贝*Pteria martensii*（Dunker）的贝壳。

【原动物】

1.马氏珍珠贝　贝壳为斜四方形。壳质稍薄而脆。背缘平直，腹缘圆。壳面成片状的同心生长纹于边缘排列极密，末端舌状翘起。壳表面淡黄褐色。壳内面珍珠层厚，光泽强，边缘淡褐色。闭壳肌痕大，长圆形。（图14-10）

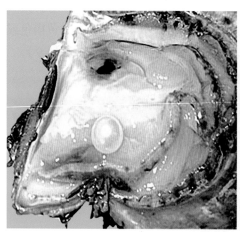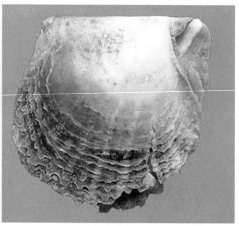

图14-10　马氏珍珠贝

2.三角帆蚌　贝壳大而扁平，略呈三角形。后背缘向上扩展成三角帆状翼。腹缘近直线略呈弧形。壳面不平滑，壳顶部刻有粗大肋脉。生长线同心环状排列。后背区有2道由结节状大突起组成的斜行粗肋。左壳有2个不同大小的拟主齿及2个长侧齿；右壳有2个拟主齿和1个大侧齿。（图14-11）

3.褶纹冠蚌　与三角帆蚌主要鉴别特征为：铰合齿不很发达，无拟主齿，贝壳的后缘向外伸展成为大型的冠状。（图14-12）

【主产地】马氏珍珠贝所产珍珠为海水珍珠，主产于我国南海，以广西合浦尤多。褶纹冠蚌、三角帆蚌所产珍珠为淡水珍珠，主产于安徽、江苏、浙江、江西、黑龙江、吉林、河北、山东、湖北、湖南等。

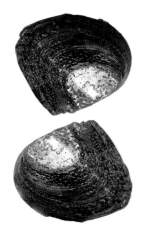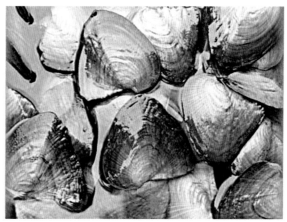

图14-11　三角帆蚌

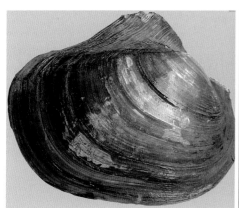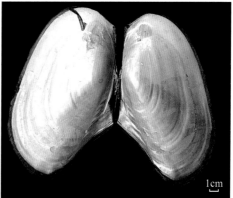

图14-12　褶纹冠蚌

【性状特征】

1. 三角帆蚌　略呈不等边四角形。壳面生长轮呈同心环状排列。后背缘向上突起，形成大的三角形帆状后翼。壳内面外套痕明显；前闭壳肌痕呈卵圆形，后闭壳肌痕略呈三角形。左右壳均具两枚拟主齿，左壳具两枚长条形侧齿，右壳具一枚长条形侧齿；具光泽。质坚硬。气微腥，味淡。

2. 褶纹冠蚌　呈不等边三角形。后背缘向上伸展成大形的冠。壳内面外套痕略明显；前闭壳肌痕大呈楔形，后闭壳肌痕呈不规则卵圆形，在后侧齿下方有与壳面相应的纵肋和凹沟。左、右壳均具一枚短而略粗后侧齿及一枚细弱的前侧齿，均无拟主齿。（图14-13、图14-14）

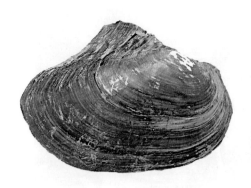

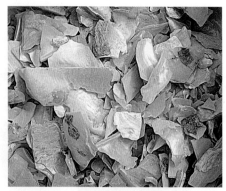

图14-13　珍珠母药材图

图14-14　珍珠母饮片图

3. 马氏珍珠贝　呈斜四方形，后耳大，前耳小，背缘平直，腹缘圆，生长线极细密，成片状。闭壳肌痕大，长圆形，具一凸起的长形主齿。平滑。质脆，折断时成粉屑或小片状，半透明。臭微，味淡。

【性味归经】咸，寒。归肝、心经。

【功能主治】平肝潜阳，安神定惊，明目退翳。用于头痛眩晕，惊悸失眠，目赤翳障，视物昏花。

蒺藜

Jili

TRIBULI FRUCTUS

【来源】为蒺藜科植物蒺藜*Tribulus terrestris* L.的干燥成熟果实。

【原植物】一年生草本。茎由基部分枝，平卧，无毛，被长柔毛或长硬毛，枝长20～60cm。偶数羽状复叶互生，长1.5～5cm；小叶对生，3～8对，矩圆形或斜短圆形，长5～10mm，宽2～5mm，顶端锐尖或钝，基部稍偏斜，被柔毛，全缘。花小，黄色，腋生，花梗短于叶；萼片5，宿存；花瓣5；雄蕊10，5长5短，生于花盘基部，基部有鳞片状腺体；子房上位，5室，柱头5裂，每室3～4胚珠。果为5个分果瓣组成，硬，长4～6mm，无毛或被毛，每个果瓣具长短棘刺各1对，背面有短硬毛及瘤状突起。花期5～8月，果期6～9月。（图14-15）

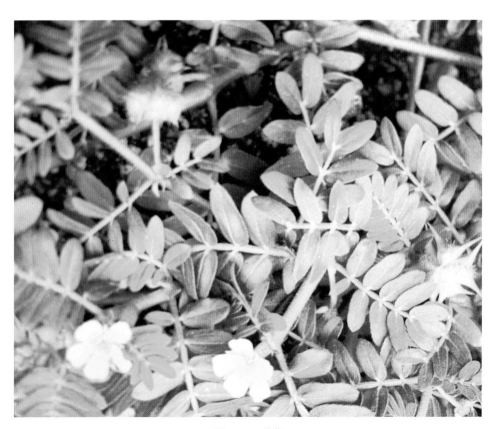

图14-15 蒺藜

【**主产地**】主产于河南、河北、山东、安徽、江苏、四川、陕西、山西等地。

【**性状特征**】复果多由5个分果瓣组成，放射状排列呈五棱状球形，直径7～12mm。商品常裂为单一的分果瓣，斧状三角形，长3～6mm，淡黄绿色，背面隆起，有纵棱及多数小刺，并有对称的长刺和短刺各1对，成八字形分开，两侧面粗糙，有网纹，灰白色；果皮坚硬，木质，内含种子3～4粒。种子卵圆形，稍扁，有油性。气微，味苦，辛。（图14-16）

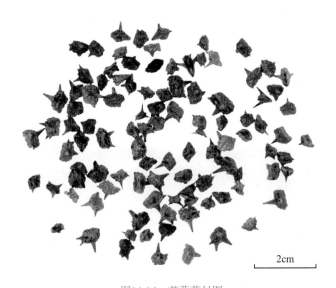

图14-16 蒺藜药材图

【**性味归经**】辛、苦，微温；有小毒。归肝经。

【**功能主治**】平肝解郁，活血祛风，明目，止痒。用于头痛眩晕，胸胁胀痛，乳闭乳痈，目赤翳障，风疹瘙痒。

第二节　息风止痉药

天麻

Tianma

GASTRODIAE RHIZOMA

【来源】为兰科植物天麻 *Gastrodia elata* Bl. 的干燥块茎。

【原植物】多年生寄生草本，植株高30~150cm。块茎椭圆形或卵圆形，横生，肉质，长8~12cm，直径3~5（~7）cm，有较密的均匀环节，节上被许多三角状宽卵形的鞘。茎直立，圆柱形，黄褐色。叶退化成膜质鳞片状，长1~2cm，下部短鞘状抱茎。总状花序长5~30（~50）cm，花苞片长圆状披针形，长1~1.5cm，膜质；花梗和子房长7~12mm，略短于花苞片；花淡黄绿色或黄色，萼片与花瓣合生成斜歪筒，长约1cm，直径5~7mm，口偏斜，顶端5裂，裂片卵状三角形，先端钝；唇瓣白色，长圆状卵圆形，长6~7mm，宽3~4mm，3裂，基部贴生于蕊柱足末端与花被筒内壁上并有一对肉质胼胝体，上部离生，上面具乳突，边缘有不规则短流苏；合蕊柱长5~7mm，顶端具2个小的附属物；子房下位，倒卵形，子房柄扭转。蒴果长圆形，淡褐色，长12~18mm。种子多数而细小，呈粉末状。花期6~7月，果期7~8月。（图14-17）

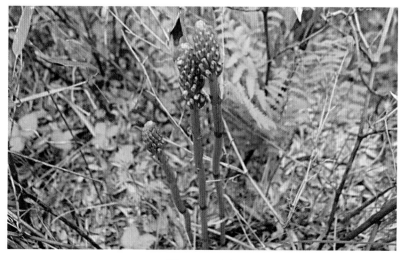

图14-17　天麻

【主产地】

1. 野生天麻　主产于云南、四川，湖北、陕西等地亦有部分出产。道地产区为云南彝良县。

2. 栽培天麻　主产于陕西、云南、湖北、湖南、安徽、河南、贵州、四川、吉林等地。

【性状特征】

1. 野生天麻　块茎长椭圆形，略扁，皱缩而弯曲。长3～15cm，宽1.5～6cm，厚0.5～2cm。表面黄白色，略透明，有纵皱纹和点状的潜伏芽排列而成的环纹数圈。顶端有红棕色至深棕色鹦嘴状的芽或残留茎基（春麻），或有红棕色或深棕色的干枯芽孢（冬麻），俗称"鹦哥嘴"或"红小瓣"。质坚实，不易折断，断面平坦，角质样。气微，味微苦、略甜，久嚼有黏性。

2. 栽培天麻　块茎扁长块形，多弯曲，长6～15cm，宽2.5～5cm，厚1cm或更厚。表面黄白色，皮质较细，可见红棕色芽孢。质坚实，少有空心。其余与野生基本相同。（图14-18）

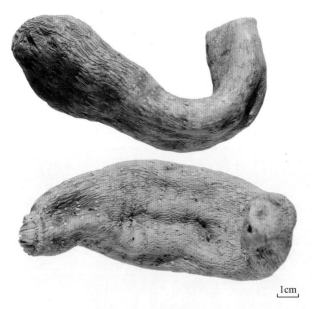

1cm

图14-18　天麻药材图

【性味归经】甘，平。归肝经。

【功能主治】息风止痉，平抑肝阳，祛风通络。用于小儿惊风，癫痫抽搐，破伤风，头痛眩晕，手足不遂，肢体麻木，风湿痹痛。

牛黄

Niuhuang

BOVIS CALCULUS

【来源】为牛科动物牛*Bos taurus domesticus* Gmelin的干燥胆结石。

【原动物】牛为大型家畜，体格高大壮实。头部宽阔，眼大，鼻孔粗大，嘴亦大。头顶部有角一对，左右分开。角的长短、大小随品种而异。四肢健壮，蹄趾坚硬，尾较长。牛的毛色，一般多为黄色，但由于品种不同，毛色也有很大的变异。公牛一般280～380kg，母牛240～300kg。体型轮廓很像乳用牛。个体较小，骨骼细，但肌肉丰厚。角细长而尖锐，角形稍斜向前侧生长。毛色很不一致，有黄、黑、棕褐、红褐色以及花斑等。（图14-19）

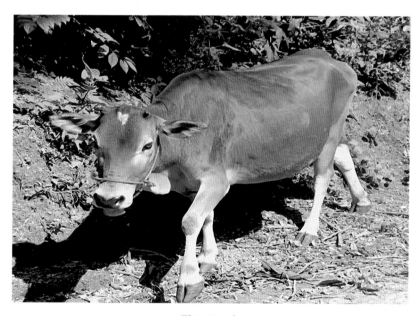

图14-19　牛

我国北方地区多饲养蒙古黄牛，优良品种秦川牛，体格高大，四肢匀称。角短，向外方略弯。全身赤褐色，光泽细致。

【主产地】全国各地均产。

【性状特征】本品多呈卵形、类球形、三角形或四方形，大小不一，直径0.6～3（4.5）cm，少数呈管状或碎片。表面黄红色至棕黄色，有的表面挂有一层黑色光亮的薄膜，习称"乌金衣"，有的粗糙，具疣状突起，有的具龟裂纹。体轻，质酥脆，易分层剥落，断面金黄色，可见细密的同心层纹，有的夹有白心。气清香，味苦而后甘，有清凉感，嚼之易碎，不粘牙。（图14-20）

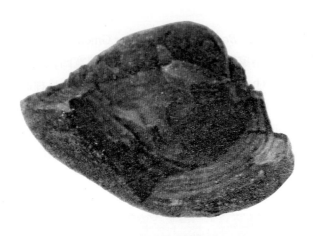

图14-20　天然牛黄药材图

【性味归经】甘，凉。归心、肝经。

【功能主治】清心，豁痰，开窍，凉肝，息风，解毒。用于热病神昏，中风痰迷，惊痫抽搐，癫痫发狂，咽喉肿痛，口舌生疮，痈肿疔疮。

地龙

Dilong

PHERETIMA

【来源】为钜蚓科动物参环毛蚓*Pheretima aspergillum*（E. Perrier）、通俗环毛蚓*Pheretima vulgaris* Chen、威廉环毛蚓*Pheretima guillelmi*（Michaelsen）或栉盲环毛蚓*Pheretima pectinifera* Michaelsen的干燥体。前一种习称"广地龙"，后三种习称"沪地龙"。

【原动物】

1. 通俗环毛蚓 体长130～150mm，体宽5～7mm，体节102～110个。环带在XIV～XVI节，呈戒指状，无刚毛。体上刚毛环生，13～18（Ⅶ）在受精囊孔间，9～13在雄孔间。前端腹面刚毛疏而不粗。受精囊腔较深广，前后缘均隆肿，外面可见到腔内大小各一的乳突。雄交配腔深而大，内壁多皱纹，有平顶乳突3个。雄孔位于腔底的一个乳突上，能全部翻出。（图14-21）

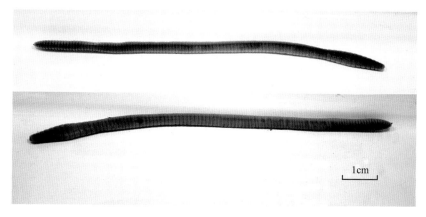

图14-21 通俗环毛蚓

2. 威廉环毛蚓 体长96～150mm，体宽5～8mm。体节数为88～156个。环带位于XIV～XVI节上，呈戒指状，无刚毛。体上刚毛较细，前端腹面疏而不粗。13～21在雄孔间，雄孔在XVIII两侧一浅交配腔内，内壁有褶皱，褶间有刚毛2～3条，在腔底突起上为雄孔，突起前常有1对乳头突。受精囊孔3对，Ⅵ～Ⅶ到Ⅷ～Ⅸ节间孔在一横裂中小突上。无受精囊腔，隔膜Ⅴ～Ⅸ到Ⅸ～Ⅹ缺失，盲肠简单。受精囊的盲管内端2/3在平面上，左右弯曲，为纳精囊。体背面为青

黄色或灰青色，背中线为深青色。（图14-22）

3. **栉盲环毛蚓** 体长100～150mm，宽5～9mm，背面及侧面有深紫颜色或紫红色。环带占三节，无刚毛。身体前部刚毛虽粗，在Ⅱ～Ⅳ节并不特殊粗。28～34（Ⅷ）在受精囊孔间，20～36在雄孔之间，但近雄孔腺体皮上较密，每边6～7条。雄生殖孔在一十字形突的中央，常由一浅囊状皮褶盖住，内侧有两个或多个乳头，其排列变化很大。受精囊孔3对，位Ⅵ/Ⅶ～Ⅷ/Ⅸ节间，其位置几近节周的一半距离。孔在一乳头的后侧，前后两侧表皮腺肿，孔常常陷入，孔的内侧腹面在刚毛圈前或后，有乳头突，排列较规则。（图14-23）

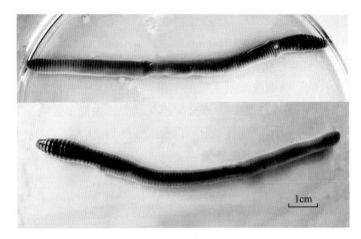

图14-22　威廉环毛蚓

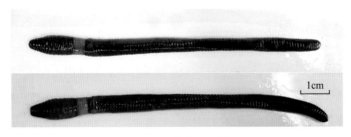

图14-23　栉盲环毛蚓

4. **参环毛蚓** 体长115～375mm，宽6～12mm。背孔自Ⅺ/Ⅻ节间始。环带占3节，无被毛和刚毛。环带前刚毛一般粗而硬，末端黑，距离宽，背面亦然。30～34（Ⅷ）在受精囊孔间，28～30在雄孔间，在雄孔附近腺体部较密，每边6～7条。雄孔在第ⅩⅧ节腹侧刚毛圈一小突上，外缘有数环绕的浅皮褶，内侧刚毛圈隆起，前后两边有横排（一排或两排）小乳突，每边10～20个不等。受精囊孔2对，位于Ⅶ/Ⅷ～Ⅷ/Ⅸ之间一椭圆形突起上，约占节周的5/11。孔的腹侧有横排（一排或两排）乳突，约10个，与孔距离远处无此类乳突。隔膜8/9，9/10缺。盲肠简单，或腹侧有齿状小囊。受精囊呈袋形，管短，盲管亦短。内侧2/3微弯曲数转，为纳精囊。每个副性腺呈块状，表面呈颗粒状，各有一组粗索状管连接乳突。背部紫灰色，后部色稍浅，刚毛圈白色。（图14-24）

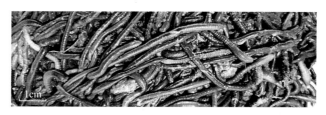

图14-24　参环毛蚓

【主产地】广地龙主产于广东、广西、福建。沪地龙主产于上海、浙江、江苏。

【性状特征】

1. 广地龙　呈长条状薄片，弯曲，边缘略卷，长15～20cm，宽1～2cm。全体具环节，背部棕褐色至紫灰色，腹部浅黄棕色；第ⅩⅣ～ⅩⅥ环节为生殖带，习称"白颈"，较光亮。体前端稍尖，尾端钝圆，刚毛圈粗糙而硬，色稍浅。雄生殖孔在第ⅩⅧ环节腹侧刚毛圈一小孔突上，雄交配腔不翻出，外缘有数个环绕的浅皮褶，内侧刚毛圈隆起，前面两边有横排（一排或两排）小乳突，每边10～20个不等。受精囊孔2对，位于Ⅶ/Ⅷ～Ⅷ/Ⅸ环节间一椭圆形突起上，体轻，略呈革质，不易折断。气腥，味微咸。（图14-25）

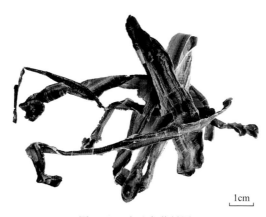

图14-25　广地龙药材图

2. 沪地龙　长8～15cm，宽0.5～1.5cm。全体具环节，背部棕褐色至黄褐色，腹部浅黄棕色；第XIV～XVI环节为生殖带，较光亮。第XVIII环节有一对雄生殖孔。通俗环毛蚓的雄交配腔能全部翻出，呈花菜状或阴茎状；威廉环毛蚓的雄交配腔孔呈纵向裂缝状；栉盲环毛蚓的雄生殖孔内侧有1个或多个小乳突。受精囊孔3对，在VI/VII～VIII/IX环节间。（图14-26）

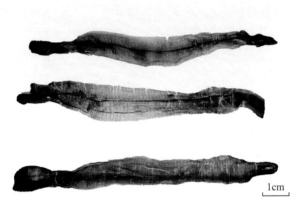

图14-26　沪地龙药材图

【性味归经】咸，寒。归肝、脾、膀胱经。

【功能主治】清热定惊，通络，平喘，利尿。用于高热神昏，惊痫抽搐，关节痹痛，肢体麻木，半身不遂，肺热喘咳，尿少水肿。

全蝎

Quanxie

SCORPIO

【来源】为钳蝎科动物东亚钳蝎*Buthus martensii* Karsch的干燥体。

【原动物】体长约60mm，头胸部和前腹部为绿褐色，后腹部为土黄色。头胸部背甲梯形。侧眼3对，胸板三角形，螯肢的钳状上肢有2齿。触肢钳状，上下肢内侧有12行颗粒斜列。第3、第4对步足胫节有距，各步足跗节末端有2爪和1距。前腹部前背板有5条隆脊线。生殖厣由2个半圆形甲片组成。栉状器有16～25枚齿。后腹部前4节各有10条隆脊线，第5节仅有5条，第6节毒针下方无距。（图14-27）

【主产地】主产于山东、河南、河北、辽宁、安徽、湖北等地。

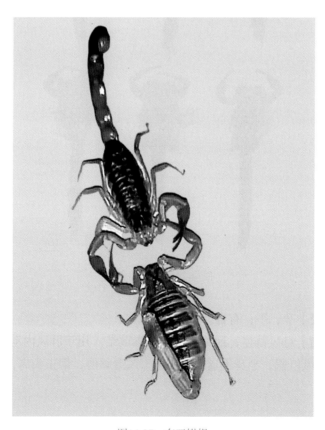

图14-27 东亚钳蝎

【**性状特征**】头胸部与前腹部呈扁平长椭圆形，后腹部呈尾状，皱缩弯曲，完整者体长约6cm。头胸部呈绿褐色，前面有1对短小的螯肢和1对较长大的钳状脚须，形似蟹螯，背面覆有梯形背甲，腹面有足4对，均为7节，末端各具2爪钩；前腹部由7节组成，第7节色深，背甲上有5条隆脊线。背面绿褐色，后腹部棕黄色，6节，节上均有纵沟，末节有锐钩状毒刺，毒刺下方无距。气微腥，味咸。（图14-28）

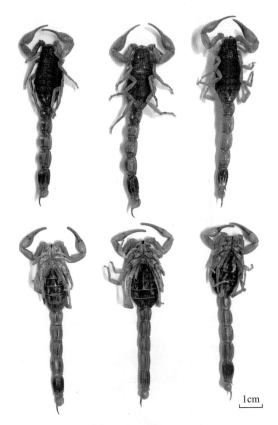

图14-28　全蝎药材图

【**性味归经**】辛，平；有毒。归肝经。

【**功能主治**】息风镇痉，通络止痛，攻毒散结。用于肝风内动，痉挛抽搐，小儿惊风，中风口喝，半身不遂，破伤风，风湿顽痹，偏正头痛，疮疡，瘰疬。

钩藤

Gouteng

UNCARIAE RAMULUS CUM UNCIS

【来源】为茜草科植物钩藤*Uncaria rhynchophylla*（Miq.）Miq. ex Havil.、大叶钩藤*Uncaria macrophylla* Wall.、毛钩藤*Uncaria hirsuta* Havil.、华钩藤*Uncaria sinensis*（Oliv.）Havil.或无柄果钩藤*Uncaria sessilifructus* Roxb.的干燥带钩茎枝。

【原植物】

1. 钩藤　常绿木质藤本，长可达10m。根肥厚，淡黄色，质软，味微苦有刺喉感。枝条四棱形，褐色，光滑；叶腋有对生的两钩，钩尖向下弯曲，形似属爪，钩长1.2～2cm。叶对生；具短柄；叶片椭圆形或卵状披针形，长6～10cm，宽3～6.5cm，先端渐尖，基部渐窄或呈圆形，全缘，下面灰绿色，有粉白色短毛；托叶2深裂，裂片条状锥形。夏秋间开花，绒球状头状花序单生于叶腋或枝顶；花黄色，花冠合生，上部5裂，喉部内具短柔毛；雄蕊5；子房下位。蒴果倒卵形或椭圆形，有宿存萼。种子两端有翅。花期、果期5～12月。（图14-29）

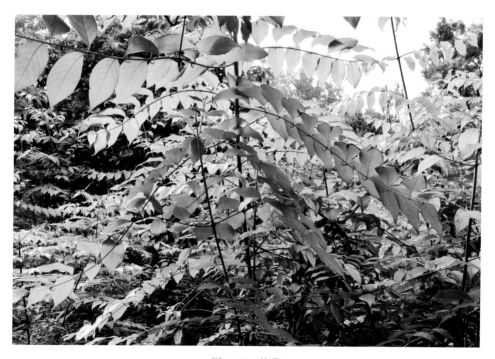

图14-29　钩藤

2. **大叶钩藤** 小枝扁压有褐色粗毛，钩幼时也被粗毛。叶柄较长；叶片宽椭圆形或长方椭圆形；托叶2裂，裂片较宽。蒴果有长梗。本种与钩藤、华钩藤的区别在于：叶片大，革质；花萼裂片线状长圆形；花和小蒴果具柄，花间小苞片无。花期夏季。（图14-30）

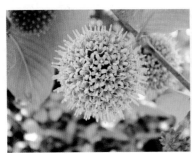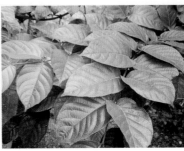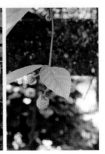

图14-30 大叶钩藤（徐晔春 摄）

3. **毛钩藤** 嫩枝纤细，圆柱形或略具4棱角，被硬毛。叶革质，卵形或椭圆形，长8～12cm，宽5～7cm，顶端渐尖，基部钝，上面稍粗糙，被稀疏硬毛，下面被稀疏或稠密糙伏毛。侧脉7～10对，下面具糙伏毛，脉腋窝陷有黏腺毛；叶柄长3～10mm，有毛；托叶阔卵形，深2裂至少达2/3，外面被疏散长毛，内面无毛，基部有黏液毛，裂片卵形，有时具长渐尖的顶部。头状花序不计花冠直径20～25mm，单生叶腋；小蒴果纺锤形，长10～13mm，有短柔毛。花期、果期1～12月。（图14-31）

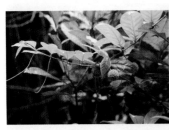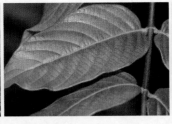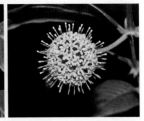

图14-31 毛钩藤（徐晔春 摄）

4. **华钩藤** 形态与钩藤相似，主要区别为托叶较大，圆形不裂，反卷，叶较大，长10～17cm。花期、果期6～10月。（图14-32）

5. **无柄果钩藤** 大藤本；嫩枝较纤细，略有4棱角或方柱形，微被短柔毛。叶近革质，卵形、椭圆形或椭圆状长圆形，头状花序不计花冠直径5～10mm，

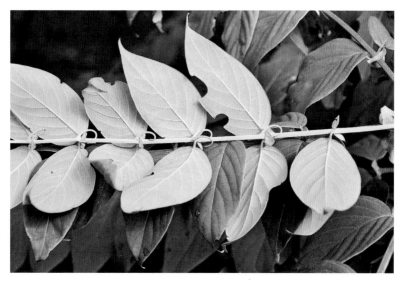

图14-32　华钩藤（徐永福　摄）

单生叶腋，总花梗具一节，或成单聚伞状排列，总花梗腋生，长达15cm；小蒴果纺锤形，长10～14mm，微被短柔毛，宿存萼裂片舌状，长约1mm，略呈星状展开。花期、果期3～12月。（图14-33）

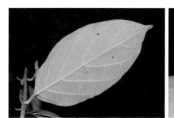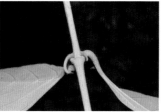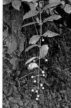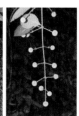

图14-33　无柄果钩藤（刘冰　摄）

【**主产地**】钩藤主产于广西桂林、苍梧，江西武宁，湖南湘潭、黔阳，浙江水嘉、兰溪，福建宁化、福安，以及安徽、广东等地；大叶钩藤主产于云南、广西、海南等地；华钩藤主产于四川昭化、宜宾，贵州、云南、湖北等地亦产；毛钩藤主产于福建、广东、广西、台湾等地；无柄果钩藤主产于广东、广西、云南等地。

【**性状特征**】茎枝圆柱形或类方柱形，长2～3cm，直径0.2～0.5cm。表面红棕色至紫红色者具细纵纹，光滑无毛；黄绿色至灰褐色者有的可见白色点状皮孔，被黄褐色柔毛。多数枝节上对生两个向下弯曲的钩（不育花序梗），或仅一侧有钩，另一侧为突起的疤痕；钩略扁或稍圆，先端细尖，基部较阔；钩基部的枝上可见叶柄脱落后的窝点状痕迹和环状的托叶痕。质坚韧，断面黄棕色，皮部纤维性，髓部黄白色或中空。气微，味淡。（图14-34）

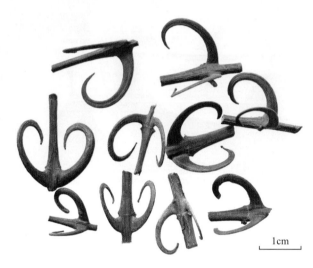

图14-34　钩藤药材图

【**性味归经**】甘，凉。归肝、心包经。

【**功能主治**】息风定惊，清热平肝。用于肝风内动，惊痫抽搐，高热惊厥，感冒夹惊，小儿惊啼，妊娠子痫，头痛眩晕。

蜈蚣

Wugong

SCOLOPENDRA

【来源】为蜈蚣科动物少棘巨蜈蚣*Scolopendra subspinipes mutilans* L. Koch的干燥体。

【原动物】全体21个体节；第3、5、8、10、12、14、16、18、20体节两侧各具气门1对；头板和第一背板为金黄色，末背板有时近黄褐色。胸板和步足均为淡黄色。背面约自第4～9体节起，有两条不显著纵沟。头板前部两侧各有4个单眼，集成左右眼群。头部的腹面有颚肢1对，颚肢内有毒腺。步足21对，足端黑色，尖端爪状；最末1对步足最长，伸向后方，呈尾状；末对附肢基侧板端有2尖棘，同肢前腿节腹面外侧有2棘，内侧1棘，背面内侧1～3棘。（图14-35）

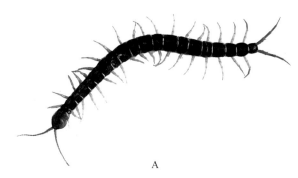

A

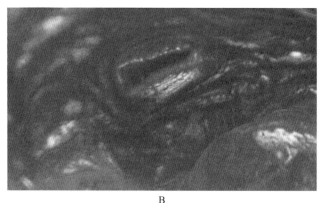

B

图14-35 少棘巨蜈蚣
A.全体 B.气门

【主产地】主产于湖北、浙江、江苏、安徽等地。

【性状特征】扁平长条形，长9～15cm，宽0.5～1cm。由头部和躯干部组成，全体共22个环节。头部暗红色或红褐色，略有光泽，有头板覆盖，头板近圆形，前端稍突出，两侧贴有颚肢1对，前端两侧有触角1对。躯干部第1背板与头板同色，其余20个背板为棕绿色或墨绿色，具光泽，自第4背板至第20背板上常有2条纵沟线；腹部淡黄色或棕黄色，皱缩；自第2节起，每节两侧有步足1对；胸板和步足均为淡黄色或红褐色，偶有黄白色，呈弯钩形，最末1对步足尾状，故又称尾足，易脱落。质脆，断面有裂隙。气微腥，有特殊刺鼻的臭气，味辛、微咸。（图14-36）

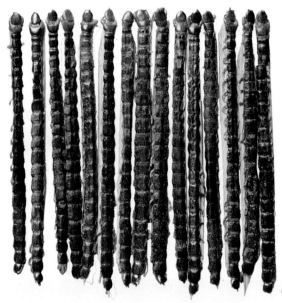

图14-36 蜈蚣药材图

【性味归经】辛，温；有毒。归肝经。

【功能主治】息风镇痉，通络止痛，攻毒散结。用于肝风内动，痉挛抽搐，小儿惊风，中风口祸，半身不遂，破伤风，风湿顽痹，偏正头痛，疮疡，瘰疬，蛇虫咬伤。

僵蚕

Jiangcan

BOMBYX BATRYTICATUS

【来源】为蚕蛾科昆虫家蚕*Bombyx mori* Linnaeus 4～5龄的幼虫感染（或人工接种）白僵菌*Beauveria bassiana*（Bals.）Vuillant而致死的干燥体。

【原动物】雄翅长16～19mm，体长13～16mm；雌翅长19～21mm，体长18～21mm。体翅白色至灰白色，雄、雌触角均双栉状，32～36节，背面白色，腹面灰白色，栉上纤毛灰褐色，腹部背中央有成丛的长毛；胸足短，粗壮有毛丛。蜕皮前，幼虫停止食桑，吐丝于蚕座上，用腹足和尾足固定蚕体，静止不动，称眠。眠是分龄的界限，每眠一次增加1龄。桑蚕的眠性有三眠、四眠、五眠等。（图14-37）

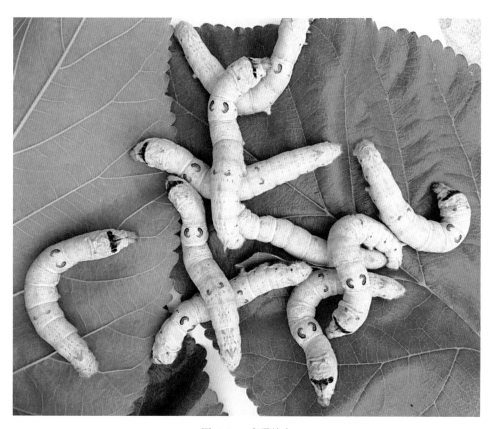

图14-37　家蚕幼虫

【**主产地**】主产于四川、广西等。川产僵蚕因其质量佳、性状好广受好评。

【**性状特征**】药材略呈圆柱形，多弯曲皱缩。长2～5cm，直径0.5～0.7cm。表面灰黄色，被有白色粉霜状的气生菌丝和分生孢子。头部较圆，足8对，体节明显，尾部略呈二分歧状。质硬而脆，易折断，断面平坦，外层白色，中间有亮棕色或亮黑色的丝腺环4个。气微腥，味微咸。（图14-38）

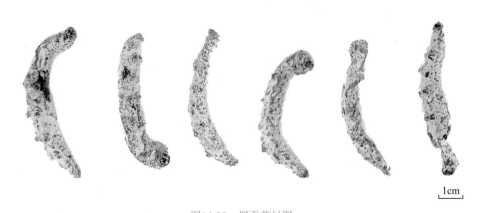

1cm

图14-38　僵蚕药材图

【**性味归经**】咸、辛，平。归肝、肺、胃经。

【**功能主治**】息风止痉，祛风止痛，化痰散结。用于肝风夹痰，惊痫抽搐，小儿急惊风，破伤风，中风口喎，风热头痛，目赤咽痛，风疹瘙痒，发颐疖腮。

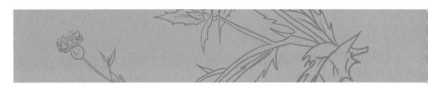

合欢皮

Hehuanpi

ALBIZIAE CORTEX

【来源】为豆科植物合欢*Albizia julibrissin* Durazz.的干燥树皮。

【原植物】落叶乔木；小枝有棱角，嫩枝、花序和叶轴被绒毛或短柔毛。托叶线状披针形，早落。二回羽状复叶，总叶柄近基部及最顶一对羽片着生处各有1枚腺体；羽片4~12对，最多可达20对；小叶10~30对，线形至长圆形，长6~12mm，向上偏斜，有缘毛。头状花序于枝顶排成圆锥花序；花粉红色；花萼管状；花冠长8mm，裂片三角形，长1.5mm，花萼、花冠外均被短柔毛；花丝长2.5cm。荚果带状，长9~15cm，宽1.5~2.5cm。花期6~7月；果期8~10月。（图15-1）

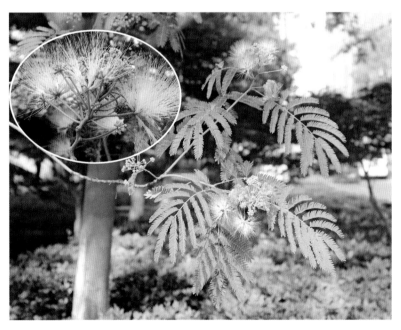

图15-1　合欢

【**主产地**】主产于湖北孝感，江苏无锡、苏州，浙江兰溪、长兴，安徽宣城等地，以湖北产量大。

【**性状特征**】呈卷曲筒状或半筒状，长40～80cm，厚0.1～0.3cm。外表面灰棕色至灰褐色，稍有纵皱纹，有的成浅裂纹，密生明显的椭圆形横向皮孔，棕色或棕红色，偶有突起的横棱或较大的圆形枝痕，常附有地衣斑；内表面淡黄棕色或黄白色，平滑，有细密纵纹。质硬而脆，易折断，断面呈纤维性片状，淡黄棕色或黄白色。气微香，味淡，微涩，稍刺舌，而后喉头有不适感。（图15-2）

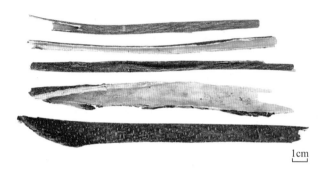

1cm

图15-2　合欢皮药材图

【**性味归经**】甘，平。归心、肝、肺经。

【**功能主治**】解郁安神，活血消肿。用于心神不安，忧郁失眠，肺痈，疮肿，跌扑伤痛。

远志

Yuanzhi

POLYGALAE RADIX

【来源】　为远志科植物远志*Polygala tenuifolia* Willd.或卵叶远志*Polygala sibirica* L.的干燥根。

【原植物】

1. 远志　多年生草本。茎由基部丛生、斜生或直立。叶互生，线形至狭线形，先端尖，基部渐狭成短柄，全缘。总状花序呈扁侧状生于小枝顶端；有稀疏的花，花绿白色带紫，左右对称；萼片5，外轮3片小，内轮2片，花瓣状；花瓣3，下部合生，中央花瓣较大，龙骨状，顶端有流苏状附属物；雄蕊8，花丝愈合成鞘状，近上端分离；子房上位，柱头2裂，不等长。蒴果扁卵圆形，翅宽0.1cm以上。花期4～5月，果期7～9月。（图15-3）

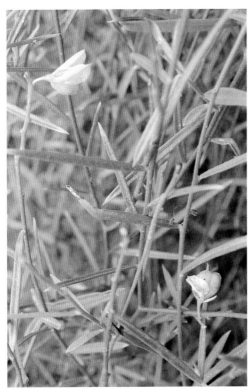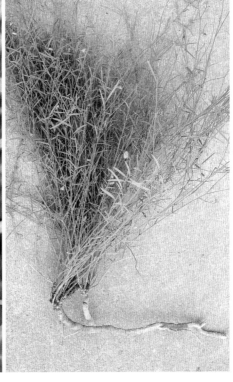

图15-3　远志

2.卵叶远志　卵叶远志与远志的主要区别为：茎绿褐色，表面密被细柔毛。叶椭圆形至长圆状披针形，长0.8～2cm，宽3～6mm。总状花序腋外生或假顶生。蒴果翅窄，密生短睫毛。（图15-4）

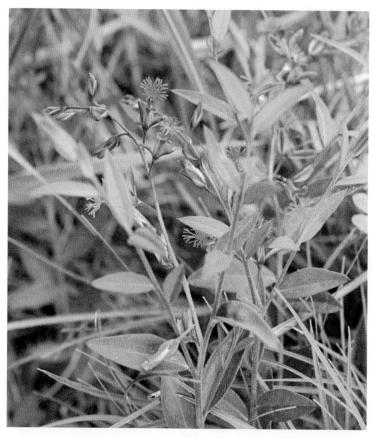

图15-4　卵叶远志

【主产地】主产于山西阳高、闻喜、榆次、芮城，陕西韩城、合阳、大荔、华阴、绥德、咸阳，内蒙古通辽，吉林白城，河南巩义、卢氏。以山西产量大，陕西的质量好。

【性状特征】根呈圆柱形或中空，略弯曲，长2～30cm，直径0.2～1cm。表面灰黄色至灰棕色，有较密并深陷的横皱纹、纵皱纹及裂纹，老根的横皱纹较密更深陷，略呈结节状。有木心者质硬，不易折断，木部黄白色，皮部易与木部分离；无木心者质硬而脆，易折断；断面皮部棕黄色。气微，味苦、微辛，嚼之有刺喉感。（图15-5）

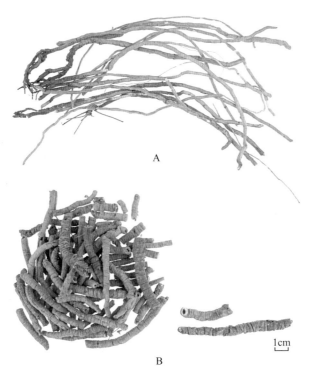

图15-5　远志药材图
A.远志棍　B.远志筒

【**性味归经**】苦、辛，温。归心、肾、肺经。

【**功能主治**】安神益智，交通心肾，祛痰，消肿。用于心肾不交引起的失眠多梦、健忘惊悸、神志恍惚，咳痰不爽，疮疡肿毒，乳房肿痛。

柏子仁

Baiziren

PLATYCLADI SEMEN

【来源】为柏科植物侧柏*Platycladus orientalis*（L.）Franco的干燥成熟种仁。

【原植物】【主产地】参见"侧柏叶"。

【性状特征】种仁长卵形或长椭圆形，长4～7mm，直径1.5～3mm。表面黄白色或淡黄棕色，外包膜质内种皮，顶端略尖，有深褐色的小点，基部钝圆。质软，富油性。气微香，味淡。（图15-6）

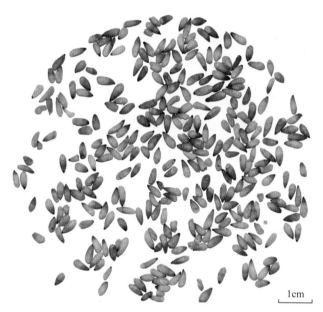

1cm

图15-6 柏子仁药材图（戴仕林 摄）

【性味归经】甘，平。归心、肾、大肠经。

【功能主治】养心安神，润肠通便，止汗。用于阴血不足，虚烦失眠，心悸怔忡，肠燥便秘，阴虚盗汗。

酸枣仁

Suanzaoren

ZIZIPHI SPINOSAE SEMEN

【来源】为鼠李科植物酸枣*Ziziphus jujuba* Mill. var. *spinosa*（Bunge）Hu ex H. F. Chou的干燥成熟种子。

【原植物】落叶灌木。老枝褐色或灰褐色，幼枝绿色；于分枝基部处2个托叶刺，长刺粗直，短刺下弯，后期常脱落。叶纸质，单叶互生，叶柄极短；叶片卵形或卵状椭圆形，先端钝，边缘有细锯齿，两面光滑无毛；基部稍不对称，近圆形，边缘具圆齿状锯齿，基生三出脉。花小，两性，5基数，无毛，具短总花梗，单生或2～8个密集成腋生聚伞花序；花萼5裂，裂片卵状三角形；花瓣5，黄绿色，倒卵圆形，与萼片互生，基部有爪；雄蕊5，与花瓣对生，比花瓣等长或稍长；花盘厚，肉质，圆形，5裂；子房椭圆形，下部藏于花盘内，与花盘合生，2室，每室有1胚珠，花柱2半裂。核果肉质，小，近球形或短矩圆形，直径0.7～1.2cm，成熟时红褐色；具薄的中果皮，味酸；核两端钝。花期6～7月，果期8～9月。（图15-7）

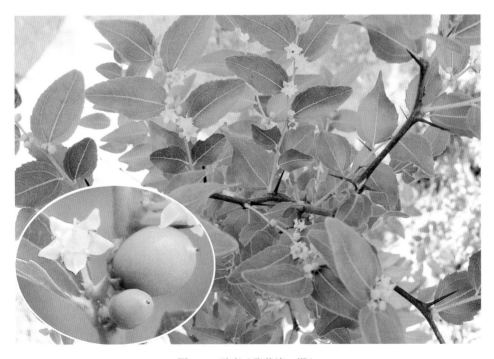

图15-7　酸枣（张英涛　摄）

【**主产地**】主产于河北、陕西、山东、辽宁、山西、河南、甘肃等地。以河北、山东以及陕西秦岭一带为道地产区。

【**性状特征**】种子扁圆形或扁椭圆形，长5～9mm，宽5～7mm，厚约3mm。表面紫红色或紫褐色，平滑有光泽，有的有裂纹。有的两面均呈圆隆状突起；有的一面较平坦，中间有一条隆起的纵线纹，另一面稍突起。一端凹陷，可见线形种脐；另端有细小突起的合点。种皮较脆，胚乳白色，子叶2，浅黄色，富油性。气微，味淡。（图15-8）

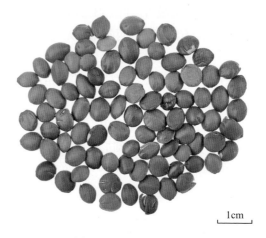

图15-8　酸枣仁药材图

【**性味归经**】甘、酸，平。归肝、胆、心经。

【**功能主治**】养心补肝，宁心安神，敛汗，生津。用于虚烦不眠，惊悸多梦，体虚多汗，津伤口渴。

磁石

Cishi

MAGNETITUM

【来源】为氧化物类矿物尖晶石族磁铁矿，主含四氧化三铁（Fe_3O_4）。

【原矿物】等轴晶系。晶体为八面体、菱形十二面体等，或为粗至细粒的粒块状集合体。铁黑色，表面或氧化、水化为红黑、褐黑色调；风化严重者，附有水赤铁矿、褐铁矿被膜。条痕黑色，不透明。无解理，断口不平坦。硬度5.5～6。性脆，相对密度4.9～5.2。具强磁性，碎块可被磁铁吸着，或块体，本身可吸引铁针等铁器。

【主产地】主产于辽宁、河北、山东、江苏、安徽、福建、河南、湖北、广东、广西、四川、云南等地。

【性状特征】块状集合体，呈不规则块状，或略带方形，多具棱角，大小不一。灰黑色或棕褐色，条痕黑色，具金属光泽。体重，质坚硬，断面不整齐。具磁性。有土腥气，味淡。（图15-9）

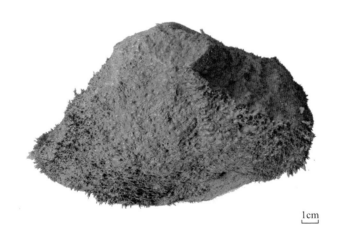

1cm

图15-9 磁石药材图

【性味归经】咸，寒。归肝、心、肾经。

【功能主治】镇惊安神，平肝潜阳，聪耳明目，纳气平喘。用于惊悸失眠，头晕目眩，视物昏花，耳鸣耳聋，肾虚气喘。

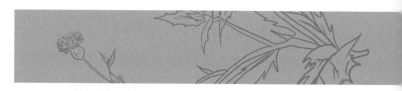

第十六章
开窍药

安息香

Anxixiang

BENZOINUM

【来源】 为安息香科植物白花树*Styrax tonkinensis*（Pierre）Craib ex Hart.的干燥树脂。

【原植物】 乔木，高6～30m，树冠圆锥形，树皮暗灰色或灰褐色，有不规则纵裂纹。叶互生，纸质至薄革质，椭圆形、椭圆状卵形至卵形，边近全缘，嫩叶有时具2～3个齿裂，上面无毛或嫩叶脉上被星状毛，下面密被灰色至粉绿色星状绒毛，侧脉每边5～6条，第三级小脉近平行。圆锥花序，或渐缩小成总状花序，花序长3～10cm或更长；花白色；花萼杯状。果实近球形，直径10～12mm，顶端急尖或钝；种子卵形，栗褐色，密被小瘤状突起和星状毛。花期4～6月，果熟期8～10月。（图16-1）

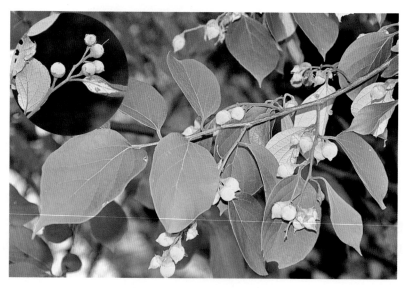

图16-1　白花树（徐永福　摄）

【**主产地**】主产于越南东京湾，我国云南、贵州、广西、广东、湖南、福建和江西等地有野生和栽培。

【**性状特征**】树脂为不规则的小块，稍扁平，常黏结成团块。表面橙黄色，具蜡样光泽（自然出脂）；或为不规则的圆柱状、扁平块状。表面灰白色至淡黄白色（人工割脂）。质脆，易碎，断面平坦，白色，放置后逐渐变为淡黄棕色至红棕色。加热则软化熔融。气芳香，味微辛，嚼之有沙粒感。（图16-2）

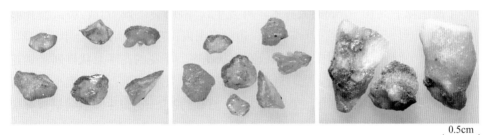

0.5cm

图16-2　安息香药材图

【**性味归经**】辛、苦，平。归心、脾经。

【**功能主治**】开窍醒神，行气活血，止痛。用于中风痰厥，气郁暴厥，中恶昏迷，心腹疼痛，产后血晕，小儿惊风。

苏合香

Suhexiang

STYRAX

【来源】为金缕梅科植物苏合香树*Liquidambar orientalis* Mill.的树干渗出的香树脂经加工精制而成。

【原植物】高10～15m的大乔木。叶互生，掌状5裂，偶为3或7裂，裂片卵形或长方卵形，先端急尖，基部心形，边缘有锯齿；有长叶柄；托叶小，早落。花黄绿色，单性，雌雄同株，多数成圆头状花序。雄花的花序总状排列；雄花无花被，仅有苞片；雄蕊多数。雌花的花序单生；花柄下垂；花被细小；雄蕊退化；雌蕊多数，基部愈合。果序圆球状，直径约2.5cm，聚生多数蒴果，有宿存刺状花柱；蒴果先端喙状，成熟时顶端开裂。种子1～2枚，狭长圆形，扁平，顶端有翅。（图16-3）

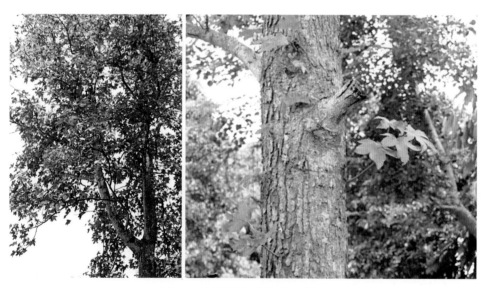

图16-3　苏合香树（潘超美　摄）

【主产地】主产于安纳托利亚半岛南部，自土耳其至埃及、叙利亚地区北部。

【性状特征】半流动性的浓稠液体。棕黄色或暗棕色，半透明。质黏稠。气芳香。在90%乙醇、二硫化碳、三氯甲烷或冰醋酸中溶解，在乙醚中微溶。（图16-4）

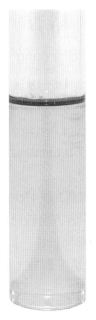

图16-4　苏合香药材

【**性味归经**】辛，温。归心、脾经。

【**功能主治**】开窍，辟秽，止痛。用于中风痰厥，猝然昏倒，胸痹心痛，胸腹冷痛，惊痫。

麝香

Shexiang

MOSCHUS

【来源】 为鹿科动物林麝*Moschus berezovskii* Flerov、马麝*Moschus sifanicus* Przewalski或原麝*Moschus moschiferus* Linnaeus成熟雄体香囊中的干燥分泌物。

【原动物】

1. 林麝　体长65～76cm，肩高36～47cm，体重6.5～10kg。雌雄均无角；耳长直立，端部稍圆，耳郭可随声音方向转动180°。雄麝上犬齿发达，向后下方弯曲，伸出唇外，并随年龄增长而长长；后腹部阴囊与肚脐之间有麝香囊，尾粗短，被体毛遮挡，尾脂腺发达。四肢上端较粗，下端细长，后肢长于前肢，后肢较前肢粗大。被毛长而密，不同部位长度、粗细不同，腹侧毛细、色浅，其他部位毛色深，被毛颜色分多段，基部浅端部深，呈深橄榄褐色，也随季节变化，夏季色浅，冬季色深。耳缘、耳端多为黑色或棕褐色，耳内白色。（图16-5）

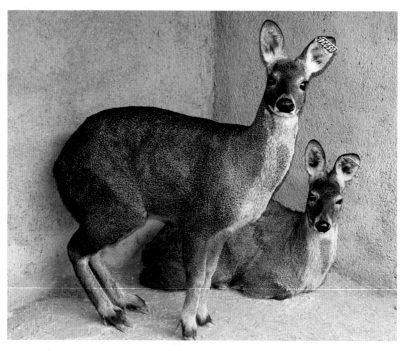

图16-5　林麝

2. 马麝 体长80～90cm，肩高50～60cm，体重10～13kg。大型麝。体色浅褐带沙黄色，颈背毛具明显的旋涡状，4～6个栗色斑块排成两行。吻长。头部毛细密而短，黑褐色。喉部可见显著白色条纹或单一的奶油色宽带，喉部毛色常为红金黄色。耳大直立，边缘褐色，内侧和基部棕黄，上部浅棕，耳内有成行的沙色长毛，具明显的橙色眼圈。四肢前面和内侧色淡，后面色深，呈暗黑色。前肢短后肢长，善跳跃奔跑。雄雌均无角，雄麝獠牙突出口外。尾短，腹下脐与生殖器之间有香腺。一只马麝年可人工活体取香15～20g。雌麝上犬齿极细小，无香腺，乳头一对，四肢呈淡黄色，尾细短下毛深棕色。（图16-6）

3. 原麝 体长为80～95cm，尾长仅有3～5cm，肩高50～60cm，体重8～13kg。头上无角，无上门齿，下犬齿呈门状，并与6枚门齿连成铲状，雄兽有一对獠牙状的上犬齿，一般为5～6cm，露出唇外。被毛深褐而带有红的色调，背上有许多明显的淡黄色斑点；颈部两侧至腋部有两条明显的白色或浅棕色纵纹，从喉部一直延伸到腋下。腹部毛色较浅。毛粗而髓腔大，毛被厚密，但较易脱落。头和面部较狭长，吻部裸露，与面部都呈棕灰色。耳长，大而直立。短短的尾巴藏在毛下。四肢很细，后肢特别长，站立时臀高于肩，蹄子窄而尖，悬蹄发达，非常适合疾跑和跳跃。（图16-7）

【主产地】主产于陕西、四川、重庆、湖北、甘肃、黑龙江等地。

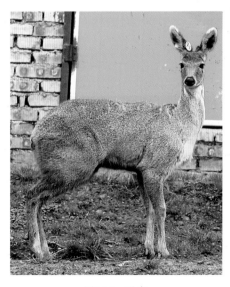

图16-6 马麝

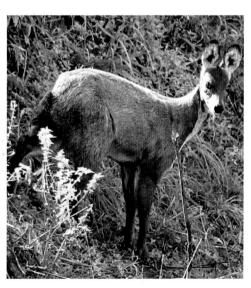

图16-7 原麝

【性状特征】

1. 麝香仁　分为鲜麝香仁和麝香仁。鲜麝香仁为人工养麝活体取香，或自然死亡麝剖切香囊而得的鲜品（图16-8）。麝香仁为鲜麝香仁的干燥品或剖切干毛壳麝香所获得。野生麝香仁质软，油润，疏松；其中不规则圆球形或颗粒状者习称"当门子"，表面多呈紫黑色，油润光亮，微有麻纹，断面深棕色或黄棕色；粉末状者多呈棕褐色或黄棕色，并有少量脱落的内层皮膜和细毛。养殖者呈颗粒状、短条形或不规则的团块；表面不平，紫黑色或深棕色，显油性，微有光泽，并有少量毛和脱落的内层皮膜，俗称"银皮"（图16-9）。气香浓烈而特异，味微辣、微苦带咸（图16-10）。

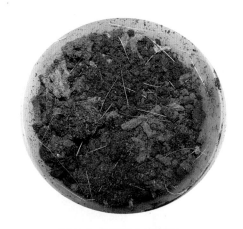

图16-8　鲜麝香仁药材图

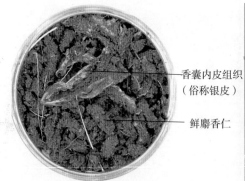

香囊内皮组织
（俗称银皮）

鲜麝香仁

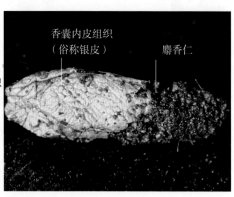

香囊内皮组织
（俗称银皮）

麝香仁

图16-9　银皮

2.**毛壳麝香**　扁圆形或类椭圆形的囊状体，直径3～7cm，厚2～4cm。毛壳香分带毛皮组织和不带毛皮组织两种。不带毛皮组织的干毛壳香，香囊口面皮革质，棕褐色，略平，周围灰白色、灰棕色或棕色短毛，密生朝向中间小囊孔排列。另一面为棕褐色略带紫色的皮膜，微皱缩，有血管走向痕迹，偶显肌肉纤维，囊壳干硬，略有弹性，剖开后可见中层皮膜呈棕褐色或灰褐色，半透明，内层皮膜呈棕色，内含颗粒状、粉末状的麝香仁和少量细毛及脱落的内层皮膜。（图16-11、图16-12）

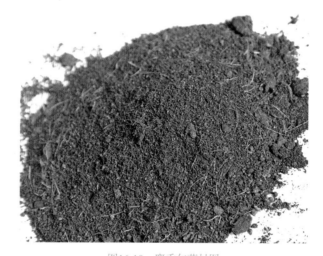

图16-10　麝香仁药材图

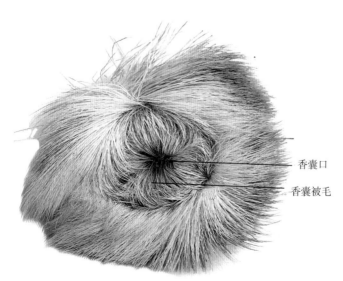

　　　　　香囊口

　　　　　香囊被毛

图16-11　毛壳麝香（林麝）药材图

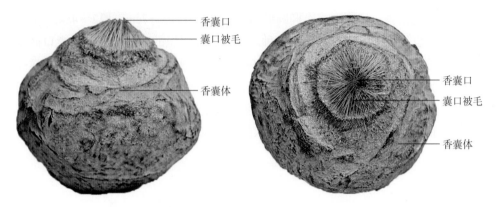

图16-12 毛壳麝香（原麝，俄罗斯）药材图

【性味归经】辛，温。归心、脾经。

【功能主治】开窍醒神，活血通经，消肿止痛。用于热病神昏，中风痰厥，气郁暴厥，中恶昏迷，经闭，癥瘕，难产死胎，胸痹心痛，心腹暴痛，跌扑伤痛，痹痛麻木，痈肿瘰疬，咽喉肿痛。

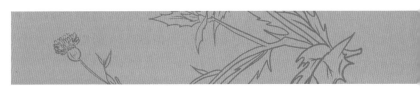

第十七章
补虚药

第一节　补气药

人参

Renshen

GINSENG RADIX ET RHIZOMA

【来源】为五加科植物人参*Panax ginseng* C. A. Mey.的干燥根和根茎。

【原植物】多年生宿根性草本，株高30～60cm。根茎短，主根表面黄白色，肥厚，呈圆柱形或纺锤形，稍有分枝；茎直立，不分枝，圆柱形；掌状复叶，小叶3～5片，中间3片近等大，有小叶柄；小叶片椭圆形或微呈倒卵形，长4～15cm，宽2～6.5cm，先端渐尖，基部楔形，边缘有细锯齿，上面叶脉上散生少数刚毛，下面无毛，最下1对小叶甚小，无小叶柄。夏季开花，伞形花序单一顶生叶丛中，总花梗长达30cm，每花序有4～40余花，小花梗长约5mm。苞片小，条状披针形；萼片钟形，与子房愈合，裂片5，绿色；花瓣5，卵形，全缘，淡黄绿色；雄蕊5，花丝短；雌蕊1，子房下位，2室，花柱2，上部分离，下部合生。浆果扁圆形，成熟时鲜红色，内有两粒半圆形种子；种子肾形，乳白色。（图17-1）

【主产地】主产于吉林东部、辽宁东部和黑龙江东部。

【性状特征】

1. 生晒参　主根表面灰黄色，长3～15cm，直径1～2cm，呈纺锤形或圆柱形，上部或全体有疏浅断续的粗横纹及明显的纵皱纹，下部有支根2～3条，并着生多数细长的须根，须根上常有不明显的细小疣状突起。芦头多拘挛而弯曲，具芦碗，长1～4cm，直径0.3～1.5cm。质地较硬，断面呈淡黄白色，显粉性，形成层棕黄色，有环纹，皮部有黄棕色的点状树脂道及放射状裂隙。香气特异，味微苦、甘。（图17-2）

2. 生晒山参　主根表面灰黄色，长2～10cm，呈人字形、菱形或圆柱形，与芦头等长或较短。具纵纹，上端有紧密而深陷的环状横纹，支根多为2条，须

根细长，清晰不乱，有明显的疣状突起，习称"珍珠疙瘩"。根茎细长，上部具密集的茎痕，不定根较粗，形似枣核。（图17-3）

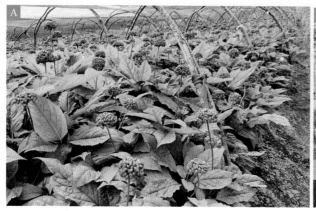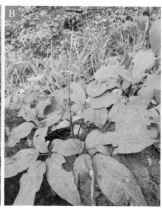

图17-1　人参
A. 栽培人参　B. 半野生林下参

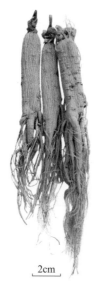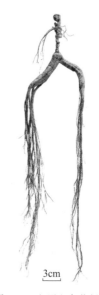

2cm　　　　　　3cm

图17-2　生晒参药材图　　图17-3　生晒山参药材图

【**性味归经**】甘、微苦，微温。归脾、肺、心、肾经。

【**功能主治**】大补元气，复脉固脱，补脾益肺，生津养血，安神益智。用于体虚欲脱，肢冷脉微，脾虚食少，肺虚喘咳，津伤口渴，内热消渴，气血亏虚，久病虚羸，惊悸失眠，阳痿宫冷。

大枣

Dazao

JUJUBAE FRUCTUS

【来源】为鼠李科植物枣*Ziziphus jujuba* Mill.的干燥成熟果实。

【原植物】落叶小乔木，稀灌木，高可达10余米。树皮褐色或灰褐色。有长枝，短枝和无芽小枝（即新枝）比长枝光滑，紫红色或灰褐色，呈之字形曲折，具2个托叶刺。叶纸质，卵形，卵状椭圆形，或卵状矩圆形，长3～7cm，宽1.5～4cm，上面深绿色，无毛，下面浅绿色，无毛或仅沿脉多少被疏微毛，基生三出脉；托叶刺纤细，后期常脱落。花黄绿色，两性，5基数，无毛，具短总花梗，单生或2～8个密集成腋生聚伞花序。核果矩圆形或长卵圆形，长2～3.5cm，直径1.5～2cm，成熟时红色，后变红紫色，中果皮肉质，厚，味甜，核顶端锐尖，基部锐尖或钝。花期5～7月，果期8～9月。（图17-4）

【主产地】主产于山东、山西、河南、河北、陕西、新疆等地。

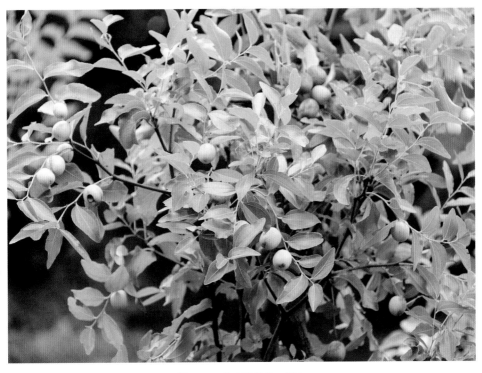

图17-4　枣（潘超美　摄）

【**性状特征**】果实椭圆形或球形，长2～3.5cm，直径1.5～2.5cm。表面暗红色，略带光泽，有不规则皱纹。基部凹陷，有短果梗。外果皮薄，中果皮棕黄色或淡褐色，肉质，柔软，富糖性而油润。果核纺锤形，两端锐尖，质坚硬。气微香，味甜。（图17-5）

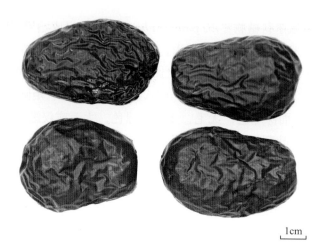

图17-5　大枣药材图

【**性味归经**】甘，温。归脾、胃、心经。

【**功能主治**】补中益气，养血安神。用于脾虚食少，乏力便溏，妇人脏躁。

山药

Shanyao

DIOSCOREAE RHIZOMA

【来源】为薯蓣科植物薯蓣*Dioscorea opposita* Thunb.的干燥根茎。

【原植物】多年生缠绕性草质藤本。块状根茎肉质肥厚，略呈圆柱形，长可达1m以上，直径2~7cm，外皮灰褐色，生有须根，断面干时白色。茎通常紫红色，右旋，无毛。单叶，在茎下部互生，中部以上对生；叶片卵状三角形至宽卵形或戟形，变异大；叶片长3~16cm，宽2~14cm，先端渐尖，基部深心形、宽心形或近截形，边缘常3浅裂至3深裂。叶腋内常有珠芽。花单性，雌雄异株。花序呈细长穗状：雄花序长2~8cm，近直立，常2~8个生于叶腋，偶尔呈圆锥状排列；花序轴呈明显"之"字形曲折：雄花的外轮花被片为宽卵形，内轮卵形，较小；雄蕊6。雌花序1~3个生于叶腋。种子着生于每室中轴中部，四周有膜质翅。花期6~9月，果期7~11月。（图17-6）

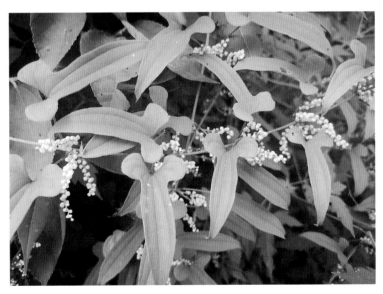

图17-6　薯蓣

【主产地】主产于河南、河北、山西、陕西等地。目前河南温县、孟州、武陟、博爱、沁阳（旧怀庆府所在地，现属焦作地区）等县产量最大，为道地产区。河北安国、保定、蠡县、博野、安平等县产，其中以蠡县产量大，质优。其次，山西平遥、太谷、孝义、祁县、文水、曲沃、运城，陕西大荔、渭南等地产量也较大。

【性状特征】

1. 毛山药　略呈圆柱形，弯曲而稍扁，长15～30cm，直径1.5～6cm，表面黄白色或棕黄色，有纵沟及纵皱纹、斑点或须根痕。体重，质坚实，不易折断，断面白色，颗粒状粉性。气微，味淡、微酸，嚼之发黏。

2. 光山药　呈圆柱形，两端齐平，长9～18cm，直径1.5～3cm，粗细均匀，挺直，全体白色或黄白色，光滑圆润，粉性足。（图17-7）

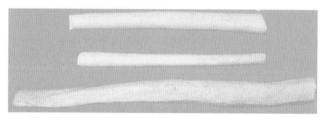

A

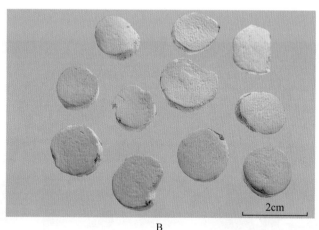

2cm

B

图17-7　山药药材图
A.光山药干燥药材　B.光山药断面

3. 山药片　为不规则的厚片，皱缩不平，切面白色或黄白色，质坚脆，粉性。气微，味淡、微酸。

【性味归经】甘，平。归脾、肺、肾经。

【功能主治】补脾养胃，生津益肺，补肾涩精。用于脾虚食少，久泻不止，肺虚喘咳，肾虚遗精，带下，尿频，虚热消渴。麸炒山药补脾健胃。用于脾虚食少，泄泻便溏，白带过多。

五味子

Wuweizi

SCHISANDRAE CHINENSIS FRUCTUS

【来源】　为木兰科植物五味子*Schisandra chinensis*（Turcz.）Baill.的干燥成熟果实。

【原植物】　落叶木质藤本。除幼叶背面被柔毛及芽鳞具缘毛外余无毛；叶膜质，宽椭圆形，卵形、倒卵形，宽倒卵形，或近圆形，两侧由于叶基下延成极狭的翅。雄花花梗长5～25mm，中部以下具狭卵形、长4～8mm的苞片，花被片粉白色或粉红色，6～9片，长圆形或椭圆状长圆形，外面的较狭小；无花丝或外3枚雄蕊具极短花丝；雌花花梗长17～38mm，花被片和雄花相似；雌蕊群近卵圆形，长2～4mm，心皮17～40，子房卵圆形或卵状椭圆体形，柱头鸡冠状，下端下延成1～3mm的附属体。聚合果长1.5～8.5cm，聚合果柄长1.5～6.5cm；小浆果红色，近球形或倒卵圆形，径6～8mm，果皮具不明显腺点；种子1～2粒，肾形。（图17-8）

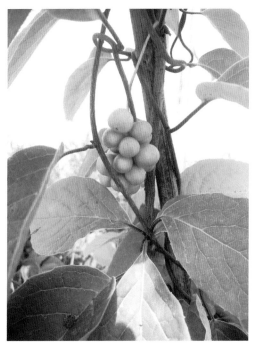

图17-8　五味子

【**主产地**】主产于东北东部和北部各山区。

【**性状特征**】果实为不规则球形或扁球形。直径5～8mm。表面红色、紫红色或暗红色，皱缩，显油润；有的表面呈黑红色或出现"白霜"。果肉柔软，种子1～2粒，肾形，表面黄棕色，有光泽，种皮薄而脆。果肉气微，味酸；种子粉碎后，有香气，味辛、微苦。（图17-9）

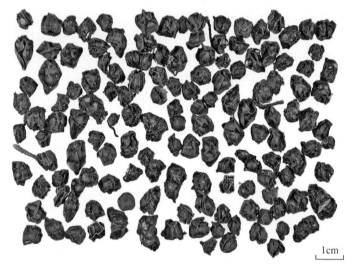

1cm

图17-9　五味子药材图

【**性味归经**】酸、甘，温。归肺、心、肾经。

【**功能主治**】收敛固涩，益气生津，补肾宁心。用于久嗽虚喘，梦遗滑精，遗尿尿频，久泻不止，自汗盗汗，津伤口渴，内热消渴，心悸失眠。

太子参

Taizishen

PSEUDOSTELLARIAE RADIX

【来源】为石竹科植物孩儿参 *Pseudostellaria heterophylla*（Miq.）Pax ex Pax et Hoffm.的干燥块根。

【原植物】多年生草本，高15～20cm。块根肉质，纺锤形，四周疏生须根。茎单生，不分枝，有2行短柔毛，下部带紫色，近方形，上部绿色，圆柱形，有明显膨大的节。单叶对生；茎下部的叶最小，倒披针形，先端尖，基部渐窄成柄，全缘，向上渐大，在茎顶的叶最大，通常两对密接成4叶轮生状，长卵形或卵状披针形，长4～9cm，宽2～4.5cm，先端渐尖，基部狭窄成柄，叶背脉上有疏毛，边缘略呈波状。花二型：闭锁花生茎下部叶腋，花梗细，疏生柔毛，萼片4，无花瓣；普通花1～3朵顶生，花梗长1～2（～4）cm，萼片5，披针形，背面及边缘有长毛；花瓣5，白色，先端浅齿状2裂或钝；雄蕊10；子房卵形，花柱3，微长于雄蕊，线形。蒴果宽卵形，成熟时下垂。种子褐色，扁圆形或长圆状肾形，表面有疣状凸起。花期4～7月，果期7～8月。（图17-10）

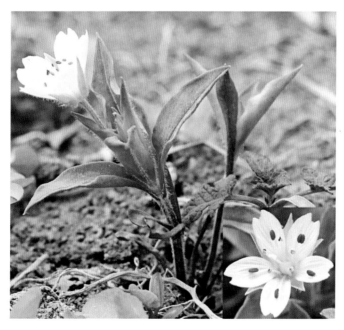

图17-10 孩儿参

【**主产地**】主产于江苏、福建、贵州、山东、安徽等地。

【**性状特征**】块根呈细长纺锤形或细长条形，稍弯曲，长3～10cm，直径0.2～0.6cm。表面灰黄色至黄棕色，较光滑，微有纵皱纹，凹陷处有须根痕。顶端有茎痕。质硬而脆，断面较平坦，周边淡黄棕色，中心淡黄白色，角质样。气微，味微甘。（图17-11）

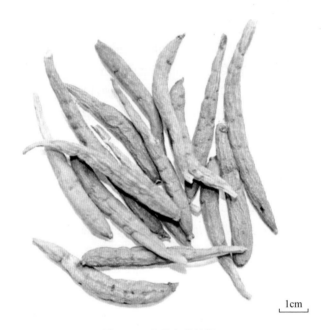

图17-11　太子参药材图

【**性味归经**】甘、微苦，平。归脾、肺经。

【**功能主治**】益气健脾，生津润肺。用于脾虚体倦，食欲不振，病后虚弱，气阴不足，自汗口渴，肺燥干咳。

甘草

Gancao

GLYCYRRHIZAE RADIX ET RHIZOMA

【来源】为豆科植物甘草*Glycyrrhiza uralensis* Fisch.、胀果甘草*Glycyrrhiza inflata* Bat.或光果甘草*Glycyrrhiza glabra* L.的干燥根和根茎。

【原植物】

1. 甘草　多年生草本，高30～120cm，茎直立，多分枝，密被鳞片状腺点、刺毛状腺体及白色或褐色的绒毛。奇数羽状复叶，叶长5～20cm，小叶三至八对，卵圆形、倒卵形或近圆形，长1.5～5cm，宽0.8～3cm，顶端急尖或近于钝形，基部圆，边缘全缘或微呈波状，多少反卷，托叶三角状披针形，长约5mm，宽约2mm，两面密被白色短柔毛；叶柄密被褐色腺点和短柔毛。总状花序腋生，长4～10cm，花长14～24mm，密被纤毛；花萼钟状，萼齿5，披针形，外面被白色纤毛及褐色脉状鳞片，内面仅萼齿上有褐色腺状鳞片，上面二萼齿多少合生；花冠蝶形，紫红色或蓝紫色，无毛，较花萼长，旗瓣大，卵圆形，顶端微凹，基部具短瓣柄，翼瓣短于旗瓣，龙骨瓣短于翼瓣；雄蕊10枚，两体，雌蕊1枚，花柱较长，柱头弯曲。荚果弯曲呈镰刀状或呈环状，密集成球，密生瘤状突起和刺毛状腺体；种子6～8颗。花期7月，果期8～9月。（图17-12）

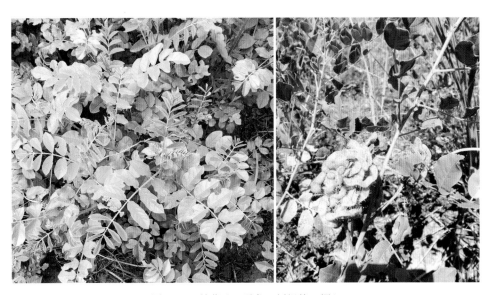

图17-12　甘草（王子龙、刘根德　摄）

2. **胀果甘草**　荚果膨胀，直，种子间不下凹，被褐色腺点。或荚果两侧压扁，在种子间下凹或之字形曲折；在背腹面直、微弯或弯曲呈镰刀状至环状。（图17-13）

3. **光果甘草**　小叶披针形、长圆状披针形、椭圆或长圆形；荚果直或微弯，光滑或具刺毛状腺体。（图17-14）

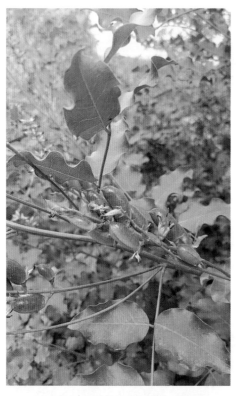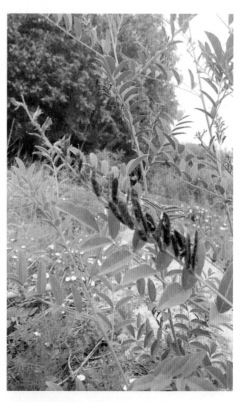

图17-13　胀果甘草（刘根德　摄）　　　　图17-14　光果甘草（刘根德　摄）

【**主产地**】主产于内蒙古、宁夏东南部、陕西北部、山西北部、甘肃东北部及河西走廊、新疆等地。道地产区为内蒙古杭锦旗、额托克前旗北部与西南，宁夏盐池县，陕西靖边县境内及以西（包括定边县）等。

【**性状特征**】

1. **甘草**　根呈圆柱形，长25～100cm，直径0.6～3.5cm。外皮松紧不一。表面红棕色或灰棕色，具显著的纵皱纹、沟纹、皮孔及稀疏的细根痕。质坚实，断面略显纤维性，黄白色，粉性，形成层环明显，射线放射状，有的具裂隙。根茎呈圆柱形，表面有芽痕，断面中部有髓。气微，味甜而特殊。（图17-15）

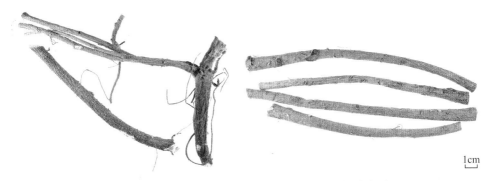

图17-15 甘草药材图（左为野生品 右为栽培品）（徐露露 摄）

2.胀果甘草 根和根茎木质粗壮，有的分枝，外皮粗糙，多灰棕色或灰褐色。质坚硬，木质纤维多，粉性小。根茎不定芽多且粗大。（图17-16）

3.光果甘草 根和根茎质地较坚实，有的分枝，外皮不粗糙，多灰棕色，皮孔细而不明显。（图17-17）

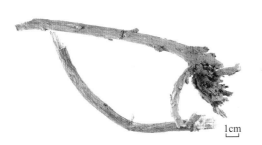

图17-16 胀果甘草药材图（徐露露 摄）

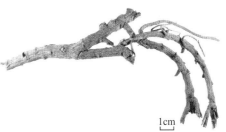

图17-17 光果甘草药材图（徐露露 摄）

【性味归经】甘，平。归心、肺、脾、胃经。

【功能主治】补脾益气，清热解毒，祛痰止咳，缓急止痛，调和诸药。用于脾胃虚弱，倦怠乏力，心悸气短，咳嗽痰多，脘腹、四肢挛急疼痛，痈肿疮毒，缓解药物毒性、烈性。

白术

Baizhu

ATRACTYLODIS MACROCEPHALAE RHIZOMA

【来源】为菊科植物白术*Atractylodes macrocephala* Koidz.的干燥根茎。

【原植物】多年生草本，高20～60cm，根茎粗大，结节状。茎直立，上部分枝，基部木质化。单叶互生，茎下部叶有长柄，叶片通常3裂或羽状5深裂，中间裂片比侧裂片大，椭圆形或卵状披针形，长5～8cm，宽1.5～3cm，先端长渐尖，基部渐狭；茎上部叶柄渐短，狭披针形，分裂或不分裂，长4～10cm，宽1.5～4cm。全部叶质地薄，纸质，两面绿色，无毛，边缘或裂片边缘有长（或短）针刺状缘毛（或细刺齿）。头状花序顶生，直径2～4cm。总苞钟状，总苞片9～10层，膜质，覆瓦状排列。基部叶状苞1轮，羽状深裂，包围总苞；花多数，小花长1.7cm，紫红色，冠簷5深裂。瘦果。花期9～10月，果期10～11月。（图17-18）

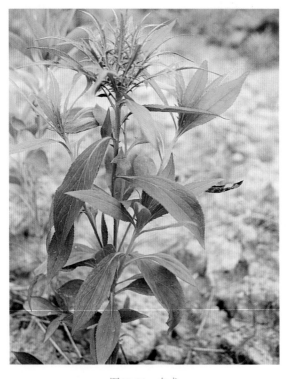

图17-18　白术

【**主产地**】主产于浙江、安徽，湖南、湖北、江西、河北等地也有种植。

【**性状特征**】

1. 白术　为不规则的肥厚团块，长3～13cm，直径1.5～7cm。表面灰黄色或灰棕色，有瘤状突起及断续的纵皱和沟纹，并有须根痕，顶端有残留茎基和芽痕。质坚硬不易折断，断面不平坦，黄白色至淡棕色，有棕黄色的点状油室散在；烘干者断面角质样，色较深或有裂隙。气清香，味甘、微辛，嚼之略带黏性。

2. 白术片　呈不规则厚片。外表皮灰黄色或灰棕色。切面黄白色至淡棕色，散生棕黄色的点状油室，木部具放射状纹理；烘干者切面角质样，色较深或有裂隙。气清香，味甘、微辛，嚼之略带黏性。（图17-19）

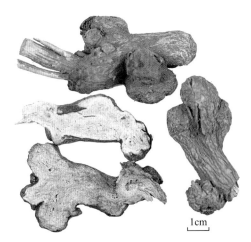

1cm

图17-19　白术药材及饮片图

【**性味归经**】苦、甘，温。归脾、胃经。

【**功能主治**】健脾益气，燥湿利水，止汗，安胎。用于脾虚食少，腹胀泄泻，痰饮眩悸，水肿，自汗，胎动不安。

白扁豆

Baibiandou

LABLAB SEMEN ALBUM

【来源】为豆科植物扁豆*Dolichos lablab* L.的干燥成熟种子。

【原植物】一年生缠绕草质藤本，长达6m。茎呈淡绿色。三出复叶；叶柄长4～14cm；托叶披针形或三角状卵形，被白色柔毛；顶生小叶柄长1.5～3.5cm，两侧小叶柄较短，长2～3mm，均被白色柔毛；顶生小叶宽三角状卵形，长5～10cm，宽4～8cm，先端尖，基部广楔形或截形，全缘，两面均被短柔毛，基出3主脉，侧卧羽状；侧生小叶斜卵形，两边不均等。总状花序腋生，长15～25cm，直立，花序轴较粗壮；2～4花或多花丛生于花序轴的节上，小苞片舌状，2枚，早落；花萼宽钟状，先端5齿，上部2齿几乎完全合生，边缘密被白色柔毛；花冠蝶形，白色，长约2cm，旗瓣广椭圆形，先端向内微凹，翼瓣斜椭圆形，近基部处一侧有耳状突起，龙骨瓣舟状，弯曲几成直角；雄蕊10，1枚单生，其余9枚的花丝部分连合成管状，将雌蕊包被；子房线形，有绢毛，基部有腺体，花柱近先端有白色髯毛，柱头头状。荚果镰形或倒卵状长椭圆形，扁平，长5～8cm，宽1～3cm，先端较宽，顶上具一向下弯曲的喙，边缘粗糙。种子2～5粒，扁椭圆形，白色，长8～13mm，宽6～9mm，厚4～7mm，种脐与种脊长而隆起，一侧边缘有隆起的白色半月形种阜。花期6～8月，果期9～10月。（图17-20）

【主产地】主产于安徽、陕西、湖南、河南、浙江、山西等地。

【性状特征】种子扁椭圆形或扁卵圆形，长8～13mm，宽6～9mm，厚约7mm。表面淡黄白色或淡黄色，平滑，略有光泽，一侧边缘有隆起的白色眉状种阜。质坚硬。种皮薄而脆，子叶2，肥厚，黄白色。气微，味淡，嚼之有豆腥气。（图17-21）

【性味归经】甘，微温。归脾、胃经。

【功能主治】健脾化湿，和中消暑。用于脾胃虚弱，食欲不振，大便溏泻，白带过多，暑湿吐泻，胸闷腹胀。

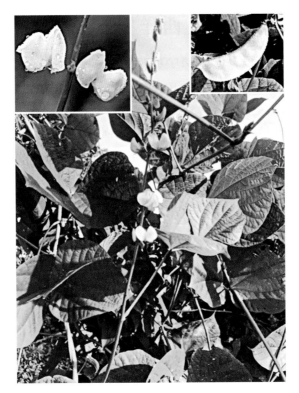

图17-20 扁豆

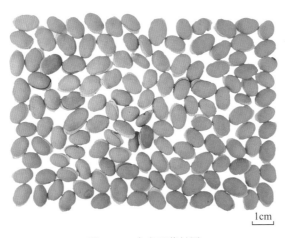

1cm

图17-21 白扁豆药材图

西洋参

Xiyangshen

PANACIS QUINQUEFOLII RADIX

【来源】为五加科植物西洋参*Panax quinquefolium* L.的干燥根。

【原植物】多年生草本。根肉质，纺锤形，少呈分歧状。根茎短。茎圆柱形，长约25cm，有纵条纹，或略具棱。掌状5出复叶，3~4枚，轮生于茎端；叶柄长5~7cm；小叶片膜质，广卵形，长4~9cm，宽2.5~5cm，先端突尖，边缘粗锯齿，基部楔形，最下两小叶最小；小叶柄长约1.5cm，最下两小叶叶柄较短或近于无柄。总花梗由茎端叶柄中央抽出，较叶柄稍长或近于等长；伞形花序，花梗细短，基部有卵形小苞片1枚；萼绿色，钟状，先端5齿裂，裂片钝头，萼筒基部有三角形小苞片1枚；花瓣5，绿白色；雄蕊5；雌蕊1，子房下位，2室，花柱2，上部分离呈叉状；花盘肉质环状。浆果扁圆形，成对状，熟时鲜红色，果柄伸长。（图17-22）

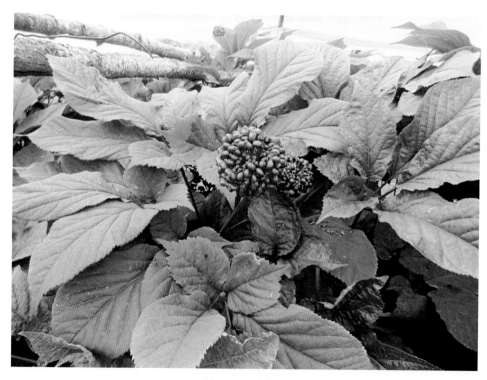

图17-22　西洋参

【**主产地**】原产地为美国北部威斯康辛州的森林区，加拿大南部有分布。我国主产于吉林、北京、山东等地。

【**性状特征**】全须生晒洋参的主根圆柱形或短圆柱形，下部有分歧状支根，有时下部无支根分歧则主根呈圆锥形或纺锤形，长3～12cm，直径0.8～2cm；外表淡黄色或土黄色，有密集的细环纹，另有纵皱及少数横长皮孔。根茎已除去或部分残留，圆柱形或扁圆柱形，长0.1～1.3cm，直径0.1～1cm，具1～4个凹窝状茎痕，不定根有时可见。支根无或2～6个，具须根，上有疣状突起。质硬脆，断面淡黄白色，有棕色或棕黄色环，皮部散有橙红色或红棕色小点，有放射状裂隙。气微香，味苦微甘。（图17-23）

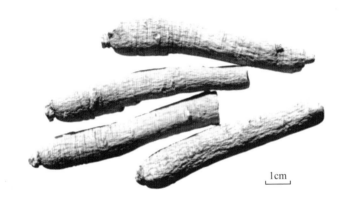

1cm

图17-23　西洋参药材图

全须生晒洋参如除去支根与不定根则称为生晒洋参，性状与全须生晒洋参相似。

进口西洋参多加工成生晒洋参。表面灰黄色、棕黄色或土黄色，环纹较明显，多无根茎。质坚硬。

【**性味归经**】甘、微苦，凉。归心、肺、肾经。

【**功能主治**】补气养阴，清热生津。用于气虚阴亏，虚热烦倦，咳喘痰血，内热消渴，口燥咽干。

绞股蓝

Jiaogulan

GYNOSTEMMAE HERBA

【来源】为葫芦科植物绞股蓝*Gynostemma pentaphyllum*（Thunb.）Makino的全草。

【原植物】草质攀援藤本。茎细弱，具分枝，具纵棱及槽。叶为鸟足状复叶，常5～7小叶，膜质或纸质，中央小叶较长，侧生小叶较小，两面均疏被短硬毛。卷须纤细，2叉，稀单一。花雌雄异株。雄花圆锥花序，分枝广展，被短柔毛；花梗丝状，苞片钻状；花萼5裂，裂片三角形；花冠淡绿色或白色，5深裂。雄蕊5，花丝短，联合成柱，花药着生于柱之顶端。雌花圆锥花序远较雄花之短小。子房球形，2～3室，花柱3枚，柱头2裂；具短小退化雄蕊5枚。果实球形，直径5～6mm，熟后黑色，光滑无毛，内含2粒卵状心形的倒垂种子，种子两面均具乳突状凸起。花期3～11月，果期4～12月。（图17-24）

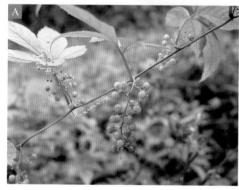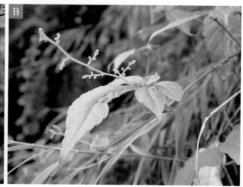

图17-24　绞股蓝
A. 果实　　B. 花

【主产地】主产于陕西、四川、湖北、福建、云南、贵州等地。

【性状特征】卷曲成把。茎呈黄绿色或褐绿色，直径1～3mm，节间长3～12cm，具有细纵棱线，质柔，不易折断；卷曲2叉或不分叉，侧生于叶柄基部；叶互生，薄纸质或膜质，皱缩，易碎落，完整叶湿润后展开呈鸟足状，通常5～7小叶，上面具柔毛，小叶片卵状长圆形或长圆状披针形，中间者较长，边缘有锯齿。圆锥花序纤细；花细小，常脱落；果实球形，无毛。直径约5mm，

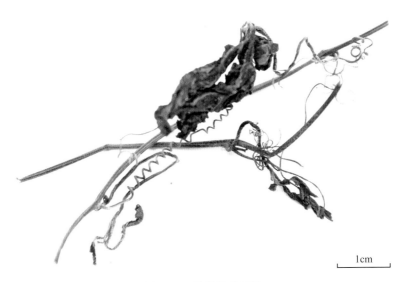

图17-25　绞股蓝药材图

成熟时呈黑色，种子宽卵形，两面具乳状凸起。气微，味苦微甘。（图17-25）

【**性味归经**】苦、微甘，寒。归肺、脾、肾经。

【**功能主治**】益气安神，止咳祛痰。用于气虚体弱，少气乏力，心悸失眠，肺虚咳嗽。

党参

Dangshen

CODONOPSIS RADIX

【来源】为桔梗科植物党参*Codonopsis pilosula*（Franch.）Nannf.、素花党参*Codonopsis pilosula* Nannf. var. *modesta*（Nannf.）L. T. Shen或川党参*Codonopsis tangshen* Oliv.的干燥根。

【原植物】

1. 党参　多年生草本，根常肉质，萝卜形或纺锤状圆柱形，表面灰黄色，上端部分有细密环纹，下部疏生横长皮孔。茎缠绕，无毛，具分枝。叶在主茎及侧枝上互生，在小枝上近对生，有疏短刺毛，叶片卵形或狭卵形，端钝或微尖，基部近心形，边缘具波状钝锯齿。花单生于枝顶，具柄；花冠黄绿色，里面具紫色斑点，宽钟形，浅裂；裂片三角形，先端锐。蒴果基部半球状，顶端圆锥形。种子多数，卵形，无翼，细小，棕黄色，光滑无毛。花期8～9月，果期9～10月。（图17-26）

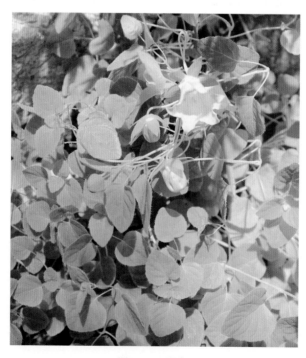

图17-26　党参

2. 素花党参　与党参的主要区别在于全体近于光滑无毛，花萼裂片较小，长约10mm。（图17-27）

3. 川党参　与党参的主要区别在于茎下部的叶基部楔形或较圆钝，仅偶尔呈心脏形；花萼仅贴生于子房最下部，子房对花萼而言几乎为全上位。（图17-28）

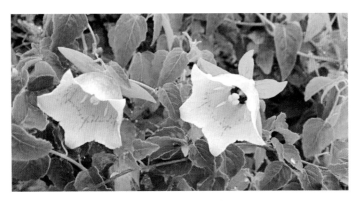

图17-27　素花党参

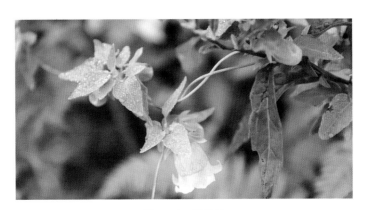

图17-28　川党参

【主产地】党参根据产地分为东党和潞党。东党为野生品，主产于黑龙江、吉林、辽宁。潞党为栽培品，主产于山西、河南，内蒙古、河北亦产。

素花党参主产于甘肃、陕西及四川西北部，以四川南坪、松潘和甘肃广县所产品质最佳。

【性状特征】

1. 党参　根长圆柱形，稍弯曲，长10～35cm，直径0.4～2cm，表面灰黄色、黄棕色至灰棕色，根头部有多数疣状突起的茎痕及芽，每个茎痕的顶端呈凹下的圆点状；根头下有致密的环状横纹，向下渐稀疏，有的达全长的一半，栽培品环状横纹少或无；全体有纵皱纹和散在的横长皮孔样突起，支根断落处常有黑褐色胶状物。质稍柔软或稍硬而略带韧性，断面稍平坦，有裂隙或放射状纹理，皮部淡棕黄色至黄棕色，木部淡黄色至黄色。有特殊香气，味微甜。（图17-29）

2. 素花党参　长10～35cm，直径0.5～2.5cm，表面黄白色至灰黄色，根头下致密的环状横纹常达全长的一半以上。断面裂隙较多，皮部灰白色至淡棕色。（图17-30）

3. 川党参　长10～45cm，直径0.5～2cm，表面灰黄色至黄棕色，有明显不规则的纵沟。质较软而结实，断面裂隙较少，皮部黄白色。（图17-31）

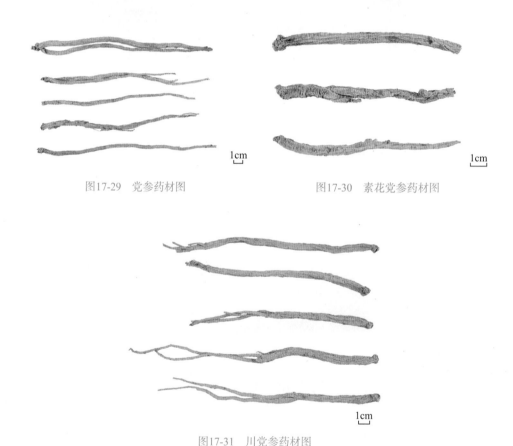

图17-29　党参药材图　　　　　　　　图17-30　素花党参药材图

图17-31　川党参药材图

【性味归经】甘，平。归脾、肺经。

【功能主治】健脾益肺，养血生津。用于脾肺气虚，食少倦怠，咳嗽虚喘，气血不足，面色萎黄，心悸气短，津伤口渴，内热消渴。

黄芪

Huangqi

ASTRAGALI RADIX

【来源】　为豆科植物蒙古黄芪Astragalus membranaceus（Fisch.）Bge. var. mongholicus（Bge.）Hsiao或膜荚黄芪Astragalus membranaceus（Fisch.）Bge.的干燥根。

【原植物】

1. 膜荚黄芪　多年生草本。主根肥厚，木质。茎直立，被白色柔毛。羽状复叶有13～27片小叶，长5～10cm；托叶离生，卵形，披针形或线状披针形；小叶椭圆形或长圆状卵形，背面被伏贴白色柔毛。总状花序稍密，有10～20朵花；苞片线状披针形；小苞片2；花萼钟状，外面被白色或黑色柔毛，有时仅萼齿有毛；花冠黄色或淡黄色，旗瓣倒卵形，长12～20mm，翼瓣较旗瓣稍短，瓣片长圆形，基部具短耳，龙骨瓣与翼瓣近等长，瓣片半卵形；子房有柄，被细柔毛。荚果薄膜质，稍膨胀，半椭圆形，长20～30mm，宽8～12mm，顶端具刺尖，两面被白色或黑色细短柔毛；种子3～8颗。花期6～8月，果期7～9月。

2. 蒙古黄芪　植株较原变种矮小，小叶亦较小，长5～10mm，宽3～5mm，荚果无毛。（图17-32）

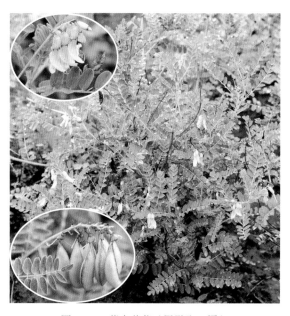

图17-32　蒙古黄芪（屠鹏飞　摄）

【**主产地**】主产于山西、甘肃、黑龙江、内蒙古等地。此外，吉林、河北、陕西、四川、青海、新疆等地亦产。

【**性状特征**】根呈圆柱形，有的有分枝，上端较粗，长30～90cm，直径1～3.5cm。表面淡棕黄色或淡棕褐色，有不整齐的纵皱纹或纵沟。质硬而韧，不易折断，断面纤维性强，并显粉性，皮部黄白色，木部淡黄色，有放射状纹理和裂隙，老根中心偶呈枯朽状，黑褐色或呈空洞。气微，味微甜，嚼之微有豆腥味。

1.蒙古黄芪

（1）野生　根头较粗大，主根圆柱形，上端粗，下端渐细，主根下端有2～3条长度粗细相似的明显侧根，根长条顺直，属于鞭杆芪。药材全长29～56cm，粗端直径11～27mm。表面深褐色，有不规则的纵皱纹或纵沟，皮孔样突起多见。质脆，柔韧如棉易折，断面粉性强，有放射性纹理及裂隙。皮部淡黄白色，木部淡黄色。气微，味微甜，嚼后无渣或少渣，豆腥气强。（图17-33）

（2）栽培　根头较粗大，主根圆柱形，上下端粗细相同，末端少数分支，属于直根型。药材全长34～69cm，粗端直径8～16mm。与野生品相比较，表面黄白色至淡棕褐色，偶见皮孔样突起。质韧，不易折断，断面粉性较弱，有放射性纹理及裂隙。皮部黄白色，木部淡黄白色。气微，味微甜，有豆腥气。（图17-34）

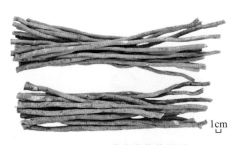

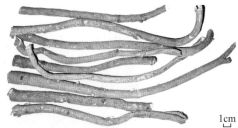

图17-33　野生蒙古黄芪药材图　　　　图17-34　栽培蒙古黄芪药材图

2.膜荚黄芪

（1）野生　根头较粗大，主根圆柱形，上端粗，下端渐细，主根下端有明显分支，属于猪尾巴芪。药材全长23～46cm，粗端直径11～27mm。表面颜色呈黑褐色，有不规则的纵皱纹或纵沟，少量皮孔样突起。质硬，不易折断，断面纤维性强，柴性大，有放射性纹理及裂隙。皮部淡黄白色，木部淡黄色。气微，味微甜，嚼后多渣，豆腥气淡。（图17-35）

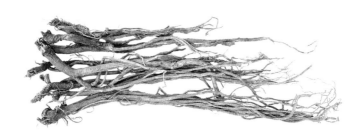

图17-35　野生膜荚黄芪药材图

（2）栽培　根头较粗大，主根圆柱形，上下端粗细相同，末端有分支，属于直根型。药材全长19～38cm，粗端直径8～16mm。与野生品相比较，表面颜色较浅，淡褐色至深褐色，偶见皮孔样突起。质韧，不易折断，断面纤维性，有放射性纹理及裂隙。皮部黄白色，木部淡黄白色。气微，味微甜，嚼后多渣，豆腥气淡。（图17-36）

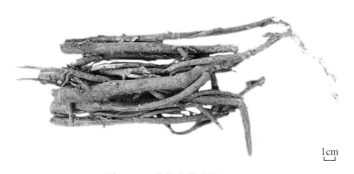

图17-36　栽培膜荚黄芪药材图

【性味归经】甘，微温。归肺、脾经。

【功能主治】补气升阳，固表止汗，利水消肿，生津养血，行滞通痹，托毒排脓，敛疮生肌。用于气虚乏力，食少便溏，中气下陷，久泻脱肛，便血崩漏，表虚自汗，气虚水肿，内热消渴，血虚萎黄，半身不遂，痹痛麻木，痈疽难溃，久溃不敛。

第二节　补阳药

巴戟天

Bajitian

MORINDAE OFFICINALIS RADIX

【来源】为茜草科植物巴戟天*Morinda officinalis* How的干燥根。

【原植物】多年生藤本。叶薄或稍厚，纸质，干后棕色，长圆形，卵状长圆形或倒卵状长圆形，长6～13cm，宽3～6cm，顶端急尖或具小短尖，基部纯、圆或楔形，边全缘，有时具稀疏短缘毛，中脉线状隆起，被刺状硬毛或弯毛，下面无毛或中脉处被疏短粗毛；叶柄长4～11mm，下面密被短粗毛；托叶长3～5mm，顶部截平，干膜质，易碎落。头状花序具花4～10朵；花（2～）3（～4）基数，无花梗；聚花核果由多花或单花发育而成，熟时红色，扁球形或近球形，直径5～11mm；种子熟时黑色，略呈三棱形，无毛。花期5～7月，果熟期10～11月。（图17-37）

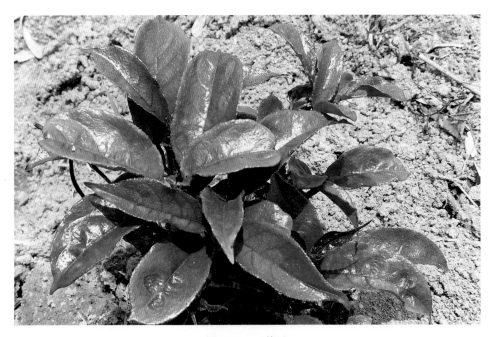

图17-37　巴戟天

【主产地】主产于广东、福建、广西、海南等地。道地产区为广东德庆、高要、郁南。

【性状特征】根为扁圆柱形，略弯曲，长短不等，直径0.5～2cm。表面灰黄色或暗灰色，具纵纹及横裂纹，有的皮部横向断裂露出木部；质韧，断面皮部厚，紫色或淡紫色，易与木部剥离；木部坚硬，黄棕色或黄白色，直径1～5mm。气微，味甘而微涩。（图17-38）

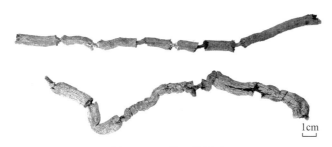

1cm

图17-38　巴戟天药材图

【性味归经】甘、辛，微温。归肾、肝经。

【功能主治】补肾阳，强筋骨，祛风湿。用于阳痿遗精，宫冷不孕，月经不调，少腹冷痛，风湿痹痛，筋骨痿软。

仙茅

Xianmao

CURCULIGINIS RHIZOMA

【来源】为石蒜科植物仙茅*Curculigo orchioides* Gaertn.的干燥根茎。

【原植物】多年生草本。根状茎延长，肉质、粗壮，圆柱形，外皮褐色，内部白色；地上茎不明显，隐藏于叶鞘内。叶茎生，3～6片，条状披针形，长10～30cm，宽1～2cm，先端渐尖，基部下延成柄，扩大成鞘状，边缘膜质，纵脉明显，两面均疏生柔毛，后渐光滑。花杂性，上部为雄花，下部为两性花，黄白色。蒴果椭圆形，稍肉质。种子略呈球形，黑而亮。（图17-39）

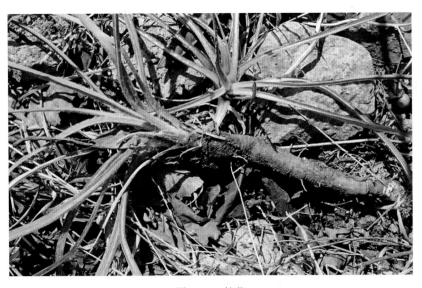

图17-39 仙茅

【主产地】主产于四川、贵州、云南、广西、广东、湖南、湖北等地。道地产区为四川、贵州、云南、广西。

【性状特征】根茎圆柱形，略弯曲，长3～10cm，直径0.4～1.2cm。表面黑褐色或棕褐色，粗糙，有不规则的纵皱纹及横纹。偶见未去净的须根，须根具极密的环状横纹，质轻柔软而不易折断。根茎质硬而脆，易折断，断面不平坦，皮部较宽，灰白色或棕褐色，木部较小，色较深，可见筋脉点散生。气微香，味微苦、辛。（图17-40）

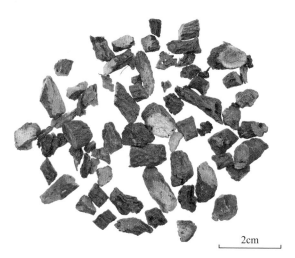

图17-40　仙茅药材图

【**性味归经**】辛，热；有毒。归肾、肝、脾经。

【**功能主治**】补肾阳，强筋骨，祛寒湿。用于阳痿精冷，筋骨痿软，腰膝冷痛，阳虚冷泻。

冬虫夏草

Dongchongxiacao

CORDYCEPS

【来源】　为麦角菌科真菌冬虫夏草菌*Cordyceps sinensis*（BerK.）Sacc.寄生在蝙蝠蛾科昆虫幼虫上的子座及幼虫尸体的干燥复合体。

【原动物】　蝙蝠蛾科昆虫幼虫不同产地其种类可不同。主要有四川的小金蝙蛾、贡嘎蝙蛾，云南的人支蝙蛾，西藏的比如蝙蛾，甘肃的玛曲蝙蛾，青海的玉树蝙蛾、贵德蝙蛾和拉脊蝙蛾等。（图17-41、图17-42）

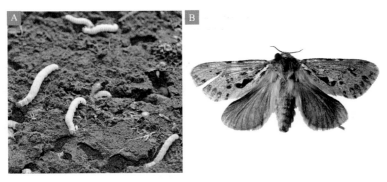

图17-41　小金蝙蛾幼虫与成虫
A.幼虫　B.成虫

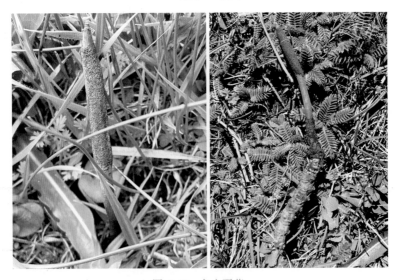

图17-42　冬虫夏草

【主产地】主产于我国青海玉树自治州（玉树县、称多县、杂多县、囊谦县等）和果洛自治州（甘德县、玛沁县等）；西藏那曲地区（比如县、那曲县、巴青县、索县等），昌都地区（边坝县、芒康县、丁青县、洛隆县等），林芝地区（工布江达县、林芝县、波密县等）；云南迪庆自治州（香格里拉县、德钦县）；四川阿坝自治州（壤塘县等）和甘孜自治州（巴塘县、康定县、理塘县、德格县等）；甘肃甘南自治州（玛曲县）等。

【性状特征】本品由虫体与从虫头部长出的真菌子座相连而成。虫体似蚕，长3～5cm，直径0.3～0.8cm；表面深黄色至黄棕色，有环纹20～30个，近头部的环纹较细；头部红棕色；足8对，中部4对较明显；质脆，易折断，断面略平坦，淡黄白色。子座细长圆柱形，长4～7cm，直径约0.3cm；表面深棕色至棕褐色，有细纵皱纹，上部稍膨大；质柔韧，断面类白色。气微腥，味微苦。（图17-43）

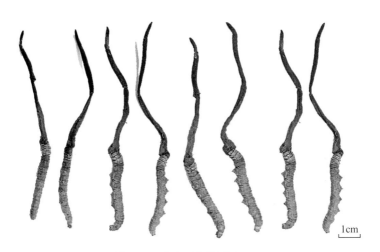

图17-43　冬虫夏草药材图

【性味归经】甘，平。归肺、肾经。

【功能主治】补肾益肺，止血化痰。用于肾虚精亏，阳痿遗精，腰膝酸痛，久咳虚喘，劳嗽咯血。

肉苁蓉

Roucongrong

CISTANCHES HERBA

【来源】 为列当科植物肉苁蓉*Cistanche deserticola* Y. C. Ma或管花肉苁蓉*Cistanche tubulosa*（Schenk）Wight的干燥带鳞叶的肉质茎。

【原植物】

1. 肉苁蓉 高大多年生肉质草本，高20～200cm，少数高达300cm，肉质茎地下生。茎鲜时白色，干后褐色，断面常白色，稀红紫色，维管束常排列成深波状圆环，不分枝或自基部分2～5枝，下部直径可达5～25cm，少数直径达50cm，向上渐变细，直径2～10cm。叶退化成鳞片状，白色，无叶绿素，宽卵形或三角状卵形，长0.5～1.5cm，宽1～2cm，生于茎下部的较密，上部的较稀疏并变窄，披针形或狭披针形，长2～4cm，宽0.5～1cm，两面无毛。花序穗状，长10～50cm，花序下半部或全部苞片较长，与花冠等长或稍长，卵状披针形、披针形或线状披针形，连同小苞片和花冠裂片外面及边缘疏被柔毛或近无毛；小苞片2枚，卵状披针形或披针形，与花萼等长或稍长。花萼钟状，长1～1.5cm，顶端5浅裂，裂片近圆形，长2.5～4mm，宽3～5mm。花冠筒状钟形，顶端5裂，裂片近半圆形，边缘常稍外卷，颜色有变异，紫色、淡紫色、粉红色或淡黄白色，干后常变棕褐色。雄蕊4枚，花丝着生于距筒基部5～6mm处，长1.5～2.5cm，基部被皱曲长柔毛，花药长卵形，长3.5～4.5mm，密被长柔毛，基部有骤尖头。子房椭圆形，长约1cm，基部有蜜腺，花柱比雄蕊稍长，无毛，柱头近球形。蒴果卵球形，长1.5～2.7cm，直径1.3～1.4cm，顶端常具宿存的花柱，2瓣开裂。种子椭圆形或近卵形，长约0.6～1mm，外面网状，有光泽。花期4～6月，果期5～8月。（图17-44）

2. 管花肉苁蓉 株高20～150cm，部分植株可达2m以上，地上部分高30～70cm，部分植株可高达120cm。茎肉质，不分枝，基部常呈纺锤形，中上部呈圆柱形，直径5～15cm，鲜时白色，干后亮棕褐色，断面白色，维管束散生。鳞叶乳白色，干后变褐色，三角形，长0.5～4cm，宽约0.5～2cm，生于茎上部的渐狭为三角状披针形或披针形。穗状花序，长10～70cm，部分植株长达110cm，直径5～20cm；苞片长圆状披针形或卵状披针形，长2～2.7cm，宽5～11mm，边缘被柔毛，两面无毛；小苞片2枚，线状披针形或匙形，长1.5～1.7cm，宽1～5mm，近无毛。花萼筒状，长1.5～1.8cm，顶端5裂至近中

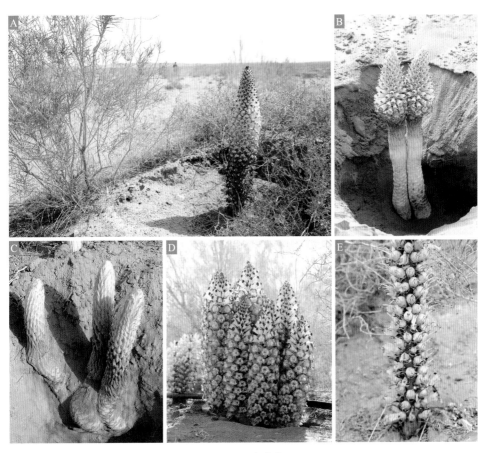

图17-44 肉苁蓉
A. 肉苁蓉及其寄主梭梭 B. 植株 C. 寄生状况 D. 花序 E. 果序

部，有的裂片再分裂成2～3个小裂片，乳白色，干后变黄白色，近等大，长卵状三角形或披针形，长6～10mm，宽2.5～3mm。花冠管状漏斗形，顶端5裂，裂片在花蕾时多数为紫色至粉红色，少数白色或鲜黄色，干后变棕褐色，近等大，近圆形，长8～10mm，宽1～1.2cm，两面无毛。雄蕊4枚，花丝着生于距筒基部7～8mm处，长1.5～1.7cm，基部膨大并密被黄白色长柔毛，花药卵形，长4～6mm，密被黄白色长柔毛，基部钝圆，不具小尖头。子房长卵形，花柱长2.2～2.5cm，柱头扁圆球形，2浅裂。蒴果长圆形，长1～2cm，直径0.7～1.5cm。种子多数，近圆形，干后变黑褐色，外面网状；种胚为球形原胚；珠柄突起处有种孔，直径100～200μm。花期4～6月，果期6～8月。（图17-45）

【主产地】肉苁蓉主产于内蒙古、甘肃及新疆等地，以内蒙古、甘肃产者质量为优，为道地产区；新疆产量最大。管花肉苁蓉产于新疆南疆的塔克拉玛干

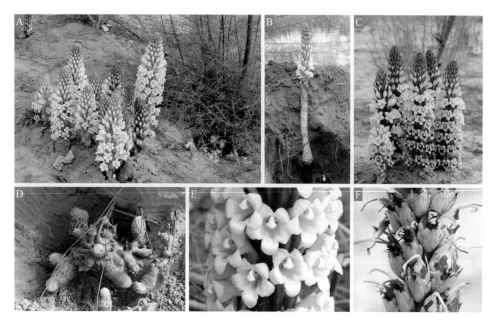

图17-45　管花肉苁蓉

A.管花肉苁蓉及其寄主多花柽柳　B.植株　C.花序　D.寄生状况　E.花　F.果实

沙漠及其周围地区，以和田地区产量最大，质量最优，为道地产区。

【性状特征】

1. 肉苁蓉　肉质茎呈扁圆柱形，稍弯曲，长3～15cm，直径2～8cm。表面棕褐色或灰棕色，密被覆瓦状排列的肉质鳞叶，通常鳞叶先端已断。体重，质硬，微有柔性，不易折断，断面棕褐色，有淡棕色点状维管束，排列成波状环纹。气微，味甜、微苦。（图17-46）

2. 管花肉苁蓉　肉质茎呈类纺锤形、扁纺锤形或扁柱形，稍弯曲，长5～25cm，直径2.5～9cm。表面棕褐色至黑褐色。断面颗粒状，灰棕色至灰褐色，散生点状维管束。（图17-47）

【性味归经】甘、咸，温。归肾、大肠经。

【功能主治】补肾阳，益精血，润肠通便。用于肾阳不足，精血亏虚，阳痿不孕，腰膝酸软，筋骨无力，肠燥便秘。

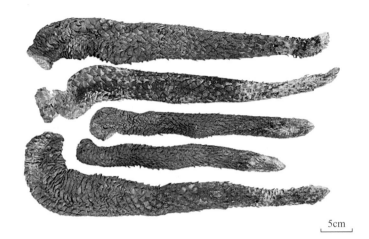

图17-46　肉苁蓉药材图

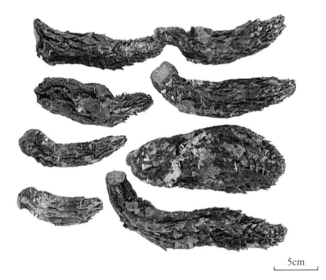

5cm

图17-47　管花肉苁蓉药材图

杜仲

Duzhong

EUCOMMIAE CORTEX

【来源】为杜仲科植物杜仲*Eucommia ulmoides* Oliv.的干燥树皮。

【原植物】落叶乔木。树皮折断后有银白色橡胶丝。小枝具片状髓心。单叶互生，卵状椭圆形，先端尖锐，基部宽楔形或圆形，边缘锯齿状，背面脉上有长绒毛。花单性，雌雄异株，无花被，雄蕊5～10，常8，花药条形，花丝极短；雌花单生，绿色，形如花瓶，也有短柄，子房上位，2心皮合生，仅1心皮发育，一室。胚珠2枚，倒生。翅果扁平，长椭圆形，长3～3.5cm，宽1～1.3cm，先端2裂，基部楔形，周围具薄翅。花期4～5月，果期9～10月。（图17-48）

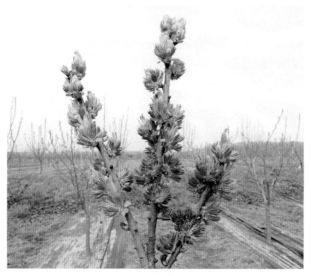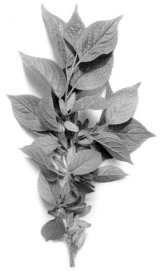

图17-48 杜仲

【主产地】主产于贵州、湖南，湖北西南部，四川东北部，陕西南部，云南东北部，河南西北部。

【性状特征】呈板片状或两边稍向内卷，大小不一，厚3～7mm。外表面淡棕色或灰褐色，有明显的皱纹或纵裂槽纹，有的树皮较薄，未去粗皮，可见明显的皮孔。内表面暗紫色，光滑。质脆，易折断，断面有细密、银白色、富弹性的橡胶丝相连。气微，味稍苦。（图17-49）

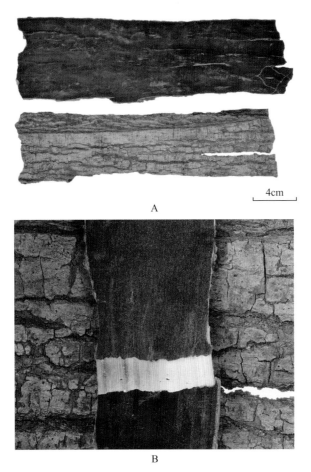

图17-49　杜仲药材图
A.干燥药材　B.药材断面橡胶丝

【性味归经】甘，温。归肝、肾经。

【功能主治】补肝肾，强筋骨，安胎。用于肝肾不足，腰膝酸痛，筋骨无力，头晕目眩，妊娠漏血，胎动不安。

沙苑子

Shayuanzi

ASTRAGALI COMPLANATI SEMEN

【来源】为豆科植物扁茎黄芪*Astragalus complanatus* R. Br.的干燥成熟种子。

【原植物】多年生高大草本，茎平卧，长20～100cm。多由基部分枝，具棱，疏被粗短硬毛。奇数羽状复叶互生，小叶9～25片，椭圆形或倒卵状长圆形，长5～18mm，宽3～7mm，先端钝或微缺，基部圆形。总状花序腋生，具3～7花，花萼钟形，绿色，顶端5裂，萼筒基部有2枚卵形小苞片；花冠乳白色或带紫红色，蝶形，旗瓣近圆形，先端微缺，基部收狭。荚果略膨胀，纺锤形，长达35mm，宽5～7mm，两端尖，背腹压扁，微被褐色短粗伏毛，有网纹，里面有假隔膜。种子20～30粒，淡棕色，肾形，长1.5～2mm，宽约1.5mm，平滑；两面微凹，凹入一面有明显种脐。花期7～9月，果期8～10月。（图17-50）

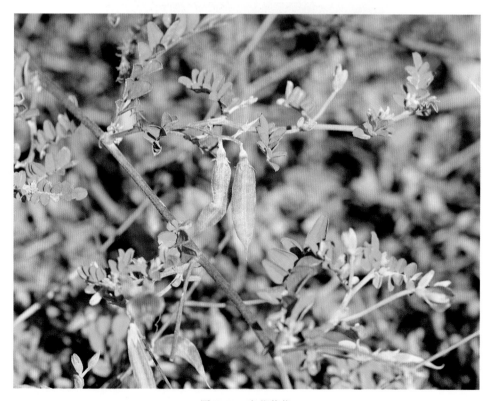

图17-50　扁茎黄芪

【主产地】主产于陕西，河北、内蒙古等地亦产。以陕西潼关者为佳，谓之"潼蒺藜"。

【性状特征】种子略呈肾形而稍扁，长2～2.5mm，宽1.5～2mm，厚约1mm。表面光滑，褐绿色或灰褐色，边缘一侧微凹处具圆形种脐。质坚硬，不易破碎。子叶2，淡黄色，胚根弯曲，长约1mm。气微，味淡，嚼之有豆腥味。（图17-51）

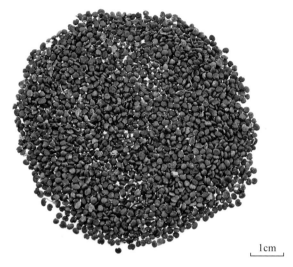

1cm

图17-51　沙苑子药材图

【性味归经】甘，温。归肝、肾经。

【功能主治】补肾助阳，固精缩尿，养肝明目。用于肾虚腰痛，遗精早泄，遗尿尿频，白浊带下，眩晕，目暗昏花。

补骨脂

Buguzhi

PSORALEAE FRUCTUS

【来源】为豆科植物补骨脂*Psoralea corylifolia* L.的干燥成熟果实。

【原植物】一年生直立草本，高50～150cm。通体疏被白色绒毛和黑褐色腺点。枝坚硬，具纵棱。单叶互生，枝端偶有1片侧生小叶；叶宽卵形，长4.5～9cm，宽3～6cm，先端稍尖，基部圆形或心形，边缘具粗锯齿，两面均具黑色腺点。叶柄长2～4.5cm，侧生小叶柄甚短；花多数，组成密集的总状或头状花序，腋生。苞片膜质，披针形。花萼钟状，先端5裂，萼齿披针形；花冠蝶形，黄色或蓝色，雄蕊10，上部分离，雌蕊1，子房上位。荚果椭圆状卵形，长5mm，不开裂；果皮黑色，表面具不规则网纹，与种子粘连。花、果期7～10月。（图17-52）

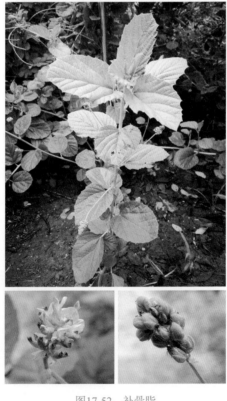

图17-52　补骨脂

【主产地】主产于河南、四川、安徽、陕西等地。以河南商丘、新乡、博爱、怀庆、信阳产者为道地药材，名"怀故子"。

【性状特征】果实肾形，略扁，长3～5mm，宽2～4mm，厚约1.5mm。表面黑色、黑褐色或灰褐色，具细微网状皱纹。顶端圆钝，有一小突起，凹侧有果梗痕。质硬。果皮薄，与种子不易分离；种子1枚，子叶2，黄白色，有油性。气香，味辛、微苦。（图17-53）

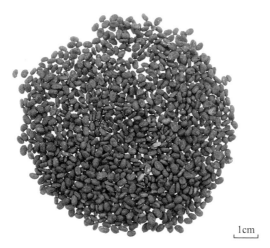

图17-53 补骨脂药材图

【性味归经】辛、苦，温。归肾、脾经。

【功能主治】温肾助阳，纳气平喘，温脾止泻；外用消风祛斑。用于肾阳不足，阳痿遗精，遗尿尿频，腰膝冷痛，肾虚作喘，五更泄泻；外用治白癜风，斑秃。

海马

Haima

HIPPOCAMPUS

【来源】 为海龙科动物线纹海马*Hippocampus kelloggi* Jordan et Snyder、刺海马*Hippocampus histrix* Kaup、大海马*Hippocampus kuda* Bleeker、三斑海马*Hippocampus trimaculatus* Leach或小海马（海蛆）*Hippocampus japonicus* Kaup的干燥体。

【原动物】

1. 线纹海马 扁长形而弯曲，体长25～30cm。表面黄白色或黑褐色。头呈马头状，吻增厚，头长/吻长值约为2.1（2.0～2.3）。体侧扁，腹部颇凸出。头略似马头，有冠状突起，尖端具5个短小棘，略向后方弯曲。冠前区较为平坦，没有明显冠前刺；眶上、头侧及颊部下方具尖棘，较粗，向后弯曲。眼棘突出，颊刺呈钩状，背鳍18～19；胸鳍18；臀鳍常脱落。体环11-39-40。躯干部七棱形，体环增厚，体上有瓦楞形的节纹并具有瘤状短棘，体侧可见不规则或呈纹状的白色斑点及线纹。腹侧棱棘突出，腹下嵴不甚突出。尾部四棱形，尾端卷曲。肛门位于躯干第十一骨环的腹侧下方。雄性尾部腹面有育儿囊。

2. 刺海马 体长12～20cm。黄白色至暗棕色。体侧扁，腹部凸出。体棘、头棘尖锐，特别发达，体上小棘尖端大多淡黄色。头呈马头形，头部弯曲，与躯干部成直角，有冠状突起，尖端具4～5个短小棘，吻较细并显著延长，头长/吻长值约为1.8（1.7～2.0）。眼棘、冠前刺、鼻刺突出而尖锐，颊刺1，呈钩状；头冠矮小，顶端具4～5个短小棘，略向后方弯曲；背鳍18；胸鳍18；臀鳍常脱落。躯干部骨环数11，尾部骨环数35～36。肛门位于臀鳍稍前方。躯干部棘长、尖锐，顶端有黑斑点，腹部延展边缘锐利且为黑色，形成龙骨突。尾部棘长且均等长。雄性尾部腹面有育儿囊。

3. 大海马 又称管海马。体长12～25cm，表面黄白色或黑褐色。头部及体侧有细小暗黑斑点。体侧扁，头呈马头形，与躯干部成直角；冠状突起顶端具5个短粗棘。腹部凸出，躯干部七棱形，尾部四棱形，细长而卷曲。吻增厚，头长/吻长值约为2.3（2.0～2.6）。无鼻棘；脸颊扩大，冠向后倾斜；体上棱棘短钝。全体较光滑，体环交接处增大呈按钮状。背鳍17，胸鳍16～17，臀鳍常脱落，躯干部骨环数11，尾部骨环数35～36。肛门位于臀鳍稍前方。雄性尾部腹面有育儿囊。

4. 三斑海马 体长8～16cm。黄白色至黑褐色。体侧扁，腹部颇凸出。头长/吻长值约为2.2（1.9～2.4）。躯干部七棱形，尾部四棱形，卷曲。体上除头部个别棘较尖锐外，其他各棘均短钝，略呈突起状或隆起状嵴。头部冠状突起短小，顶端具5短小棘突。颊刺钩状；背鳍20～21；胸鳍18。臀鳍常脱落。躯干部骨环数11，尾部骨环数40～41。肛门位于臀鳍稍前方，躯干第十一骨环的侧面。雄性尾部腹面有育儿囊。体侧背部第1、4、7节的短棘基部各有1黑斑。雌性海马黑斑不明显或无。

5. 小海马（海蛆） 体形较小，长5～8cm，黑褐色。体侧扁，腹部凸出。躯干部七棱形，尾部四棱形，卷曲。头呈马头形，与躯干部成直角；吻短于眼后头长，不及头长的1/3，头长/吻长值为3.5～6.5。头上小棘发达，冠状突起具5短小钝棘。无鼻棘。头上吻部及体侧具斑纹。肛门位于臀鳍稍前方、躯干第十一骨环的腹面。背鳍16～17；胸鳍13；臀鳍常脱落。躯干部骨环数11，尾部骨环数37～38。躯干部第1、4、7、11，尾部5、9、10、12体环上棱嵴较发达。节纹及短棘均较细小。雄性尾部腹面有育儿囊。

【主产地】主产于渤海、东海、南海和台湾海峡，以山东和广东沿海为多。

【性状特征】

1. 线纹海马 呈扁长形而弯曲，体长25～30cm。表面黄白色至灰白色。头略似马头，有冠状突起，具管状长吻。口小，无牙，两眼深陷。躯干部七棱形，尾部四棱形，渐细卷曲，体上有瓦楞形的节纹并具短棘。体侧常具有白色线状斑点。体轻，骨质，坚硬。气微腥，味微咸。（图17-54）

2. 刺海马 体长12～17cm。吻长不及头长1/2。头部及体上环节间的棘细而尖，躯干第1、4、7、11骨环上棱脊较发达。颊刺1或2，鼻刺不显著或无。（图17-55）

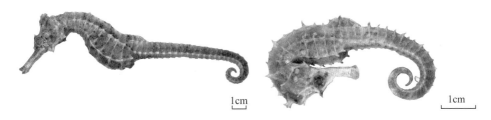

1cm   1cm

图17-54 线纹海马药材图   图17-55 刺海马药材图

3. 大海马 体长12～25cm。黄白色或黑褐色。吻增厚，全身光滑无刺，体环交接处增大呈按钮状。（图17-56）

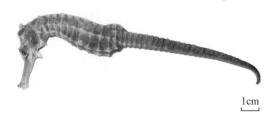

1cm

图17-56　大海马药材图

4. 三斑海马　体长8～16cm。黄白色或黑褐色。体侧背部第1、4、7节的短棘基部各有1黑斑。雌海马黑斑较少见或无。（图17-57）

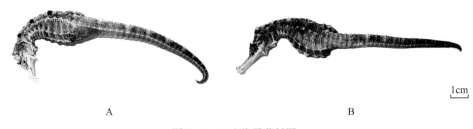

A   B

1cm

图17-57　三斑海马药材图
A. 雄性　B. 雌性

5. 小海马（海蛆）　体形小，长5～8cm。黑褐色。吻较短，不及头长1/3。腹部突出。节纹及短棘均较细小。躯干第1、4、7、11及尾部5、9、10、12骨环上棱脊较发达。（图17-58）

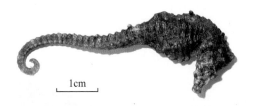

1cm

图17-58　小海马（海蛆）药材图

上述几种海马具马头、蛇尾、瓦楞身之特征，雌性海马均无育儿袋。

【性味归经】甘、咸，温。归肝、肾经。

【功能主治】温肾壮阳，散结消肿。用于阳痿，遗尿，肾虚作喘，癥瘕积聚，跌扑损伤；外治痈肿疔疮。

海龙

Hailong

SYNGNATHUS

【来源】 为海龙科动物刁海龙*Solenognathus hardwickii*（Gray）、拟海龙*Syngnathoides biaculeatus*（Bloch）或尖海龙*Syngnathus acus* Linnaeus的干燥体。

【原动物】

1. 刁海龙　略呈直长条形，成体长30～50cm，躯干部五棱形，尾部前方六棱形，后方逐渐变细，四棱形。背鳍41～43，躯干部有骨环25～26个，尾部骨环54～57个，无尾鳍。腹部中间棱突出，骨环每个棱面中央及每个间盾上均形成一个颗粒状凸起棘。鳞为骨片状，多棱形，全体均覆骨片。头长，与体轴基本在同一水平线上或呈一大钝角，吻圆管状，约为眼后头长的2倍。无牙，腮盖突出。眼大而圆，眼眶突出，眼眶四周、吻背及顶部的后端均被有大小不等粗糙颗粒状棘。体淡黄色，于躯干部上侧棱骨环相接处有一列黑褐色斑点。

2. 拟海龙　体长18～25cm，躯干部略呈四棱形。吻长而侧扁，吻长约为眶后头长的2倍。眼眶稍突出，前方与吻管背缘成平直斜线。口小，两颌较大，无牙。腮盖突出，无嵴纹，但有明显放射纹。体无鳞，完全包于骨环中。背鳍40～41，躯干部有骨环16～17个，尾部骨环51～53个，无尾鳍。尾部前方六棱形，后方渐细，为四棱形。尾部短于头与躯干部的合长，体宽远大于体高，体背面窄小，躯干部断面呈梯形。体上棱嵴粗杂，形成两类明显的凸起。躯干部与尾部上侧棱及下侧棱完全相连续。（图17-59）

3. 尖海龙　体细长，呈鞭状，成体长12～25cm，宽0.15～0.3cm。躯干部七棱形，尾部四棱形，腹部中央棱微凸出。体高与体宽近相等。吻细长，呈管状，吻长与眼后头长几乎相等。背鳍36～45，躯干部有骨环19～20个，尾部骨环36～40个，尾鳍9～10条。口小，无牙。腮盖隆起，于前方1/3处向后放射出多条纹条纹。体无棱，完全为骨环所包被，躯干部有暗色条纹。躯干上侧棱与尾部上侧棱不连接，躯干下侧棱与尾部下侧棱相连接，躯干中侧棱与尾部上侧棱相接近，后者前端始于前者的稍上方。

【主产地】刁海龙主产于广东、福建、台湾等，拟海龙主产于广东、海南等，尖海龙主产于山东、辽宁等。

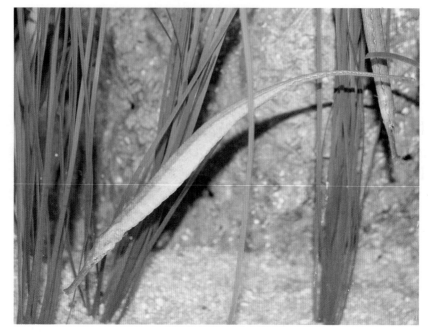

图17-59　拟海龙

【性状特征】

1. 刁海龙　体狭长侧扁，全长30～50cm。表面黄白色或灰褐色。头部具管状长吻，口小，无牙，两眼圆而深陷，头部与体轴略呈钝角。躯干部五棱形，尾部前方六棱形，后方渐细，四棱形，尾端卷曲。背棱两侧各有1列灰黑色斑点状色带。全体被以具花纹的骨环和细横纹，各骨环内有突起粒状棘。胸鳍短宽，背鳍较长，有的不明显，无尾鳍。骨质，坚硬。气微腥，味微咸。（图17-60A）

2. 拟海龙　体长平扁，躯干部略呈四棱形，全长20～22cm。表面灰黄色。头部常与体轴成一直线。（图17-60B）

3. 尖海龙　体细长，呈鞭状，全长10～30cm，未去皮膜。表面黄褐色。有的腹面可见育儿囊，有尾鳍。质较脆弱，易撕裂。（图17-60C）

【性味归经】甘、咸，温。归肝、肾经。

【功能主治】温肾壮阳，散结消肿。用于肾阳不足，阳痿遗精，癥瘕积聚，瘰疬痰核，跌扑损伤；外治痈肿疔疮。

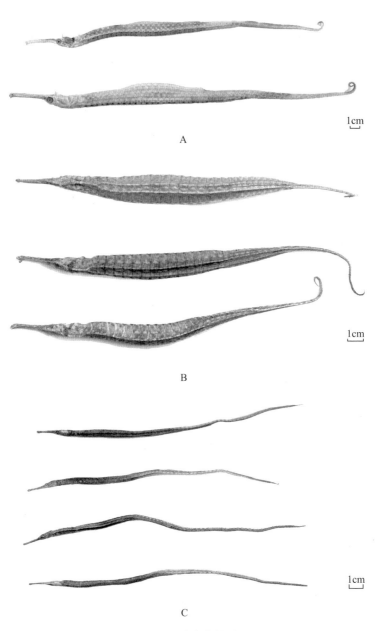

图17-60　海龙药材图
A.刁海龙　B.拟海龙　C.尖海龙

菟丝子

Tusizi

CUSCUTAE SEMEN

【来源】 为旋花科植物南方菟丝子*Cuscuta australis* R. Br.或菟丝子*Cuscuta chinensis* Lam.的干燥成熟种子。

【原植物】

1. 南方菟丝子　一年生寄生草本。茎缠绕，金黄色，纤细，直径1mm左右，无叶。花多数，簇生，花梗粗壮；苞片2，有小苞片；花萼杯状，长约1.5mm，5裂，裂片卵圆形或矩圆形；花冠白色，杯状，长约2mm，顶端5裂，裂片向外反折；雄蕊着生于花冠裂片弯缺处，比花冠裂片稍短；鳞片小，边缘短流苏状；子房扁球形，花柱2，等长或稍不等长，柱头球形。蒴果扁球形，直径3～4mm，成熟时下半部为花冠所包，不规则开裂。通常有4种子，淡褐色，卵形，长约1.5mm，表面粗糙。（图17-61）

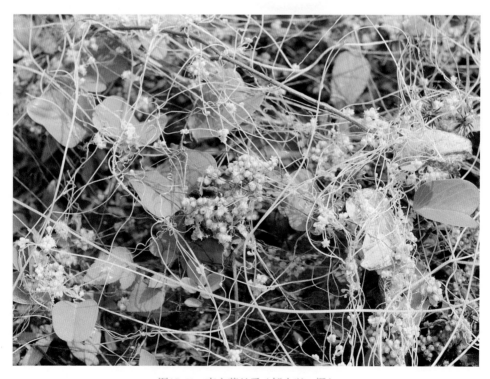

图17-61　南方菟丝子（邹小兴　摄）

2.菟丝子　一年生寄生草本。茎缠绕，黄色，纤细，无叶。花多数，簇生，花梗粗壮；苞片2，有小苞片；花萼杯状，长约1.5mm，5裂，裂片卵圆形或矩圆形；花冠白色，壶形，长约3mm，顶端5裂，裂片向外反折；雄蕊5，花丝短，与花冠裂片互生；鳞片5，长圆形，边缘长流苏状；子房2室，花柱2，直立，柱头球形。蒴果球形，直径约3mm，成熟时几乎全为花冠所包围，盖裂。种子2～4个，淡褐色，卵形，长约1mm，表面粗糙。花期7～9月，果期8～10月。（图17-62）

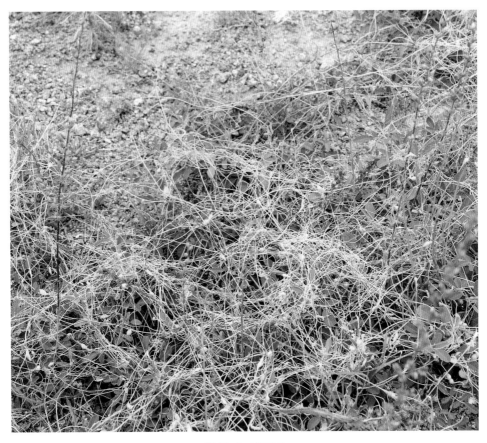

图17-62　菟丝子

【主产地】

1. 南方菟丝子　主产于东北及内蒙古、宁夏、江苏、四川、山东等地，栽培主产地以内蒙古、宁夏为主，次产区有新疆、甘肃、黑龙江、吉林、辽宁。

2. 菟丝子　主产于辽宁、吉林、河北、山东、河南等地，产量较小。野生菟丝子商品药材以内蒙古为主，新疆、甘肃等地有少量分布。

【**性状特征**】种子类球形，直径1～2mm。表面灰棕色至棕褐色，粗糙，种脐线形或扁圆形。质坚实，不易以指甲压碎。气微，味淡。（图17-63）

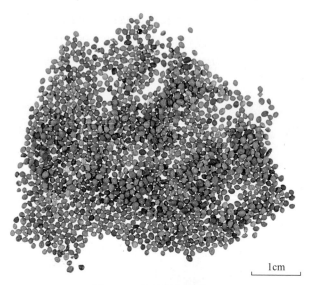

图17-63　菟丝子药材图

【**性味归经**】辛、甘，平。归肝、肾、脾经。

【**功能主治**】补益肝肾，固精缩尿，安胎，明目，止泻；外用消风祛斑。用于肝肾不足，腰膝酸软，阳痿遗精，遗尿尿频，肾虚胎漏，胎动不安，目昏耳鸣，脾肾虚泻；外治白癜风。

蛇床子

Shechuangzi

CNIDII FRUCTUS

【来源】为伞形科植物蛇床*Cnidium monnieri*（L.）Cuss.的干燥成熟果实。

【原植物】一年生草本，高10～60cm。茎直立或斜上，多分枝，中空，表面具深条棱，粗糙。下部叶具短柄，叶鞘短宽，边缘膜质，上部叶柄全部鞘状；叶片轮廓卵形至三角状卵形，长3～8cm，宽2～5cm，二至三回三出羽状全裂，羽片先端常略呈尾状，末回裂片边缘及脉上粗糙。复伞形花序；总苞片6～10，线形至线状披针形，边缘膜质，具细睫毛；伞辐8～20，不等长，棱上粗糙；小总苞片多数，线形，边缘具细睫毛；小伞形花序具花15～20，萼齿无；花瓣白色，先端具内折小舌片；花柱基略隆起，向下反曲。分生果长圆状，横剖面近五角形，主棱5，均扩大成翅；胚乳腹面平直。花期4～7月，果期6～10月。（图17-64）

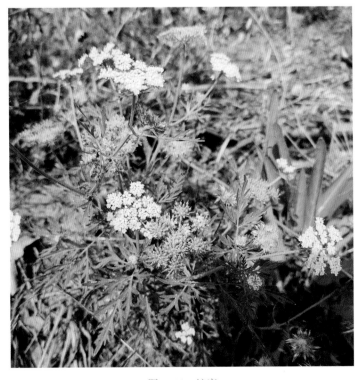

图17-64　蛇床

【**主产地**】主产于河北、山东、江苏、浙江、四川。内蒙古、陕西、山西等地亦产。

【**性状特征**】果实为双悬果，呈椭圆形，长2～4mm，直径约2mm。表面灰黄色或灰褐色，顶端有2枚向外弯曲的柱基，基部偶有细梗。分果的背面有薄而突起的纵棱5条，接合面平坦，有2条棕色略突起的纵棱线。果皮松脆，揉搓易脱落。种子细小，灰棕色，显油性。气香，味辛凉，有麻舌感。（图17-65）

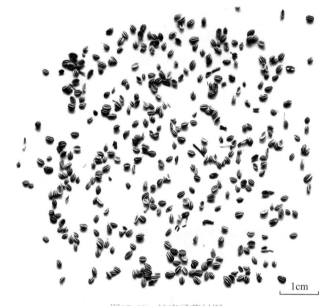

图17-65　蛇床子药材图

【**性味归经**】辛、苦，温；有小毒。归肾经。

【**功能主治**】燥湿祛风，杀虫止痒，温肾壮阳。用于阴痒带下，湿疹瘙痒，湿痹腰痛，肾虚阳痿，宫冷不孕。

鹿角霜

Lujiaoshuang

CERVI CORNU DEGELATINATUM

【来源】为鹿角去胶质的角块。

【原动物】

1. 梅花鹿　头体长105～170cm，尾长8～18cm，眼大而圆，眶下腺呈裂缝状，泪窝明显，耳长且直立，颈部长，四肢细长，主蹄狭而尖，侧蹄小，尾较短。毛色随季节的改变而改变，夏季体毛为棕黄色或栗红色，无绒毛，在背脊两旁和体侧下缘镶嵌有许多排列有序的白色斑点，状似梅花，因而得名。冬季体毛呈烟褐色，白斑不明显，与枯茅草的颜色类似。下颌白色，颈部和耳背呈灰棕色，一条黑色的背中线从耳尖贯穿到尾的基部，腹部为白色，臀部有白色斑块，其周围有黑色毛圈。尾下白色。雄性梅花鹿头上具有一对实角，通常3～4个叉，眉叉和主干成一个钝角，在近基部向前伸出，次杈和眉杈距离较大，位置较高，主干在其末端再次分成两个小枝。主干一般向两侧弯曲，略呈半弧形，眉叉向前上方横抱，角尖稍向内弯曲，非常锐利。（图17-66）

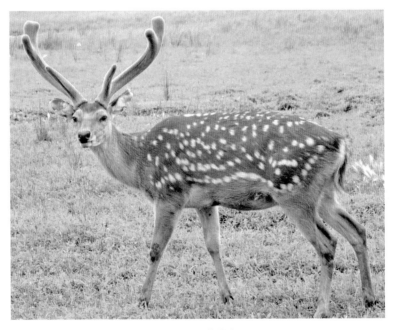

图17-66　梅花鹿

2. 马鹿 头体型较大，体长165～265cm，肩高100～150cm，体重75～240kg，雌兽比雄兽要小一些。头与面部较长，有眶下腺，耳大，呈圆锥形。鼻端裸露，其两侧和唇部为纯褐色。额部和头顶为深褐色，颊部为浅褐色。颈部较长，四肢也长。蹄子很大，尾巴较短。仅有雄兽有大型角，而且体重越大的个体，角也越大。雌兽仅在相应部位有隆起的峙突。角一般分为6或8个叉，个别可达9～10个叉。在基部即生出眉叉，斜向前伸，与主干几乎成直角；主干较长，向后倾斜，第2个叉紧靠眉叉，因为距离极短，称为"对门叉"。第3个叉与第2个叉的间距较大，以后主干再分出2～3个叉。各分叉的基部较扁，主干表面有密布的小突起和少数浅槽纹。夏毛短，没有绒毛，通体呈赤褐色；背面较深，腹面较浅，故有"赤鹿"之称；冬毛厚密，有绒毛，毛色灰棕。臀斑较大，呈褐色、黄赭色或白色。(图17-67)

梅花鹿喜栖于树林或深林下茂密的下层植被中，马鹿栖息于山地针叶林和开阔高山草甸相结合的山区。

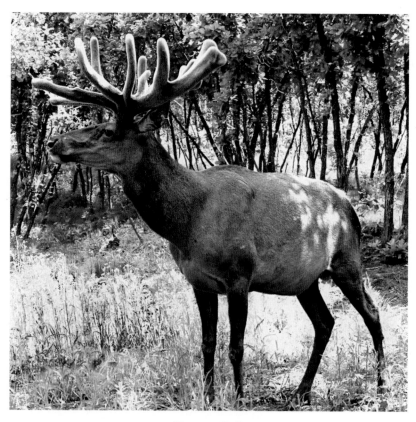

图17-67　马鹿

【**主产地**】梅花鹿主产于黑龙江、辽宁、吉林，马鹿主产于新疆、青海、四川、甘肃、西藏、黑龙江、内蒙古。目前全国各地多有人工饲养。

【**性状特征**】呈长圆柱形或不规则的块状，大小不一。表面灰白色，显粉性，常具纵棱，偶见灰色或灰棕色斑点。体轻，质酥，断面外层较致密，白色或灰白色，内层有蜂窝状小孔，灰褐色或灰黄色，有吸湿性。气微，味淡，嚼之有黏牙感。（图17-68）

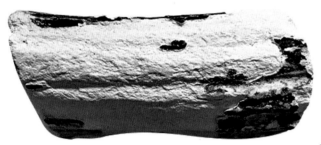

1cm

图17-68　鹿角霜药材图

【**性味归经**】咸、涩，温。归肾、肝经。

【**功能主治**】温肾助阳，收敛止血。用于脾肾阳虚，白带过多，遗尿尿频，崩漏下血，疮疡不敛。

鹿茸

Lurong

CERVI CORNU PANTOTRICHUM

【来源】为鹿科动物梅花鹿*Cervus nippon* Temminck或马鹿*Cervus elaphus* Linnaeus的雄鹿未骨化密生茸毛的幼角。前者习称"花鹿茸"，后者习称"马鹿茸"。

【原动物】【主产地】参见"鹿角霜"。

【性状特征】梅花鹿茸主要为二杠茸（图17-69A）和三杈茸（图17-69B）。主要特征是体轻，质硬而脆，气微腥，味咸。主干圆柱形，外皮呈现红棕色，多光润，表面为细而稀疏的短茸毛，皮茸紧贴，不易剥离。梅花鹿茸片的性状特征：圆形或椭圆形，直径约3cm；外皮红棕色。

马鹿茸主要为三杈茸（图17-70A）和四杈茸（图17-70B）。主要特征是体轻，质硬而脆，气微腥，味咸。主干类圆柱形，外皮呈现灰色，表面为细而致密的长茸毛，皮茸紧贴，不易剥离。马鹿茸片的性状特征：长椭圆形或长圆形，直径比梅花鹿茸片大；外皮灰色。

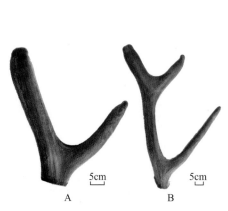

图17-69　梅花鹿二杠茸（A）和三杈茸
（B）药材图

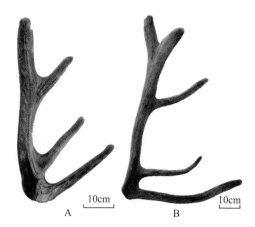

图17-70　马鹿三杈茸（A）和四杈茸
（B）药材图

【性味归经】甘、咸，温。归肾、肝经。

【功能主治】壮肾阳，益精血，强筋骨，调冲任，托疮毒。用于肾阳不足，精血亏虚，头晕，耳聋，目暗，阳痿滑精，宫冷不孕，羸瘦，神疲，畏寒，腰脊冷痛，筋骨痿软，崩漏带下，阴疽不敛及久病虚损等。

淫羊藿

Yinyanghuo

EPIMEDII FOLIUM

【来源】　为小檗科植物淫羊藿*Epimedium brevicornu* Maxim.、箭叶淫羊藿*Epimedium sagittatum*（Sieb. et Zucc.）Maxim.、柔毛淫羊藿*Epimedium pubescens* Maxim.或朝鲜淫羊藿*Epimedium koreanum* Nakai的干燥叶。

【原植物】

1. 淫羊藿　多年生草本，棕褐色木质根状茎，二回三出复叶基生和茎生，具9枚小叶；小叶纸质或厚纸质，卵形或阔卵形，先端急尖或短渐尖，基部深心形，顶生小叶基部裂片圆形，侧生小叶基部裂片稍偏斜，急尖或圆形，上面常有光泽，网脉显著，背面苍白色，光滑或疏生少数柔毛，叶缘具刺齿；花茎具2枚对生叶，圆锥花序，花白色或淡黄色；萼片2轮，外萼片卵状三角形，暗绿色，内萼片披针形，白色或淡黄色，花瓣远较内萼片短，距呈圆锥状，瓣片很小；雄蕊长3～4mm，伸出，花药长约2mm，瓣裂。蒴果长约1cm，宿存花柱喙状，长2～3mm。花期5～6月，果期6～8月。（图17-71A）

2. 朝鲜淫羊藿　与淫羊藿相比较，区别主要是多须根。花茎基部被有鳞片。小叶纸质，卵形，宽2～8cm，基部裂片圆形，上面暗绿色，无毛或疏被短柔毛，叶缘具细刺齿；总状花序顶生，无毛或被疏柔毛；花大，颜色多样，白色、淡黄色、深红色或紫蓝色；萼片2轮，外萼片长圆形，带红色，内萼片狭卵形至披针形，急尖，扁平，花瓣通常远较内萼片长，向先端渐细呈钻状距，基部具花瓣状瓣片；蒴果狭纺锤形，长约6mm，宿存花柱长约2mm。种子6～8枚。花期4～5月，果期5月。（图17-71B）

3. 柔毛淫羊藿　被褐色鳞片根状茎粗短，一回三出复叶基生或茎生；小叶柄长约2cm，疏被柔毛；小叶片革质，卵形、狭卵形或披针形，基部深心或浅心形，顶生叶基部裂片圆形等大；侧叶基部裂片极不等大，上面深绿色，背面密被绒毛、短柔毛和灰色柔毛，圆锥状花序，通常序轴及花梗被腺毛，有时无总梗；萼片2轮，外萼片紫色阔卵形，白色内萼片披针形或狭披针形，急尖或渐尖；花瓣囊状，淡黄色；蒴果长圆形，花期4～5月，果期5～7月。（图17-71C）

4. 箭叶淫羊藿　节结状根状茎粗短，多须根。一回三出复叶基生和茎生，3枚革质小叶，卵形至卵状披针形，但叶片大小变化大，基部心形，顶生叶基部

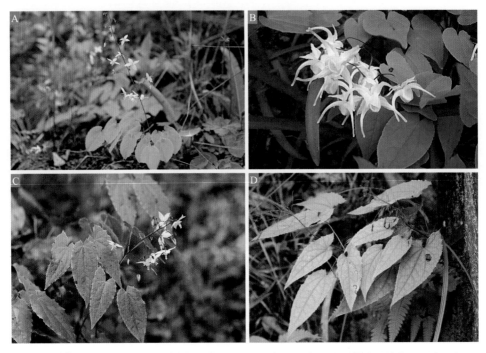

图17-71 淫羊藿（A）、朝鲜淫羊藿（B）、柔毛淫羊藿（C）、箭叶淫羊藿（D）
（A、D.马晓辉 摄）

两侧裂片近圆形相等，侧生叶基部高度偏斜，外裂片远较内裂片大，三角形，急尖，内裂片圆形，上面无毛，背面疏被粗短伏毛或无毛，圆锥花序无毛，偶被少数腺毛；花梗长约1cm，无毛；花较小，白色；萼片2轮，外萼片4枚，先端钝圆，具紫色斑点，内萼片卵状三角形，先端急尖，白色；花瓣囊状，淡棕黄色，先端钝圆，花柱长于子房。蒴果长约1cm，宿存花柱长约6mm。花期4～5月，果期5～7月。（图17-71D）

【主产地】淫羊藿主产于陕西、山西、甘肃、安徽、河南、广西；箭叶淫羊藿主产于四川、湖北、安徽、浙江、江西、江苏；柔毛淫羊藿主产于四川；朝鲜淫羊藿主产于辽宁、吉林。

【性状特征】

1. 淫羊藿 二回三出复叶；小叶片卵圆形，长3～8cm，宽2～6cm；先端微尖，顶生小叶基部心形，两侧小叶较小，偏心形，外侧较大，呈耳状，边缘具黄色刺毛状细锯齿；上表面黄绿色，下表面灰绿色，主脉7～9条，基部有稀疏细长毛，细脉两面突起，网脉明显；小叶柄长1～5cm。叶片近革质。气微，味微苦。

2. 箭叶淫羊藿　一回三出复叶，小叶片长卵形至卵状披针形，长4～12cm，宽2.5～5cm；先端渐尖，两侧小叶基部明显偏斜，外侧多呈箭形。下表面疏被粗短伏毛或近无毛。叶片革质。

3. 柔毛淫羊藿　一回三出复叶；叶下表面及叶柄密被绒毛状柔毛。

4. 朝鲜淫羊藿　二回三出复叶；小叶较大，长4～10cm，宽3.5～7cm，先端长尖。叶片较薄。（图17-72）

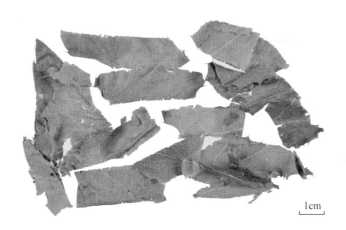

1cm

图17-72　淫羊藿药材图

【**性味归经**】辛、甘，温。归肝、肾经。

【**功能主治**】补肾阳，强筋骨，祛风湿。用于肾阳虚衰，阳痿遗精，筋骨痿软，风湿痹痛，麻木拘挛。

续断

Xuduan

DIPSACI RADIX

【来源】为川续断科植物川续断*Dipsacus asper* Wall. ex Henry的干燥根。

【原植物】多年生草本，高达2m。茎中空，具6～8条棱，棱上疏生下弯粗短的硬刺。基生叶稀疏丛生，叶片琴状羽裂，长15～25cm，顶端裂片大，卵形，长达15cm，两侧裂片3～4对，侧裂片一般为倒卵形或匙形，叶面被白色刺毛或乳头状刺毛，背面沿脉密被刺毛；叶柄长可达25cm；茎生叶在茎之中下部为羽状深裂，中裂片披针形，长11cm，先端渐尖，边缘具疏粗锯齿，侧裂片2～4对，披针形或长圆形，基生叶和下部的茎生叶具长柄，向上叶柄渐短，上部叶披针形，不裂或基部3裂。头状花序球形，径2～3cm，总花梗长达55cm；总苞片5～7枚，叶状，披针形或线形，被硬毛；小苞片倒卵形，长7～11mm，先端稍平截，被短柔毛，具长3～4mm的喙尖，喙尖两侧密生刺毛或稀疏刺毛，稀被短毛；小总苞四棱倒卵柱状，每个侧面具两条纵沟；花萼四棱，皿状，不裂或4浅裂至深裂，外面被短毛；花冠淡黄色或白色，花冠管长9～11mm，基部狭缩成细管，顶端4裂，外面被短柔毛；雄蕊4，着生于花冠管上，明显超出花冠。瘦果长倒卵柱状，包藏于小总苞内，长约4mm，仅顶端外露于小总苞外。花期7～9月，果期9～11月。（图17-73）

【主产地】主产于四川省西昌市、盐源县、会理县、盐边县、米易县，湖北省五峰县、鹤峰县、长阳县、巴东县、宜都市、利川市、咸丰县、兴山县，重庆市涪陵区、奉节县、巫山县、巫溪县，贵州省贵阳市、息烽县、大方县、织金县、湄潭县，云南省永胜县、鹤庆县。道地产区为四川、重庆和湖北。

【性状特征】根圆柱形，略扁，有的微弯曲，长5～15cm，直径0.5～2cm。表面灰褐色或黄褐色，有稍扭曲或明显扭曲的纵皱及沟纹，可见横列的皮孔样斑痕和少数须根痕。质软，久置后变硬，易折断，断面不平坦，皮部墨绿色或棕色，外缘褐色或淡褐色，木部黄褐色，导管束呈放射状排列。气微香，味苦、微甜而后涩。（图17-74）

【性味归经】苦、辛，微温。归肝、肾经。

【功能主治】补肝肾，强筋骨，续折伤，止崩漏。用于肝肾不足，腰膝酸软，风湿痹痛，跌扑损伤，筋伤骨折，崩漏，胎漏。

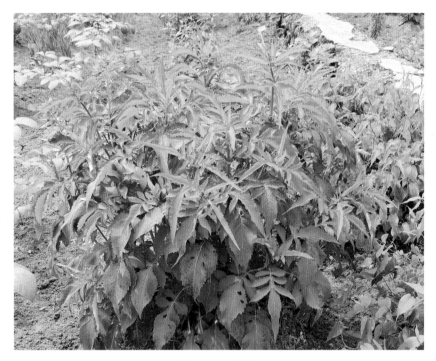

图17-73 川续断

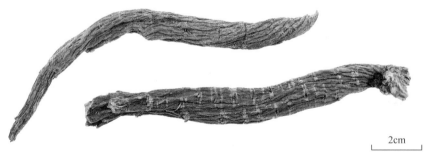

2cm

图17-74 续断药材图

蛤蚧

Gejie

GECKO

【来源】为壁虎科动物蛤蚧 *Gekko gecko* Linnaeus 的干燥体。

【原动物】头颈部及躯干部长9~18cm，头颈部约占1/3，腹背部宽6~11cm，尾长6~12cm。头略呈扁三角状，两眼多凹陷成窟窿，口内有细齿，生于颚的边缘，无异型大齿。吻部半圆形，吻鳞不切鼻孔，与鼻鳞相连，上鼻鳞左右各1片，上唇鳞12~14对，下唇鳞（包括颏鳞）21片。腹背部呈椭圆形，腹薄。背部呈灰黑色或银灰色，有黄白色、灰绿色或橙红色斑点散在或密集成不显著的斑纹，脊椎骨和两侧肋骨突起。四足均具5趾；趾间仅具蹼迹，足趾底有吸盘。尾细而坚实，微现骨节，与背部颜色相同，有6~7个明显的银灰色环带，有的再生尾较原生尾短，且银灰色环带不明显。全身密被圆形或多角形微有光泽的细鳞。（图17-75）

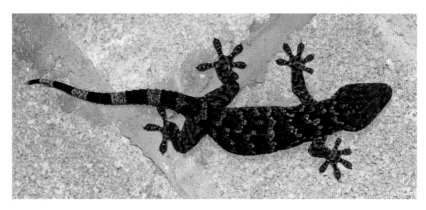

图17-75　蛤蚧

【主产地】主产于广西、广东、海南、云南、福建等地。

【性状特征】呈扁片状，头颈部及躯干部长9~18cm，头颈部约占1/3，腹背部宽6~11cm，尾长6~12cm。头略呈扁三角状，两眼多凹陷成窟窿，口内有细齿，生于颚的边缘，无异型大齿。吻部半圆形，吻鳞不切鼻孔，与鼻鳞相连，上鼻鳞左右各1片，上唇鳞12~14对，下唇鳞（包括颏鳞）21片。腹背部呈椭圆形，腹薄。背部呈灰黑色或银灰色，有黄白色、灰绿色或橙红色斑点散在或密集成不显著的斑纹，脊椎骨和两侧肋骨突起。四足均具5趾；趾间仅具蹼迹，足趾底有吸盘。尾细而坚实，微现骨节，与背部颜色相同，有6～7个明显的银灰色环带，有的再生尾较原生尾短，且银灰色环带不明显。全身密被圆形或多角形微有光泽的细鳞。气腥，味微咸。（图17-76）

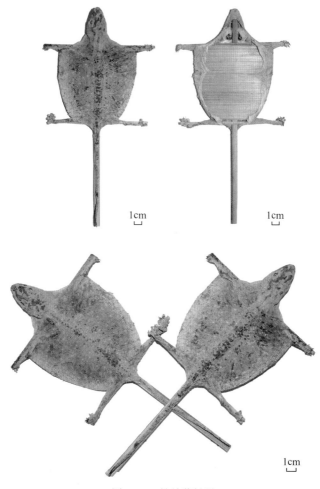

图17-76　蛤蚧药材图

【**性味归经**】咸，平。归肺、肾经。

【**功能主治**】补肺益肾，纳气定喘，助阳益精。用于肺肾不足，虚喘气促，劳嗽咯血，阳痿，遗精。

锁阳

Suoyang

CYNOMORII HERBA

【来源】为锁阳科植物锁阳*Cynomorium songaricum* Rupr.的干燥肉质茎。

【原植物】多年生肉质寄生草本。无叶绿素，全株红棕色，高15～100cm，大部分埋于沙中。寄生根上着生大小不等的锁阳芽体，初近球形，后变椭圆形或长柱形，径6～15mm，具多数须根与脱落的鳞片叶。茎圆柱状，直立、棕褐色，径3～6cm，埋于沙中的茎具有细小须根，尤在基部较多，茎基部略增粗或膨大。茎上着生螺旋状排列脱落性鳞片叶，中部或基部较密集，向上渐疏；鳞片叶卵状三角形，长0.5～1.2cm，宽0.5～1.5cm。肉穗花序生于茎顶，伸出地面，棒状，长5～16cm、径2～6cm；其上着生非常密集的小花，雄花、雌花和两性花相伴杂生，有香气，花序中散生鳞片状叶。雄花花长3～6mm；花被片通常离生或稍合生，倒披针形或匙形，长2.5～3.5mm，宽0.8～1.2mm，下部白色，上部紫红色；蜜腺近倒圆形，亮鲜黄色，长2～3mm，顶端有4～5钝齿，半抱花丝；雄蕊花丝粗，深红色，当花盛开时超出花冠，长达6mm；花药丁字形着生，深紫红色，矩圆状倒卵形，长约1.5mm；雌蕊退化。雌花花长约3mm；条状披针形，长1～2mm，宽0.2mm；花柱棒状，长约2mm，上部紫红色；柱头平截；子房半下位，内含1顶生下垂胚珠；雄花退化。两性花少见：花长4～5mm；花被片披针形，长0.8～2.2mm，宽约0.3mm；雄蕊1，着生于雌蕊和花被之间下位子房的上方；花丝极短，花药同雄花。果为小坚果状，1株约产2万～3万粒，近球形或椭圆形，长0.6～1.5mm，直径0.4～1mm，果皮白色，顶端有宿存浅黄色花柱。种子近球形，径约1mm，深红色，种皮坚硬而厚。花期4～6月，果期5～7月。多寄生于白刺属*Nitraria*和红砂属*Reaumuria*等植物的根上。（图17-77）

【主产地】主产于内蒙古西部、甘肃、宁夏、新疆、青海等地，道地产区为甘肃"河西走廊"（民勤、金塔、武威、张掖、酒泉等地）和内蒙古阿拉善盟。

【性状特征】肉质茎呈扁圆柱形，微弯曲，长5～15cm，直径1.5～5cm。表面棕色或棕褐色，粗糙，具明显纵沟或不规则凹陷，有的残存三角形的黑棕色鳞片。体重，质硬，难折断，断面浅棕色或棕褐色，有黄色的三角状维管束。气微，味甘而涩。

切片呈扁圆形，厚2～5mm，直径1.5～5cm。侧表面棕色或棕褐色，粗糙，具明显纵沟及不规则凹陷，有的残存三角形的黑棕色鳞片。切面浅棕色或棕褐色，

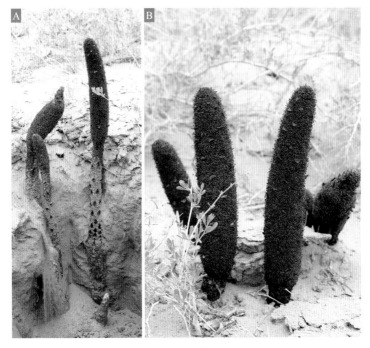

图17-77 锁阳
A. 全株 B. 花序

呈颗粒状凸起或皱缩，有黄色三角状维管束。气微，味甘而涩。（图17-78）

【性味归经】甘，温。归肝、肾、大肠经。

【功能主治】补肾阳，益精血，润肠通便。用于肾阳不足，精血亏虚，腰膝痿软，阳痿滑精，肠燥便秘。

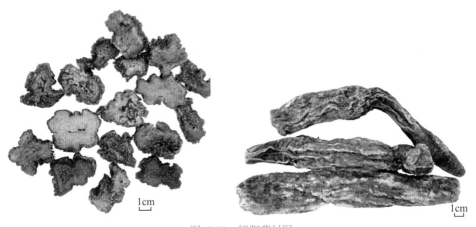

1cm 1cm

图17-78 锁阳药材图

第三节　补血药

当归

Danggui

ANGELICAE SINENSIS RADIX

【来源】为伞形科植物当归*Angelica sinensis*（Oliv.）Diels的干燥根。

【原植物】多年生草本，高0.4～1m。茎直立，绿白色或带紫色，有纵深沟纹，光滑无毛。叶三出式二至三回羽状分裂，叶柄长3～11cm，基部膨大成管状的薄膜质鞘，紫色或绿色，基生叶及茎下部叶轮廓为卵形，长8～18cm，宽15～20cm，小叶片3对，下部的1对小叶柄长0.5～1.5cm，近顶端的1对无柄，末回裂片卵形或卵状披针形，长1～2cm，宽5～15cm，2～3浅裂，边缘有缺刻状锯齿，齿端有尖头；叶下表面及边缘被稀疏的乳头状白色细毛；茎上部叶简化成囊状的鞘和羽状分裂的叶片。复伞形花序，花序梗长4～7cm，密被细柔毛；伞辐9～30；总苞片2，线形，或无；小伞形花序有花13～36；小总苞片2～4，线形；花白色，花柄密被细柔毛；萼齿5，卵形；花瓣长卵形，顶端狭尖，内折；花柱短，花柱基圆锥形。果实椭圆至卵形，长4～6mm，宽3～4mm，背棱线形，隆起，侧棱成宽而薄的翅，与果体等宽或略宽，翅边缘淡紫色，棱槽内有油管1，合生面油管2。花期6～7月，果期7～9月。（图17-79）

【主产地】主产于甘肃定西、陇南地区，云南丽江、大理、迪庆地区及青海海东地区。道地产区为甘肃岷县及其周边地区，所产当归称"岷当归"。

【性状特征】

1. 全当归　上部主根圆柱形，或具数个明显突出的根茎痕，下部有多条支根，根梢直径0.3～1cm。表面棕黄色或黄褐色，具纵皱纹，皮孔样突起，不明显或无；质地柔韧，断面黄白色或淡黄色，木部色较淡，具油性，皮部有多数棕色点状分泌腔，形成层环黄棕色。有浓郁的香气，味甘、辛、微苦。（图17-80）

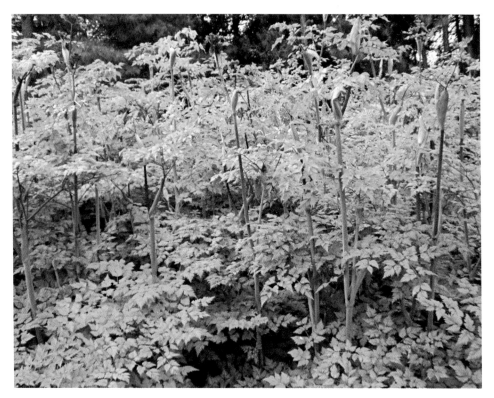

图17-79　当归

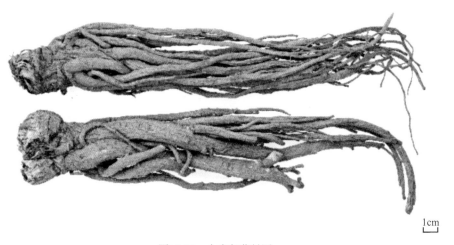

1cm

图17-80　全当归药材图

2. **当归头** 纯主根，长圆形或拳状。表面棕黄色或黄褐色，或撞去粗皮，微露白色至全白色。皮孔样突起，不明显或无；根头上端圆钝或有明显突出的根茎痕；质地稍硬，断面黄白色或淡黄色，木部色较淡，具油性，皮部有多数棕色点状分泌腔，形成层环黄棕色。有浓郁的香气，味甘、辛、微苦。（图17-81）

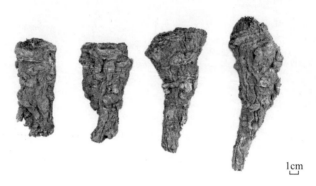

1cm

图17-81 当归头药材图

3. **当归尾** 纯支根，长圆形，上粗下窄。表面棕黄色或黄褐色。皮孔样突起，不明显或无；质地稍硬脆，断面黄白色或淡黄色，木部色较淡，具油性，皮部有多数棕色点状分泌腔，形成层环黄棕色。有浓郁的香气，味甘、辛、微苦。（图17-82）

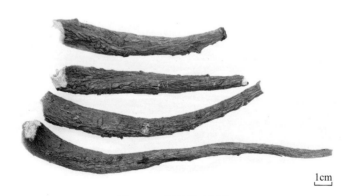

1cm

图17-82 当归尾药材图

【**性味归经**】甘、辛，温。归肝、心、脾经。

【**功能主治**】补血活血，调经止痛，润肠通便。用于血虚萎黄，眩晕心悸，月经不调，经闭痛经，虚寒腹痛，风湿痹痛，跌扑损伤，痈疽疮疡，肠燥便秘。

何首乌

Heshouwu

POLYGONI MULTIFLORI RADIX

【来源】为蓼科植物何首乌*Polygonum multiflorum* Thunb.的干燥块根。

【原植物】多年生缠绕草本。块根肥厚，长椭圆形，红褐色。茎长2～4m，多分枝，下部木质化。叶卵形或长卵形，长3～7cm，宽2～5cm，顶端渐尖，基部心形或近心形，两面粗糙，全缘；托叶鞘膜质。圆锥花序顶生或腋生，分枝开展；苞片三角状卵形，具小突起，顶端尖，每苞内具2～4花；花梗细弱，长2～3mm，下部具关节，果时延长；花被5深裂，白色或淡绿色，花被片椭圆形，大小不等，外面3片较大，背部具翅，果时增大，花被果时外形近圆形，直径6～7mm；雄蕊8，花丝下部较宽；花柱3，极短。瘦果卵形，具3棱，长2.5～3mm，黑褐色，有光泽，包于宿存花被内。花期8～9月，果期9～10月。（图17-83）

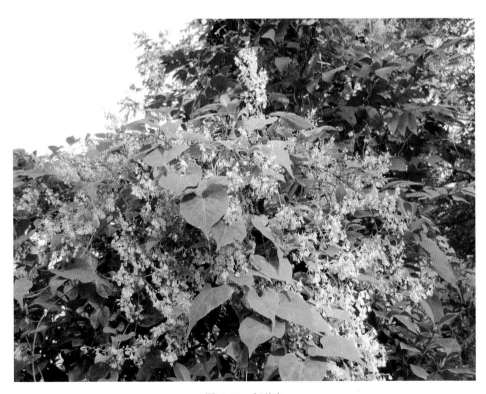

图17-83　何首乌

【**主产地**】主产于贵州、四川、云南、广东、广西、湖南、湖北等地。

【**性状特征**】块根呈团块状或不规则纺锤形，长6～15cm，直径4～12cm。表面红棕色或红褐色，皱缩不平，有浅沟，并有横长皮孔样突起和细根痕。体重，质坚实，不易折断，断面浅黄棕色或浅红棕色，显粉性，皮部有4～11个类圆形异型维管束环列，形成云锦状花纹，中央木部较大，有的呈木心。气微，味微苦而甘涩。（图17-84）

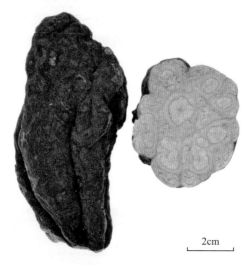

2cm

图17-84　何首乌药材图

【**性味归经**】苦、甘、涩，微温。归肝、心、肾经。

【**功能主治**】解毒，消痈，截疟，润肠通便。用于疮痈，瘰疬，风疹瘙痒，久疟体虚，肠燥便秘。

阿胶

Ejiao

ASINI CORII COLLA

【来源】为马科动物驴*Equus asinus* L.的干燥皮或鲜皮经煎煮、浓缩制成的固体胶。

【原动物】形如马而较小，头大，眼圆、耳长。面部平直，头颈高扬，颈部较宽厚，鬃毛稀少。四肢粗短，蹄质坚硬，尾部粗而末梢细。体毛厚而短，有黑色、粟色、灰色三种。颈背部有一条短的深色横纹，嘴部有明显的白色嘴圈。耳廓背面同身色，内面色较浅，尖端几呈黑色。腹部及四肢内侧均为白色，或通体黑色无杂毛。成年驴体高一般在105cm以上，体长大于100cm。（图17-85）

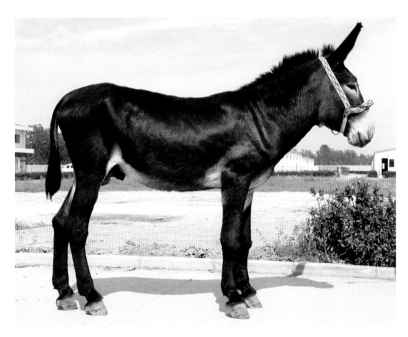

图17-85 驴

【主产地】主产于山东、陕西、新疆、山西、河南等。

【性状特征】长方形块、方形块或丁状。棕色至黑褐色，有光泽。质硬而脆，断面光亮，碎片对光照视呈棕色半透明状。气微，味微甘。（图17-86）

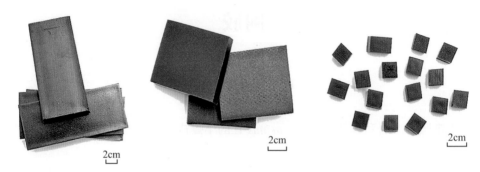

图17-86　阿胶药材图

【**性味归经**】甘，平。归肺、肝、肾经。

【**功能主治**】补血滋阴，润燥，止血。用于血虚萎黄，眩晕心悸，肌痿无力，心烦不眠，虚风内动，肺燥咳嗽，劳嗽咯血，吐血尿血，便血崩漏，妊娠胎漏。

枸杞子

Gouqizi

LYCII FRUCTUS

【来源】为茄科植物宁夏枸杞*Lycium barbarum* L.的干燥成熟果实。

【原植物】见"地骨皮"原植物项下"宁夏枸杞"。

【主产地】主产于宁夏、甘肃、青海、内蒙古、新疆等地。道地产区为宁夏中宁。

【性状特征】果实类纺锤形或椭圆形，长6～20mm，直径3～10mm。表面红色或暗红色，顶端有小突起状的花柱痕，基部有白色的果梗痕。果皮柔韧，皱缩；果肉肉质，柔润。种子20～50粒，类肾形，扁而翘，长1.5～1.9mm，宽1～1.7mm，表面浅黄色或棕黄色。气微，味甜。（图17-87）

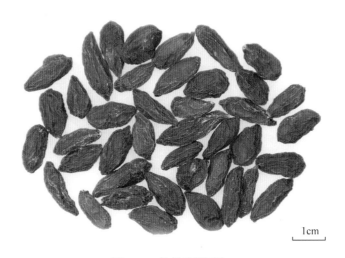

1cm

图17-87　枸杞子药材图

【性味归经】甘，平。归肝、肾经。

【功能主治】滋补肝肾，益精明目。用于虚劳精亏，腰膝酸痛，眩晕耳鸣，阳痿遗精，内热消渴，血虚萎黄，目昏不明。

桑椹

Sangshen

MORI FRUCTUS

【来源】为桑科植物桑*Morus alba* L.的干燥果穗。

【原植物】【主产地】参见"桑叶"。

【性状特征】果穗为聚花果，由多数小核果集合而成，呈长圆形，长1～2cm，直径1.2～1.8cm。桑椹也会出现黄棕色、棕红色至暗紫色（比较少见的颜色成熟后呈乳白色），有短果序梗。小核果卵圆形，稍扁，长约2mm，宽约1mm，外具肉质花被片4枚。气味微酸而甜。（图17-88）

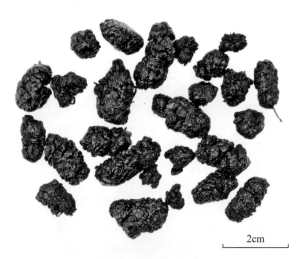

2cm

图17-88　桑椹药材图

【性味归经】甘、酸，寒。归心、肝、肾经。

【功能主治】滋阴补血，生津润燥。用于肝肾阴虚，眩晕耳鸣，心悸失眠，须发早白，津伤口渴，内热消渴，肠燥便秘。

第四节　补阴药

女贞子

Nǚzhenzi

LIGUSTRI LUCIDI FRUCTUS

【来源】为木犀科植物女贞*Ligustrum lucidum* Ait.的干燥成熟果实。

【原植物】乔木，一般高6m左右，高者可达25m。枝条无毛，有皮孔。叶革质而脆，卵形、宽卵形、椭圆形或卵状披针形，长6～17cm，无毛。圆锥花序长8～20cm，无毛；花近无梗；花冠筒和花萼略等长；雄蕊和花冠裂片略等长。核果矩圆形，紫蓝色，成熟时呈红黑色，被白粉，长约1cm。花期5～7月，果期7月至翌年5月。（图17-89）

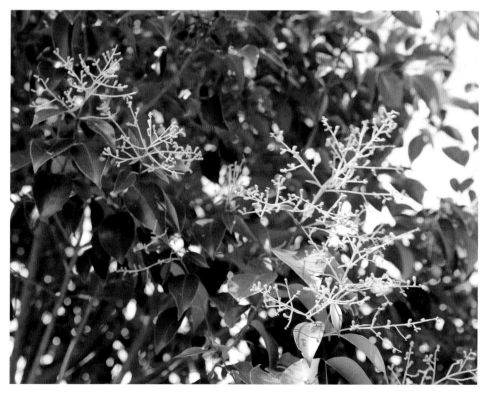

图17-89　女贞

【**主产地**】主产于浙江、江苏、湖南、福建、广西、江西以及四川等地。

【**性状特征**】果实卵形、椭圆形或肾形，长6～8.5mm，直径3.5～5.5mm。表面黑紫色或灰黑色，皱缩不平，基部有果梗痕或具宿萼及短梗。体轻。外果皮薄，中果皮较松软，易剥离，内果皮木质，黄棕色，具纵棱，破开后种子通常为1粒，肾形，紫黑色，油性。气微，味甘、微苦涩。（图17-90）

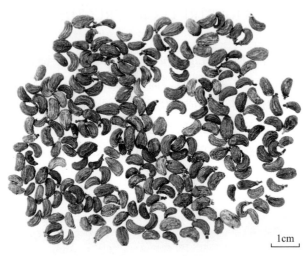

1cm

图17-90　女贞子药材图

【**性味归经**】甘、苦，凉。归肝、肾经。

【**功能主治**】滋补肝肾，明目乌发。用于肝肾阴虚，眩晕耳鸣，腰膝酸软，须发早白，目暗不明，内热消渴，骨蒸潮热。

天冬

Tiandong

ASPARAGI RADIX

【来源】 为百合科植物天冬*Asparagus cochinchinensis*（Lour.）Merr.的干燥块根。

【原植物】 攀援植物。 根在中部或近末端呈纺锤状膨大， 膨大部分长3～5cm，粗1～2cm。茎平滑，常弯曲或扭曲，长可达1～2m，分枝具棱或狭翅。叶状枝通常每3枚成簇， 扁平或由于中脉龙骨状而略呈锐三棱形， 稍镰刀状，长0.5～8cm， 宽1～2mm； 茎上的鳞片状叶基部延伸为长2.5～3.5mm的硬刺，在分枝上的刺较短或不明显。花通常每2朵腋生，淡绿色；花梗长2～6mm；雄花花被长2.5～3mm；花丝不贴生于花被片上；雌花大小和雄花相似。浆果直径6～7mm，熟时红色，有1颗种子。花期5～6月，果期8～10月。（图17-91）

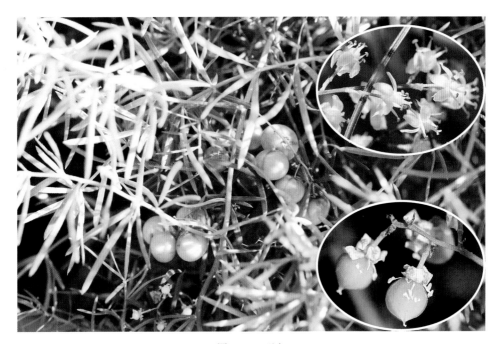

图17-91 天冬

【主产地】主产于贵州、四川、广西、浙江、云南。陕西、甘肃、安徽、湖北、湖南、河南、江西等地亦产。道地产区为贵州。

【**性状特征**】块根呈长纺锤形，略弯曲，长5～18cm，直径0.5～2cm。表面黄白色至淡黄棕色，半透明，光滑或具深浅不等的纵皱纹，偶有残存的灰棕色外皮。质硬或柔润，有黏性，断面角质样，中柱黄白色。气微，味甜、微苦。（图17-92）

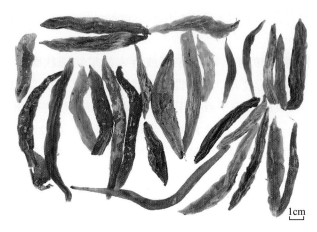

图17-92　天冬药材图

【**性味归经**】甘、苦，寒。归肺、肾经。

【**功能主治**】养阴润燥，清肺生津。用于肺燥干咳，顿咳痰黏，腰膝酸痛，骨蒸潮热，内热消渴，热病津伤，咽干口渴，肠燥便秘。

玉竹

Yuzhu

POLYGONATI ODORATI RHIZOMA

【来源】为百合科植物玉竹*Polygonatum odoratum*（Mill.）Druce的干燥根茎。

【原植物】根状茎圆柱形，直径5～14mm，高20～50cm，具7～12叶。叶互生，椭圆形至卵状矩圆形，长5～12cm，宽3～16cm，先端尖，下面带灰白色，下面脉上平滑至呈乳头状粗糙。花序具1～4花（在栽培情况下，可多至8朵），总花梗（单花时为花梗）长1～1.5cm，无苞片或有条状披针形苞片；花被黄绿色至白色，全长13～20mm，花被筒较直，裂片长约3～4mm；花丝丝状，近平滑至具乳头状突起，花药长约4mm；子房长3～4mm，花柱长10～14mm。浆果蓝黑色，直径7～10mm，具7～9颗种子。花期5～6月，果期7～9月。（图17-93）

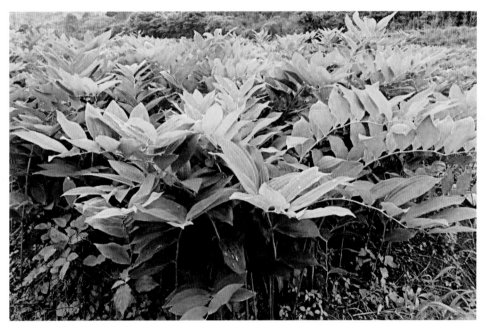

图17-93 玉竹

【主产地】主产于湖南、广东、浙江、东北及内蒙古等地，其中湖南邵阳、娄底是核心产区，玉竹道地产区为湖南邵东。此外，广东北部连州地区、浙江磐安、东三省也有玉竹出产。

【性状特征】

1. **玉竹条** 呈长圆柱形，略扁，少有分枝，长4～18cm，直径0.3～1.6cm。表面黄白色或淡黄棕色，半透明，具纵皱纹和微隆起的环节，有白色圆点状的须根痕和圆盘状茎痕。质硬而脆或稍软，易折断，断面角质样或显颗粒性。气微，味甘，嚼之发黏。（图17-94）

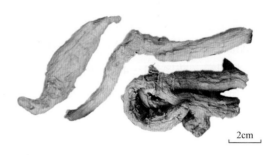

2cm

图17-94　玉竹条药材图

2. **玉竹刨片** 长条形浅黄白色薄片，长6～12cm，直径0.5～1.6cm。片缘黄白色。体重，质较软或脆。气微，味甘，嚼之发黏。（图17-95）

3. **玉竹片** 呈不规则厚片或段。外表皮黄白色至淡黄棕色，半透明，有时可见环节。切面角质样或显颗粒性。气微，味甘，嚼之发黏。（图17-96）

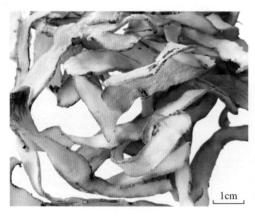

1cm

图17-95　玉竹刨片药材图

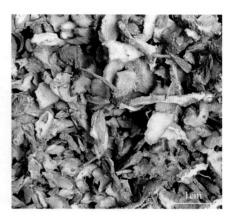

1cm

图17-96　玉竹片药材图

【性味归经】 甘，微寒。归肺、胃经。

【功能主治】 养阴润燥，生津止渴。用于肺胃阴伤，燥热咳嗽，咽干口渴，内热消渴。

石斛

Shihu

DENDROBII CAULIS

【来源】为兰科植物金钗石斛*Dendrobium nobile* Lindl.、霍山石斛*Dendrobium huoshanense* C. Z. Tang et S. J. Cheng、鼓槌石斛*Dendrobium chrysotoxum* Lindl.或流苏石斛*Dendrobium fimbriatum* Hook.的栽培品及其同属植物近似种的新鲜或干燥茎。

【原植物】

1. 金钗石斛　茎直立，稍扁的圆柱形，长10～60cm，上部多少回折状弯曲，基部明显收狭，不分枝，具多节。叶革质，长圆形，长6～11cm，宽1～3cm，先端钝并且不等侧2裂，基部具抱茎的鞘。总状花序从具叶或落了叶的老茎中部以上部分发出，长2～4cm，具1～4花；花序柄长5～15mm，基部被数枚筒状鞘；花苞片膜质，卵状披针形，花梗和子房淡紫色，长3～6mm；花大，白色带淡紫色先端，有时全体淡紫红色或除唇盘上具1个紫红色斑块外，其余均为白色；中萼片长圆形，长2.5～3.5cm，侧萼片相似于中萼片，先端锐尖，基部歪斜，具5条脉；萼囊圆锥形，长6mm；花瓣多少斜宽卵形，长2.5～3.5cm，宽1.8～2.5cm，先端钝，基部具短爪，全缘；唇瓣宽卵形，长2.5～3.5cm，宽2.2～3.2cm，先端钝，基部两侧具紫红色条纹并且收狭为短爪，两面密布短绒毛，唇盘中央具1个紫红色大斑块；蕊柱绿色，长5mm，基部稍扩大，具绿色的蕊柱足；药帽紫红色，圆锥形，密布细乳突，前端边缘具不整齐的尖齿。（图17-97）

2. 霍山石斛　茎直立，长达9cm，基部以上较粗，上部渐细。叶常2～3枚互生茎上部，舌状长圆形，长9～21mm，宽5～7mm，先端稍凹缺，基部具带淡紫红色斑点的鞘。花序生于已落叶老茎上部，具1～2花，花序梗长2～3mm。苞片白色带栗色，卵形，长3～4mm；花淡黄绿色；中萼片卵状披针形，长1.2～1.4cm，宽4～5mm，侧萼片镰状披针形，与中萼片等长，先端钝，基部歪斜而较宽；萼囊近矩形，长5～7mm；花瓣卵状长圆形，与萼片近等长而甚宽，唇瓣近菱形，长、宽均1～1.5cm，基部楔形，具胼胝体，上部稍3裂，两侧裂片之间密生短毛，中裂片半圆形三角形，基部密生长白毛，上面具黄色横生椭圆形斑块；药帽近半球形，顶端稍凹缺，花期5月。（图17-98）

3. 鼓槌石斛　茎直立，纺锤形，长6～30cm，中部粗1.5～5cm，具多数圆钝的条棱，近顶端具2～5枚叶。叶革质，长圆形，长达19cm，宽2～3.5cm或更宽，先端急尖而钩转，基部收狭，但不下延为抱茎的鞘。总状花序近茎顶端发出，

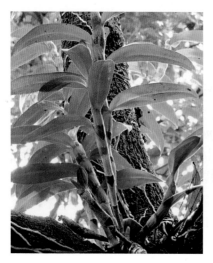

图17-97　金钗石斛

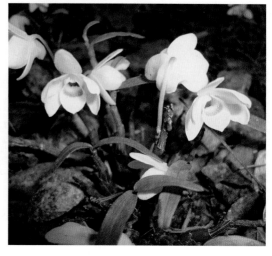

图17-98　霍山石斛

斜出或稍下垂，长达20cm；花序轴粗壮，疏生多数花；花序柄基部具4～5枚鞘；花质地厚，金黄色，稍带香气；中萼片长圆形，长1.2～2cm，中部宽5～9mm，先端稍钝，具7条脉；侧萼片与中萼片近等大；萼囊近球形，宽约4mm；花瓣倒卵形，等长于中萼片，宽约为萼片的2倍，先端近圆形，具约10条脉；唇瓣的颜色比萼片和花瓣深，近肾状圆形，长约2cm，宽2.3cm，先端浅2裂，基部两侧多少具红色条纹，边缘波状，上面密被短绒毛；唇盘通常呈"∧"形隆起，有时具"U"形的栗色斑块；蕊柱长约5mm；药帽淡黄色，尖塔状。（图17-99）

4. 流苏石斛　茎粗壮，斜立或下垂，圆柱形或有时基部上方稍呈纺锤形，长50～100cm，粗8～12（～20）mm。叶2列，革质，长圆形或长圆状披针形，长8～15.5cm，宽2～3.6cm，先端急尖，有时稍2裂，基部具紧抱于茎的革质鞘。总状花序长5～15cm，疏生6～12朵花；花序柄长2～4cm，基部被数枚套叠的鞘；鞘膜质，筒状，位于基部的最短，长约3mm，顶端的最长，达1cm；花金黄色，质地薄，开展，稍具香气；中萼片长圆形，长1.3～1.8cm，宽6～8mm，具5条脉；侧萼片卵状披针形，与中萼片等长而稍较狭，萼囊近圆形，长约3mm；花瓣长圆状椭圆形，长1.2～1.9cm，宽7～10mm，边缘微啮蚀状，具5条脉；唇瓣比萼片和花瓣的颜色深，近圆形，长15～20mm，基部两侧具紫红色条纹并且收狭为长约3mm的爪，边缘具复流苏，唇盘具1个新月形横生的深紫色斑块，上面密布短绒毛；蕊柱黄色，长约2mm，具长约4mm的蕊柱足；药帽黄色，圆锥形，光滑，前端边缘具细齿。（图17-100）

【主产地】主产于广西南部至西北部（天峨、凌云、田林、龙州、天等、隆

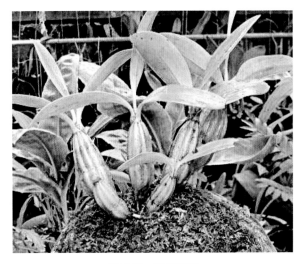

图17-99　鼓槌石斛

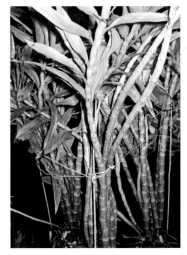

图17-100　流苏石斛

林、东兰、武鸣、靖西、南丹）、贵州南部至西南部（罗甸、兴义、独山）、云南东南部至西南部（西畴、蒙自、石屏、富民、思茅、勐海、沧源、镇康）。

【性状特征】

1. 金钗石斛　茎扁圆柱形，长20～40cm，直径0.4～0.6cm，节间长2.5～3cm。表面金黄色或黄中带绿色，有深纵沟。质硬而脆，断面较平坦而疏松。气微，味苦。（图17-101）

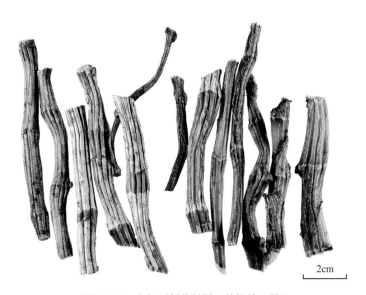

2cm

图17-101　金钗石斛药材图（戴仕林　摄）

2. 霍山石斛

（1）干条　长2～8cm，直径1～4mm。表面淡黄绿色至黄绿色，偶有黄褐色斑块，具细纵纹，节明显，节上有的可见残留的灰白色膜质叶鞘，一端可见茎基部残留的短须根或须根痕，另一端为茎尖。质硬而脆，易折断，断面平坦，略呈角质状。气微，味淡，嚼之有黏性。（图17-102）

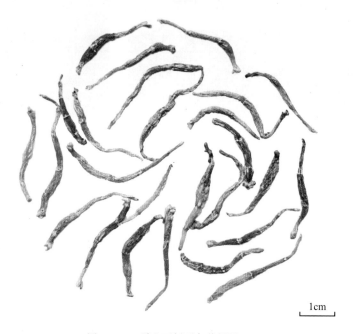

1cm

图17-102　霍山石斛干条药材图

（2）枫斗　呈螺旋形或弹簧状，通常为2～5个旋纹，茎拉直后长2～8cm，直径1～7mm。表面淡黄色至黄绿色，有细纵纹，节明显，节上有时可见残留的灰白色膜质叶鞘；一端可见茎基部残留的短须根或须根痕，另一端为茎尖，较细。质硬而脆，易折断，断面平坦。气微，味淡，嚼之有黏性。（图17-103）

（3）鲜条　鲜品肉质，稍肥大，长2～10cm，直径1～12mm。表面黄绿色，节明显，可见灰白色膜质叶鞘；一端可见茎基部残留的须根，另一端为茎尖，较细。易折断，断面淡黄绿色至深绿色，嚼之有黏性且少有渣。气微，味淡，有的带少许苦味。（图17-104）

3. 鼓槌石斛　茎呈粗纺锤形，中部直径1～3cm，具3～7节。表面光滑，金黄色，有明显凸起的棱。质轻而松脆，断面海绵状，气微，味淡，嚼之有黏性。（图17-105）

4. **流苏石斛** 茎长圆柱形，长20～150cm，直径0.4～1.2cm，节明显，节间长2～6cm。表面黄色至暗黄色，有深纵槽。质疏松，断面平坦或呈纤维性。味淡或微苦，嚼之有黏性。（图17-106）

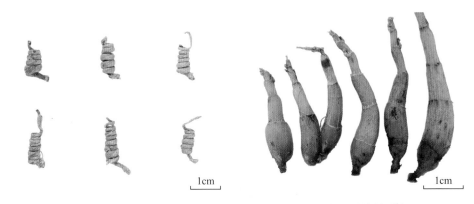

图17-103 霍山石斛枫斗药材图 　　　　图17-104 霍山石斛鲜条药材图

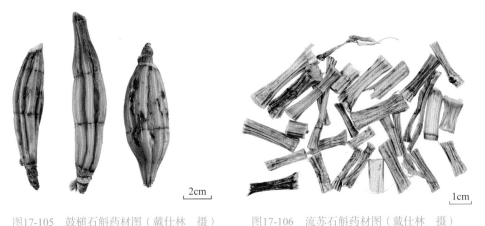

图17-105 鼓槌石斛药材图（戴仕林 摄） 　图17-106 流苏石斛药材图（戴仕林 摄）

【**性味归经**】甘，微寒。归胃、肾经。

【**功能主治**】益胃生津，滋阴清热。用于热病津伤，口干烦渴，胃阴不足，食少干呕，病后虚热不退，阴虚火旺，骨蒸劳热，目暗不明，筋骨痿软。

北沙参

Beishashen

GLEHNIAE RADIX

【来源】为伞形科植物珊瑚菜*Glehnia littoralis* Fr. Schmidt ex Miq.的干燥根。

【原植物】多年生草本，全株被白色柔毛。根细长，圆柱形或纺锤形，表面黄白色。叶多数基生，叶柄长5～15cm；叶片轮廓呈圆卵形至长圆状卵形，三出式分裂至三出式二回羽状分裂，末回裂片倒卵形至卵圆形，边缘有缺刻状锯齿；叶柄和叶脉上有细微硬毛；茎生叶与基生叶相似，叶柄基部逐渐膨大成鞘状，有时茎生叶退化成鞘状。复伞形花序顶生，密生浓密的长柔毛，花序梗有时分枝；伞辐8～16；无总苞片；小总苞数片，线状披针形；小伞形花序有花，15～20，花白色；萼齿5，卵状披针形，被柔毛；花瓣白色或带堇色；花柱基短圆锥形。果实近圆球形或倒广卵形，密被长柔毛及绒毛，果棱有木栓质翅。花果期6～8月。（图17-107）

【主产地】主产于内蒙古、河北、山东、辽宁等地。道地产区为山东莱阳。

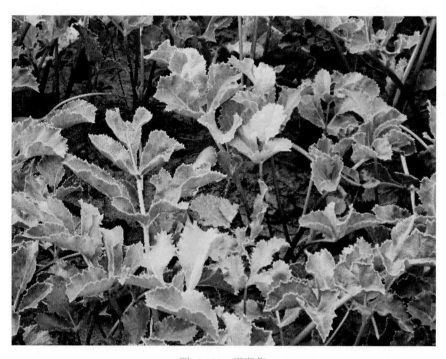

图17-107　珊瑚菜

【**性状特征**】根呈细长圆柱形，偶有分枝，长15～45cm，直径0.4～1.2cm。表面淡黄白色，略粗糙，偶有残存外皮，不去外皮的表面黄棕色。全体有细纵皱纹和纵沟，并有棕黄色点状细根痕；顶端常留有黄棕色根茎残基；上端稍细，中部略粗，下部渐细。质脆，易折断，断面皮部浅黄白色，木部黄色。气特异，味微甘。（图17-108）

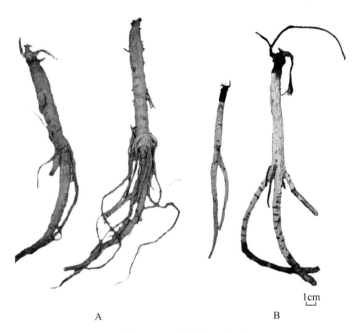

图17-108　北沙参药材图
A.内蒙古赤峰，未剥皮　B.河北安国，剥皮

【**性味归经**】甘、微苦，微寒。归肺、胃经。

【**功能主治**】养阴清肺，益胃生津。用于肺热燥咳，劳嗽痰血，胃阴不足，热病津伤，咽干口渴。

百合

Baihe

LILII BULBUS

【来源】为百合科植物卷丹*Lilium lancifolium* Thunb.、百合 *Lilium brownii* F. E. Brown var. *viridulum* Baker 或细叶百合*Lilium pumilum* DC.的干燥肉质鳞叶。

【原植物】

1. 卷丹　鳞茎近宽球形，直径4～8cm；鳞片宽卵形，长2.5～3cm，宽1.4～2.5cm，白色。茎高0.8～1.5m，具白色绵毛。叶散生，矩圆状披针形或披针形，长6.5～9cm，宽1～1.8cm，两面近无毛，无柄。花3～6朵或更多；花梗长6.5～9cm，紫色，有白色绵毛；花下垂，花被片披针形，反卷，橙红色；外轮花被片长6～10cm，宽1～2cm；内轮花被片稍宽，蜜腺两边有乳头状突起；雄蕊四面张开；花丝钻形，长5～7cm；花药矩圆形，长1.5～2cm。（图17-109）

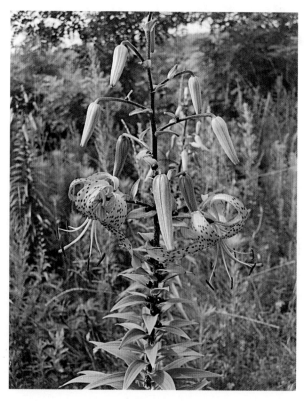

图17-109　卷丹

2. 百合　鳞茎球形，直径2～4.5cm；鳞片披针形，长1.8～4cm，宽0.8～1.4cm，无节，白色。茎高0.7～2m。叶散生，叶倒披针形至倒卵形，长7～15cm，宽1～2cm，两面无毛。花单生或几朵排成近伞形；花梗长3～10cm，稍弯；花喇叭形，有香气，乳白色，长13～18cm。（图17-110）

3. 细叶百合　鳞茎卵形或圆锥形，直径2～3cm；鳞片矩圆形或长卵形，长2～3.5cm，宽1～1.5cm，白色。茎高15～60cm，有小乳头状突起。叶散生于茎中部，条形，长3.5～9cm，宽1.5～3mm，无毛，中脉下面突出。（图17-111）

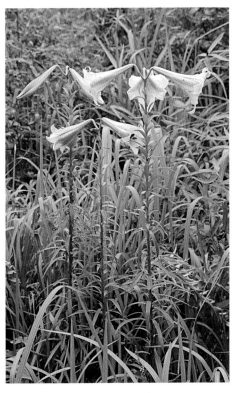

图17-110　百合

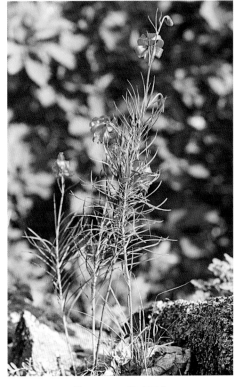

图17-111　细叶百合

【主产地】主产于安徽霍山及周边地区、湖南龙山等地。道地产区为江苏宜兴太湖沿岸。

【性状特征】

1. 卷丹　干货，鳞片呈长椭圆形，顶端较尖，基部较宽，长2～3.5cm，宽1～1.5cm，厚1～3mm。有纵直脉纹3～8条，隐约现灰白色裂纹，内面偶见纵裂。味微苦，鳞叶长宽比值平均1.45左右。质硬脆、易折断，断面平坦，粉性足，

角质样。（图17-112）

2. 百合 鳞叶较卷丹稍细而均匀，瓣片略薄。鳞片呈长椭圆形，顶端尖，基部较宽，长1.5～3cm，宽0.5～1.5cm，厚约4mm；有纵直的麦纹3～5条，有的不明显；边缘薄，微波状，常向内弯曲；表面乳白色或淡黄棕色，光滑，半透明。质硬脆、易折断，断面较平坦，角质样。味微苦带酸，鳞叶长宽比值平均2.0左右。（图17-113）

3. 细叶百合 呈不规则椭圆形，鳞叶较大而薄，鳞片长至5.5cm，宽至2.5cm，厚至3.5cm，瓣片常扭曲翻卷。表面粗糙而色较黯，黄棕色至棕褐色，脉纹大多不明显，质坚而不脆。味微甘苦，鳞叶长宽比值平均1.65左右。（图17-114）

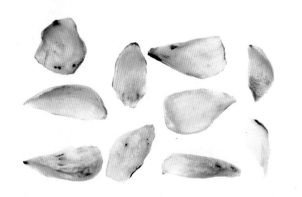

图17-112　百合（卷丹）药材图

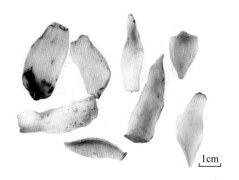

图17-113　百合（百合）药材图

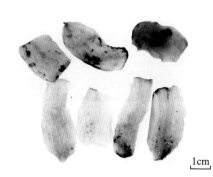

图17-114　百合（细叶百合）药材图

【性味归经】甘，寒。归心、肺经。

【功能主治】养阴润肺，清心安神。用于阴虚燥咳，劳嗽咯血，虚烦惊悸，失眠多梦，精神恍惚。

麦冬

Maidong

OPHIOPOGONIS RADIX

【来源】为百合科植物麦冬 *Ophiopogon japonicas*（L. f）Ker-Gawl.的干燥块根。

【原植物】根较粗，常膨大成椭圆形或纺锤形的小块根；小块根长1～1.5cm，或更长些，宽5～10mm；地下匍匐茎细长，直径1～2mm，茎短。叶基生成丛，禾叶状，长10～50cm，宽1.5～3.5mm，具3～7条脉。花葶长6～15（～27）cm；总状花序长2～5cm，具几朵至十几朵花；花单生或成对着生于苞片腋内；苞片披针形，最下面的长可达7～8mm；花梗长3～4mm，关节位于中部以上或近中部；花被片6，披针形，顶端急尖或钝，长约5mm，白色或淡紫色；花药三角状披针形，长2.5～3mm；花柱长约4mm，较粗，宽约1mm，向上渐狭。种子球形，直径7～8mm。花期5～8月，果期8～9月。（图17-115、图17-116）

【主产地】主产于四川、浙江、湖北、江苏等地。道地产区为四川三台、浙江杭州。

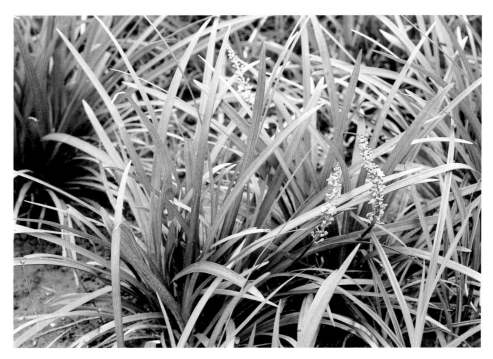

图17-115 川麦冬

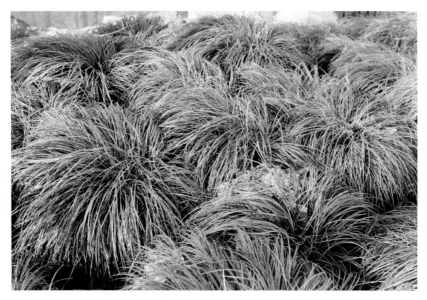

图17-116 浙麦冬

【性状特征】块根呈纺锤形，两端略尖，长1.5～3cm，直径0.3～0.6cm。表面黄白色或淡黄色，有细纵纹。质柔韧，断面黄白色，半透明，中柱细小。气微香，味甘、微苦。（图17-117、图17-118）

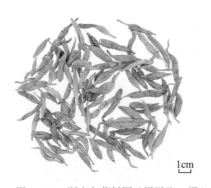

图17-117 浙麦冬药材图（屠鹏飞 摄）

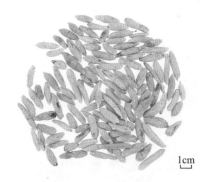

图17-118 川麦冬药材图

【性味归经】甘、微苦，微寒。归心、肺、胃经。

【功能主治】养阴生津，润肺清心。用于肺燥干咳，阴虚痨嗽，喉痹咽痛，津伤口渴，内热消渴，心烦失眠，肠燥便秘。

龟甲

Guijia

TESTUDINIS CARAPAX ET PLASTRUM

【来源】为龟科动物乌龟*Chinemys reevesii*（Gray）的背甲及腹甲。

【原动物】头中等大小，头宽为背甲宽的1/4～1/3，头顶前部平滑。吻短，吻端向下斜切，上缘边缘平直或中间微凹，鼓膜明显。背甲椭圆形，接近卵圆形，扁平，中央隆起，具3条嵴棱，颈盾小，略呈梯形，后缘较宽，椎盾5枚，第一枚五边形，宽长相等或长略大于宽，第二至第四枚六边形，宽大于长，肋盾4枚，较之相邻椎盾略宽或等宽，缘盾11对，臀盾1对，呈矩形。背甲与腹甲间供骨缝相连，甲桥明显，具腋盾和胯盾。腹甲几与背甲等长，前缘平截略向下翘，后缘缺刻深，雄性腹甲的后中部略凹，喉盾近三角形，肱盾外缘较长，似呈楔形，各腹盾缝长度依次为：腹盾缝＞股盾缝＞胸盾缝＞喉盾缝＞肛盾缝＞肱盾缝。四肢扁平，具鳞，指、趾间具蹼。尾短细。雌性头部青橄榄色，趋于青褐色，头侧具黄绿色蠕虫状和纵条纹，颈侧具黄绿色纵条纹。背甲棕色，接近棕黄色或棕褐色，每枚盾片间镶嵌淡黄色（有的个体无）。腹甲棕黄色，具大块黑色斑纹，四肢、尾灰褐色，性成熟雄龟头颈、背甲、腹甲、四肢、尾均为黑色，接近灰黑色，无斑纹。（图17-119）

【主产地】主产于湖北、浙江、江苏、安徽、广东、广西等地。

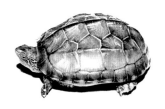
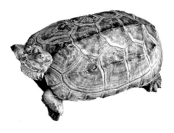
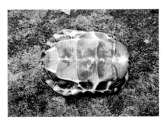
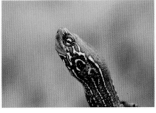
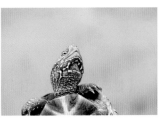

图17-119　乌龟

【**性状特征**】背甲及腹甲由甲桥相连，背甲稍长于腹甲，与腹甲常分离。背甲呈长椭圆形拱状，长7.5～22cm，宽6～18cm；外表面棕褐色或黑褐色，脊棱3条；中央突出脊棱贯穿5块椎盾，两侧脊棱分别贯穿左右4块肋盾。每块椎盾或肋盾上均可见自脊棱出的放射状纹理，形成层环状角质纹。颈盾1块，似蝴蝶状；椎盾5块，第1椎盾长大于宽或近相等，第2～4椎盾宽大于长；肋盾两侧对称，各4块；臀盾2块，似对称蝴蝶结；缘盾每侧11块，后端钝圆。内表面黄白色，肋骨左右各8块，椎骨8块，骨缝相连。腹甲呈板片状，近长方椭圆形，长6.4～21cm，宽5.5～17cm；外表面淡黄棕色至棕黑色，盾片12块，每块常具紫褐色放射状纹理，前端平截增厚，喉盾2块，拼合成三角形，后端具三角形缺刻，各腹盾缝长依次为：腹盾缝＞股盾缝＞胸盾缝＞喉盾缝＞肛盾缝＞肱盾缝。两侧残存呈翼状向斜上方弯曲的甲桥，未除去甲桥者可见腋盾和胯盾。内表面黄白色，肱盾与胸盾缝的交叉处在内板中。（图17-120）

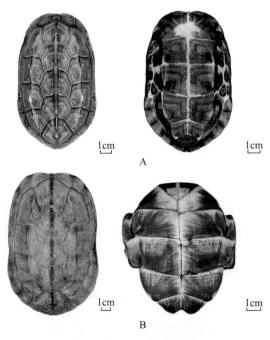

图17-120 龟甲药材图
A. 雄龟 B. 雌龟

【**性味归经**】咸、甘，微寒。归肝、肾、心经。

【**功能主治**】滋阴潜阳，益肾强骨，养血补心，固经止崩。用于阴虚潮热，骨蒸盗汗，头晕目眩，虚风内动，筋骨痿软，心虚健忘，崩漏经多。

南沙参

Nanshashen

ADENOPHORAE RADIX

【来源】为桔梗科植物轮叶沙参*Adenophora tetraphylla*（Thunb.）Fisch.或沙参*Adenophora stricta* Miq.的干燥根。

【原植物】

1. 轮叶沙参　多年生草本，有白色乳汁，茎高30～150cm，不分枝。茎生叶3～7枚轮生，无柄或有不明显叶柄，叶片卵圆形至条状披针形，长2～14cm，边缘有锯齿，两面疏生短柔毛。花序狭圆锥状，花序分枝（聚伞花序）大多轮生，细长或很短，生数朵花或单花。花萼无毛，筒部倒圆锥状，裂片钻状，长1～3mm，全缘；花冠筒状细钟形，口部稍缢缩，蓝色、蓝紫色，长7～13mm，裂片短，三角形，长2mm；花盘细管状，高2～4mm，顶端无毛；花柱长9～19mm。蒴果球状圆锥形或卵圆状圆锥形，长6～9mm，直径3～5mm。种子黄棕色，矩圆状圆锥形，稍扁，有一条棱，并由棱扩展成一条白带，长1mm。花期7～9月，果期8～10月。（图17-121）

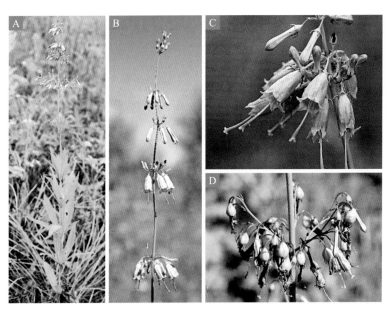

图17-121　轮叶沙参
A.植株　B.花序　C.花　D.果实

2. 沙参　多年生草本，有白色乳汁。茎高50～150cm，不分枝，基生叶心形，大而具长柄；茎生叶互生，狭卵形或矩圆状狭卵形，长3～11cm，基部楔形，顶端急尖或短渐尖，边缘有不整齐锯齿，无柄或近无柄。花序为假总状花序或圆锥花序；花梗常极短，小于5mm；萼钟状，先端5裂，裂片披针形，有毛，长6～10mm，宽0.5～3mm；花冠宽钟状，紫蓝色，长1.5～2.3cm，5浅裂，裂片三角形，外面披毛；花盘短筒状，高1～2.2mm，无毛；雄蕊5，花丝基部扩大，有密柔毛；子房下位，3室，花柱细长，被毛，略伸出花冠外，柱头膨大，3裂；蒴果球形，长6～10mm。花期8～11月，果期9～12月。（图17-122）

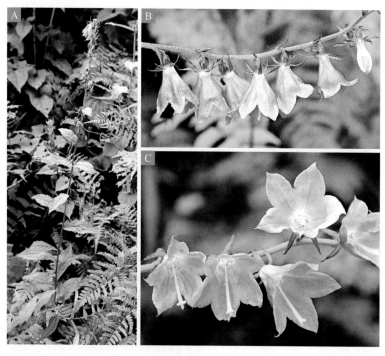

图17-122　沙参
A.植株　B.花序　C.花

【主产地】轮叶沙参主产于贵州、河南、黑龙江、内蒙古、江苏；沙参主产于安徽、江苏、浙江。

【性状特征】根呈圆锥形或圆柱形，略弯曲，长7～27cm，直径0.8～3cm。表面黄白色或淡棕黄色，凹陷处常有残留粗皮，上部多有深陷横纹，呈断续的环状，下部有纵纹和纵沟。顶端具1或2个根茎。体轻，质松泡，易折断，断面不平坦，黄白色，多裂隙。气微，味微甘。（图17-123）

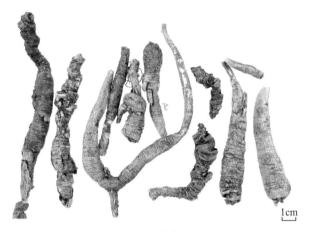

图17-123　南沙参药材图

【**性味归经**】甘，微寒。归肺、胃经。

【**功能主治**】养阴清肺，益胃生津，化痰，益气。用于肺热燥咳，阴虚劳嗽，干咳痰黏，胃阴不足，食少呕吐，气阴不足，烦热口干。

黄精

Huangjing

POLYGONATI RHIZOMA

【来源】 为百合科植物滇黄精*Polygonatum kingianum* Coll. et Hemsl.、黄精*Polygonatum sibiricum* Red.或多花黄精*Polygonatum cyrtonema* Hua的干燥根茎。按其形状不同，分别习称"大黄精""鸡头黄精""姜形黄精"。

【原植物】

1. 黄精　根状茎圆柱状，由于结节膨大，因此"节间"一头粗、一头细，在粗的一头有短分枝（《中药志》称这种根状茎类型所制成的药材为鸡头黄精），直径1～2cm。茎高50～90cm，或可达1m以上，有时呈攀援状。叶轮生，每轮4～6枚，条状披针形，长8～15cm，宽（4～）6～16mm，先端拳卷或弯曲成钩。花序通常具2～4花，似成伞形状，总花梗长1～2cm，花梗长（2.5～）4～10mm，俯垂；苞片位于花梗基部，膜质，钻形或条状披针形，长3～5mm，具1脉；花被乳白色至淡黄色，全长9～12mm，花被筒中部稍缢缩，裂片长约4mm；花丝长0.5～1mm，花药长2～3mm；子房长约3mm，花柱长5～7mm。浆果直径7～10mm，黑色，具4～7颗种子。花期5～6月，果期8～9月。（图17-124）

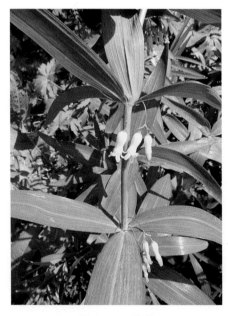

图17-124　黄精

2. 滇黄精　根状茎近圆柱形或近连珠状，结节有时作不规则菱状，肥厚，直径1～3cm。茎高1～3m，顶端作攀援状。叶轮生，每轮3～10枚，条形、条状披针形或披针形，长6～20（～25）cm，宽3～30mm，先端拳卷。花序具（1～）2～4（～6）花，总花梗下垂，长1～2cm，花梗长0.5～1.5cm，苞片膜质，微小，通常位于花梗下部；花被粉红色，长18～25mm，裂片长3～5mm；花丝长3～5mm，丝状或两侧扁，花药长4～6mm；子房长4～6mm，花柱长（8～）10～14mm。浆果红色，直径1～1.5cm，具7～12颗种子。花期3～5月，果期9～10月。（图17-125）

3. 多花黄精　根状茎肥厚，通常连珠状或结节成块，少有近圆柱形，直径1～2cm。茎高50～100cm，通常具10～15枚叶。叶互生，椭圆形、卵状披针形至矩圆状披针形，少有稍作镰状弯曲，长10～18cm，宽2～7cm，先端尖至渐尖。花序具（1～）2～7（～14）花，伞形，总花梗长1～4（～6）cm，花梗长0.5～1.5（～3）cm；苞片微小，位于花梗中部以下，或不存在；花被黄绿色，全长18～25mm，裂片长约3mm；花丝长3～4mm，两侧扁或稍扁，具乳头状突起至具短绵毛，顶端稍膨大乃至具囊状突起，花药长3.5～4mm；子房长3～6mm，花柱长12～15mm。浆果黑色，直径约1cm，具3～9颗种子。花期5～6月，果期8～10月。（图17-126）

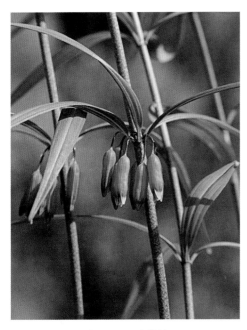

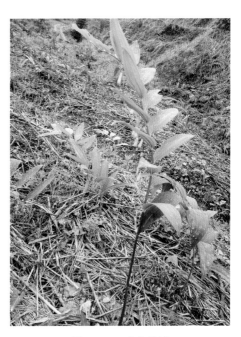

图17-125　滇黄精　　　　　　　　图17-126　多花黄精

【**主产地**】黄精（即鸡头黄精）主产于河北、内蒙古、山西、陕西及北方各省。滇黄精（即大黄精）主产于云南、四川、贵州。多花黄精（即姜形黄精）主产于湖南、湖北、安徽、贵州、河南（南部和西部）、江西、安徽、江苏（南部）、浙江、福建、广东（中部和北部）、广西（北部）。

【**性状特征**】

1. **大黄精**　呈肥厚肉质的结节块状，结节长可达10cm以上，宽3～6cm，厚2～3cm。表面淡黄色至黄棕色，具环节，有皱纹及须根痕，结节上侧茎痕呈圆盘状，圆周凹入，中部突出。质硬而韧，不易折断，断面角质，淡黄色至黄棕色。气微，味甜，嚼之有黏性。（图17-127A）

2. **鸡头黄精**　呈结节状弯柱形，长3～10cm，直径0.5～1.5cm。结节长2～4cm，略呈圆锥形，常有分枝。表面黄白色或灰黄色，半透明，有纵皱纹，茎痕圆形，直径5～8mm。（图17-127B）

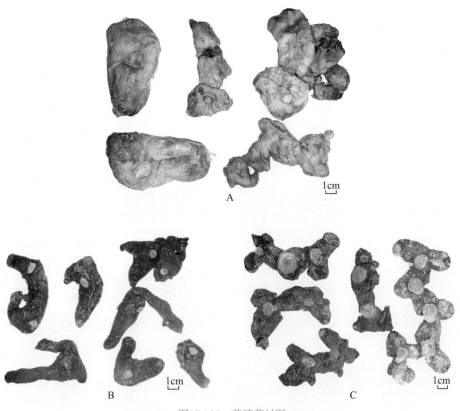

图17-127　黄精药材图
A.大黄精　B.鸡头黄精　C.姜形黄精

3. 姜形黄精　呈长条结节块状，长短不等，常数个块状结节相连。表面灰黄色或黄褐色，粗糙，结节上侧有突出的圆盘状茎痕，直径0.8～1.5cm。（图17-127C）

【性味归经】甘，平。归脾、肺、肾经。

【功能主治】补气养阴，健脾，润肺，益肾。用于脾胃气虚，体倦乏力，胃阴不足，口干食少，肺虚燥咳，劳嗽咳血，精血不足，腰膝酸软，须发早白，内热消渴。

墨旱莲

Mohanlian

ECLIPTAE HERBA

【来源】为菊科植物鳢肠*Eclipta prostrata* L.的干燥地上部分。

【原植物】一年生草本。全体被白色茸毛；株高15～55cm；茎呈圆柱形，有纵棱，直径2～5mm，表面绿褐色或墨绿色，叶对生，近全缘或具齿；叶片披针形或线状披针形，全缘或具浅齿，墨绿色；头状花序直径2～6mm，顶生或腋生；总苞宽钟状；总苞片2层，草质，外层较宽，内层稍短；花序托凸起；异性花；舌状花雌性；筒状花两性；瘦果；雌花果实三棱形，两性花果实扁四棱形，黄褐色，表面具瘤状突起。花期7～8月，果期9～11月。（图17-128）

【主产地】主产于江苏、浙江、江西、湖北等地。

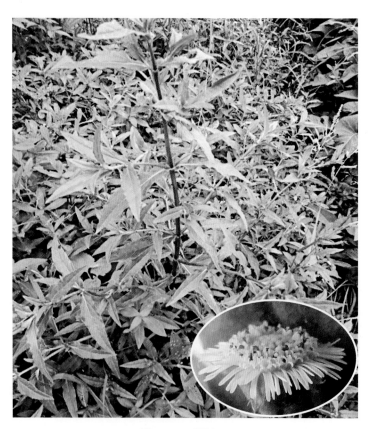

图17-128　鳢肠

【性状特征】全体被白色茸毛。茎呈圆柱形，有纵棱，直径2～5mm；表面绿褐色或墨绿色。叶对生，近无柄，叶片皱缩卷曲或破碎，完整者展平后呈长披针形，全缘或具浅齿，墨绿色。头状花序直径2～6mm。瘦果椭圆形而扁，长2～3mm，棕色或浅褐色。气微，味微咸。（图17-129）

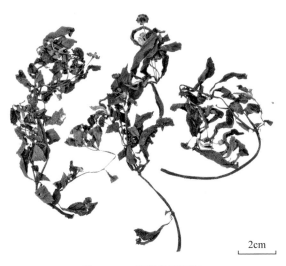

2cm

图17-129　墨旱莲药材图

【性味归经】甘、酸，寒。归肾、肝经。

【功能主治】滋补肝肾，凉血止血。用于肝肾阴虚，牙齿松动，须发早白，眩晕耳鸣，腰膝酸软，阴虚血热吐血、衄血、尿血，血痢，崩漏下血，外伤出血。

鳖甲

Biejia

TRIONYCIS CARAPAX

【来源】为鳖科动物鳖*Trionyx sinensis* Wiegmann的背甲。

【原动物】成体背长192.0~345.0mm，宽138.8~256.0mm。头中等大，前端瘦削。吻长，肉质吻突，鼻孔位于吻突端。眼小。吻突长于或等于眼间距，等于或略短于眼径。颈背有横行皱褶而无显著瘰粒。背盘卵圆形，后缘圆，其上无角质盾片，被覆柔软革质皮肤。正对颈项中线，骈列二枚平瘰粒。背盘中央有棱脊，脊侧略凹，呈浅沟状。盘面有小瘰粒组成纵棱，每侧7~10余条。骨质背板后的软甲部分有大而扁平的棘状疣，疣之末端尖出，游离。腹甲平坦光滑，具7块胼胝，分别在上腹板、内腹板、舌腹板与下腹板联体及剑板上。四肢较扁。第五指、趾外侧缘膜发达，向上伸展至肘、膝部，形成一侧游离的肤褶。其宽可达10mm。前臂前缘有4条横向扩大的扁长条角质肤褶，宽约10~22mm，排列呈"品"字形。胫跗后缘亦有一横向扩大的角质肤褶。指、趾均具3爪，满蹼。体背青灰色、黄橄榄色或橄榄色。腹乳白色或灰白色，有灰黑色排列规则的斑块。幼体裙边有黑色具浅色镶边的圆斑，腹部有对称的淡灰色斑点。颚与头侧有青白间杂的虫样饰纹。幼体背部隆起较高，脊棱明显。雌鳖尾较短，不能自然伸出裙边，体形较厚。雄鳖尾长，尾基粗，能自然伸出裙边，体形较薄。（图17-130）

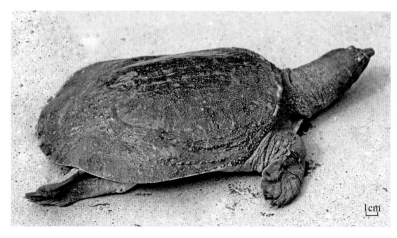

1cm

图17-130 鳖

【**主产地**】主产于湖北、湖南、江苏、浙江等地。

【**性状特征**】背甲呈椭圆形或卵圆形，背面隆起，长10～15cm，宽9～14cm。外表面黑褐色或墨绿色，略有光泽，具细网状皱纹和灰黄色或灰白色斑点，中间有一条纵棱，两侧各有左右对称的横凹纹8条，外皮脱落后，可见锯齿状嵌接缝。内表面类白色，中部有突起的脊椎骨，颈骨向内卷曲，两侧各有肋骨8条，伸出边缘。质坚硬。气微腥，味淡。（图17-131）

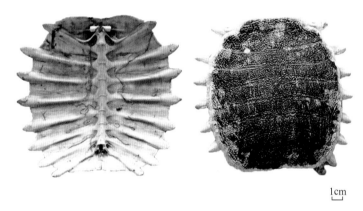

1cm

图17-131　鳖甲药材图

【**性味归经**】咸，微寒。归肝、肾经。

【**功能主治**】滋阴潜阳，退热除蒸，软坚散结。用于阴虚发热，骨蒸劳热，阴虚阳亢，头晕目眩，虚风内动，手足瘛疭，经闭，癥瘕，久疟疟母。

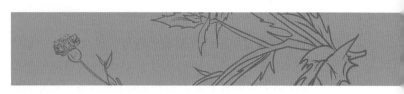

第一节　止汗药

麻黄根

Mahuanggen

EPHEDRAE RADIX ET RHIZOMA

【来源】为麻黄科植物草麻黄*Ephedra sinica* Stapf或中麻黄*Ephedra intermedia* Schrenk et C. A. Mey.的干燥根和根茎。

【原植物】【主产地】见"麻黄"原植物项下"草麻黄"和"中麻黄"。

【性状特征】根呈圆柱形略弯曲，长8～25cm，直径0.5～1.5cm。表面红棕色或灰棕色，有纵皱纹和支根痕。外皮粗糙，易成片状剥落。根茎具节，节间长0.7～2cm，表面有横长突起的皮孔。体轻，质硬而脆，断面皮部黄白色，木部淡黄色或黄色，射线放射状，有的中心有髓。气微，味微苦。（图18-1）

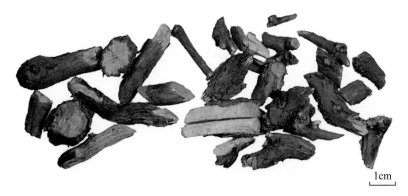

1cm

图18-1　麻黄根药材图

【性味归经】甘、涩，平。归心、肺经。

【功能主治】固表止汗。用于自汗，盗汗。

第二节　止泻药

乌梅

Wumei

MUME FRUCTUS

【来源】为蔷薇科植物梅*Prunus mume*（Sieb.）Sieb. et Zucc.的干燥近成熟果实。

【原植物】小乔木，稀灌木，高4～10m；小枝绿色，光滑无毛。叶片卵形或椭圆形，长4～8cm，先端尾尖，基部宽楔形至圆形，叶边常具小锐锯齿，灰绿色，幼嫩时两面被短柔毛，成长时逐渐脱落，或仅下面脉腋间具短柔毛；叶柄长1～2cm，幼时具毛，老时脱落，常有腺体。花单生或有时2朵同生于1芽内，直径2～2.5cm，香味浓，先于叶开放；花梗短，长1～3mm，常无毛；花萼通常红褐色，但有些品种的花萼为绿色或绿紫色；萼筒宽钟形，无毛或有时被短柔毛；萼片卵形或近圆形；花瓣倒卵形，白色至粉红色。果实近球形，直径2～3cm，黄色或绿白色，被柔毛，味酸；果肉与核粘贴；核椭圆形，顶端圆形而有小突尖头，基部渐狭成楔形，两侧微扁，腹棱稍钝，腹面和背棱上均有明显纵沟，表面具蜂窝状孔穴。花期冬、春季，果期5～6月（在华北果期延至7～8月）。（图18-2）

【主产地】主产于四川江津、綦江，福建永泰、上杭，贵州修文、息烽，湖南常德、郴县，浙江长兴、萧山，湖北襄阳、房县，广东番禺、增城。以四川产量最大，浙江长兴质量最佳。此外，云南、陕西、安徽、江苏、广西、江西、河南等地亦产。

【性状特征】果实类球形或扁球形，直径1.5～3cm。表面乌黑色或棕黑色，皱缩不平，基部有圆形果梗痕。果核坚硬，椭圆形，棕黄色，表面有凹点；种子扁卵形，淡黄色。气微，味极酸。（图18-3）

【性味归经】酸、涩，平。归肝、脾、肺、大肠经。

【功能主治】敛肺，涩肠，生津，安蛔。用于肺虚久咳，久泻久痢，虚热消渴，蛔厥呕吐腹痛。

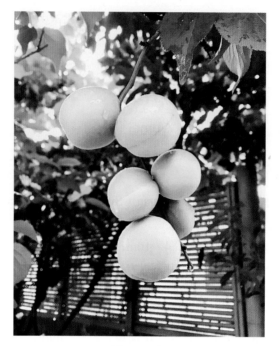

图18-2　梅

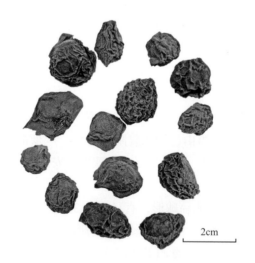

2cm

图18-3　乌梅药材图

肉豆蔻

Roudoukou

MYRISTICAE SEMEN

【来源】为肉豆蔻科植物肉豆蔻*Myristica fragrans* Houtt.的干燥种仁。

【原植物】小乔木；幼枝细长。叶近革质，椭圆形或椭圆状披针形，先端短渐尖，基部宽楔形或近圆形，两面无毛；侧脉8～10对；叶柄长7～10mm。雄花序长2.5～5cm，无毛，着花3～20，稀1～2，小花长4～5mm；花被裂片3（～4），三角状卵形，外面密被灰褐色绒毛；花药9～12枚，线形，长约雄蕊柱的一半；雌花序较雄花序为长；总梗粗壮、着花1～2朵；花长6mm，直径约4mm；花被裂片3，外面密被微绒毛；花梗长于雌花；小苞片着生在花被基部，脱落后残存通常为环形的疤痕；子房椭圆形，外面密被锈色绒毛，花柱极短，柱头先端2裂。果通常单生，具短柄，有时具残存的花被片；假种皮红色，至基部撕裂；种子卵珠形；子叶短，蜷曲，基部连合。（图18-4）

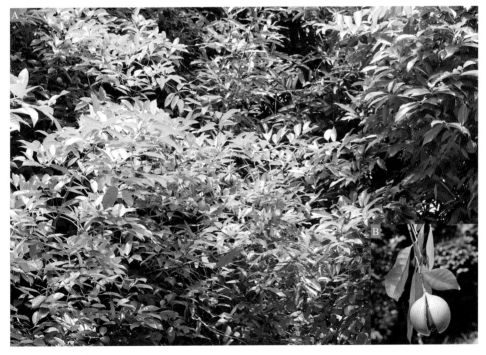

图18-4　肉豆蔻
A. 植株　B. 果枝

【**主产地**】主产于马来西亚、印度尼西亚、斯里兰卡。我国台湾、广东、云南等地已引种试种。

【**性状特征**】种仁呈卵圆形或椭圆形，长2～3cm，直径1.5～2.5cm。表面灰棕色或灰黄色，有时外被白粉（石灰粉末）。全体有浅色纵行沟纹和不规则网状沟纹。种脐位于宽端，呈浅色圆形突起，合点呈暗凹陷。种脊呈纵沟状，连接两端。质坚，断面显棕黄色相杂的大理石花纹，宽端可见干燥皱缩的胚，富油性。气香浓烈，味辛。（图18-5）

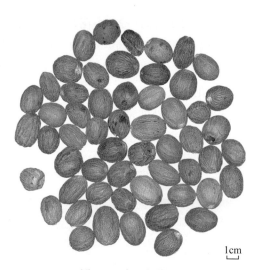

图18-5　肉豆蔻药材图

【**性味归经**】辛，温。归脾、胃、大肠经。

【**功能主治**】温中行气，涩肠止泻。用于脾胃虚寒，久泻不止，脘腹胀痛，食少呕吐。

赤石脂

Chishizhi

HALLOYSITUM RUBRUM

【来源】 为硅酸盐类矿物多水高岭石族多水高岭石，主含四水硅酸铝〔$Al_4(Si_4O_{10})(OH)_8 \cdot 4H_2O$〕。

【原矿物】单斜晶系。常呈胶凝体状的块体，干燥后压碎，可呈棱角形碎块。表面平坦或呈贝壳状断口。白色，因含杂质而染成浅黄、浅红、浅绿、浅蓝、浅棕等色。外壳往往因吸附了铁的氧化物，而显铁锈色（药用主要为浅红色至红色，或红白相间）。硬度1～2。新鲜断面具蜡样光泽，疏松多孔的具土状光泽。相对密度2.0～2.2，随水分子含量而有变化，完全脱水后，可增至2.6。遇硫酸（H_2SO_4）较易溶解。

【主产地】主产于我国山西、河南、江苏、陕西、湖北、福建等地。

【性状特征】块状集合体，呈不规则的块状。表面局部平坦，全体凹凸不平。粉红色、红色至紫红色，或有红白相间的花纹。土状光泽或蜡样光泽；不透明。体较轻，质软，用指甲刻划成痕；易碎，断面平坦，具蜡样光泽。吸水性强，舔之黏牙。具黏土气，味淡，嚼之无沙粒感。（图18-6）

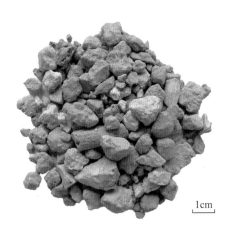

1cm

图18-6 赤石脂药材图

【性味归经】甘、酸、涩，温。归大肠、胃经。

【功能主治】涩肠，止血，生肌敛疮。用于久泻久痢，大便出血，崩漏带下；外治疮疡久溃不敛，湿疮脓水浸淫。

诃子

Hezi

CHEBULAE FRUCTUS

【来源】 为使君子科植物诃子*Terminalia chebula* Retz.或绒毛诃子*Terminalia chebula* Retz. var. *tomentella* Kurt.的干燥成熟果实。

【原植物】

1. 诃子　落叶乔木，高达20～30m，树皮灰黑色至灰色，纵裂，幼枝被锈色柔毛。单叶互生或近对生，椭圆形或卵形，长7～14cm，宽4～8.5cm，全缘，两面近无毛或幼时下面有微毛；叶柄长1.8～2.3cm，近顶端有2腺体。腋生或顶生穗状花序组成圆锥花序；花多数，两性，长约8mm；花萼杯状，顶端5齿裂，内面有棕黄色柔毛；无花瓣；雄蕊10；子房下位，1室，有毛或后变无毛。核果卵形或椭圆形，长2.4～4.5cm，径1.9～2.3cm，成熟时黑褐色，有5～6条钝棱。（图18-7）

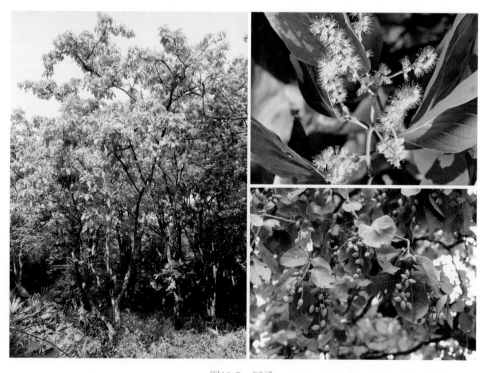

图18-7　诃子

2. 绒毛诃子　与诃子的不同之处在于幼枝、幼叶被铜色平伏长柔毛；苞片长过于花；花萼外无毛；果卵形，长不足2.5cm。

【主产地】诃子主产于云南临沧、德宏和保山等地。道地产区为广东广州。

【性状特征】果实长圆形或卵圆形，长2～4cm，直径2～2.5cm。表面黄棕色或暗棕色，略具光泽，有5～6条纵棱线和不规则的皱纹，基部有圆形果梗痕。质坚实。果肉厚0.2～0.4cm，黄棕色或黄褐色。果核长1.5～2.5cm，直径1～1.5cm，浅黄色，粗糙，坚硬。种子狭长纺锤形，长约1cm，直径0.2～0.4cm，种皮黄棕色，子叶2，白色，相互重叠卷旋。气微，味酸涩后甜。(图18-8)

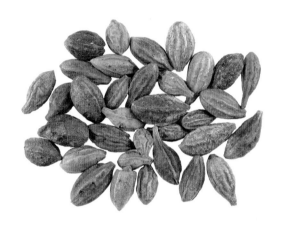

图18-8　诃子药材图

【性味归经】苦、酸、涩，平。归肺、大肠经。

【功能主治】涩肠止泻，敛肺止咳，降火利咽。用于久泻久痢，便血脱肛，肺虚喘咳，久嗽不止，咽痛音哑。

第三节　固精、缩尿、止带药

山茱萸

Shanzhuyu

CORNI FRUCTUS

【来源】为山茱萸科植物山茱萸*Cornus officinalis* Sieb. et Zucc.的干燥成熟果肉。

【原植物】落叶灌木或乔木，高4～10m。树皮淡褐色，片状剥落；小枝圆柱形或带四棱，粉绿色，干后紫褐色。叶对生，卵形至长椭圆形，长5～12cm，宽2～7cm，顶端渐尖，基部宽楔形或近圆形，全缘，侧脉5～7对，弧曲，脉腋具黄褐色毛丛；花先叶开放，20～30朵簇生于小枝顶端，呈伞形花序状；总苞片4，黄绿色，背面密被棕色细柔毛；花两性；萼片4，卵形；花瓣4，黄色，卵状披针形；雄蕊4，与花瓣互生；花盘环状，肉质；子房下位，内有倒生胚珠1，花柱圆柱形，柱头头状。核果长椭圆形，长1.2～2cm，熟时深红色，有光泽，核内具种子1；果皮干后皱缩呈网状。花期3～4月，果期9～10月。（图18-9）

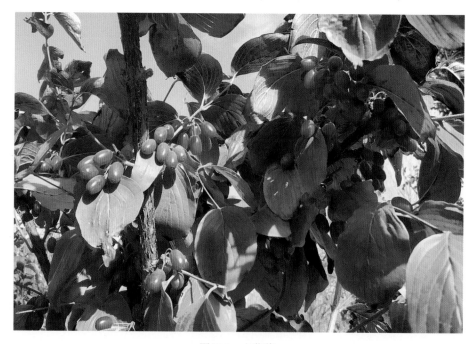

图18-9　山茱萸

【**主产地**】主产于河南、陕西、浙江等地。道地产区为河南西峡，陕西佛坪，浙江临安、淳安等地。

【**性状特征**】果肉呈不规则的片状或囊状，长1～1.5cm，宽0.5～1cm。表面紫红色至紫黑色，皱缩，有光泽。顶端有的有圆形宿萼痕，基部有果梗痕。质柔软。气微，味酸、涩，微苦。（图18-10）

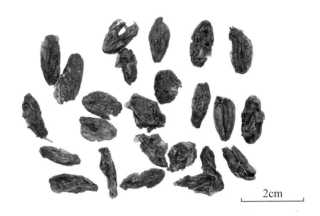

2cm

图18-10　山茱萸药材图

【**性味归经**】酸、涩，微温。归肝、肾经。

【**功能主治**】补益肝肾，收涩固脱。用于眩晕耳鸣，腰膝酸痛，阳痿遗精，遗尿尿频，崩漏带下，大汗虚脱，内热消渴。

白果

Baiguo

GINKGO SEMEN

【来源】为银杏科植物银杏*Ginkgo biloba* L.的干燥成熟种子。

【原植物】落叶大乔木，高达40m，具长枝及短枝。叶扇形，有长柄，淡绿色，有多数叉状并列细脉，上缘浅波状，有时中央浅裂或深裂；叶在长枝上螺旋状散生，在短枝上簇生状。球花雌雄异株，生于短枝叶腋或苞腋；雄球花荑黄花序状，雄蕊排列疏松，具短梗，花药常2个；雌球花具长梗，梗端常分2叉，每叉顶生一盘状珠座，胚珠着生其上，通常仅一个叉端的胚珠发育成种子。种子具长梗，下垂，椭圆形至近球形，长2.5～3.5cm，外种皮肉质，外被白粉，有臭味；中种皮骨质，白色，具2～3条纵脊；内种皮膜质；胚乳丰富。花期3～4月，种子9～10月成熟。（图18-11）

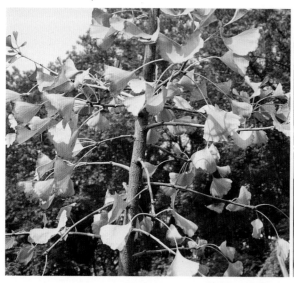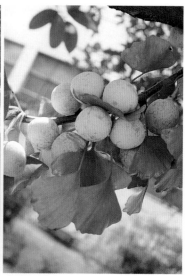

图18-11　银杏

【主产地】主产于江苏、山东、广西、四川等地。

【性状特征】种子略呈椭圆形，一端稍尖，另端钝，长1.5～2.5cm，宽1～2cm，厚约1cm。表面黄白色或淡棕黄色，平滑，具2～3条棱线。中种皮（壳）骨质，坚硬。内种皮膜质，种仁宽卵球形或椭圆形，一端淡棕色，另一端金黄

色，横断面外层黄色，胶质样，内层淡黄色或淡绿色，粉性，中间有空隙。气微，味甘、微苦。（图18-12）

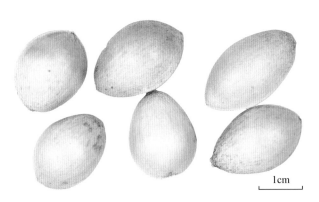

1cm

图18-12　白果药材图

【性味归经】甘、苦、涩，平；有毒。归肺、肾经。

【功能主治】敛肺定喘，止带缩尿。用于痰多喘咳，带下白浊，遗尿尿频。

芡实

Qianshi

EURYALES SEMEN

【来源】 为睡莲科植物芡*Euryale ferox* Salisb.的干燥成熟种仁。

【原植物】 一年生大型水生草本。沉水叶箭形或椭圆肾形，长4～10cm，两面无刺；浮水叶革质，椭圆肾形至圆形，直径10～130cm，盾状，有或无弯缺，全缘，下面带紫色，有短柔毛，两面在叶脉分枝处有锐刺；叶柄及花梗粗壮，长可达25cm，皆有硬刺。花长约5cm；萼片披针形，长1～1.5cm，内面紫色，外面密生稍弯硬刺；花瓣矩圆披针形或披针形，长1.5～2cm，紫红色，成数轮排列，向内渐变成雄蕊；无花柱，柱头红色，成凹入的柱头盘。浆果球形，直径3～5cm，污紫红色，外面密生硬刺；种子球形，直径约10mm，黑色。花期7～8月，果期8～9月。（图18-13）

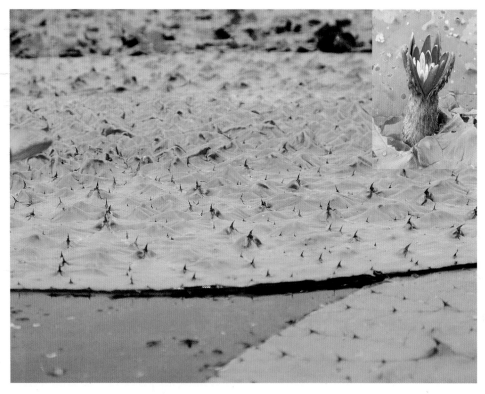

图18-13 芡

【主产地】主产于江苏、山东、湖南、湖北、广东等地；此外，安徽、福建、河南、河北、山西、甘肃、吉林、黑龙江等地亦产。

【性状特征】种仁类球形，多为破粒，完整者直径5～8mm。表面有棕红色或红褐色内种皮，一端黄白色，约占全体1/3，有凹点状的种脐痕，除去内种皮显白色。质较硬，断面白色，粉性。气微，味淡。（图18-14）

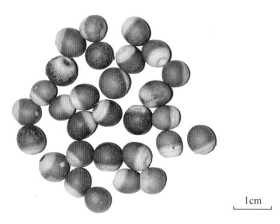

1cm

图18-14　芡实药材图

【性味归经】甘、涩，平。归脾、肾经。

【功能主治】益肾固精，补脾止泻，除湿止带。用于遗精滑精，遗尿尿频，脾虚久泻，白浊，带下。

金樱子

Jinyingzi

ROSAE LAEVIGATAE FRUCTUS

【来源】为蔷薇科植物金樱子*Rosa laevigata* Michx.的干燥成熟果实。

【原植物】常绿攀援灌木，高可达5m；小枝粗壮，散生扁弯皮刺，无毛，幼时被腺毛，老时逐渐脱落减少。小叶革质，通常3，稀5，连叶柄长5～10cm；小叶片椭圆状卵形、倒卵形或披针状卵形，长2～6cm，先端急尖或圆钝，稀尾状渐尖，边缘有锐锯齿，上面亮绿色，无毛，下面黄绿色，幼时沿中肋有腺毛，老时逐渐脱落无毛；小叶柄和叶轴有皮刺和腺毛；托叶离生或基部与叶柄合生，披针形，边缘有细齿，齿尖有腺体，早落。花单生于叶腋，直径5～7cm；花梗长1.8～2.5cm，花梗和萼筒密被腺毛；萼片卵状披针形，先端呈叶状，边缘羽状浅裂或全缘，常有刺毛和腺毛，内面密被柔毛，比花瓣稍短；花瓣白色，宽倒卵形，先端微凹；雄蕊多数；心皮多数，花柱离生，有毛，比雄蕊短很多。果梨形、倒卵形，稀近球形，紫褐色，外面密被刺毛，果梗长约3cm，萼片宿存。花期4～6月，果期7～11月。（图18-15）

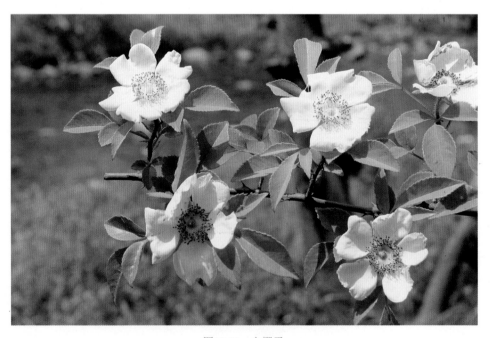

图18-15　金樱子

【**主产地**】主产于江苏、安徽、浙江、江西、福建、湖南。广东、广西、湖北、河南、四川、贵州亦产。

【**性状特征**】果实为花托发育而成的假果，呈倒卵形，长2～3.5cm，直径1～2cm。表面红黄色或红棕色，有突起的棕色小点，系毛刺脱落后的残基。顶端有盘状花萼残基，中央有黄色柱基，下部渐尖。质硬。切开后，花托壁厚1～2mm，内有多数坚硬的小瘦果，内壁及瘦果均有淡黄色绒毛。气微，味甘、微涩。（图18-16）

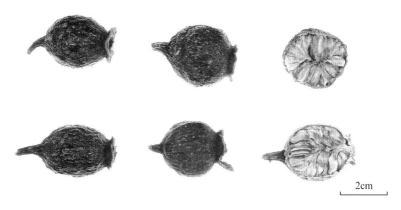

2cm

图18-16　金樱子药材图

【**性味归经**】酸、甘、涩，平。归肾、膀胱、大肠经。

【**功能主治**】固精缩尿，固崩止带，涩肠止泻。用于遗精滑精，遗尿尿频，崩漏带下，久泻久痢。

益智

Yizhi

ALPINIAE OXYPHYLLAE FRUCTUS

【来源】为姜科植物益智*Alpinia oxyphylla* Miq.的干燥成熟果实。

【原植物】多年生草本，高1～3m。叶片披针形，长25～35cm，宽3～12cm，顶端渐狭，具尾尖，基部近圆形，边缘具脱落性小刚毛；叶柄短；叶舌膜质，2裂；长1～2cm，被淡棕色疏柔毛。总状花序在花蕾时全包藏于帽状总苞片中，花时整个脱落，花序轴被极短的柔毛；小花梗长1～2mm；大苞片极短，膜质，棕色；花萼筒状，长1.2cm，外被短柔毛；花冠管长8～10mm，裂片长圆形，长约1.8cm，白色，外被疏柔毛；侧生退化雄蕊钻状，长约2mm；唇瓣倒卵形，长约2cm，粉白色而具红色脉纹，先端边缘皱波状；花丝长1.2cm，花药长约7mm。蒴果球形或长圆形，被短柔毛，果皮上有隆起的维管束线条，顶端有花萼管的残迹；种子不规则扁圆形，被淡黄色假种皮。花期3～5月，果期5～7月。（图18-17）

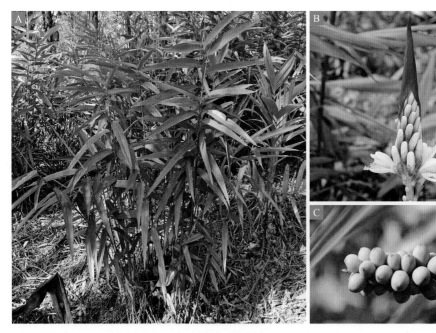

图18-17　益智
A.植株　B.花　C.果实

【主产地】主产于海南、广东。道地产区为海南保亭、陵水、琼中、五指山和白沙等地。

【性状特征】果实呈纺锤形，两端略尖，长1.2～2cm，直径1～1.3cm。表面棕色或灰棕色，有纵向凹凸不平的突起棱线13～20条，顶端有花被残基，基部常残存果梗。果皮薄而稍韧，与种子紧贴，种子集结成团，中有隔膜将种子团分为3瓣，每瓣有种子6～11粒。种子呈不规则的扁圆形，略有钝棱，直径约3mm，表面深棕色或灰褐色，外被淡棕色膜质的假种皮；质硬，胚乳白色。有特异香气，味辛、微苦。（图18-18，图18-19）

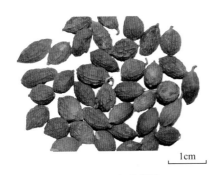

图18-18 益智药材图

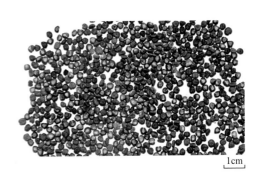

图18-19 益智种子图

【性味归经】辛，温。归脾、肾经。

【功能主治】暖肾固精缩尿，温脾止泻摄唾。用于治疗肾虚遗尿，小便频数，遗精白浊，脾寒泄泻，腹中冷痛，口多唾涎。

海螵蛸

Haipiaoxiao

SEPIAE ENDOCONCHA

【来源】 为乌贼科动物无针乌贼*Sepiella maindroni* de Rochebrune或金乌贼*Sepia esculenta* Hoyle的干燥内壳。

【原动物】

1. 无针乌贼　胴部盾形，胴背具很多近椭圆形白花斑。内壳椭圆形，腹面横纹面呈水波状，波顶较尖；壳后端不具骨针。（图18-20）

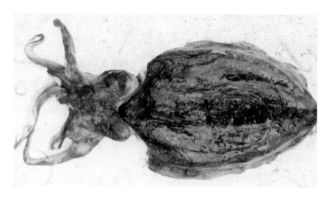

图18-20　无针乌贼

2. 金乌贼　胴部盾形，胴背黄色色素比较明显。内壳椭圆形，背面具同心环状排列的石灰质颗粒；腹面横纹面略呈单峰型或菱形，中央有1纵沟；壳后端具1粗壮骨针。（图18-21）

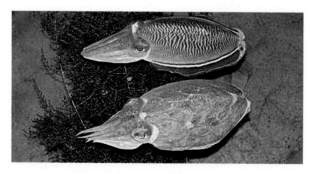

图18-21　金乌贼

【**主产地**】主产于浙江、福建、广东、山东、江苏、辽宁等地。

【**性状特征**】

1. 无针乌贼内壳　背面磁白色脊状隆起，两侧略显微红色；腹面横纹面呈水波状；后端无骨针。

2. 金乌贼内壳　长椭圆形，较曼氏无针乌贼内壳长。背面层状排列，腹面横纹面略呈单峰型或菱形，中央有1纵向；后端有1粗壮骨针。体轻，质松，易折断，断面粉质，显疏松层纹。气微腥，味微咸。（图18-22）

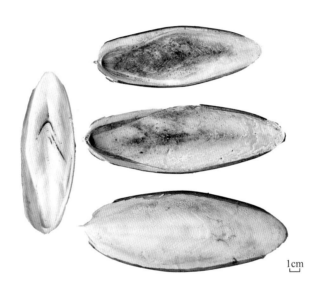

图18-22　海螵蛸药材图（金乌贼内壳）

【**性味归经**】咸、涩，温。归脾、肾经。

【**功能主治**】收敛止血，涩精止带，制酸止痛，收湿敛疮。用于吐血衄血，崩漏便血，遗精滑精，赤白带下，胃痛吞酸；外治损伤出血，湿疹湿疮，溃疡不敛。

桑螵蛸

Sangpiaoxiao

MANTIDIS OÖTHECA

【来源】为螳螂科昆虫大刀螂*Tenodera sinensis* Saussure、小刀螂*Statilia maculata*（Thunberg）或巨斧螳螂*Hierodula patellifera*（Serville）的干燥卵鞘。以上3种分别习称"团螵蛸""长螵蛸"及"黑螵蛸"。

【原动物】

1. 大刀螂　中型个体，细长，体长60～70mm，体褐色。头棕褐色，三角形。复眼大，卵形，两触角间稍上方有3个红棕色单眼。触角丝状，细长。前胸长，其后部约为其前部的3倍，中间有1条浅的纵沟，纵沟两侧有瘤状颗粒。前胸长于前胫节。前腿节三角形，下缘有两行刺，下外缘有4个刺，下内缘有15个刺。腿节前端无刺，胫节前端有1个粗壮的大刺，中足和后足细长，褐色，腿节末端无侧刺，胫节末端有1个侧刺。翅淡绿色，透明，盖过腹部末端，静止时左翅覆于右翅之上。（图18-23）

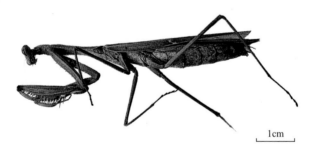

图18-23　大刀螂

2. 小刀螂　体形大小中等，长4.8～6.5cm，色灰褐至暗褐色，有黑褐色不规则的刻点散布其间。头部稍大，呈三角形。前胸背细长，侧缘细齿排列明显。侧角部的齿稍特殊。前翅革质，末端钝圆，带黄褐色或红褐色，有污黄斑点。后翅翅脉为暗褐色。前胸足腿节内侧基部及胫节内侧中部各有1条大型黑色斑纹。（图18-24）

3. 巨斧螳螂　体长50～70mm。全体绿色或紫褐色。胸部和腹部均较广阔，是本种的主要特征。头部三角形，复眼卵形，大而突出，颜色比头部略浓褐。单眼3个，排列呈三角形。触角线状，柄节最粗，梗节次之，鞭节细长，与前胸背板略等长。前胸背板宽广，长菱形，其侧缘具细钝齿，前端1/3部分的中央有凹槽，后端2/3部分的中央具细小的纵隆线，雄虫的纵隆线不明显。前胸背板基部具2条褐色横带；中、后胸背板略等长，其中央部分也各具纵隆线，后胸纵隆线比中胸的稍宽广。前足腿节粗，略短于前胸背板，内缘具甚长的小刺，刺的颜色多数为黑褐色；中、后腿节均具端刺。前翅淡绿色或浅褐色，各有1个白点，前缘区宽大，颜色深绿；后翅与前翅等长，翅端绿色。腹部粗大。雄虫第9腹板两侧及尾端具黑色细小短齿，着生尖短腹刺1对。（图18-25）

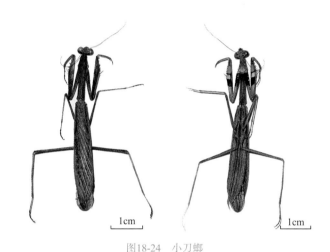

图18-24　小刀螂

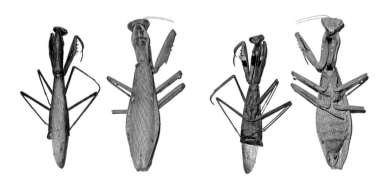

图18-25　巨斧螳螂

【主产地】主产于四川、山东、广西、云南、湖北、湖南、河北、辽宁、河南、江苏、内蒙古、浙江、安徽等地。

【性状特征】

1. 团螵蛸　略呈圆柱形或半圆形，由多层膜状薄片叠成，长2.5～4cm，宽2～3cm。表面浅黄褐色，上面带状隆起不明显，底面平坦或有凹沟。体轻，质松而韧，横断面可见外层为海绵状，内层为许多放射状排列的小室，室内各有一细小椭圆形卵，深棕色，有光泽。气微腥，味淡或微咸。（图18-26）

2. 长螵蛸 略呈长条形，一端较细，长2.5～5cm，宽1～1.5cm。表面灰黄色，上面带状隆起明显，带的两侧各有一条暗棕色浅沟和斜向纹理。质硬而脆。（图18-27）

3. 黑螵蛸 略呈平行四边形，长2～4cm，宽1.5～2cm。表面灰褐色，上面带状隆起明显，两侧有斜向纹理，近尾端微向上翘。质硬而韧。（图18-28）

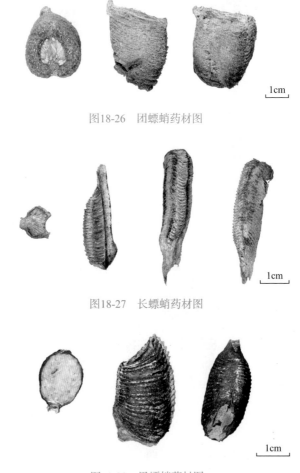

图18-26　团螵蛸药材图

图18-27　长螵蛸药材图

图18-28　黑螵蛸药材图

【性味归经】甘、咸，平。归肝、肾经。

【功能主治】固精缩尿，补肾助阳。用于遗精滑精，遗尿尿频，小便白浊。

覆盆子

Fupenzi

RUBI FRUCTUS

【来源】为蔷薇科植物华东覆盆子*Rubus chingii* Hu的干燥果实。

【原植物】藤状灌木，高1.5～3m；枝细，具皮刺，无毛。单叶，近圆形，两面仅沿叶脉有柔毛或几无毛，基部心形，边缘掌状，深裂，稀3或7裂，裂片椭圆形或菱状卵形，顶端渐尖，基部狭缩，顶生裂片与侧生裂片近等长或稍长，具重锯齿，有掌状5脉；叶柄长2～4cm，微具柔毛或无毛，疏生小皮刺；托叶线状披针形。单花腋生，直径2.5～4cm；花梗长2～3.5（～4）cm，无毛；萼筒毛较稀或近无毛；萼片卵形或卵状长圆形，顶端具凸尖头，外面密被短柔毛；花瓣椭圆形或卵状长圆形，白色，顶端圆钝，长1～1.5cm，宽0.7～1.2cm；雄蕊多数，花丝宽扁；雌蕊多数，具柔毛。果实近球形，红色，直径1.5～2cm，密被灰白色柔毛；核有皱纹。花期3～4月，果期5～6月。（图18-29）

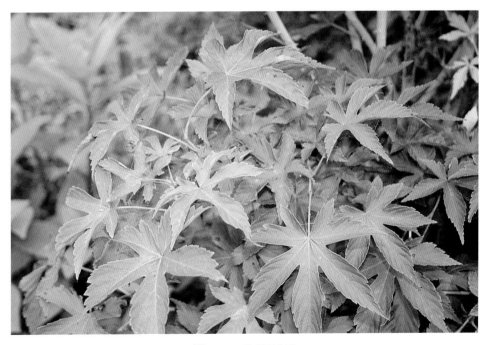

图18-29　华东覆盆子

【**主产地**】主产于浙江、福建；四川、陕西、安徽、江西、贵州亦产。道地产区为浙江淳安。

【**性状特征**】果实为聚合果，由多数小核果聚合而成，呈圆锥形或扁圆锥形，高0.6~1.3cm，直径0.5~1.2cm。表面黄绿色或淡棕色，顶端钝圆，基部中心凹入。宿萼棕褐色，下有果梗痕。小果易剥落，每个小果呈半月形，背面密被灰白色茸毛，两侧有明显的网纹，腹部有突起的棱线。体轻，质硬。气微，味微酸涩。（图18-30）

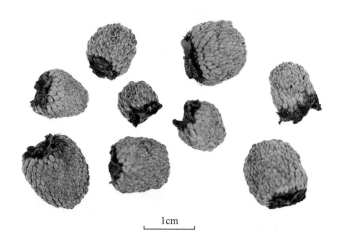

1cm

图18-30 覆盆子药材图

【**性味归经**】甘、酸，温。归肝、肾、膀胱经。

【**功能主治**】益肾固精缩尿，养肝明目。用于遗精滑精，遗尿尿频，阳痿早泄，目暗昏花。

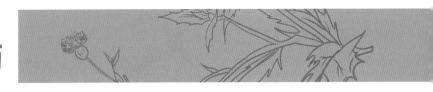

常山

Changshan

DICHROAE RADIX

【来源】为虎耳草科植物常山*Dichroa febrifuga* Lour.的干燥根。

【原植物】灌木，叶通常呈椭圆形、长圆形、倒卵状椭圆形，先端渐尖，基部楔形，边缘有锯齿或细锯齿。伞房状圆锥花序顶生；花蓝色或白色；花瓣4～6，长圆状椭圆形；雄蕊10～20，半数与花瓣对生；子房下位，花柱4（5～6），初时基部合生。浆果蓝色，有多数种子。花期2～4月，果期5～8月。（图19-1）

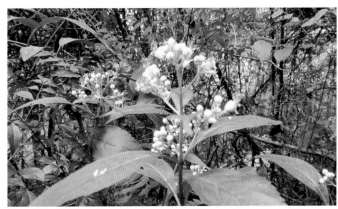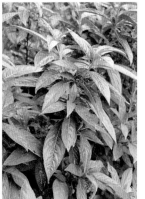

图19-1　常山（孙庆文　摄）

【主产地】主产于四川、湖南、贵州等地，以四川产量最大、质量最佳。

【性状特征】根圆柱形，常弯曲扭转，或有分枝，长9～15cm，直径0.5～2cm。表面棕黄色，具细纵纹，外皮易剥落，剥落处露出淡黄色木部。质坚硬，不易折断，折断时有粉尘飞扬；横切面黄白色，射线类白色，呈放射状。气微，味苦。（图19-2）

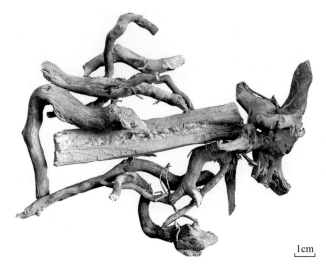

1cm

图19-2　常山药材图（孙庆文　摄）

【**性味归经**】苦、辛，寒；有毒。归肺、肝、心经。

【**功能主治**】涌吐痰涎，截疟。用于痰饮停聚，胸膈痞塞，疟疾。

甜瓜蒂

Tianguadi

MELO PEDICELLUS

【来源】为葫芦科植物甜瓜*Cucumis melo* L.的果柄。

【原植物】一年生匍匐或攀缘草本。茎、枝有黄褐色或白色的糙毛和突起。卷须单一，被微柔毛。叶互生；叶柄长8～12cm，具槽沟及短刚柔毛；叶片厚纸质，近圆形或肾形，长缘不分裂或3～7浅裂，裂片先端圆钝，有锯齿。花单性，雌雄同株；雄花数朵，簇生于叶腋；花梗纤细，长0.5～2cm，被柔毛；花萼筒狭钟形，密被白色长柔毛，裂片近钻形，花冠黄色，长约2cm，裂片卵状长圆形，急尖；雄蕊3，花丝极短，药室折曲，药隔顶端引长；雌花单生，花梗被柔毛；子房长椭圆形，密被长柔毛和硬毛，花柱长1～2mm，柱头靠合。果实形状、颜色变异较大，一般为球形或长椭圆形，果皮平滑，有纵沟纹或斑纹，果肉白色、黄色或绿色。种子污白色或黄白色，卵形或长圆形。花、果期夏季。（图19-3）

【主产地】全国大部分地区均有产。

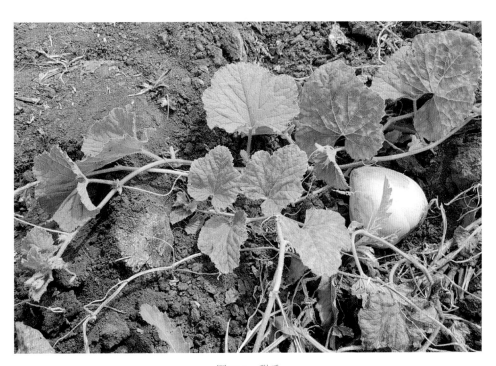

图19-3 甜瓜

【**性状特征**】果柄细圆柱形，常扭曲，长3～6cm，直径0.2～0.4cm，连接瓜的一端略膨大，直径约8mm，有纵沟纹；外表面灰黄色，有稀疏短毛茸。带果皮的果柄较短，长1.3～2.6cm，略弯曲或扭曲，有纵沟纹，果皮部分近圆盘形，直径约2cm，外表面暗黄色至棕黄色，皱缩，边缘薄而内卷，内表面黄白色至棕色。果柄质较韧，不易折断，断面纤维性，中空。气微，味苦。（图19-4）

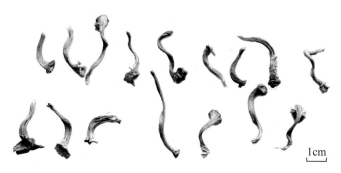

1cm

图19-4　甜瓜蒂药材图

【**性味归经**】苦，寒；有毒。归心、脾经。
【**功能主治**】涌吐痰食，除湿退黄。主中风，癫痫，喉痹，痰涎壅盛，呼吸不利，宿食不化，胸脘胀痛，湿热黄疸。

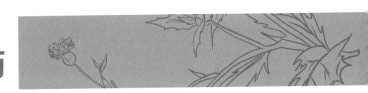

第二十章
攻毒杀虫药

炉甘石

Luganshi

CALAMINA

【来源】为碳酸盐类矿物方解石族菱锌矿，主含碳酸锌（$ZnCO_3$）。

【原矿物】三方晶系，晶体常呈块状、土状、皮壳状集合体。纯者白色，常被染成灰白、淡黄、浅绿或浅褐色。透明至半透明，玻璃光泽或暗淡土状光泽，晶面上有时呈珍珠光泽。硬度4.5～5.0，性脆，断口参差状。相对密度4.5～5.0。

【主产地】主产于湖南、广西、四川等地，以广西梧州为道地产区。

【性状特征】块状集合体，呈不规则的块状，灰白色或淡红色。表面粉性，无光泽，凹凸不平，多孔，似蜂窝状。体轻，易碎。无臭，味微涩。（图20-1）

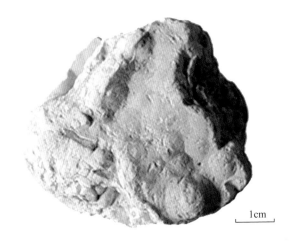

1cm

图20-1　炉甘石药材图

【性味与归经】甘，平。归肝、脾经。

【功能主治】解毒明目退翳，收湿止痒敛疮。用于目赤肿痛，睑弦赤烂，翳膜遮睛，胬肉攀睛，溃疡不敛，脓水淋漓，湿疮瘙痒。

硫黄

Liuhuang

SULFUR

【来源】为自然元素类矿物硫族自然硫，采挖后，加热熔化，除去杂质；或用含硫矿物经加工制得。

【原矿物】自然硫为单质硫，有α硫、β硫和γ硫三种同质多复相体，自然条件下α硫最为稳定，主要形成于火山喷气作用，我国天然硫黄矿很少，且几乎没有开采。

含硫矿物在自然界中分布非常广泛，种类也很多，主要有黄铁矿、白铁矿、磁黄铁矿等，我国主要是含硫量达53.4%的黄铁矿（即硫铁矿），且分布最为广泛。（图20-2）

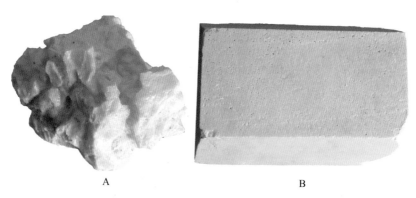

A   B

图20-2　硫黄矿物图
A. 自然硫　B. 含硫矿加工品

【主产地】我国台湾省产自然硫。山西、新疆、山东、江苏、湖南、四川、贵州、甘肃、青海、内蒙古、陕西、河南、湖北、安徽、广西、广东、西藏等地都有制品硫产销。

【性状特征】呈不规则块状。黄色或略呈黄绿色。表面不平坦，呈脂肪光泽，常有多数小孔。用手握紧置于耳旁，可闻轻微的爆裂声。体轻，质松，易碎，断面常呈针状结晶形，有特异臭气，味淡。（图20-3）

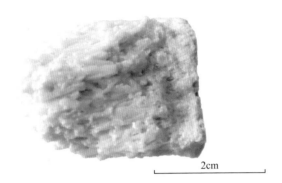

图20-3 硫黄药材图

【**性味归经**】酸，温；有毒。归肾、大肠经。

【**功能主治**】外用解毒杀虫疗疮；内服补火助阳通便。外治用于疥癣，秃疮，阴疽恶疮；内服用于阳痿足冷，虚喘冷哮，虚寒便秘。

雄黄

Xionghuang

REALGAR

【来源】为硫化物类矿物雄黄族雄黄，主含二硫化二砷（AS_2S_2）。

【原矿物】单斜晶系矿物，橘红色，通常以致密块状或土状块体或皮壳状集合体产出。条痕淡橘红色。单晶体通常细小，呈柱状、短柱状或针状，柱面上有纵的细纹，晶面上具金刚光泽，断面具树脂光泽，透明至半透明。解理平行{010}完全。硬度1.5～2.0。相对密度3.6。质脆。长期受光作用，可转化为淡橘红色粉末。（图20-4）

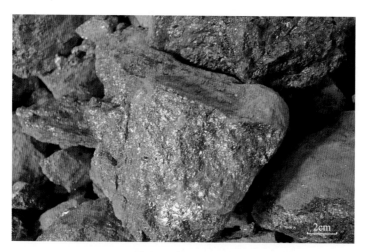

图20-4　雄黄矿物图

【主产地】主产于湖南、云南、贵州、四川、甘肃等地，以湖南石门为道地产区。

【性状特征】呈不规则块状，橙黄色至橙红色，条痕淡橘红色，晶面具金刚光泽，断面具树脂样光泽。质脆，易碎，微有特异的臭气，味淡。雄黄粉为橙黄色至橘红色细粉。（图20-5）

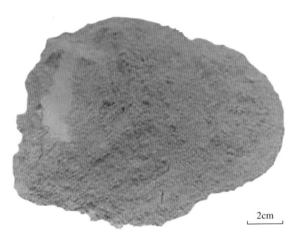

2cm

图20-5　雄黄药材图

【**性味归经**】辛，温；有毒。归肝、大肠经。

【**功能主治**】解毒杀虫，燥湿祛痰，截疟。用于痈肿疔疮，蛇虫咬伤，虫积腹痛，惊痫，疟疾。

蜂房

Fengfang

VESPAE NIDUS

【来源】为胡蜂科昆虫果马蜂*Polistes olivaceous*（DeGeer）、日本长脚胡蜂*Polistes japonicus* Saussure或异腹胡蜂*Parapolybia varia* Fabricius的巢。

【原动物】

1. 果马蜂　头额、颅顶及颊部、唇基均为黄色，后单眼有1弧形黑斑；中胸背板中间纵隆线黑色，两侧各有2条黄色纵带；翅棕色。雄蜂近似雌蜂。腹部7节。（图20-6）

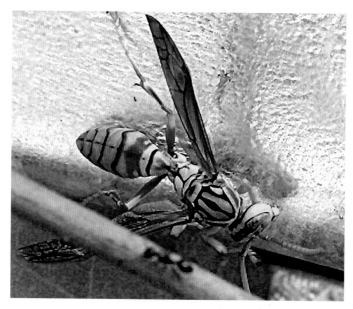

图20-6　果马蜂

2. 日本长脚胡蜂　头额上半部及颅顶密布刻点；复眼间有黑色横带；触角棕黑色；中胸背板黑色，两侧各有2条长橙黄色纵带；前翅前缘色略深。（图20-7）

3. 异腹胡蜂　额部两触角窝之间隆起呈黄色，颊部大部黄色，均较光滑，覆有短茸毛；触角棕色；中胸背板深褐色、中央两侧各有1个长刀状黄色纵斑。（图20-8）

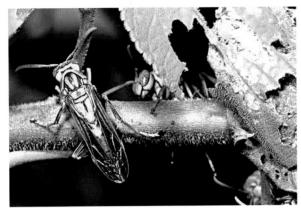

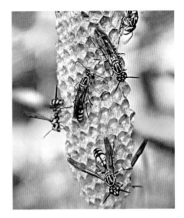

图20-7 日本长脚胡蜂　　　　　　　　　　　图20-8 异腹胡蜂

【主产地】主产于四川、云南、贵州、重庆、广东、广西等地。

【性状特征】完整者盘状、莲蓬状或重叠宝塔状，商品多破碎呈不规则的扁块状，大小不一，表面灰白色或灰褐色。腹面有多数整齐的六角形房孔，孔径3～4mm或6～8mm；背面有1个或数个黑色短柄。体轻，质韧，略有弹性。气微，味辛、淡。质酥脆或坚硬者不可供药用。（图20-9）

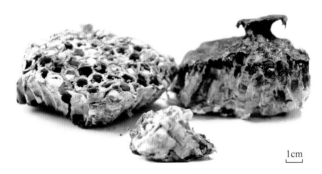

1cm

图20-9 蜂房药材图

【性味归经】甘，平。归胃经。

【功能主治】攻毒杀虫，祛风止痛。用于疮疡肿毒，乳痈，瘰疬，皮肤顽癣，鹅掌风，牙痛，风湿痹痛。

中文名索引

拉丁学名索引

P